Shenjing Xitong Jibing
Linchuang yu Yingxiang

神经系统疾病

临床与影像

主编 ◎ 谢淑萍

科学技术文献出版社
SCIENTIFIC AND TECHNICAL DOCUMENTATION PRESS

图书在版编目（CIP）数据

神经系统疾病临床与影像／谢淑萍主编．—北京：科学技术文献出版社，2012.8
ISBN 978-7-5023-6939-2

Ⅰ．① 神…　　Ⅱ．① 谢…　　Ⅲ．① 神经系统疾病－诊疗
Ⅳ．① R741

中国版本图书馆 CIP 数据核字（2011）第 094183 号

神经系统疾病临床与影像

策划编辑：刘新荣　责任编辑：张金水　责任校对：赵文珍　责任出版：王杰馨

出　版　者	科学技术文献出版社
地　　　址	北京市复兴路15号　邮编　100038
编　务　部	（010）58882938，58882087（传真）
发　行　部	（010）58882868，58882866（传真）
邮　购　部	（010）58882873
官方网址	http://www.stdp.com.cn
淘宝旗舰店	http://stbook.taobao.com
发　行　者	科学技术文献出版社发行　全国各地新华书店经销
印　刷　者	北京博泰印务有限责任公司
版　　　次	2012年8月第1版　2012年8月第1次印刷
开　　　本	787×1092　1/16开
字　　　数	653千
印　　　张	28.25
书　　　号	ISBN 978-7-5023-6939-2
定　　　价	138.00元

版权所有　　违法必究

编著者名单

主编　谢淑萍　首都医科大学宣武医院

编者　贾建平　首都医科大学宣武医院

宋海庆　首都医科大学宣武医院

郭冬梅　首都医科大学宣武医院

张　津　首都医科大学宣武医院

董会卿　首都医科大学宣武医院

赵利杰　首都医科大学宣武医院

王玉平　首都医科大学宣武医院

吉训明　首都医科大学宣武医院

宿英英　首都医科大学宣武医院

曹家康　首都医科大学宣武医院

张新卿　首都医科大学宣武医院

陈　彪　首都医科大学宣武医院

卫　华　首都医科大学宣武医院

许二赫　首都医科大学宣武医院

马青峰　首都医科大学宣武医院

刘爱华　首都医科大学宣武医院

詹淑琴　首都医科大学宣武医院

李存江　首都医科大学宣武医院

赵筱玲　首都医科大学宣武医院

王向波　首都医科大学宣武医院

丁建平　首都医科大学宣武医院

武力勇　首都医科大学宣武医院

陈　海　首都医科大学宣武医院

王海涛　首都医科大学宣武医院

宋　旸　首都医科大学宣武医院

于跃怡　首都医科大学宣武医院

林　华　首都医科大学宣武医院

贾　茜　首都医科大学宣武医院

武涧松　首都医科大学宣武医院

张　倩　首都医科大学宣武医院

韩崇玉　北京右安门医院

张士勇　北京右安门医院

陈　军　北京右安门医院

郭海明　北京右安门医院

李　艳　北京右安门医院

马红梅　北京右安门医院

彭丽华　北京右安门医院

徐　迪　解放军 255 医院

序

　　医院不仅要为广大患者提供诊疗服务，而且大型综合医院还肩负着对疑难病诊断、治疗的责任；需要一大批基础理论扎实、临床经验丰富、诊断思路清晰的医师，以给患者明确诊断、恰当的治疗。

　　神经系统疾病的诊断与治疗历来备受关注，然而因其病因复杂、临床症状多变、影像改变多样、特异性检查缺乏等，目前诊断仍是个难题。首都医科大学宣武医院神经内科谢淑萍教授长期工作在临床一线，积累了丰富的临床经验，有着扎实的理论基础及综合分析能力，曾在中华系列杂志发表过多篇高水平的学术论文，出版了多本临床实用的书籍，获得过多项市、局级科研成果奖；并培养了多名研究生，现均已成为临床的骨干。

　　谢教授工作兢兢业业，将临床、科研、教学融为一体，在院领导及科主任协助下，建立了多科室的疑难病会诊，并在日常工作中随时指导，以提高中青年医师的诊治水平。在她的带领下，一大批医师在日常诊疗工作中能够抓住典型病例，针对他们不认识的疾病，根据其临床特征及影像学改变，查阅相关文献，与其他科室协作，得以确诊；并将珍贵的资料保存下来，将他们的经验、体会撰写成书——《神经系统疾病临床与影像》。书中列举了大量典型的病例，同时也列举了疑难的、少见的病例资料：有常见病的诊治原则、珍贵影像学资料、复杂的临床表现、诊断与鉴别诊断要点，等等；其内容凝聚了作者大量的心血。

　　病例是临床医学的宝贵财富，在临床工作中，疑难病例的积累和总结对提高临床医师的医疗水平有着重要意义。而病例的收集则需要长期、耐心、踏实的工作，这些资料的积累是谢教授领导的团队撰写本书的重要基础。希望这本书能受到神经科及有关科室医师欢迎，开阔和指导临床医生的诊断思路，共同提高临床诊治水平，还更多患者以健康。

首都医科大学宣武医院　院长

前 言

　　正确诊断是疾病的治疗前提，亦能客观地反映出医师诊疗水平；对疑难病诊断的正确与否更是考验医师的诊断水平，这点在大型综合医院内科系统表现尤为突出。医师在繁忙的日常工作中，只有不断地总结经验与教训，培养正确的诊断思路，才能有效地诊断和治疗疾病。

　　神经系统疾病因其病因复杂、临床症状及体征多变、影像改变多样、特异性检验缺乏等因素，目前诊断仍是难题，尤其在繁重的临床工作中给准确的诊断造成很大困难。

　　本书是在《神经系统疾病鉴别诊断思路》(2006年出版) 一书的基础上发展而来。书中从神经系统疾病影像学的表现入手，着重分析了诊断及鉴别诊断要点。全书分为"概论"和"疾病与影像"2篇，共十章。第一章、第二章，简要介绍了神经系统疾病的诊断思路和鉴别诊断要点；第三章，论述了部分常见神经系统疾病诊断治疗原则；第四章，为一些特殊的与神经系统疾病相关的影像学资料；第五章～第十章，分别描述了颅内肿瘤、颅内炎症、少见脑血管病、发育异常与畸形性疾病、变性病和遗传代谢病，以及其他神经系统疾病。列举了经治疗验证或活体组织检查明确诊断的典型病历，并对其相关的影像学表现、临床症状与体征进行了综合分析，指出诊断与鉴别诊断要点。其中有通过基因检测和病理活检证实的国内第一个 CADISIL 家族；有少见的胶质瘤病，虽然是肿瘤，却散在脑组织中生长，影像学的改变类似脑炎、脱鞘病等；还对较为常见而影像学改变有许多相似之处的脑囊虫病、脑结核、脑转移瘤的对比研究进行了论述，希望在这三类疾病的对比中得到一定规律，以提高确诊率。本书内容丰富，病例典型，影像学资料珍贵，具有较高的学术水平和使用价值，适于不同年资的神经内科医师、影像学医师，以及医学院校相关专业师生参阅。

　　将多年工作中取得的经验及资料与许多医师共同总结成文，甚感欣慰，在此感谢我身边的各位医师，在大家共同努力下神经内科的患者来自全国各地，不断增加，使病例来源丰富。更要感谢科室及院级领导的帮助与支持。文中可能有不少不当之处，望请谅解。

目　录

第一篇　概　论

第一章　神经系统疾病诊断思路 3
第一节　诊断要点 3
第二节　辅助检查与诊断 4

第二章　神经系统疾病鉴别诊断要点 13
第一节　意识障碍 13
第二节　头痛 15
第三节　头晕与眩晕 19
第四节　晕厥 22
第五节　言语功能障碍 25
第六节　球麻痹与假性球麻痹 28
第七节　共济失调 32
第八节　不自主运动 35
第九节　括约肌功能障碍 38
第十节　脊髓病变 39

第三章　部分神经系统疾病诊断治疗原则及急救处理 42
第一节　脑血管病 42
第二节　帕金森病 47
第三节　周围神经病 51
第四节　癫痫的药物治疗原则 61
第五节　神经科疾病急救处理 75
第六节　神经症的诊断与治疗 84

第四章　神经内科疾病临床与影像相关性 93
第一节　特殊影像 93
第二节　对比影像 102

第二篇　疾病与影像

第五章　颅内肿瘤 **117**

　　第一节　胶质瘤 117

　　第二节　胶质母细胞瘤 125

　　第三节　生殖细胞瘤 130

　　第四节　颅内黑色素瘤 141

　　第五节　中枢神经系统淋巴瘤 144

　　第六节　脑膜瘤 152

　　第七节　脑胶质瘤病 155

　　第八节　颅内脂肪瘤 167

　　第九节　脑膜血管瘤病 170

　　第十节　脑颜面血管瘤 175

　　第十一节　脑膜黑色素瘤病 178

　　第十二节　非霍奇金恶性淋巴瘤（B 细胞型）.......... 183

第六章　颅内炎性疾病 **190**

　　第一节　亚急性坏死性脑脊髓病(Leigh 综合征).......... 190

　　第二节　脱髓鞘疾病 195

　　第三节　非特异性脑炎、脊髓炎 213

　　第四节　脑囊虫病、脑结核瘤、脑转移瘤鉴别诊断 221

　　第五节　脑弓形虫病 291

　　第六节　脑脓肿 296

　　第七节　神经白塞病 302

　　第八节　神经梅毒 308

　　第九节　神经系统 Whipple 病 311

　　第十节　桥本脑病 317

第七章　少见脑血管病 **322**

　　第一节　脑动脉炎 322

　　第二节　伴有皮层下梗死和白质脑病的常染色体
　　　　　　显性遗传性脑动脉病 325

　　第三节　脑血管畸形 332

　　第四节　脑静脉血栓形成 339

　　第五节　颅内静脉窦血栓形成 342

　　第六节　烟雾病 349

第八章　发育异常与颅内畸形 **354**

第一节　脊髓空洞症 354

第二节　枕骨大孔区先天性畸形（Chair 畸形）......... 357

第三节　脊髓动－静脉畸形 361

第四节　Fahr 病（基底节钙化症）........................ 367

第五节　灰质异位症 369

第六节　脑室穿通畸形 374

第九章　变性病和遗传代谢病 **376**

第一节　结节性硬化 376

第二节　神经纤维瘤病 380

第三节　肝豆状核变性 383

第四节　球细胞脑白质营养不良 390

第五节　线粒体肌病与线粒体脑肌病 392

第六节　神经系统变性疾病 403

第七节　Kennedy 病 412

第十章　其他 **415**

第一节　自发性低颅内压综合征 415

第二节　可逆性脑后部白质综合征 417

第三节　糖尿病并发舞蹈症 421

第四节　急性自主神经功能失调 423

参考文献 **427**

第一篇

概　论

第一章

神经系统疾病诊断思路

第一节 诊断要点

准确诊断、恰当治疗是临床医生的终生追求。然而要做到准确诊断、恰当治疗，必须在临床工作中逐步认识疾病，将书本知识变为临床经验，从而不断充实提高业务水平。一个临床医生的业务水平体现在基本知识、临床经验、问查技能、辅助检查及检验的认识，以及各相关专业知识的深度。

（一）掌握基本知识

（1）神经解剖学与神经生理学基础知识熟练掌握。

（2）有较强的各种疾病的病因、病理、临床特征识别能力。

（3）熟练掌握实验室检查结果的价值和意义（主要做有特异性的检验，多种疾病都可显示异常的检验尽量少做，以免混淆诊断思路）。

（4）有较强的影像学检查所提供的信息识别能力。

（5）有深厚的多学科临床基础，尤其是内科综合基础知识；只有掌握了深厚的多学科临床基础及精湛的专科理论知识、临床经验，才能展示出高水平的医疗技术。

（二）积累临床经验

在工作中不断积累所见各种疾病的常见及少见临床表现，并掌握各种疾病不应有的临床表现，只有不断地临床实践才能将基础知识变为医生自己的真正本领。注意建立客观思维方法，将已经取得的各类信息进行识别、筛选、分析、综合，使错综复杂的头绪条理化、简单化，以利于诊断。

（三）过硬的问查技能

问诊是诊断疾病的基础，要针对主要症状询问出现的时间、程度、病程趋势等情况；从询问中抓主要问题，将之与其他症状联系起来进行分析，而不能对每一个症状进行孤立分析。根据问诊的情况进行重点地全身体检及神经系统体检，必要的体征要反复查，比如患者有没有锥体束受损、Babinski 是阳性还是阴性是关键问题，应查实。准确的神经系统体检不是一学就会的，需要长期的临床实践才能掌握。

（四）恰当地选择辅助检查及检验

（1）恰当地选择检查及检验所得的资料才能协助做出准确的诊断。

（2）选择检查的项目不正确　比如对一个有肢体无力、肌肉萎缩的患者在没有认真体检的情况下盲目地让患者做颈、胸椎 MRI/CT、头颅 MRI 等项检查，得到的均是阴性结果，不仅让患者花了不该花的费用，还得不到正确的诊断，并扰乱了诊断思路。如果在做检查之前能够认真进行神经系统体检，根据患者没有感觉障碍，有肌肉萎缩的肢体腱反射亢进／增高，以及可能有的肌束震颤、进食困难等情况应该考虑运动神经元病的可能性，做 EMG 可以协助诊断。

（3）选择检查的影像学部位不恰当　比如病变部位在颈段却让患者做胸段或头部 MRI/CT，同样找不到病灶。

（五）诊断结果及治疗

（1）既能定位、又能定性的完整诊断，实施恰当治疗。

（2）只能定位、不能准确定性的不完整诊断，可治疗或动态观察。

（3）症状性诊断，对症治疗，动态观察。

第二节　辅助检查与诊断

一、如何看待各种辅助检查及检验

辅助检查及检验是经问查解决不了的问题的补充或验证，必须在问查之后进行选择。检查及检验是从不同角度提供信息，选择项目越多越有可能扰乱诊断思路，因此要掌握各种检查及检验的适应证。能应用于临床检查与检验种类繁多，不少检查及检验的结果仅供临床诊断参考，如一些免疫球蛋白检验在许多疾病均可异常，很难因这些结果确定诊断。另外这些没有明确诊断价值的检验与检查，在诊断疾病中做的越多越会扰乱诊断思路，造成错误诊断。一些检查与检验对临床疾病的诊断有决定性价值，一些疾病的确诊一定要参考这些客观资料；如：

1 例 18 岁女性患者，以头痛起病，发病开始曾有 3 天低热（37.3~37.6℃），经用抗生素治疗后体温很快得到控制，但头痛不减轻，且进行性加重，行头颅 CT 及 MRI 没有显示明显异常，多次腰穿检查：压力为 200~300 mmH$_2$O，细胞总数 (1500~2000)×10^6/L，白细胞 (1450~1950)×10^6/L，糖 40~60 mg/dl，多次囊虫抗体检验均为阳性，其他各项生化指标基本正常，曾在北京多家三级甲等医院按化脓性脑膜炎治疗没有明显效果，随后到首都医科大学宣武医院就诊。再次复查腰穿：压力 250 mmH$_2$O，细胞总数 2050×10^6/L，白细胞 1960×10^6/L，糖 40~60 mg/dl，蛋白及氯化物正常，血及脑脊液囊虫抗体检验仍为阳性。根据囊虫抗体特异性检验，按脑膜炎性脑囊虫治疗后病情好转，于 3 个月、6 个月后复查腰穿：压力、常规、生化各项检验均逐渐恢复正常，仅囊虫抗体检验仍呈阳性。

此例为以有特异性为依据明确诊断治疗有效的典型病例。但这些检查与检验也有假阳性，应警惕。针对患者病情尽量做有特异性改变的检查及检验，协助诊断；少做没有特异性改变的检查及检验，以免干扰诊断思路。

二、电生理检测与诊断

电生理检测手段有多种，对神经系统疾病诊断有很大帮助，但各种检测的图形较为复杂，临床医师阅读这些图形往往会遇到不少困难，对诊断疾病总结不出来条理清晰的标准，经常是做了各种检查仍难诊断。现从临床医师角度简明扼要地论述电生理检测，希望对医师有所帮助。

（一）脑电图

脑电图是通过精密电子仪器，从头皮上将脑的自发性生物电位放大、记录而获得的图形。它主要用于检测大脑皮层功能有无受损，对癫痫、脑炎、皮层纹状体脊髓变性等疾病有特异性改变，对肿瘤、脑血管病、炎症外伤等疾病，脑电图显示局灶或弥漫病理状态，但没有特异性波形。功能性疾病、非器质性精神病脑电图一般是正常的；脑电图可用于鉴别器质性脑病和功能性疾病。约 10% 正常人可显示异常脑电图，但仅可显示中度异常，如显示出重度异常脑电图提示脑部有明显损害。下面重点介绍一些有特异性脑电图改变的疾病。

1. 癫痫

脑电图对癫痫的诊断有其独特的价值，可以在发作间歇期测出异常脑电波，不但可协助诊断癫痫，而且可了解发作类型，为选择治疗药物提供帮助。但是约有 30% 的癫痫患者脑电图正常，视频脑电图因其监测时间长，可提高癫痫患者脑电波异常的发现率。极少数患者即便在发作时脑电图仍正常。

（1）全身痉挛发作（大发作）　额区有短时阵发 4~7 Hz 或 3~4 Hz 的慢波，各极均可见单独的时限为 125~140ms 的尖波，或 / 和棘波、不典型的棘 - 慢波。异常脑电图多出现在发作频繁患者，在 1 年或 1 年以上发作一次的患者脑电图往往正常。

患者在发作前出现阵发波，越接近发作阵发波越频繁；每次阵发波之间的节律变得不规则，自发波消失。发作时波幅逐渐增高出现波率为 15~40 Hz（8~13 次 /s 约等于 10 Hz）的棘波，阵挛期可见慢波夹杂其中，同时可见大量的肌肉棘波；发作终止后波幅降低直至低平，提示神经元异常放电后的衰竭，患者进入昏睡期，随之见不规则慢波（δ 波）。患者清醒后脑电波恢复正常。

（2）失神小发作　反复出现波幅一致的频率为 2.5~4 Hz 的"棘波与棘慢"综合波为典型的小发作脑电波。通常出现双侧半球同步高电压（300 μV）放电，额、顶区明显。

（3）局灶性癫痫　常见单个棘波或棘 - 慢综合的局部放电，还可见到慢波与局限性快节律，波幅的不对称也可考虑为局限性异常。局灶性癫痫患者的异常脑电图检出率与局灶发作的范围有关，如果仅有眼部、口唇等面部，以及手或单肢发作，约 90% 的患者脑电图没有阳性发现；如果有半身的局灶发作则异常脑电图检出率较高。

（4）精神运动性癫痫　波率为 4~6 Hz 的棘波，常阵发性出现，发作开始起于颞区，随后扩散到其他区域。还可有无规律的快波和慢波反复交替出现。慢的 δ 波呈圆形或方形，在慢波上有每秒 10~20 次齿形波。在浅睡时，90% 颞叶癫痫患者的脑电波在颞叶有异常波；而清醒时仅 30% 颞叶有异常波。

（5）婴儿痉挛　为特征性高幅失律波，在持续发作时则出现高电压多灶性非同步化棘波，混以高波幅 0.5 ～ 3 Hz 的不规则慢波。这些异常波在时间上和部位上随时有变化，但在睡眠时不出现，是唯一睡眠诱发没有价值的癫痫类型。

（6）肌阵挛性癫痫　为多棘波及随之的慢波，以中央区显著；睡眠中常出现，过度换气可诱发。

2. 层纹状体脊髓变性

三相波（阵发性尖波）为阵发性双侧同步的大而尖的波形。本病蛋白阳性有助于诊断。

3. 其他疾病

肿瘤、脑血管病、脑膜炎、寄生虫、脑外伤，以及功能性头痛、头晕等疾病，脑电波也可有不同改变，但是没有特异性，而且其他检查比脑电图对诊断价值更大；如颅内肿瘤、寄生虫、脑外伤、脑血管病等 CT 和 MRI 可直观病灶情况，没有必要做脑电图进行鉴别诊断。

（二）肌电图

肌肉在静息状态和活动时都会产生有规律的电活动。当肌肉兴奋时所产生的生物电活动称为肌肉的动作电位或动作电流。可用针电极插入肌肉内或用表面电极引导出电流，通过肌电图机的放大系统显示电流波形，并进行记录观察，即为肌电图。

1. 神经传导速度

（1）运动神经传导速度　在神经通路 2 个或 2 个以上部位给予超强刺激，分别测定潜伏期，用两点之间的距离除以两点间潜伏期差，即可计算出此段的速度。神经传导速度（m/s）＝ 两点之间的距离（m）/ 两点间潜伏期差（s）。各神经的传导速度各有不同，一般在 45~80 m/s。

（2）感觉神经传导速度　直接用距离（m）除以潜伏期即可得出。各神经的传导速度有所不同，一般在 45~70 m/s。

2. F 反射及 H 反射

（1）F 反射　电刺激肌肉后出现的诱发电位为 M 波，之后经过一定的潜伏期又出现第二个诱发电位称 F 波（刺激传入纤维，冲动进入脊髓后产生的反射性收缩），随着刺激强度增大，F 波波幅逐渐由小变大，再由大变小，而 M 波则相反；最后在超强度刺激下，F 波消失，M 波波幅达最高。正常情况下，潜伏期为 30~35ms，波幅在 2.4mV。F 反射为脊髓的单突出反射，代表脊髓前角运动神经元的兴奋性，上运动神经元病变时 F 反射亢进，潜伏期缩短，波幅增高；周围神经病变时则潜伏期延长，波幅降低，提示有神经阻滞。

（2）H 反射　为突触脊髓反射，用弱电流刺激周围神经干时，在其支配肌肉诱发出 M 波时，另可出现第二个小于 M 波的诱发电位称为 H 波；H 波是由电刺激运动神经纤维在冲动顺行到达支配肌的同时也逆行到达脊髓，并兴奋脊髓前角细胞，再返回到远端支配肌所产生。H 波不随刺激强度增加而变化，但在超强度刺激下也消失。在临床上 H 波主要用于研究周围神经病变，特别是近端神经功能。正常情况下，潜伏期为 24~30ms，传导速度 60~70m/s。

3. 重频电刺激

一般刺激从 2 Hz 开始，每个频率持续 3 s，而后按 5 Hz、10 Hz、20 Hz、50 Hz 顺序进行，< 10 Hz 为低频，> 10 Hz 为高频。对神经施加不同频率的电流连续刺激，观察肌肉收缩情况，记录诱发电位，根据诱发电位的幅度变化来判断神经肌肉功能。一些疾病，由于神经肌肉接头病变神经连续受到刺激后，肌肉的收缩能力逐渐下降或增强，表现运动单位波幅逐渐降低或增高。正常情况下，神经末端释放的乙酰胆碱超过肌肉去极化许多倍，重复电刺激也不会使乙酰胆碱耗尽，诱发电位的波幅不会明显下降。正常人在重频电刺激时波幅递减不超过 8%，超过 15% 者则视为异常；波幅递增不超过 40%，超过 45% 者则视为异常。

重症肌无力患者由于神经肌肉接头部位突出前膜释放乙酰胆碱的数量减少，突出后膜受体变性减少，使神经肌肉接头部位乙酰胆碱减少，在连续刺激后肌肉的收缩能力逐渐下降，显示运动单位波幅逐渐降低。

肌无力综合征（Eaton-Lamder syndrome）：本病为癌性病变远隔效应所致神经性病变，而非直接转移，推测病变使突出前膜钙离子通道受到抑制，使神经末端乙酰胆碱释放缺陷，重频电刺激诱发释放传递介质，促使神经肌肉易化过程，因而使诱发电位幅度增加。本病表现为单个刺激时，诱发电位幅度变小；低频时，诱发电位幅度增加；高频时，诱发电位幅度明显增加，甚至达起始值的 4~20 倍。

一些其他疾病如运动神经元病、多发性肌炎、肌营养不良等重频电刺激检查也可有改变，但不明显，对诊断没有特异性。

4. 正常肌电图

（1）插入电位　将针电极插入正常肌肉或移动针电极时，产生短暂运动单位动作电位暴发之后很快平息，这种电位很像纤颤电位，称为插入电位。其波形为双相，第一波为负相；波幅为 20~240 μV；时限为 1~4 s；频率为 30~150 次 /s。

（2）静息电位　正常肌肉在完全放松时没有任何电位，在肌电图上为一条直线。

（3）运动单位动作电位

轻收缩：肌肉轻用力收缩时肌电图上出现单个动作电位，可有单相、双相及三相波，其中双相及三相波应占 80%。有时可记录到 3 个以上的多相运动单位为多相波，一般不超过 5%。运动单位动作电位时限为 10~12 ms，波幅为 250~500 μV。

重收缩：肌肉重力收缩时，参与活动的运动单位较多，神经冲动增多、频率增加、电压增高，出现持续的互相干扰的不易辨认的波形，称之为干扰相。

肌肉无论是轻收缩或重收缩时，运动单位的时限应是相同的。正常运动单位的参数因受检肌肉的年龄、肌肉温度及疲劳程度不同而可有很大差异；70 岁以上和 4 岁以下的正常人的运动单位的时限平均增加 75%，4 岁以下儿童较成人有更多的三相波；肌肉温度降低可使肌肉纤维传导神经的速度减低，电位的时限增加，多相波增加；肌肉疲劳时多相波也会增加。鉴于以上情况，被检测的肌肉的温度、疲劳程度的等情况有时很难精确计算，使检测出的结果与临床医师的实际体检不相符合（临床医生检查时发现肌肉或神经有病变而肌电图却显示正常；相反，临床医生没有发现肌肉或神经有任何异常，肌电图却显示异常的情况）。

5. 异常肌电图

（1）插入电位　当针电极插入时，出现多个连续的正相锋形电位，持续数秒及数分钟不等。此种情况见于失神经后 8～14 天，也可见于神经再生期。先天性肌强直可见肌强直电位。肌肉严重萎缩或低钾时肌肉不能发生兴奋，插入电位明显减少或消失。

（2）自发性电位　正常肌肉在静息时没有自发性电位，仅在肌肉和神经发生病变时肌电图上可显示。

纤颤电位：是由于神经病变使肌肉失去神经支配，对神经末梢的乙酰胆碱十分敏感而出现不自主的阵发性收缩所产生的电位。时限为 1~2 ms，波幅为 10~300 μV，波形为单、双相棘波，频率为 2~30 次 /s。纤颤电位常在下运动神经元受损的 18~21 天后出现。当神经损害严重肌肉逐步纤维化，失去收缩功能时纤颤电位逐渐消失，呈"病理性电静息"。

正尖波：为主峰向下的正相尖波，先为低波幅正相尖波，随之一延长的负相波，时限为 4~8ms，波幅为 50~100 μV，波形为双相波，频率为 1~100 次 /s。

束颤波：为下运动神经元（前角及神经根）损害所产生的、在肌肉松弛情况下自发的冲动电位，其波形、时限与正常运动单位相似。但电压较低，频率为 1~3 次 /s。少数正常人的肌电图也可见到束颤波。

（3）运动单位数目的多少

多相运动单位电位：一个电位出现 2 个以上负相棘波，称为多相运动单位电位。正常人的肌电图中多相运动单位电位很少，一般不超过 5%，超过 10%~19% 可以视为异常，超过 20% 者视为异常。多相运动单位电位常见于下运动神经元病和肌病。在神经损害后的恢复期（再生期）也可出现低电压（50~500 μV）时限为 5~20 ms 的多相波，称为"新生"运动单位。

单纯相：在肌肉做最大的收缩时，所能被激活的运动单位数目减少，达不到互相干扰的程度，为单纯相；介于干扰相与单纯相之间的为混合相。单纯相常见于失神经支配的肌肉最早期表现之一。

（4）运动单位的大小

巨大电位：运动单位的波幅超过 1000 μV 时可称为巨大电位，这种电位可有 3~16 个相，时限为 20~30 ms。常见于慢性前角细胞或周围神经部分损害的情况。没有受损的运动单位的轴突代偿性增生，长入病变部分的肌纤维，导致其电位幅度和时限增加，出现巨大电位。它的出现可能是数个运动单位同时收缩所致。

肌电图的临床价值：为诊断神经、肌肉疾病的一种很有价值的检查方法。主要用于检测脊髓前角及前角以下周围神经、神经肌肉接头部位，以及肌肉病变；并能确定周围神经病变的位置；还可了解神经及肌肉被损害的程度、恢复情况等。而脊髓髓内、脑部疾病做肌电图没有意义。

6. 各种疾病的肌电图改变

（1）下运动神经元病变　放松时，出现纤颤电位、正相电位、束颤电位；轻收缩时，多相波增多、时限增宽、波幅增高；重收缩时，运动单位减少，严重时可呈单纯相为主要改变。

1）损害程度

①急性完全性神经损害：在神经尚未发生变性前，插入电位正常；肌电图仅呈现完全性静息状态或出现少量运动单位电位（部分损害）。病变后2~3周，神经发生变性时插入电位呈失神经电位，出现正尖波、纤颤电位、束颤电位。静息情况下失神经电位可自发出现。失神经电位频率越高神经受损越重。随着肌纤维的变性萎缩失神经电位逐渐消失，但这并不表示病情好转。重收缩时呈病理性电静息。临床有周围神经损害表现，但神经纤维没有造成不可逆损害或损害时间短或较轻时肌电图可以正常。②部分性神经损害：插入电位正常；运动单位电位波幅增高，时限增宽，多相电位增多。重收缩时呈单纯相。

2）神经再生　神经再生后，纤颤电位减少，出现新生运动单位电位（常出现在神经功能恢复之前），随之纤颤电位逐渐消失，运动单位电位增多，多相电位减少，最终恢复正常。

3）病变定位

①周围神经：当失神经电位出现在肢体及相应节段椎旁肌时，表示病变在神经根及前角；当失神经电位仅出现在肢体时，表示病变在神经根以下的神经干或神经丛。除有运动单位改变外还应有传导速度的改变，以区别于前角病变。

②前角病变：运动神经元病患者肌电图自发电位见于多个肢体。范围常比病人主诉和体征改变更广泛，包括纤颤电位、正相电位、束颤电位的出现也很广泛；运动单位时限延长、波幅增高、多相电位增加等与周围神经损害相比以上改变要明显得多，感觉、运动传导速度没有改变。除了有前角损害肌电图表现外，不受颈椎支配的胸锁乳突肌呈现巨大电位、多相波增多、时限延长时，结合临床有肌肉跳动，没有感觉障碍等情况可考虑为运动神经元病。

（2）肌病

肌营养不良：插入电位可较正常延长或正常，时限缩短，电压变低，多相电位中度增加，没有纤颤及束颤电位。

肌强直：针电极插入肌肉时迅速出现连续的棘波样运动单位电位排放，其频率时增时减，波幅呈逐渐降低趋势，即为强直电位。当肌肉收缩后放松时，肌电图显示出的强直电位不能随即停止，仍持续数秒钟。肌肉松弛时为静息电位。

肌炎：一般情况插入电位正常，少数呈连续电位发放，称假性肌强直发放。肌肉松弛时为静息电位。肌肉收缩时肌电图与肌营养不良相似。

（3）神经肌肉传递障碍

重症肌无力：主要表现为运动单位电位的节律失常，即持续用力时，开始电位正常，其后波幅与频率逐渐减低；用频率为30次/s以下的电刺激时即产生疲劳现象，即为重频电刺激检验，高频（>10Hz）递减16%以上有意义，为诊断重症肌无力的主要检查。肉毒中毒时可表现有类似重症肌无力的肌电图改变。

（4）癌性周围神经病　高、低频重频电刺激检验出现递增现象。

（5）其他

废用性肌萎缩：除运动单位电位在最大用力时波幅减低外，其他各项基本正常。

先天性偏身萎缩症：肌电图正常。

功能性瘫痪：正常。

（三）眼震电图

眼球在运动时眼眶内产生电位变化，为角膜、网膜间电位差，经仪器绘成图形，称之为眼震电图。

（1）扫视试验　又称眼动变距障碍试验，可评价眼动系统快速跟踪目标能力，眼在从一个注视点移到另一个注视点时眼球需要急速跳动，使运动的物像准确地落在黄斑区。小脑病变时，出现眼球运动过度或不到位情况，称为视辨距不良。

（2）自发性眼震　患者取坐位平视前方，在睁眼及闭眼情况下各记录 30 s，当向左、右各方视标凝视 30 s 时，观察自发性眼震是增强还是减弱。眼震增强常提示为末梢病变，而减弱则考虑为中枢性病变。睁眼时出现眼震为中枢性或先天性；闭眼时有眼震常为周围性病变。

（3）凝视眼震　主要检查眼位维持功能。患者取坐位平视前方，向左、右、上、下各方视标凝视 30 s，注视 15~20 s 记录是否有眼震出现。出现凝视性眼震常提示脑干病变，凝视中枢可能受损。

（4）视跟踪试验　检查视平稳跟踪系统的功能状态。嘱患者固定注视一个左右摆动的视标，摆动幅度为 20º，摆动速度为 40~50 次 /s，记录下眼球运动的轨迹；呈Ⅰ、Ⅱ型为正常或末梢病变，Ⅲ、Ⅳ型则提示中枢性病变。

（5）位置性眼震　在某种体位下诱发出的眼震称位置性眼震。末梢及中枢性病变均可引发位置性眼震，末梢病变如耳石病变可引起短暂位置性眼震，中枢性病变如第四脑室占位性病灶；可根据眼震方向是否改变分为Ⅰ型及Ⅱ型，Ⅰ型即方向变换型，多见于中枢性病变；Ⅱ型为方向固定型，多见于周围型病变。

（6）旋转试验　受试者头前倾 30º，以 1º/s 加速度旋转，记录眼震情况，主要用于检测末梢感受器的功能。

（7）冷热试验　主要检测半规管的功能状态。受试者平卧，头部抬高 30º，按一定程序向耳道内注入 44℃ 或 30℃ 的水 200 ml，观察并记录眼震的方向、潜伏期、持续时间、频率、平均幅度及慢向速度。

临床价值：人体靠前庭系统、视觉、本体觉组成"平衡三联眼"，以维持三度六维空间的平衡。其中前庭系统起着主导作用。眼震电图与心电图、脑电图、肌电图一样，是人体的生物电图。当观察到自发性眼震时，应甄别其缘于眼性还是前庭性，若判为前庭性则需要区别为中枢性还是周围性。目前以内耳门为界区分前庭中枢与外周性病变。眼震电图显示有前庭功能减退，则常表示有周围性前庭受损；极少数脑干中前庭神经核下纤维受损也可有前庭功能减退，但除有眩晕外还应查出脑干病变的其他体征。见表 1-1。

表 1-1　周围性与中枢性前庭病变的鉴别

		周围性	中枢性	神经症
症状	眩晕	常有	无或很轻	头晕
	平衡障碍	较轻或无	明显	无
	恶心、呕吐	重	无或很轻	轻
	其他症状	无	有	无
自发眼震	类型	水平、水平旋转	多相性	无
	方向	向健侧、单向	双侧	无
	潜伏期	有	无	无
	性质	有快、慢相	有快、慢相或钟摆	无
	持续时间	短，易疲劳	长，不易疲劳	无
	固视的影响	减弱	眼震不变或增强	无
眼震电图	凝视眼震	无	常有	无
	跟踪试验	Ⅰ、Ⅱ型	Ⅲ、Ⅳ型	Ⅰ、Ⅱ型
	扫视试验	无	常有视辨距不良	无
	视动眼震	正常	减弱，不对称	正常
	结论	前庭功能减退	中枢异常	前庭功能亢进

通过眼震电图检查可协助判断前庭功能是否正常、病变在哪一侧、损害是在中枢还是周围。结合临床症状及体征可做出明确诊断。

（四）脑诱发电位

脑诱发电位是应用计算机叠加技术检查神经系统功能状态的一种检测手段。用不同刺激（视、听、体感）通过特定的神经传导通路，在脑的不同部位形成不同的诱发信号，为特异性脑诱发电位。在怀疑多发硬化时可协助寻找第二个病灶（临床还没有表现出的）。

（1）体感诱发电位（SEP）　刺激肢体末梢粗大感觉纤维，在躯体感觉上行通路上不同部位记录电位，可反应周围神经、脊髓后束、脑干、丘脑，以及皮层区的感觉功能状态。观察指标为潜伏期、峰间潜期、波幅、左右侧差、性别（峰间潜期男性高于女性）、年龄（50 岁后峰间潜期、波幅下降）。

（2）视觉诱发电位（VEP）　经头皮记录枕叶皮层对视觉刺激产生的电活动，可提供视觉神经损害的证据。

（3）脑干听觉诱发电位（BAEP）　通过耳机传出的声音刺激，记录听神经通路的电活动，了解听神经功能。

（4）运动诱发电位（MEP）　刺激皮层运动细胞，在脑部、脊髓及周围神经相应肌肉上记录复合的肌肉动作电位，用于观察运动神经通路病变。

（五）事件相关电位

事件相关电位又称为事件相关脑电位，通过对外界刺激人体的心理反应，从电生理角度探讨大脑思维行进的轨迹，以了解人体在认知过程中大脑的电生理改变。包括 P_1、N_1、P_2（外源性），及 N_2、P_3（内源性），P_3（P300）是由 Sutton 等学者首先观察到的，在临床应用最广泛。将受试者听到、看到、感觉到物体后的心理反应，通过从头皮上记录出神经电活动。因此在检查中要求受试者心理状态要处于正常情况。主要用于了解人的脑功能状态，还可用于测谎。

P300 与年龄有关，儿童及青少年幅度较成年人宽，中老年人 P300 潜伏期延长。

痴呆患者的 P300 潜伏期明显延长，异常率高达 80%；各种脑病、意识障碍、精神病等患者的 P300 潜伏期有不同程度延长，甚至抑郁症患者也有轻度延长。

（六）经颅多普勒超声

经颅多普勒超声为动态观察脑血管血流动力学的重要手段，没有创伤，可多次重复。国内外资料显示，敏感率为 73%，准确性 88%，颅外段检测结果和血管造影对比符合率达 96%。主要用于了解颅内外血管狭窄的程度，根据流速和动脉血流信号判断血管闭塞程度、有无可疑的血管畸形、血管痉挛等情况。在患有锁骨下盗血综合征的患者可检测出椎动脉血流方向逆流，锁骨下动脉严重狭窄时血流信号明显减弱或消失。经颅多普勒超声对颅内外血管病仅是一种筛选手段，临床应结合各种资料综合分析。

三、各种检验的临床价值

目前血及脑脊液中各类检验种类繁多，一些检验对诊断很有价值，而部分检验对诊断仅供参考，例如脑脊液的检验对各类脑膜炎（白细胞增多）、脑膜癌症（蛋白细胞分离）、感染性变态反应性神经根神经炎（蛋白细胞分离）、蛛网膜下腔出血（血性脑脊液）、有无颅内压增高、寄生虫（特意性检验）等疾病的诊断就有着决定性意义，而对脑炎、脱髓鞘病、缺血性脑血管病、各类变性病、血管畸形等疾病没有决定性意义。还有一些检验可以在多种疾病中出现异常，例如免疫球蛋白、C 反应蛋白、蛋白电泳等可在许多疾病中有异常改变，很难提供出对诊断价值高的资料，反而在一定程度上扰乱了诊断思路，因此在遇到较疑难的病例时，应考虑做对诊断有决定性意义的检验，尽量少做或不做多种疾病中都有异常改变的检验。

（谢淑萍）

第二章

神经系统疾病鉴别诊断要点

神经系统疾病的临床表现比较复杂，症状体征繁多，临床医生在繁忙的临床工作中要做到准确诊断，必须熟练地掌握各种分辨真实可靠的症状体征。本章将临床中不易掌握、易混淆的症状体征做一论述，以利于神经科医师在工作中提高鉴别诊断水平。

第一节　意识障碍

意识是人体对自身状态及周围环境的认知能力，分为觉醒状态和意识内容。觉醒状态是觉醒与睡眠周期性交替的大脑生理状态，属皮质下激活系统。意识内容是指人的知觉、记忆、思维、情感、意向及意志心理过程，并能通过语言、视觉、听觉、技巧性运动及其复杂反应与外界环境保持联系的机敏力，是大脑皮质高级神经活动产生的大脑皮质功能。当觉醒度下降、意识内容模糊即出现意识障碍；觉醒度下降表现为嗜睡、昏睡、昏迷；意识内容模糊即表现为朦胧和谵妄。觉醒度下降可形象描述为纵向意识障碍，而意识内容模糊为横向意识障碍。

（一）以觉醒程度改变为主的意识障碍

1. 嗜睡（somnolent）

嗜睡是意识障碍的早期表现，嗜睡者的意识水平低下，处于睡眠状态，若不给予刺激，如呼唤、谈话等，患者即昏昏入睡，唤醒后定向力基本完整，注意力可集中，记忆稍差，如不继续对答，又进入睡眠。

2. 昏睡（sopor）

患者意识水平更低，处于较深睡眠状态，只有在强烈刺激如较重的疼或言语刺激方可唤醒，醒后只做简单模糊的回答，很快入睡。

3. 昏迷

昏迷是觉醒状态、意识内容和躯体运动完全丧失的严重意识障碍。对外界任何刺激均不能感知，不能对话，不能做指令性动作。

（1）浅昏迷　患者对外界的一般刺激无反应，对强烈痛觉刺激可有退缩或躲避反应，但不能觉醒。生理反射如咳嗽、吞咽、角膜及瞳孔对光反射存在。生命体征（呼吸、脉搏、血压等）无明显的异常改变。直肠膀胱功能出现某种程度的功能障碍。

（2）中度昏迷　对疼痛、声音、光线等刺激均无反应，对强烈疼痛刺激的防御反射和生理反射（咳嗽、吞咽、角膜、瞳孔对光反射等）均减弱。生命体征出现轻度的异常改变，如血压波动、呼吸及脉搏不规律等，尿便失禁。

（3）深昏迷　对各种刺激包括强烈疼痛刺激的防御反射和所有的生理反射均消失。生命体征出现明显的异常改变，如血压下降、呼吸不规则，全身肌力低下松弛，尿、便失禁或出现去脑强直状态。预后不良，为濒死阶段。

（4）脑死亡（brain death）　为大脑皮层及脑干功能全部丧失，最主要的临床表现是：①患者对外界环境刺激毫无反应，无任何自发性运动。②自主呼吸停止，必须用呼吸机维持换气。③光反射消失、瞳孔散大固定、角膜发射消失、头眼反射消失、眼前庭反射消失、咽反射消失等6项重要的脑干反射障碍。④脑电图呈直线，对任何刺激无反应，至少维持30 min；脑干听觉诱发电位引不出波形，持续时间至少12 h。⑤须除外药物中毒、低温和内分泌代谢障碍等。

（二）以意识内容混乱为主的意识障碍

1. 谵妄状态（delirium）

谵妄状态的患者，意识水平有明显波动，症状昼轻夜重。通常患者的自我定向保存，而对周围的地点、人物及时间定向有明显障碍。伴有明显的错觉和幻觉。幻觉形象生动逼真，多数为恐怖性。因思维和推理判断有障碍而出现谵妄，患者情绪恐慌，易于激惹，行为缺乏目的性。在幻觉与妄想的支配下可产生冲动性行为或自伤及伤人。

2. 朦胧状态 (twilight)

患者意识内容缩窄。表现为患者意识活动范围缩小，由于意识水平仅有轻度降低，对一定范围的各种刺激能感知和认识，并做出相应的反应。由于意识野的狭窄，患者只注意眼前关心的事物，对外界不能引起普遍关注，对总体的情况不能正确把握。有时也可幻觉和错觉等，发生冲动性行为，但没有像谵妄那样激烈的精神运动兴奋状态。

（三）特殊状态

1. 去皮层状态（decrotical state）

患者能睁、闭双眼或凝视、无目的的眼球活动，表现貌似清醒。意识内容丧失，呼之不应，缺乏表情、思维、记忆、语言及情感活动，但仍保持有觉醒与睡眠的周期规律。又因丘脑功能尚好，患者偶尔出现无意识自发性强笑或哭叫及痛、温觉刺激的原始反应。咀嚼和吞咽也是无意识动作。瞳孔对光反射及角膜反射存在，掌颏反射均较活跃，双侧巴宾斯基征（Babinski）阳性，吸吮反射及强握反射阳性。患者双上肢呈屈曲状，双下肢直性伸直，四肢肌肉张力增高，深反射亢进，大小便失禁。

2. 植物状态（vegetative state）

植物状态大脑半球严重损害而脑干功能基本正常的一种状态，有觉醒及睡眠周期，但没有意识内容，对外界及自身的认知功能丧失。呼之不应，不能与外界交流。有自发及反射性睁眼，偶可追踪视物，可有无目的的哭笑，吸吮、吞咽及咀嚼等脑干反射存在，大小便失禁。

3. 无动性缄默（akinetic mutism）

患者主要表现安静卧床，缄默不语。但给予较强的疼痛刺激时，患者肢体出现躲避反应。

四肢所以不活动是因为意识障碍之故。患者觉醒与睡眠周期尚正常。觉醒时虽能睁眼和眼球追随活动，但均为无意识和无目的的，而且面无表情。常伴有二便失禁。

4. 闭锁综合征（loched in syndrome）

临床表现为突然四肢瘫痪、不能说话，但听力正常，能理解他人的言语，可以用睁眼或闭眼来表示是或否，所以患者实际上意识清醒，并无真正的昏迷。

5. 休克

休克是由于脑、心、肾等重要器官得不到足够的血液灌注而产生的综合征。临床主要表现为循环功能不全、血压减低，收缩压 60~80mmHg，血容量减少 20%~40%。由于心、脑血液灌注不足，患者表现烦躁不安、易激动、呼吸急促、心律失常、脉搏微弱和意识障碍，四肢潮冷、面色苍白或发绀、尿量少等。休克的病因比较明确，而且生理反射（如瞳孔对光反射、角膜反射及眶上切迹压痛反应等）均存在。

6. 缄默

缄默表现为沉默不言不语状态，不主动说话，也不用语言回答他人的提问。缄默患者意识存在，有睡眠觉醒周期，有吞咽、咀嚼等条件反射。多见于精神分裂症、癔症或上行网状激活系统功能受抑制的患者。

7. 木僵

木僵属精神分裂症重症型的表现。患者不言不语、不食不饮，对外界刺激缺乏主动运动反应。此外，还可表现有皮肤紫绀、流涎、体温过低、尿潴留等自主神经功能紊乱，但脑干生理反射功能存在。有睡眠觉醒周期等有助于昏迷鉴别。

8. 癔症性昏迷

癔症属精神功能性疾病，是神经症的一种。此症多见于青年女性。患者多在高度情感性、易暗示性或自我暗示性的性格基础上，因某些精神因素而诱发本症。癔症性昏睡双眼睑紧闭，当翻转眼睑时有抵抗，眼睑被翻开后可见眼球转动或侧视，随即眼睑紧闭。

第二节　头　痛

头痛在广义上指头面部的疼痛，狭义上仅指颅上半部及眉以上至枕下部为止范围内的疼痛。头痛可以是一个独立的疾病，也可以仅是某种疾病的一个症状。产生机理为头部痛觉纤维受到物理或化学刺激后产生的神经冲动，经痛觉通路传导至大脑皮层产生痛觉。脑膜、血管、静脉窦等结构为痛觉敏感组织。头痛主要分为神经性（偏头痛、紧张性头痛、丛集性头痛、痛性眼肌麻痹）、继发性（各种疾病引起的症状性头痛）两大类。

一、常见原因

1. 血管性

（1）动脉受牵拉　动脉是对疼痛最敏感的结构，当颅内出现肿瘤、脓肿、颅压增高等疾病，使动脉受到牵拉、推移均可引起头痛。

（2）动脉扩张或破裂　脑血管破裂出血，血液刺激痛觉敏感组织，低血糖、一氧化碳中毒、大量饮酒、癫痫发作后、高血压等疾病引起血管扩张，血流冲击松弛的血管壁，刺激痛觉神经末梢可引起头痛。

（3）颅内外血管舒缩功能异常　偏头痛及神经性头痛。

（4）动脉血管炎　头部血管丰富，任何原因造成动脉牵拉、感染时，均可引起局部疼痛。

（5）静脉窦血栓　上矢状窦血栓等。

2. 颅内炎性疾病

细菌感染致脑膜炎性渗出、水肿可引起头痛，如脑膜炎、脑炎等。

3. 肌肉病变

因某种原因肌肉持续收缩达 2min 后，因肌肉缺血造成乳酸等致痛物质积蓄，刺激肌肉致痛。额、颞、枕、颈后等处肌肉可因炎症、外伤、姿势、劳损等因素，使肌肉持续收缩引起紧张性头痛。

4. 神经病变

含有痛觉纤维的神经由于本身或邻近组织病变刺激、压迫、牵引时可产生疼痛，如三叉神经痛、枕神经痛、坐骨神经痛等。

5. 血管活性物质

血管活性物质也称为"致痛物质"，刺激血管壁和神经末梢时引起头痛，其中包括 5- 羟色胺、缓激肽、脑啡肽、前列腺素、钾离子、氢离子等。

6. 神经性头痛

神经症、癔病、抑郁症等功能性疾病患者大脑皮层功能弱化，使痛阈降低，对疼痛敏感、泛化，从而经常性地感到头痛，为主观感觉的体验，并没有痛觉神经受到刺激。

二、偏头痛

偏头痛为发作性的自主神经功能紊乱，致使血管舒缩功能障碍，表现为单侧或双侧搏动性头痛，严重时伴恶心、呕吐，一次发作历时 2~7h。

（一）病因

1. 遗传

遗传因素在偏头痛中占主要地位，目前对遗传形式仍无定论，有家族史的患者约占 75%。

2. 血小板和生化因素

多数患者血小板聚集力增高，于发作前明显，发作期减退。聚集的血小板释放出 5- 羟色胺、去甲肾上腺素，使之浓度增高，5- 羟色胺、去甲肾上腺素刺激前列腺素分泌，前列腺素水平升高影响维持颅内外动脉壁张力，使血管先收缩再反射性的扩张引起头痛。当头痛发作时，局部脑内动脉释放出"致痛物质"，使血管更加扩张，加重头痛。

3. 饮食

奶酪、酒、巧克力、牛奶、玉米、番茄等可诱发偏头痛发作，机理尚不清楚，可能是过敏反应，或是食物中的酚类化学物质进入脑内刺激偏头痛受体，导致偏头痛发作。

4. 内分泌

年轻女性患者较多，月经期加重，中老年期逐渐减轻。

5. 其他

情绪、饥饿、失眠、气候、噪声等因素，刺激交感神经及脑干内上升网状结构，使血液中的肾上腺素水平增高，刺激前列腺素分泌而诱发头痛。

（二）发病机制

目前对本病的发病机制尚不十分清楚，公认是多因素作用，在遗传体质基础上，外界诱因作用下造成自主神经功能紊乱，使体内递质、内分泌失调，神经 - 体液对颅内外血管调节机制阵发性异常，血管舒缩功能障碍致头痛。

（三）临床表现

1. 典型偏头痛（有先兆的偏头痛）

（1）血管痉挛期（先兆期）

前趋症状：于发病前因血管痉挛使皮层缺血表现头胀、视物不清、思睡、乏力、烦躁、肠胃功能障碍等不适，约数分钟至 1h 后，先兆症状出现，鼻塞、视物花、幻觉、偏盲、肢体麻木、语言障碍，持续 10~40min。

（2）血管扩张期（头痛期）

头痛部位：先兆期之后出现单或双侧眼眶、额颞部疼痛，向枕及全头扩散，逐渐加重，可伴恶心、呕吐、面色苍白、畏光、怕声，持续数小时至十几小时。

头痛性质：开始为钝痛，继而发展为搏动性疼痛，呈中重度头痛，影响工作和日常生活，多数患者需要卧床休息。头痛的程度可按 10 分计分法衡量，0，1，2，3，4，5，6，7，8，9，10；0~1 无痛感，2~4 轻度头痛（不需要服止痛药物），5~8 中度头痛（需服用止痛药物，不需卧床）9~10 重度头痛（需服用止痛药物，必须卧床休息）。

头痛的频率：因人而异，多者每周都有发作，少者一生仅发作 1~2 次，多数患者数日至数月发作 1 次。

2. 普通型偏头痛

普通型偏头痛较常见，前驱症状及先兆期不明显，单侧或双侧头痛，为中等程度，伴恶心但很少有呕吐，持续时间较长，约 1~3 天。

3. 特殊类型偏头痛

（1）眼肌麻痹型 较少见，有偏头痛史，一次发作后在头痛减轻时或消失后（于发作后1~2 日）出现同侧眼外肌麻痹，以动眼、外展神经最常受累，表现为眼睑下垂、视物成双，数日后可完全恢复正常，多次发作后则不能完全恢复，为血管痉挛后缺血所致。

（2）偏瘫型　罕见，偏头痛发作前、发作期间或发作后对侧肢体偏瘫，数日后好转。

（3）基底动脉型　罕见，为突然出现的视物不清、眩晕、行动不稳、耳鸣等先兆后出现搏动性头痛。

（四）预防和治疗

1. 预防

（1）生活规律、注意饮食及休息，努力做到心理健康。

（2）药物　普萘洛尔 40~240mg/d，苯噻啶 0.5~4mg/d，钙离子拮抗剂、中药等。

2. 去痛治疗

（1）去痛剂　去痛片、曲坦类、必理通、颅痛定、消炎痛。

（2）镇静安定剂　鲁米那、地西泮等药物。

（3）麦角胺咖啡因　用于先兆期，每日不得多于 6 片，每周不得多于 12 片。

（4）中药制剂　诺迪康等药物。

三、其他类型头痛

1. 紧张性头痛

较常见，由于紧张、焦虑所致持续性头、面、颈、肩部钝痛，多为全头痛，也可局限于一侧，女性多见，没有先兆，治疗可以参照偏头痛。

2. 痛性眼肌瘫痪（Tolosa-Hunt syndrome）

痛性眼肌瘫痪少见，为颅内颈内动脉非特异炎症，可累及到海绵窦，临床表现为一侧眶后持续性疼痛，数日后同侧眼肌麻痹，动眼神经多见，滑车、外展、三叉第一支、交感神经均可受累，激素治疗有效。

3. 丛集性头痛

为非特异性过敏所致，也称为组胺性神经痛，突然发生的头部剧烈疼痛，20min 后达到高峰，1~2h 内缓解，以一侧眼眶、鼻部为主，伴眼结膜充血、流泪，经常一次接一次地成串状发作，故命名为丛集性头痛。组胺脱敏、激素、消炎痛等治疗有效，治疗偏头痛的药物有效。

4. 神经症性头痛

神经症为一种功能性疾病，与心理因素密切相关，主要包括抑郁症、焦虑症、强迫症、躯体障碍等疾病。

主要临床表现：抑郁、焦躁、失眠、情绪低落、对事物失去兴趣等心理障碍，伴发一些躯体障碍；如头痛、头晕、肢体无力、怕冷、血压增高、心率增快、腹泻、食欲不振等症状，其中 80%~90% 的患者有头痛的主诉。头痛的性质为轻中度，一般没有重度头痛。

5. 症状性头痛

（1）肿瘤性　头痛为颅内压升高所致，进行性加重，伴有呕吐，同时有神经系统局灶体征。

（2）颅内压增高　各种原因所致颅压高均可致脑组织移位，刺激疼痛敏感组织，造成头痛。

（3）颅内炎症

①脑膜炎：患者因各种细菌、病毒侵犯脑膜引起炎性反应，可造成严重头痛、呕吐，同时有发热及脑膜刺激征，只有在炎症控制后，头痛才减轻。

②脑炎：因脑实质与脑膜同时受到损害，可造成精神症状伴头痛，但较轻；严重者可有意识障碍甚至昏迷。

（4）矢状窦血栓　以颅内压增高、头痛为主。

（5）脑实质出血　头痛程度与出血量有关，出血量越大，头痛越明显，随着血液的吸收头痛减轻。同时伴有局灶体征。

（6）蛛网膜出血　剧烈头痛伴呕吐，脑膜刺激征阳性，头痛于3周后逐渐减轻。

（7）低颅压　因各种原因所致低颅压均可造成体位性头痛，坐、站时头痛，平卧时消失；不明原因低颅压综合征以及腰穿后、体液大量消耗等均可引起低颅压性头痛。

第三节　头晕与眩晕

解剖　内耳又称迷路，位于颞骨岩部内，外有骨壳为骨迷路，内含膜迷路，二者呈套管状，互不相通，有外淋巴液经耳蜗导管与后颅凹底部的蛛网膜下腔呈单向相通。膜迷路内有内淋巴。

（1）骨迷路　由耳蜗（耳蜗神经终止此内）、前庭（居骨迷路中部，前接耳蜗，后连3个半规管）、骨半规管组成。

（2）膜迷路　由蜗管、椭圆囊和球囊、膜半规管组成。椭圆囊和球囊主要司人体在直线、加速、减速运动及静止时的平衡功能。囊内有1个囊斑，由支柱细胞和感觉毛细胞的神经上皮细胞组成。毛细胞的纤维上有一层含有石灰质的胶质体，称为耳石膜，膜中的石灰质颗粒为耳石。膜半规管为3个互相垂直的半环状膜管，位于椭圆囊的后上方，并与其相通。每个膜半规管的壶腹内各有1个壶腹嵴，由支柱细胞和感觉细胞的神经上皮组成，为成角、加减速度运动时的平衡外周感受器。

生理：前庭系统是维持身体和眼球动态或静态平衡的主要器官，包括球囊、椭圆囊、半规管、前庭神经、前庭核及其有关的中枢联系。一旦前庭系统受到病理性损伤或人为的过度刺激，或两侧前庭功能不一致或不协调时均能引发眩晕、平衡失调等相应的临床症状。

眩晕和头晕（头昏）均是主观症状，为头部的不适感觉，可由不同的疾病引起。然而患者经常说不清是哪一种，医生有时也仅凭患者含糊的主诉难以明确病因诊断。建立清晰的眩晕和头晕的概念有利于疾病的诊治。

头晕为头部昏胀感觉，不伴有呕吐，不影响进食，可长时间存在，为多种疾病的表现，以功能性疾病多见。

眩晕是一主观症状，是机体对空间系统的定向及平衡感觉障碍，是一种运动幻觉，即运动错觉。发病时患者感觉到外界的物体在旋转、移动，自身在晃动。在感到眩晕的同时伴有平衡失调，站立不稳倾倒，指物偏向；还可伴有恶心、呕吐，面色苍白，心率加快，出冷汗等自主神经功能紊乱症状，为前庭神经功能受损引起真性眩晕。前庭神经系统包括末梢感受器（内耳中）、前庭神经、脑干前庭神经核群和内侧纵束、小脑与前庭神经核群的联系纤维、颞叶皮层等结构。当前庭神经系统的结构受到刺激或病理性损害时，前庭神经感受到的刺激与来自肌肉、关节的本体感觉、视觉感受器空间定向的冲动不一致时，则产生眩晕。

（一）病因分类

1. 前庭性眩晕（真性眩晕）

（1）耳源性（周围性）　前庭神经元炎、迷路炎、耳石症等内耳病变引起一侧前庭神经功能受损，使两侧前庭神经调节平衡功能失调，患者产生眩晕感，为周围性前庭神经功能受损。

（2）脑干病变（中枢性）　椎基底动脉供血不足（动脉硬化性、颈椎病性）是由于脑干缺血，使对缺血极敏感的前庭神经核群功能受影响所致。颈椎病因骨质增生刺激椎动脉，使脑干供血受到影响。部分脑干小脑炎性病变损害了前庭神经核的功能，也可引起眩晕。

总而言之，任何病变只要是损害或影响了前庭神经系统的功能（中枢核团或周围神经），均可引起真性眩晕。据文献资料，人群中眩晕的患病率约为5%，这些患者有60%~70%就诊于神经内科，30%~40%就诊于耳科。前庭功能检查在鉴别是否有前庭神经系统损害，尤其是周围性受损害有很重要的价值，而非前庭神经系统损害的患者前庭功能均正常或亢进。

2. 非前庭性眩晕（假性眩晕）

应称为头晕，头晕即为头部昏胀感觉，并没有视物旋转感，也没有呕吐等症状，症状可持续很长时间。多由自主神经功能紊乱所致。

（1）眼源性眩晕；

（2）心血管病变；

（3）全身病变　贫血、代谢、中毒、感染等；

（4）自主神经功能紊乱；

（5）药物性眩晕。

（二）真性眩晕的主要症状、体征

1. 症状

阵发性发作，发作时有患者感觉到外界的物体在旋转、移动，自身在晃动。在感到眩晕的同时伴有平衡失调，站立不稳倾倒，指物偏向；还伴有恶心、呕吐，面色苍白，心率加快，出冷汗等自主神经功能紊乱症状；严重时患者只能静卧在床上，不敢翻身、不敢动头部。

2. 眼震

为一种不自主的节律性眼球颤动，先向一侧慢慢转动（慢相），之后代偿性快速回转（快相）。眼震的方向依快相而定。分为三度：

Ⅰ度　向快相方向注视时出现眼震；

Ⅱ度　向前方注视时出现眼震；

Ⅲ度　向各方向注视时出现眼震。

3. 错定物位（过示）和倾倒

系由眩晕和眼震导致患者对外物和自身体位的错觉，大脑受此错觉影响所引起的错误矫正所致。

4. 自主神经症状

常有恶心、呕吐、心动过缓、血压下降、肠蠕动亢进、有便意等症状，系因迷走神经功能亢进所致。

5. 前庭功能

周围性病变前庭功能减退，中枢性病变前庭功能正常。

6. 主要辅助检查

头颅 CT/MRI，前庭功能，听力等。

（三）分类

1. 迷路炎（梅尼埃病）

病因：因内耳迷路的淋巴水肿所致病变，病因尚不甚清楚，多数学者认为是自主神经功能失调引起迷路动脉痉挛，使内淋巴产生过多或吸收减少，导致迷路的淋巴水肿及内淋巴压力增高，内淋巴腔扩大及内耳末梢器缺氧、变性等病理改变。主要影响听力及前庭功能。

临床表现：以发作性眩晕、感音性听力减退为主要症状，部分病人还伴有耳鸣；以上症状波动性发作，进展性加重为特点。每次发作数小时，发作后还有 3~5 天处于头昏状态。间歇期长短不一，多数为数月发作一次，严重者 1 个月发作 3~5 次，轻者数年发作 1 次。随着发作次数的增多，听力逐渐下降；而眩晕的程度往往随耳聋的进展而减轻；完全耳聋时眩晕亦终止。

客观检查：主要为耳科检查应有听力下降及前庭功能减退。

2. 良性发作性位置性眩晕

病因：为内耳耳石器病变，也可能与外伤、感染等疾病有关。第四脑室肿瘤可有位置性眩晕表现。

临床表现：病人处于某一特定位置时出现短暂的眩晕，持续数秒至十几秒，重复该头部位置时眩晕可再度出现。在眩晕出现时，体检可见眼震。反复变换头部位置时，因适应后不再出现眩晕及眼震。没有听力障碍，前庭功能正常。复位治疗可缓解症状。

3. 前庭神经元炎

病因：为病毒性感染引发。

临床表现：中青年易发病，患者常先表现上呼吸道感染症状，2~3 日后突感眩晕，恶心呕吐，严重时不能起床，头部不能活动；一般没有耳鸣及听力减退。体检可见眼震。前庭功能减退。激素、维生素治疗有效，一般在 1 个月内缓解很少复发。

4. 流行性眩晕

在一段时间内先后出现一批眩晕患者，已突然起病、严重眩晕为特点，没有耳蜗症状，经治疗症状几天内好转，很少复发；本病病因可能为病毒感染影响前庭功能所致。前庭功能检查基本正常。

5. 药物性眩晕

多种药物都可以引起第 8 对颅神经受损，可造成听力减退及眩晕；其中链霉素最突出，卡马西平、苯妥英钠、卡那霉素、庆大霉素以及磺胺类药物均可损伤第 8 对颅神经。

6. 椎基底动脉供血不足。

7. 其他

脑干肿瘤，第四脑室占位，脑干、小脑炎等。

第四节 晕 厥

晕厥（syneope）是一组由多种因素造成一时性广泛性脑供血不足，导致大脑皮质高度抑制而突然发生短暂的意识丧失。只有在大脑从原来供氧丰富的情况下突然陷入缺氧状态时才会发生。

（一）发病机制

脑血流量正常为 45~50 ml ／(100 g 脑组织·min)。当脑血流量骤减至 30 ml/(100 g 脑组织·min) 则可发生晕厥。当人处于直立位时身体的纵轴与地球心引力的方向是一致的，由于引力对流体静力压的作用，脑灌注压降低；与此同时，有 300~800 ml 的血液灌注于下肢，通常在人处于直立位时约需 3.3 kPa(25 mmHg) 的平均动脉压来维持脑血流灌注。在正常情况下，动脉压下降，颈动脉窦和主动脉弓的压力感受器感知使管运动中枢抑制冲动的速度和频率降低，肾上腺能使交感神经张力增加，引起加压反射，使全身小动脉和静脉收缩，血压上升。同时，血浆内儿茶酚胺增高，使心率加速，心肌收缩力增强，心排血量增加，以恢复充分的脑灌注。当血压急剧下降脑灌注压受到影响即可引起晕厥。脑血流量骤减的原因：①可由心排血量突然减少或心脏停搏：心排血量中断，可明显影响脑灌注。根据实验，终止脑灌注 1.5~2 s 后，人如处于直立位可有头昏及无力感，3~4 s 后则发生意识丧失；如处于卧位可不发生意识丧失，直至脑血流中断约 5 s 后才发生意识丧失。②血压急剧下降：晕厥时的血压急剧下降，常是由于血管舒缩反射障碍及继发性血管极度扩张造成的，也可能是由于维持直立位时正常脑灌注的交感性反射压力感受器功能缺失造成的。

当患者感到剧烈疼痛、紧张、惊吓等情况时，压力感受器反射弧突然中断，不能反射性提高血压，从而造成晕厥，常发生于直立体位时，而处于卧位时则迅速恢复。

（二）临床特点

1. 发作前期

病人常感头部及全身不适、视力模糊、耳鸣、面色苍白、出汗，预示即将发生晕厥。此时如病人取头低位或躺卧姿势常可防止发作。

2. 发作期

轻者眩晕、恶心、躯体发软，重者常突然意识丧失，全身肌肉紧张度消失，跌倒地上。有时有呼吸暂停，心率减慢，甚至心脏暂停搏动，瞳孔散大，流涎、尿失禁等。其特点是发作时间短暂，一般持续 1~2 min。脑电图检查可见持续 3~10 s 的广泛性、对称性 2~3 Hz 的慢波。

3. 发作后期

病人苏醒后，可有短时间处于意识混浊状态，感腹部不适、恶心、有便意，甚至呕吐及括约肌失禁。脸色苍白和出汗可持续一些时间，有极度疲劳、嗜睡。发作后延续的时间取决于晕厥发作的程度，轻度发作仅延续数秒钟，重者可长达半小时之久。

（三）分类

1. 反射性晕厥

最常见，约占各型晕厥总数的 90%，平均分布于各年龄组。大多数临床类型是通过血管迷走反射，导致心脏抑制和全身血管扩张，使心排血量降低引起。

（1）血管减压性晕厥（单纯性晕厥）　较多见于青春期体质较弱的女性，常有家族晕厥史及明显的发病诱因。其诱因多为情绪紧张、恐惧、疼痛、注射、拔牙、抽血、外伤或各静脉穿刺术及小手术、焦虑、闷热、疲劳、愤怒、站立过久、妊娠、饥饿等。有短暂的前驱症状，如头晕、恶心、上腹部闷胀、视力模糊、出冷汗、脸色苍白、无力等。继则意识丧失、跌倒，血压迅速下降，脉弱缓，减至每分钟 40~50 次。平躺时病人可很快恢复知觉，常无严重后果。如在 10~30min 内试图使病人坐起或站立时，常可导致复发。

（2）体位性低血压（直立性低血压）　体位性低血压为一多种神经疾患的并发症，可为自发性也可继发于其他疾患。此类晕厥常发生于由卧位或蹲位突然起立或持续站立时。其特点是血压急骤下降，于 1min 内收缩压可低于 8kPa(60mmHg) 以下，随即意识丧失。而且除体位改变外，找不出任何可以说明血压下降的原因。一般无前驱症状。体位性低血压所致晕厥有下列几型：

1）生理性障碍所致体位性低血压　多发生于站立时间过长，尤其在张力减低的情况下，如慢性消耗疾病长期卧床或孕妇骤然起立时常可发生晕厥。此类病人由于压力感受器反射弧中断，在站立时缺乏促进静脉回流的调节作用，致使血液蓄积于下肢，回心血量减少，降低心排血量，导致一时性脑供血不足。

2）低血容量所致体位性低血压　因为当血容量减少时交感活性增高，从而导致心室壁张力增高，进一步诱发出来自心内压力感受器的减压反射，使心排血量减少，动脉压降低。大量利尿，严重丢失体液和钾、钠，或胃肠道出血可造成晕厥。

3）药物作用与交感神经切除术后　应用氯丙嗪、交感神经阻滞剂胍乙啶等降压药物及用左旋多巴治疗震颤麻痹，均可引起直立性低血压性晕厥；交感神经切除术常合并体位性低血压，此类晕厥系传出通路功能障碍所致。

4）特发性体位性低血压　发病年龄多在中年以上，病程呈进行性、波动性，有缓解和复发。主要症状是病人于站立时出现眩晕、黑矇、暂时失明、晕厥，进行性的病人因不能维持直立位而完全卧床不起。本病同时伴有阳痿、无汗和括约肌障碍等自主神经症状，或伴发基底节、小脑萎缩，出现锥体外系损害体征。

（3）颈动脉窦综合征　又名颈动脉窦晕厥，是由于颈动脉窦反射过敏所致。引起颈动脉窦过敏的原因中，常见的是颈动脉窦附近的肿瘤或肿大淋巴结、颈动脉体瘤、颈部外伤及手术，尤其是甲状腺手术、颈总或颈内动脉结扎，甚至手压迫颈动脉窦、牵张颈动脉窦的动作，如颈部突然转动、衣领过紧等。发作时心率减慢，血压下降，多无恶心、脸色苍白等先驱症状。

（4）吞咽性晕厥　患有舌咽神经痛，食管、咽、喉、纵隔疾患，高度房室传导阻滞，病态窦房结综合征的病人，偶因吞咽动作激惹迷走神经，引起反射性心律失常而致晕厥。发作与体位无关，发作前后期多无不适。类似发作可见于胆绞痛、胸膜或肺刺激、支气管镜检时。阿托品可终止其发作。

（5）排尿性晕厥　此类晕厥多见于青年和中年的男性病人，偶见于老年人。发病多在醒后起床排尿时或排尿后，白天排尿偶亦发生。发作前无前驱症状，或仅有短暂的头晕、眼花、下肢发软等感觉，发作时病人突然意识丧失、晕倒，持续1~2min，自行苏醒。发作后检查可有心动过缓或心律不齐，脉搏变慢，血压无明显改变。本病的发病机制为综合性，如膀胱收缩产生强烈的迷走性反射，导致心脏抑制和节律失常；身体由卧位至立位的改变，反射性周围血管扩张；排尿时腹压的骤然降低，以及睡眠时肌肉松弛、血管扩张等存在，使血管运动中枢不能立即起到调节作用而致血循环紊乱，产生暂时性脑供血不足而导致晕厥。为避免排尿性晕厥的发生，夜间排尿时不要急起站立，采取蹲位，使增加血管外周阻力，阻止血压下降。

（6）咳嗽性晕厥　多见于中年以上男性病人，常有肺气肿或其他慢性阻塞性肺部疾患。病人在剧烈咳嗽时，突然意识丧失，常于呼吸重新规则时自行苏醒。偶有头晕、眼花、出汗等前驱症状。此类晕厥的发病机制，可能是由于咳嗽时胸内压上升，阻碍静脉回流，使心排血量降低，导致脑缺血发生晕厥。

（7）仰卧位低血压综合征　多发生于妊娠后期孕妇仰卧时，也可发生于腹腔内巨大肿瘤的病人仰卧时，改变体位时常可使症状缓解。本病主要的临床表现是血压骤降，心率加快和晕厥。发病机制是由于机械性压迫下腔静脉，使静脉回心血量突然减少所致。如改变为侧位或坐位，可防止发作。

2. 心源性晕厥

这类晕厥是由于心脏停搏，严重心律失常、心肌缺血，心脏排出受阻等原因引起血液动力学紊乱，导致脑缺血性贫血而发生。

通常在直立位发生的无前驱症状的晕厥，常提示为心源性；在仰卧位发生的晕厥，则提示为心源性。

（1）心律失常伴发心源性晕厥　此类晕厥又名心源性脑缺氧综合征(Adams-Stokes syndrome)。主要是由于心脏停搏和心脏节律失常，如严重的心脏传导阻滞、阵发性心动过速、心房纤颤、室性阵发性心动过速等，导致急性脑缺血所致。临床表现为突然晕厥，心音消失，癫痫样抽搐，面色苍白或发绀。

（2）病态窦房结综合征　本综合征的基本生理学障碍是窦性停搏、严重窦性心动过缓、窦房传导阻滞或快速心律失常引起的脑缺血，可引起晕厥。临床上凡心率在55次/min以下，且窦性频率不能随运动、发热、剧痛等相应增加时，应考虑本综合征的可能性。

（3）主动脉狭窄　严重主动脉狭窄可由于心排血量下降以致脑缺血引起晕厥，多发生在用力时，又称用力晕厥。用力时心脏无力增加心排血量和冠状动脉的血流量，导致严重的心肌缺血，使心排血量急剧下降。半数病例伴发心绞痛或短暂呼吸困难。放射及心电图检查均可发现心室肥厚。这类晕厥的诊断不难，因其在第一次晕厥发作后只能存活一短时期，确诊后应迅速进行手术治疗。

（4）先天性心脏病 先天性心脏病合并右至左分流者，可以发生紫绀性低氧性晕厥，其中以法洛四联症最为常见。病人在用力或运动时，由于周围血管阻力降低，使由右向左的分流增加，肺血流量和氧合作用减少导致脑缺氧，从而引起晕厥。

3. 脑源性晕厥

神经组织本身病变引起的晕厥：这类晕厥是由于脑干病变影响延髓的血管运动中枢引起的，可发生于脑干的血管病变、肿瘤，或由于血管运动中枢附近肿胀、受压（第四脑室肿瘤、先天性小脑扁桃体向下移位压迫延髓），中枢神经系统脱髓鞘或变性疾病，高位脊髓灰质炎，以及狂犬病、卟啉病、感染性多发性神经根炎或任何病因引起的上行性麻痹等。

（四）预防与治疗

晕厥的防治应根据不同病因区别对待。应尽量避免各种诱因，如精神刺激、疲劳、长时间站立等，出现前驱症状时应立即采取卧位以免发作。对体位性低血压，应鼓励病人步行和做力所能及的体力活动，避免长期卧床和突然的体位变动，睡眠时头部抬高，避免服用镇静药物，以免夜间排便时摔伤。

第五节 言语功能障碍

广义上讲，言语障碍是指对口语、文字或手势的应用或理解的各种异常。发生于脑或周围神经病变所致的言语障碍可以分为两型：构音障碍和失语症。

（一）构音障碍

构音障碍是指与言语表达有关的神经-肌肉系统结构的损害或生理过程的失调所造成的发音、语调、语速困难；即把脑内言语变成声音、组成言语的运动功能出现问题。因此它并不包括词意或言语的正确理解及运用障碍，而只是表现为口语的声音形成困难，严重者则完全不能发音。

1. 上运动神经元损害的构音困难

一侧构音器官接受两侧上运动神经元的控制和支配，包括初级运动皮质中央前回头面部区域及其发出的锥体束。所以单侧的上运动神经元损害，并不会造成明显的构音困难。

双侧上运动神经元损害，诸如假性球麻痹，以及中脑的肿瘤或血管病侵犯了两侧脚底时，都出现明显的构音困难。

此类构音困难的症状特点是：构音肌瘫痪，舌较正常小而硬。言语含混不清，特别是唇音（如"拨"、"泼"、"模"、"佛"等音）及齿音（如"知"、"吃"、"滋"等）受到严重牵累。上运动神经元性构音困难还常伴有吞咽困难、饮水反呛及强哭强笑等情感障碍。

2. 下运动神经元损害的构音困难

由于下运动神经元（舌咽、迷走、舌下神经）损害造成构音肌肉萎缩无力，患者出现构音障碍，此症常以舌肌麻痹为先，舌运动受限，发音缓慢而含混，不能发出得、特、勒等舌音，有唇音障碍，继之发生软腭麻痹而有鼻音，当咽喉肌功能由于疑核的完全损害而丧失时则有完全性构音不能。

某些多发性神经炎，如白喉性多发性神经炎，早期就出现软腭限局性损害，出现构音困难，呈鼻音。如喉返神经麻痹时出现声带肌麻痹，早期出现声门闭合麻痹。右侧声带麻痹时声带处于固定位，此时有呼吸困难，出现窒息（声门关闭）。而声门闭锁的肌麻痹时则声门开大，虽没有呼吸困难但有发音不能。

感染性多发性神经根炎（Gullain-Barre 综合征）常常出现面神经麻痹（一侧或两侧），往往伴有腭咽部麻痹、声带麻痹。舌肌出现麻痹者少见。所以多表现为发音无力，喉音障碍显著。

3. 大脑基底节区损害的构音困难

此种构音困难系由于构音器官肌肉张力增高、震颤等因素引起。症状特点是言语徐缓，说话时节律慢、音韵紊乱、音节急促不清，并常有中断。多见于肝豆状核变性、手足徐动症、舞蹈病等。Parkison 综合征则表现为语音低、音节快而不连贯、证明音单调及言语反复。

4. 小脑系统损害的构音困难

此类构音困难系由于构音器官肌肉运动不协调或强迫运动造成，又称作共济失调性构音困难。表现为言语显著拖长，有不平均音强，常呈暴发性（暴发性言语），称为吟诗状言语，是小脑系统损害时的特殊症状，系由于说话时重音的配置异常并被均匀地分隔成许多不连贯的言语阶段，很像吟诗那样抑扬顿挫的音调而得名。吟诗状言语最多见于小脑蚓部受损、小脑变性疾患。

5. 肌肉病变所致的构音困难

（1）重症肌无力　唇、舌、软腭肌肉无力最著，此种无力于休息后好转。表现为连续说话后语音不清，再休息后又好转。此外，眼外肌尤其是提上睑肌力弱明显，可以伴有咀嚼及咽下困难。

（2）进行性肌营养不良症　面肩肱型时可有口轮匝肌萎缩，舌肌偶然可有萎缩，故有唇音、舌音构音障碍。

（3）萎缩性肌强直症（Sicinert 病）　有颜面肌、舌肌萎缩，软腭麻痹、口轮匝肌萎缩，出现构音障碍。构音障碍也可见于先天性肌强直症。

6. 功能性构音困难

由于心理性疾病造成患者多种躯体不适，部分患者表现语言表达困难，但不符合任何一种器质性构音困难特点，而且时轻时重，与情绪密切相关。

（二）失语症

失语是脑内言语形成过程中各结构的损害导致语言交流能力障碍。就是说，失语是由优势半球大脑皮质言语代表区的病变所引起的，它既与听觉障碍无关，又与言语肌的瘫痪或其他运动障碍无关，这些正是失语症与构音困难的区别所在。失语症主要表现为谈话、理解、复述、命名、阅读及书写六项基本能力障碍。

1. 外侧裂失语综合征

（1）运动性失语症（Broca 失语、表达性失语）　优势半球额下回后部 Broca 区受侵时，发生运动性失语，以口语表达障碍为主要表现。其症状特点是：患者能理解他人的语言，但不能用言语与人对话。如果是完全的运动性失语症，患者完全不语。甚至个别的字、词或音节都不能发出。

（2）感觉性失语症（Wernicke 失语、听觉性失语）　优势半球颞上回后部 Wernicke 区和听觉联络区损害可引起感觉性失语。患者听觉正常，但不能听懂别人的话。因此患者虽然有说话的能力，但言语混乱而割裂，经常是答非所问，别人无法真正了解其所讲内容。患者可十分正确地模仿任何一个词句，却不了解它的意义。对患者来说，词句变成了毫无意义的一组音。有人把这些症状特点做了一个非常恰当的比喻：患者似乎碰到了一些人，说着他所不懂的语言。

（3）传导性失语　病变在顶叶岛盖区、弓状束即阻断了 Wernicke 区到 Broca 区的传导，Wernicke 区完整保持了正常听说理解，Broca 区完整保持了章节分明的流利语言，则使重复言语困难，结果出现了一个言语流利而错乱、理解良好但重复言语极差的现象。

此类失语的特点是：对会话理解正常，会话流利但语言错乱。错乱多见于字义上的变化，系音素的代理，可出现口头或者字词的新创，一般随病情恢复，语言错乱会明显好转。患者有明显的重复言语障碍，常见于词句或多音节词的重复困难。重复文法上的字尤其困难，但对重复数字略好。此外尚可伴有不同程度的命名障碍、书写障碍及诵读障碍、双侧意想运动性失用症。

2. 经皮层性失语综合征

（1）经皮层运动性失语　病变位于优势半球 Broca 区附近、额叶侧面，Broca 区不受累，主要为语言功能区之间的联系纤维受损所致，表现为不全性运动性失语。

（2）经皮层感觉性失语　病变位于优势半球 Wernicke 区附近，表现为不全性感觉性失语。

3. 混合性失语（完全性失语）

感觉性失语和运动性失语同时存在的情况，叫做混合性失语。此时诵读和写字完全不可能，既听不懂，也不能用言语表达自己的意思。轻症者常给人以精神失常的错觉。混合性失语由优势半球运动性及感受性区域的广泛病变或者皮质下病变导致联系通路的中断，损害了Marie 四边形区域所致。

4. 命名性失语症（遗忘性失语）

由病变位于优势半球颞中回后部，此种失语症的特点是患者"忘记"物体的名称为突出特点，尤其那些极少使用的东西的名称。如令患者说出指定物体的名称就更显困难，他说不出钢笔、茶杯、手电筒的名称，而是千方百计说明它们的性质和用途："这是用来写字的；这是喝水的；这是来照亮的"。有时一经别人提示，他马上可将物体名称说了，但经过几分钟之后，又重新忘却。所以有人将此类症状称为"健忘性失语"。

命名性失语症是两种信号系统协同活动的分离，其原因是视觉和听觉初级中枢传来的信号不能综合分析，联系完全断绝，以致物体的视像（第一信号系统）不能和物体的言语记号（第二信号）结合起来。

5. 失读症和失写症

以各种轻重不同的程度发生于几乎各种失语症中，但亦可单独出现。纯粹的失读症发生于角回受损者。此区是听觉与视觉信号的联系、整合区。人在学习诵读的时候，一个生字的视像和音像在角回建立起联系；角回遭到破坏后，这种联系被破坏，于是患者对于单字的信号意义完全不能理解，好像一下子把以前辛辛苦苦学习的文字统统忘记了，眼前的文字成了一堆毫无意义的符号。患者不能诵读；当他企图写字时，只能在纸上乱涂一下，几乎不能成为字体（合并失写症）。

单独的失写症很少发生。失写症是位于额中回后部的 Exner 区（Brodmann8、9 域）损害的结果。此区在优势半球，头、眼转动和手运动的投射区内，这显然是因为书写过程中眼睛要随文字而移动，又需右手书写之故。因而可以认为 Exner 区是运动性言语中枢区的一部分。书写是一种复杂的运用功能，书写语言就是写出和声音相当的言语符号（文字），再按脑内言语生理过程所安排的次序和方式结合组词和语句。此区损害后，患者虽可听懂别人的话，也能看明白，但不能将其写出来。

总之，失语症的出现，可以进一步提示病灶的部位。运动性失语症总是见于优势半球额叶的病灶；感觉性失语症是由颞叶病变所造成的；典型的命名性失语症，则在颞、枕区。

第六节　球麻痹与假性球麻痹

球麻痹和假性球麻痹在本质上和病因上是不同的两组。球麻痹是由于延髓运动性神经核团或延髓神经的病变引起的；而假性球麻痹则是由于支配延髓运动核团的上位运动神经元的病变引起的，与延髓本身并无直接关系。但二者的主要临床症状却十分相似，都表现为延髓神经所支配的舌肌、软腭、咽肌和喉肌的功能失调，出现言语障碍，发音不清和吞咽困难等。因此，球麻痹和假性球麻痹这两组不同的综合征又极易混淆，会使人们对患者的病因、治疗和预后做出错误的判断。所以，了解球麻痹和假性球麻痹的发生机制，仔细区别两者的症状特点，具有重要的临床意义。

一、球麻痹

球麻痹即所谓延髓麻痹，是由于双侧延髓运动性核团及其根丝的病变造成的一组综合征。由于在许多情况下还伴有颅神经麻痹等脑桥受损的症状，所以也叫做脑桥 - 延髓麻痹。

（一）临床症状

球麻痹所表现的临床症状主要是两个方面：双侧延髓神经运动功能丧失和自主神经功能失调。延髓体积很小，许多病变多造成双侧疑核和舌下神经核或其根丝的损害，致使舌咽、迷走神经、副神经和舌下神经运动功能丧失，出现软腭、咽肌、喉肌和舌肌的周围性瘫痪，显示出多种多样的双侧延髓神经运动功能丧失的症状。这些临床症状概括起来最主要的是"三个困难"：即言语困难、发音困难和进食困难。

1. 言语困难

球麻痹最早的症状常常是言语障碍，患者在讲话时容易疲劳，尤其是在需要提高声音、加重语调的情况下明显。以后随着病情的进展，舌、口唇、软腭和咽喉等构音结构的麻痹日趋明显，出现以下一系列症状。

（1）舌麻痹 舌的运动变得迟缓，患者常自述舌头"发笨"和"肉跳"，发舌音和"得""特""勒"时，变得不清楚。在舌背和舌缘处出现肌纤维颤动，接着发生舌肌萎缩，舌体逐渐变小，舌质发软且弛缓，舌面出现许多深沟，而呈凹凸不平的状态。最后终因双侧舌肌的瘫痪而完全丧失舌的运动能力，舌位于口腔底，不能伸出，几乎完全不能发舌音。

（2）口唇麻痹 最初受累的颜面肌是口轮匝肌。该肌的瘫痪首先表现为发"波""泼""摸""佛"等唇音时含单纯不清。很快由于肌肉的萎缩而出现口唇变薄，闭唇无力，唇多皱褶，不能吹口哨。口轮匝肌的拮抗肌的功能占了优势，因此口唇被向两侧牵扯而有变大的倾向。鼻唇沟鲜明，使人看上去像是哭丧着脸的样子。

（3）软腭和咽喉肌的麻痹 以上障碍再加上软腭和咽喉肌的运动麻痹，就会出现喉音、腭音障碍，如发"哥""柯""喝""阿""腭""饿"等音出现困难。在早期，只是在发较长的喉音时带鼻音，闭塞鼻孔时可使鼻音消失，以后发展为发音时呈典型的鼻音。

由于以上构音结构的麻痹造成构音障碍，首先发音困难的是舌音，然后是唇音，最后为腭音、喉音。使患者的言语逐渐含混不清，缓慢而单调，继而变为讷吃，呈"球麻痹性言语"。

2. 发声困难及呼吸困难

主要由于双侧迷走神经运动功能丧失，运动声带、控制声间裂的喉内、外肌麻痹所致。在喉肌麻痹初期，声带无力，发生声音低而粗涩。随着喉肌瘫痪的进展，两侧声带均无运动而保持于中线位，其间只留一条狭缝，出现的症状特点是失音和极为严重的吸气困难与喘鸣，因而须做气管切开，以维持生命。

3. 进食困难

正常进食时，首先要对食物进行充分的咀嚼，将食物混以唾液，磨碎变成润滑的食团，被舌的运动推出咽峡，于是软腭反向性上提，将鼻咽部封闭并将食物送入口咽部，然后咽肌发生一系列的反射性松弛和收缩，将食团逐渐推出深处。同时，由于提咽的动作，喉口被会厌软骨遮盖，以保证食团（或液体）顺利通过喉咽部而进入食管。

4. 体征

咽反射消失，舌肌萎缩，软腭上举及伸舌困难。

（二）临床分型及病因判断

球麻痹根据起病病程的发展，通常分为慢性进行性球麻痹和急性球麻痹两型。

1. 慢性进行性球麻痹

（1）临床特征 起病缓慢，病程呈慢性进行性进展；其临床症状特点是："三个困难"的出现次序以言语障碍在先，接着是进食、吞咽困难，最后是发声及呼吸困难。

（2）病因判断　　慢性进行性球麻痹大多数继发于运动神经元疾病，也常常见于延髓空洞症，多发性硬化，脑干肿瘤和重症肌无力的伴发症状。

1）肌萎缩侧索硬化症是最能表现出典型的慢性进行性球麻痹症状的病症。有人甚至主张纯粹的慢性进行性球麻痹并不存在，而只是肌萎缩侧索硬化症病程中的部分症状。因为大部分的所谓纯粹的慢性进行性球麻痹的患者经过一定时期后，都出现四肢的上运动神经元性瘫痪的症状。呈现出肌萎缩侧索硬化症的症状。

2）延髓空洞症　　所伴发的球麻痹发生晚，病程很长，但在症状上并不典型。因为空洞差不多都是一侧性的，所以仅表现为单侧第9、10、11对颅神经运动麻痹。言语、发声、吞咽、进食等障碍并不明显。即使是两侧性的空洞，而症状也是长期表现在一侧。第12对颅神经的障碍少见。由于延髓空洞向上扩展不超过脑桥下界，所以颜面表情肌、咀嚼肌并不受累。

3）多发性硬化症　　此病最常侵犯的是三叉神经、面神经和位听神经。也有侵犯延髓神经呈现慢性进行性球麻痹的症状的，但很少单独出现，一般均伴有其他复杂的延髓症状。

4）重症肌无力　　重症肌无力最先侵犯的是提上睑肌和眼球运动肌等眼部肌肉；也容易侵犯口周围肌、咽肌、喉肌等肌群，而出现言语、发声、咀嚼、吞咽、饮食呛咳等球麻痹的症状。但以休息后缓解，而疲劳时加重，所以常常表现为清晨症状轻微，午后症状加重，以此可以区别于球麻痹。

2. 急性球麻痹

（1）临床特征　　急性球麻痹的起病极为迅速，病势危笃，如不及时治疗可很快死亡。急性球麻痹的病变范围比较广泛，除了有延髓、脑桥部的运动性颅神经及神经根的损害外，还伴有其他系统的结构受累，比如网状结构和通过延髓的上、下行的长径路传导束（锥体束、感觉传导束、小脑的传导束等）都可受到侵犯。最严重同时也是最常见到的症状是吞咽困难、呼吸困难；其次发生的是言语障碍，主要是腭音的障碍并带浓厚的鼻音，言语缓慢。外展神经和面神经运动核也可受累。部分患者锥体束的损害可造成对侧偏瘫或四肢瘫痪。下行的感觉性传导束中断造成对侧半身的束性感觉障碍。小脑传导束的损害，使急性球麻痹患者伴发小脑症状。

（2）病因　　急性球麻痹常常由下述病变引起：椎 - 基底动脉病变、炎症（急性脊髓前角灰质炎、急性感染性多发性神经根神经炎、脑炎）、多数性硬化症及某些中毒症等。

1）椎 - 基底动脉病变　　急性球麻痹的原因之一是脑桥和延髓的单发性或多发性血管病，出血及血管闭塞均可引起球麻痹。

2）急性脊髓前角灰质炎　　急性脊髓前角灰质炎时，单独出现球麻痹没有其他症状是罕见的，往往伴有肢体运动障碍，感觉障碍。脑脊液中的白细胞增加，以淋巴细胞为主，出现细胞多而蛋白轻度增加或正常的所谓"细胞 - 蛋白分离"现象。Landry 麻痹型的急性上升脊髓炎即是此症的一种，麻痹自下肢开始，急速上延，可以很快地出现球麻痹。

3）脑炎　　各种脑炎也是急性球麻痹常见的原因，其中急性弥散性脑脊髓炎尤为多见。

4）急性感染性多发性神经根神经炎　　其中最常见的一型是 Guillain-Barre 综合征，此型常常伴有延髓、脑桥部颅神经的麻痹，出现急性球麻痹的症状。在上行性 Guillain-Barre 综合征，球麻痹在四肢瘫痪之后出现，或是在肢体瘫痪的同时出现。在下行性 Guillain-Barre 综合征中，球麻痹则可先行出现。脑脊液呈"细胞 - 蛋白分离"，预后良好。

5）多发性硬化症、肌萎缩侧索硬化症、脊髓空洞症等一些脱髓鞘及遗传变性疾患，也有合并急性球麻痹症状的，但比较少见。

6）感染中毒性疾病，如白喉，在病程经过中可出现急性球麻痹的症状。

二、假性球麻痹

假性球麻痹是由双侧上运动神经元（运动皮质及其发出的皮质脑干束）病损所造成的。表现为舌、软腭、咽喉、颜面和咀嚼肌的中枢性麻痹，其症状与球麻痹十分相似。假性球麻痹这个词，正是根据主要症状与球麻痹十分相似，但又不是由于延髓本身病变引起的而命名的。明确这一点，对于区别球麻痹和假性球麻痹这两个截然不同的概念是极为重要的。

（一）临床症状

假性球麻痹的主要临床症状表面上看起来与球麻痹相似，但终究病变部位有所不同，前者是中枢性延髓麻痹，而后者是周围性的，所以每个病症的具体表现实质上都不一样。而且与真性球麻痹相比，假性球麻痹的病变范围广泛，具有更多的其他合并症。因而临床症状极为复杂。假性球麻痹也有言语及进食困难，但没有呼吸困难，患者同时有锥体束受损、失语、共济运动及小脑受损等体征，还可有强哭、强笑等大脑皮层受损表现。

神经系统体检：咽反射亢进，没有舌肌萎缩，软腭上举动作正常，伸舌偏斜。

（二）假性球麻痹的病因

1.脑血管病

假性球麻痹病因很多，其中以脑卒中患者最常见。病变部位广泛，在两侧大脑皮质、皮质下、大脑基底核、内囊以及少见的脑干部（如脑桥部）的广泛出血或闭塞产生小软化灶，或少数大的软化灶，是假性球麻痹的病理基础。

两侧皮质脊髓束与皮质延髓束受到损害，这种损害大部分是呈非对称性的。小脑损害较轻。

2.梅毒

分为两型：动脉性病变和脑实质性病变。前者为慢性血栓性动脉炎引起血管闭塞产生脑软化，即散在性小的软化灶；后者形成梅毒性脑炎，好发于纹状体部，多为两侧性。以血管性病变为主，在国外梅毒性假性球麻痹常见于青壮年（30~40岁）。

3.多发性硬化症

多数性硬化症的病程中可以出现假性球麻痹，系由于大脑皮质、皮质下及脑干广泛的脱髓鞘病变引起。

4.其他

一氧化碳中毒、脑肿瘤（两侧大脑半球肿瘤、胼胝体部肿瘤、脑桥肿瘤）、脑炎、脑脊髓膜炎后遗症、脑外伤等也是假性球麻痹的病因。

第七节　共济失调

正常运动靠皮质运动区、额叶、小脑、前庭、深感觉及视觉等共同参与下诸肌配合协调，从而使动作准确，动作的方向、幅度、力量和速度恰如其分，称为共济运动。这种协同动作发生障碍就出现共济失调。

共济失调 (ataxia) 是小脑、本体感觉及前庭功能障碍导致姿势、步态、语言、吞咽及肢体随意运动的障碍。立位和坐位时身体摇晃不稳，步态障碍即为不稳、不规则的步态；四肢的随意运动障碍为动作缺乏协同性、灵活性，并包括动作幅度和方向的错误、速度错误和连续性动作障碍等；还表现语言不连贯、吞咽困难等。这种运动障碍可在小脑、脊髓后索、大脑皮质、前庭及末梢神经病变时出现。

按病损部位不同，共济失调可分为末梢神经性共济失调、感觉障碍性共济失调、小脑性共济失调、前庭性共济失调和皮质性共济失调等五类。

（一）末梢神经性共济失调

末梢向心性纤维及后根病变时，由于向上位中枢传导的意识性及无意识性感觉发生障碍而产生的共济失调称为末梢神经性共济失调。其临床特点如下：

（1）共济失调的症状一般下肢重于上肢。

（2）腱反射减退或消失。

（3）肌张力低下。

（4）指鼻、对指试验时，方向及幅度错误。

（5）肌电图 (EMG) 示周围神经损伤，感觉传导速度 (SCV) 减慢或感觉动作点位消失。

引起此型共济失调的疾病有中毒性（如乙醇、砷、铅、铜等）或代谢性（如糖尿病、尿毒症、淀粉样变性）末梢神经障碍。此外，Charcort-Maric-Tooth 病、肥厚性间质性神经炎 (Dejerine-Sottas 病) 等遗传性疾病可表现为末梢神经性共济失调。特发性多发性神经炎或神经根神经炎（格林 - 巴利综合征）亦可呈现此型共济失调。

（二）感觉障碍性共济失调

1. 临床表现

由于深层感觉障碍而引起，深层感觉的传导是经脊髓神经的后根、脊随后束、丘脑至大脑皮质顶叶；行程较长，在此径路中，任何部位的损害都可以出现共济失调。深层感觉径路损害引起的共济失调与小脑性共济失调、前庭迷路性共济失调之不同点在于：闭眼时共济失调明显加重，即当没有视觉辅助下，共济失调症状突出，为深层感觉障碍性共济失调的第一症状。患者夜间行路困难，洗脸时身体不能保持平衡，容易向脸盆方向倾倒（洗脸盆征阳性）。此种症状称之为 Romberg 征。

2. 病变部位

（1）后根病变　神经根炎时一般没有共济失调，但少数多发性神经根炎病例可以出现共济失调，临床症状与脊髓痨共济失调症非常类似，但有后根损害的特点：根性感觉障碍、肌肉疼痛、肌张力减低、腱反射消失等。

（2）后索病变 以脊髓痨为其代表性疾病；共济失调症状突出，睁闭眼时明显不同。后索病变时尚有分离性感觉障碍：即触觉、温痛觉无损害，而位置觉、压觉及震动觉减低或丧失。单纯深层感觉障碍性共济失调与脊髓痨共济失调也有所区别。脊髓痨时不仅限于深部感觉障碍，还有其他组织损害，例如后根及脊髓小脑束的损害，脊髓痨性共济失调时可以表现为暴发性的运动，如步行时将下肢急剧前抛，足踵猛击地面。深层感觉障碍所引起的共济失调运动虽然也是大幅度的，但较慢。

（3）丘脑病变 丘脑病变时出现共济失调，病变的对侧则出现自发痛及感觉障碍。共济失调程度较轻，与后索型的共济失调不同。

丘脑性共济失调，闭眼做指鼻试验时，手指达到目的地时也摇晃，但不明显，可以较准确地完成。

丘脑性共济失调与深层感觉障碍的程度不一定平行，往往感觉障碍明显而共济失调轻微。丘脑病变引起深部感觉障碍，可见到手足徐动样动作，尤其是在手部明显，即所谓丘脑性不安手，在闭眼时手不能保持一定的姿势而出现手指呈指划运动，这是由于手的位置觉障碍所致（假性手足徐动）。

（4）顶叶病变 顶叶病变出现的共济失调与上述的感觉障碍性共济失调一样，闭眼时加重。顶叶病变引起的共济失调可见于对侧肢体，或肢体的一部分，例如手或手指等。

（三）小脑性共济失调

临床表现

（1）静止（站立、坐位）平衡障碍 小脑病变的患者站立时身体前倾或向左右摇晃。有时呈逆时针方向摇晃。上肢有一定程度的外旋，两足分开，足基底为宽，身体虽然摇晃不稳但真正摔倒者少见，Romberg 征阴性。旧小脑病变时患者主要表现是躯干共济失调，而上肢不明显；（旧小脑病变为主）有时下肢共济失调明显。

（2）步态异常 小脑性共济失调患者步行时不能走直线，忽左忽右曲线前进，或呈"Z"形前进。行进方向偏斜，此种步态异常称为酩酊步态（醉汉步态）。小脑病变患者步行时两足分开，基底增宽，两上肢离开躯干以保持平衡。这与脊髓痨患者的步态不同，脊髓痨或深层感觉障碍性共济失调患者步行时两眼注视足部以保持平衡（视觉矫正）。小脑患者行走时一步一步的非常谨慎小心，抬足很急向上抛出，步幅小又不规则，躯干前倾下肢反而落后，或头向前而躯干落后，或左右摇晃。闭眼时平衡障碍更明显，让患者快走时共济失调更为突出，伴有躯干、上肢及肩协调活动不良。

（3）协同运动

1）指鼻试验 让患者先指检查者指尖，然后再指自己的鼻尖，要求准确，反复进行，应注意患者手指的方向及到达鼻尖的情况，小脑疾患时由于肢体动作幅度异常，不能正确调整距离，常测定过度，不能准确指点鼻尖，常过度或偏斜，不准确程度与病变损害程度平行。

2）把握试验 让患者握持一种物体，患者取此物时手张的很大，动作笨拙。

3）手旋前旋后试验（或叫轮替试验） 两手及上肢连续做旋前旋后运动，注意动作快慢、灵活程度。在小脑病变的情况下，患侧由于共济失调，动作不规则且迟慢。

4）反击征　患者肘关节轻度屈曲，检查者把握患者前臂用力拉，让患者朝相反方向加以阻抗，检查者突然松手，有小脑疾病患者可出现手击于脸或胸部。

5）踵膝试验　一侧足踵置于另侧膝部，沿胫骨前缘下滑，反复进行此动作，此试验先睁眼后闭眼进行，有小脑疾患时睁闭眼皆不稳，深层感觉障碍者睁眼更不稳。

6）步行试验　小脑疾病患者步行时，比正常人髋关节同曲度大，足抬举过高。

（4）震颤　完全静止状态下，小脑患者不出现震颤。如果保持特定姿势时，就出现一种粗大而无节律性的阵挛样动作，称为运动性震颤。

（5）书写障碍　书写时由于协调困难，不能保持一定姿势，所以可见笔尖将纸穿破，字线不规则，歪歪斜斜，字行间距不等，字越写越大（书写过大症）。

（6）言语障碍　说话唐突，吐字不清，音量大小不等，强弱不同，呈"讷吃"样言语或暴发性或断缀性。声音时断时续（失调性构音障碍），小脑蚓部病变时这种情况更为明显。

（7）肌张力障碍　小脑皮质及上、中、下小脑脚病变时，病变同侧肢体肌肉张力减低，表现为被动运动对肢体过伸过屈。例如检查者握住患者腕关节，并摇动患者的手或被动屈伸其腕部，可见手指或腕关节屈伸振幅较正常增大，检查者不感到有阻抗。如让患者坐于高凳上两下肢自然下垂，检查者同时水平抬起其两下肢，后放松，小脑有病变时两下肢持续摇摆（钟摆运动）。

（8）眼震　小脑病变时眼震不少见，有人认为眼震发生机制多是由于小脑病变继发脑干损害，影响到前庭神经核所致，纯粹小脑病变是否出现眼震是值得怀疑的，小脑病变时多呈细小、摇摆性眼震。

（四）前庭性共济失调

前庭神经、前庭神经诸核（上核、下内侧核、外侧核）与皮质A6区、56区、21区，以及视丘、内侧纵束、脑干网状结构、前庭小脑束发生联系，病变时患者对头部体位的感知障碍，从而引起眩晕性共济失调，称为前庭性共济失调。此类共济失调以躯干共济失调为主，类似小脑性共济失调，多伴有眼震、眩晕等症状。

1. 前庭周围性共济失调

周围神经病变多见于梅尼埃病、前庭神经元炎及各种性质的迷路炎。表现为急性起病，旋转性的剧烈眩晕，伴有恶心、呕吐、眼震（慢相方向病侧），可伴有耳鸣、耳聋；有明显的躯干平衡障碍，站立时倾倒及偏斜试验均与眼震慢相方向一致，倾倒方向随头位改变而变化，推颈试验从健侧向病侧退时易出现倾倒，当闭目直线行走时和一侧小脑半球病损患者一样向病侧倾倒，睁眼行走由于随意矫正而呈"锯齿"样步伐。闭目原地踏步则以体轴为中心缓慢向健侧旋转。

2. 前庭中枢性共济失调

见于多种原因所致的脑干病变。表现为站立时向后或侧后方倾倒，与眼震慢相方向不一致，与头位无关，与自体的自发性偏斜方向不同。因此中枢性前庭损害的特点是各种前庭反应不一致，症状亦较轻，诱发性前庭功能试验无障碍，可与周围性前庭损害鉴别。

（五）皮质性共济失调

1. 顶叶性共济失调

顶叶知觉区域病变可导致末梢来的深感觉传入的认识障碍。临床表现类似后索性共济失调。症状表现于病变对侧的上肢和下肢，通常伴有深感觉障碍和立体感觉障碍，闭眼时加重。常见于肿瘤、血管病。

2. 额叶性共济失调

额叶病变可引起额 - 桥 - 小脑束功能障碍，临床类似小脑性共济失调。主要在站立或步行时出现，以及步态不稳，躯干向一侧倾斜，出现病变对侧上下肢共济失调，眼震、Romberg 征通常阴性。特点是可伴有肌肉张力增高、腱反射亢进、病理征阳性，并可有精神症状和强握反射。病因多为肿瘤。

3. 颞叶性共济失调

系颞叶和颞叶与其他部位联系纤维受损所致，也可由颅内压增高压迫而继发。颞叶性共济失调的特点是共济失调症状轻，早期不易发觉，可有同向性象限盲和失语等症状。常见于颅内压增高及血管病。

第八节　不自主运动

不自主运动是指病人在意识清楚情况下，出现某块或某群肌肉不能控制的病态运动。不自主运动是一组常见但发病机制不清的症状，其表现形式多样，尤其在表现不典型或同时出现多种类型的不自主运动时难以诊断。

（一）震颤

身体某部位表现为有一定节律性、震颤幅度大小和频率有规律性的不自主运动。主要是由于苍白球、黑质、红核等部位病变所致。震颤好发的部位在手部，其次为颈部、口眼、下肢乃至全身。震颤可分为静止性震颤和动作性震颤，后者又可分为姿势性震颤和动作性震颤。

（1）静止性震颤　处于完全放松时出现的震颤，如手部搓丸样震颤。此种震颤比较有节律，但震幅可大可小。其典型表现见于帕金森病的震颤。

（2）姿势性震颤　是机体局部在维持一定姿势时所出现的震颤，如双手平举时出现的震颤，轻者需靠将纸放在平举的手上方能查出，重者可直接看到双手较大幅度的"扑翼"样震颤。人体直立时头部出现的震颤等。见于甲亢、肝性脑病、肝豆状核变性等。

（3）运动性震颤　是在静止状态下不出现，而在运动时出现的震颤，又称意向性震颤。主要见于小脑病变所致的指鼻或跟膝胫试验不稳不准的震颤，其震颤幅度大小不一，频率快慢不均。

（4）特发性震颤　又称为良性震颤，非器质性病变引起，没有肌肉张力改变，有遗传倾向；多发于中青年人群，随年龄增长有加重趋势。焦躁、惊吓、生气、过度疲劳，以及做精细动作时加重。

（二）舞蹈运动

舞蹈运动是一种突发的、快速的、幅度较大的、无规律无节律的、无目的、不对称性不自主运动，主要发生在上肢远端，也见于上肢近端、下肢及头颈部。在口面舌部发生的舞蹈运动常表现为挤眉弄眼、皱额、瞬目、裂嘴、舌头伸缩翻滚，甚至经常咬舌头。肌张力偏低。导致舞蹈运动的病变部分主要是尾状核。

1. 急性或亚急性舞蹈运动

（1）小舞蹈病 又称 Sydenham 舞蹈病、感染性舞蹈病或风湿性舞蹈病；是急性风湿病的症状之一。绝大多数发生在儿童，发病年龄多在 5~15 岁，症状发生的部位以口面舌及肢体为主，伴有肌张力减低、肌力减退等，有的可同时患有风湿性心脏病、关节炎及肾炎。

（2）急性偏侧舞蹈运动 见于中老年人的脑血管病，其主要累及尾状核导致病变对侧肢体出现舞蹈样运动，可伴有锥体束征，但随着病情的加重使肢体瘫痪严重或病变好转时舞蹈运动减轻或消失。

（3）中毒后舞蹈运动 一氧化碳、酒精、苯等的中毒，均可能在当时或迟后出现舞蹈运动，大多伴有肌张力增高及智力减退。

（4）急性感染后舞蹈运动 多在病毒感染后出现，病毒性脑炎或感染后脱鞘病症状的一部分，可伴有头痛、精神障碍、锥体束征及脑脊液炎性改变，治疗后可以好转或消失。

（5）功能性舞蹈运动 均在精神上受到刺激后，突然出现舞蹈样运动。此种舞蹈运动表现不典型，无规律，伴有明显的情绪障碍表现，通过暗示治疗后大部分能消失。

2. 慢性舞蹈运动

（1）慢性进行性舞蹈病 又称 Huntington 舞蹈病或大舞蹈病；是一种好发于中年人的常染色体显性遗传性疾病。该病主要累及大脑皮质和底节区的毛状核及壳核，表现为进行性逐渐发展的舞蹈运动和智力减退。在晚期，可合并中枢神经多系统受损。

（2）肝豆状核变性 又称 Wilson 病；是一种常见于儿童的常染色体显性遗传性疾病，偶可见于中老年人。本病虽然主要表现为震颤，但也可单独表现或并发舞蹈运动。通过检查角膜是否 K-F 环及血铜氧化酶即可确诊。

（3）迟发性舞蹈运动 一氧化碳中毒、神经系统药物中毒、输液反应等中毒解除之后，经过一段时间可以逐渐出现舞蹈运动。其主要损伤尾状核及丘脑。

（三）投掷运动

投掷运动也称半身投掷病。表现为肢体近端为主出现的快速粗大的没有规律的"投掷"样不自主运动。大多为偏侧肢体出现，个别为单肢体或多肢体。本症是由于对侧丘脑底核即 luys 核以及与其相联系的苍白球外侧部病变所致，其病因主要为脑血管病或脱鞘病。因此，多数的舞蹈运动发生突然，也可消失，服用氟哌啶醇有一定效果。

（四）手足徐动症

手足徐动症系纹状体病变所致，其表现为远端肢体徐缓、部位多变、无规律的不自主运动，发作时肌张力增高。根据病因分为以下两种。

（1）特发性手足徐动症　为儿童的先天性疾病，在出生后数月即可出现双侧手足徐动，伴有不同程度的肌张力增高和智力减退；有的还伴假性球麻痹及双下肢痉挛。其病理特点为纹状部的壳核和尾状核为主的大理石样变，但病因不清。

（2）继发性手足徐动症　多见于儿童产伤后出现的患侧肢体手足徐动，伴锥体束征。也见于成人的脑血管病、脱鞘病及炎症性疾病所致的手足徐动。

（五）抽搐

抽搐系指一块或一组肌肉快速、短暂、刻板及重复的不自主收缩。抽搐依据出现的部位、形式及伴随的表现有以下几种。

1. 面肌抽搐

通常发生在一侧面部，大多数先出现眼轮匝肌间歇性抽搐，而后逐渐扩散至同侧面部的其他面肌，严重者该侧面部及颈阔肌同时出现频繁性抽搐，发展为面肌痉挛。面肌抽搐分为继发性与原发性。

（1）肿瘤　发生在颅底、桥小脑角及脑干的肿瘤可以出现面肌抽搐，但可伴有同侧的面肌无力、面部感觉障碍、听力障碍、共济失调、对侧锥体束征及高颅内压等。

（2）面神经炎后遗症　部分面神经炎病人在急性期过后出现面肌抽搐，询问病史可以鉴别。

（3）外伤后遗症　颅底、面神经或脑干外伤后可出现面肌抽搐，但多数伴有其他局灶体征，询问病史可以鉴别。

（4）三叉神经痛性面肌抽搐　主要因为三叉神经痛发作时出现面肌抽搐，间歇期面肌抽搐缓解，但长时间的发作后面肌抽搐变为面肌痉挛。

（5）习惯性动作　某些人由于自小时养成习惯性频繁的眨眼、撅嘴等动作，后来平时总喜欢刻板地做某些习惯性动作。其与面肌抽搐的主要区别在于习惯性动作是自己的欲望，并感觉舒适，可以完全控制。

2. 癫痫性抽搐

抽搐是癫痫常见的表现形式，尤其局部发作再现抽搐者为多。如局灶性癫痫表现为某一肢体远端或头面眼的抽搐，或呈Jackson癫痫样扩散至全身性发作。本类型的抽搐发作时间及频率不一，但发作形式刻板，睡眠中也可出现发作。结合脑电图发现棘波或尖波者即可确诊。

3. 秽语-抽搐综合征

多在儿童起病，主要以面、眼、颈、喉、膈肌及上肢为主要抽搐，由于喉及膈肌不自主的抽搐而导致出现各种刻板的怪声音，而非秽语。大多数病人服用氟哌啶醇有明显效果。

（六）肌张力障碍

肌张力障碍是一种在活动中或在某种姿势下缓慢出现幅度大小不一、无规律没节奏、不对称性的不自主运动，其可呈持续性或缓慢消失，但又不断出现。多数认为是底节区病变所致，但确切部位不清。肌肉紧张异常发生部位的肌张力在发作时增高，不发作时正常，但在长时间的发作后该部位的肌肉可于挛缩样收缩，肌张力增高。常以肢体远端及头颈多见，也可累及全身。

1. 局部性肌张力障碍

是常见的一种形式，但容易漏诊。该类型的肌紧张异常多发生于手、足、面、口、舌或颈部的肌肉。活动中出现肌紧张异常，而在静止时不出现者，面部发生的肌紧张异常表现为不能控制的双眼紧闭、皱眉、撅嘴。口舌发生的肌紧张异常表现为不自主地撅嘴、张口、伸舌及言语障碍，也应与癔症样发作鉴别。颈部发生的肌紧张异常，主要表现为不自主地头向偏侧或向后扭转。

Meige 综合征是由法国 Heury Meige（1910 年）首先报道而命名。多发于中老年患者，主要表现为双眼睑痉挛，同时伴有口、面部对称性不规则多动（撅嘴、咧嘴缩唇、龇牙、口角抽动等动作），少数患者有颈部、躯干等中线部位肌肉张力异常。

2. 节段性肌张力障碍

常发生的部位为双下肢、一侧肢体或头颈部，所累及的肌肉较多，但程度不一。本类型也可系局部性肌紧张异常加重衍变而来，如痉挛性斜颈。

3. 全身性肌张力障碍

主要为全身大多数肌肉发生肌紧张异常，除了头颈及肢体肌紧张异常外，躯干也发生肌紧张异常，导致全身扭转样发作即扭转痉挛。

4. 药源性肌张力障碍

最常见的药源性肌紧张异常是由胃复安（灭吐灵）所致。本症主要在口面眼舌及颈部出现局部性肌紧张异常，肌注抗胆碱药如山莨菪碱、阿托品等后，大多数病人的症状在短期内得到明显改善或完全消失。

5. 多巴反应性肌张力障碍（dopa-responsive dystonia，DRD）

1976 年 M Segawa 首先报道，又称为 Segawa 病。常于儿童期发病，男性多于女性，为常染色体显性或隐性遗传。多于下肢起病，可逐渐发展于全身，以肌张力增高动作减少、运动迟缓、僵直、姿势不稳为主要表现；突出特点为日间波动，清晨正常，随白天活动逐渐出现运动障碍，进行性加重；小剂量美多巴可长期维持良好作用。

第九节　括约肌功能障碍

括约肌功能障碍是自主神经系统功能障碍的常见症状之一。排便功能障碍主要表现有便秘及小便失禁。排尿功能障碍包括尿急、尿频、尿失禁、尿潴留及自动性排尿等。病因可由于排尿中枢或其周围神经病变所致，亦可由于膀胱或尿路局部病变所致。

（一）膀胱的神经支配

膀胱受自主神经支配，膀胱收缩和尿的排泄通过脊髓反射来介导，主要是通过皮质脊髓束的下行通路自主地进行控制。反射弧的传出部分位于骶髓，当膀胱充盈时，膀胱壁的逼尿肌被牵张，副交感神经 $S_2 \sim S_4$ 神经根传递到骶髓，这些神经末梢释放乙酰胆碱，引起逼尿肌的收缩;膀胱压增加的同时使膀胱颈打开,以及尿道起始部外括约肌的横纹肌松弛,进行排尿。

除排尿的初级中枢在骶髓外,在脑干和大脑皮质也有排尿的抑制中枢,从而能在一定的时间及地点进行排尿。从解剖形态上看,骶神经含有自主神经和躯体神经两种成分,从椎间孔出发后前者汇合成盆神经支配逼尿肌;后者汇合成阴部神经支配尿道外括约肌、肛门括约肌和盆底肌。

(二)神经病变不同部位引起膀胱功能障碍的临床表现

1. 下运动神经元性病变

下运动神经元性病变指发生在 S_2~S_4 或以下病变。

(1)自主性膀胱　病变在脊髓排尿中枢或马尾或盆神经,膀胱失去排尿中枢的控制,患者无膀胱胀满感,无排尿需求。膀胱内尿量增加到一定程度时,使膀胱内压增高到等于或大于尿道开口处阻力的程度,则尿从尿道外溢,即所谓自主性膀胱。此时尿不能完全排空,残余尿超过 100ml。

(2)运动障碍性膀胱　病变在运动神经支,患者可以有膀胱的胀满感及尿意,由于逼尿肌不能收缩,不能出现排尿动作,也称为瘫痪性膀胱。

(3)感觉障碍性膀胱　病变在感觉神经支,患者无膀胱的胀满感和无尿意,也称为麻痹性膀胱。

2. 上运动元损伤

上运动元损伤指发生在脊髓的 S_2~S_4 节的排尿中枢以上的病变,此时由于排尿中枢与大脑失去联系,因而不能自主排尿。但在膀胱内尿量增加到 400~500ml,膀胱内压增高时,才通过膀胱反射弧中的感觉支反射性刺激排尿中枢,通过向运动支发出指令,使膀胱逼尿肌收缩而排尿。由于只有逼尿肌参加,其他相应的肌肉并未完全参加,故排空不完全,从而可发生部分性尿潴留。

(1)无抑制性膀胱　皮质脊髓束受累,尤其双侧脊髓受累,由于逼尿肌被抑制,导致尿频、尿急,甚至出现尿失禁的临床表现,膀胱变得小而呈"痉挛性"。失去抑制的逼尿肌收缩与外括约肌收缩相遇,则成为逼尿肌 - 括约肌协同障碍,并导致残留尿,使膀胱排空不完全。

(2)反射性膀胱　急性或亚急性的完全性脊髓损害,不仅引起下行自主控制的损害,而且有上行感觉通路受损,完全由骶髓中枢抑制排尿,并引起排尿反射亢进,引起尿频、尿急、尿失禁等情况。

第十节　脊髓病变

常因炎症、脱鞘病、变性病、肿瘤、血管病、外伤、先天畸形等因素所致。炎症、脱鞘病、血管病、外伤多以急性或亚急性起病,其他脊髓病变则隐袭起病,缓慢进展。脊髓是脑和脊神经之间各种运动、感觉、自主神经传导的连接枢纽,也是各种脊髓反射的中枢,因多种原因所引起的脊髓损害将造成病变以下的各种运动、感觉、自主神经功能障碍。因损害的程度不同，神经功能障碍可以是全部的，也可以是部分的。脊髓属阶段性结构，病损阶段不同临床表现不同。其共同特点为：阶段性感觉障碍，阶段性根性刺激征，括约肌功能障碍；在临床中脊髓病变的定位应从横的和纵的两方面考虑，从横的方面定位必须根据脊髓内部灰质核团的解剖和功能，脊髓侧束、前角受损则出现运动障碍（肌力下降、腱反射亢进或减低、有或无肌萎缩、病理反射阳性或阴性等）、后索受损出现相应的深感觉障碍，以及前根、后根、前索、侧索、后索内的传入、传出纤维损害症状来确定；纵的方面的定位诊断必须从感觉障碍阶段水平，以及运动、反射、自主神经阶段的功能障碍来推断。

（一）感觉障碍

（1）疼痛　可分为根性、传导束性及脊柱性。其中根性疼痛最重要，为神经根受到刺激、压迫所致，在运动、咳嗽、喷嚏时，造成病变区的钝痛、撕裂样疼痛，常可较准确地提示出病变部位。

（2）感觉异常　也为脊髓病变时常见的早期症状，病变部位神经根所支配区的皮肤或以下区域呈麻木、虫爬、发冷、感觉过敏等感觉障碍。束带感为脊髓病变刺激神经根所致。

（3）感觉减退　是确定脊髓阶段损害的重要依据。感觉减退或消失的平面常可提示病变所在的节段，在病变的上方可有一条较轻感觉减退带，之上还可检查出一个狭窄的过敏带。一般情况在感觉过敏带与减退带之间的界限代表病变的上端。

（4）感觉分离　为痛、温觉障碍而其他感觉（深感觉、触觉等）相对完好地分离性感觉异常，代表着脊髓中央区的损害；病变仅损害了在中央区交叉的脊髓丘脑束的纤维，没有影响到部分未交叉的触觉和深感觉，多见于脊髓空洞症及脊髓肿瘤。

（二）运动障碍

脊髓病变可损害前角、神经根引起下运动神经元损害症状；也可损害脊髓侧束、后束引起上运动神经损害症状及感觉障碍，不同部位、不同结构损害临床表现不同，需要医生进行分析后将病变定位。

颈膨大区（颈$_5$~胸$_2$）：可出现上肢疼痛、病变以下感觉障碍，部分患者伴括约肌功能障碍；上肢呈下运动神经元瘫痪，下肢呈上运动神经元瘫痪；颈$_8$~胸$_1$阶段受损时，可出现 Horner 征。

胸段（胸$_3$~胸$_{12}$）：可出现肋间神经痛、病变以下感觉障碍、括约肌功能障碍、出汗异常；双下肢呈上运动神经元瘫痪。

腰膨大区（腰$_1$~骶$_2$）：可出现腹股沟区域、下背部、坐骨神经痛；会阴部感觉障碍，括约肌功能障碍；双下肢下运动神经元瘫痪。腰$_{1~3}$损害时出现性功能减退。

圆锥（骶$_{3~5}$）：鞍区感觉消失，肛门反射消失。早期尿潴留，后期充盈性尿失禁、性功能减退。疾病晚期病变压迫神经根时才出现运动障碍，呈下运动神经元瘫痪。

马尾部：早期症状以会阴部及下肢有长期顽固性疼痛，常于一侧开始，随之波及对侧。逐渐发展可有不对称性会阴部感觉障碍及下肢无力，括约肌障碍，检查显示膝、跟腱反射减退或消失。

颈椎病和运动神经元病即可以上运动神经元损害症状，又可以有下运动神经元损害症状，两种病极易于混淆。不少患者患运动神经元病却按颈椎病接受手术治疗，手术后不但症状没有好转，反而进行性加重，才进一步检查明确诊断。颈椎病应有颈椎的骨质增生，有上肢的麻木及感觉障碍，并常伴有上肢肌肉萎缩，以手部明显，还可有根性疼痛；增生的骨质压迫到脊髓侧束时，患者出现下肢的上运动神经元损害症状及体征。运动神经元病，则没有感觉障碍，但有"肌肉跳动"感觉，实际是肌束震颤；多数患者同时或逐渐出现后组颅神经症状（吞咽困难、构音不良等）。对于有颈椎病的老年患者同时患有运动神经元病应仔细检查体征，以免延误诊断。

（三）自主神经功能障碍

1. 括约肌功能障碍

膀胱受三种神经控制：①副交感神经：其纤维起自骶$_{2-3}$节的节前神经元，经盆神经支配膀胱的逼尿肌，使之收缩而内括约肌开放排尿成功；损害时逼尿肌不能收缩造成无张力性尿潴留。②交感神经：节前神经元位于脊髓下胸及上腰段，其纤维起自胸$_{11}$~腰$_3$侧柱，经腹下神经支配膀胱，主要支配膀胱三角肌，兴奋时逼尿肌松弛。③排尿中枢：有尿意感的中枢在旁中央小叶后部，随意排尿的中枢在旁中央小叶前部；脑内病变影响到旁中央小叶或弥散性病变均可引起不能控制尿意，出现尿失禁。上、下行的纤维均在脊髓侧束的后缘，与锥体束同行；脊髓两侧受损时尿感及随意排尿功能均丧失引起尿潴留。脊髓圆锥、马尾为脊髓排尿中枢，病变时反射弧中断造成无张力性膀胱，表现为尿潴留。

2. 排汗功能障碍

疾病早期在病变水平以下可出现出汗增多，后期出汗减少或无汗。

（四）部位鉴别

病变部位的鉴别见表 2-1，表 2-2。

表 2-1　髓内与髓外硬脊膜内病变鉴别

	髓内	髓外
根性痛	少见	多见，呈根性分布
感觉	病变部位开始向下发展	由下部开始向上发展
肌萎缩	多见	少见
锥体束征	根据病损部位，出现较晚	较早出现
括约肌障碍	较早出现	出现较晚
椎管阻塞	晚出现且不明显	早出现
脊柱改变	少见	多见
MRI	髓内病灶	髓外病变

表 2-2　脊髓硬膜内、外病变鉴别

硬膜内		硬膜外
病程	较慢	很快
两侧体征	不对称	常对称
脑脊液改变	较明显	不明显
X 线改变	少见	多见

（谢淑萍）

第三章

部分神经系统疾病诊断治疗原则及急救处理

第一节　脑血管病

脑血管疾病目前已经成为危害人类健康的主要病因，其中大部分为缺血性脑卒中，该疾病的规范化的预防和治疗可以提高患者的生存率及治愈率。本文将从循证医学的角度浅述缺血性脑卒中及 TIA 的预防和治疗。

一、急性期治疗

（一）一般处理

1. 合并低氧血症（血气饱和度 < 92% 或血气分析提示缺氧）

应予以吸氧，气道功能障碍严重者应给予气道支持（气管插管或切开）及辅助呼吸。对体温升高者应明确发热病因，如存在感染应给予抗生素；对体温 >38℃者给予退热措施。

2. 血压控制

（1）溶栓患者血压应控制在收缩压 ≤ 180 mmHg、舒张压 ≤ 100 mmHg。

（2）缺血性脑卒中后 24 h 内血压升高者应谨慎处理，先处理紧张焦虑、疼痛、恶心呕吐及颅内压增高等。血压持续升高、收缩压 ≥ 200mmHg 或舒张压 ≥ 110 mmHg，或伴有严重心功能不全、主动脉夹层、高血压脑病者，可予以缓慢降压治疗，并严密观察血压变化，必要时可静脉使用短效药物（如拉贝洛尔、尼卡地平等），应避免血压降得过低。

（3）有高血压病史且正在服用降压药者，病情稳定可于脑卒中 24 h 后恢复用药。

（4）脑卒中后低血压患者应积极寻找和处理病因，必要时可采用扩容升压措施。

3. 血糖控制

血糖超过 11.1 mmol/L 时给予胰岛素；低于 2.8 mmol/L 时，给予 10%~20% 葡萄糖液口服或注射。

4. 营养支持

不能正常经口进食者，可鼻饲；持续时间长者，可行经皮内镜下胃造瘘（PEG）管饲补充营养。

（二）溶栓

溶栓是目前最重要的恢复血流的措施，但要在有条件的医疗单位进行。重组组织型纤溶酶原激活剂（rtPA）和尿激酶是目前使用的主要溶栓药物。

1. 静脉溶栓

（1）重组组织型纤溶酶原激活剂（rtPA）　对缺血性脑卒中发病 4.5 h 内的患者，应根据适应证严格筛选，尽快静脉给予 rtPA。使用方法：rtPA 9 mg/kg（最大剂量 90 mg）静脉滴注，其中 10% 在最初 1 min 内静推，其余维持滴注 1h。rtPA 除了有出血风险外，有出现血管源性水肿引起呼吸道部分梗阻的报道。

（2）尿激酶（UK）　发病 6h 内的患者，如不能使用 rtPA，可考虑静脉给予尿激酶。方法：尿激酶 100 万 ~150 万 u，溶于生理盐水 100~200 ml，持续静脉滴注 30min。

2. 动脉溶栓

使溶栓药直接到达血栓局部，理论上血管再通率应高于静脉溶栓，且出血风险降低。然而其益处可能被溶栓启动时间的延迟所抵消。发病 6h 内由大脑中动脉闭塞导致的严重脑卒中且不适合静脉溶栓者，经过严格选择后可在有条件的医院进行动脉溶栓。

（三）抗血小板

（1）阿司匹林　不符合溶栓适应证且无禁忌证的缺血性脑卒中患者，应在发病后尽早给予口服阿司匹林 150~300mg/d；急性期后可改为预防剂量（50~150mg/d）；溶栓治疗者，阿司匹林等抗血小板药物应在溶栓 24h 后开始使用。

（2）氯吡格雷　对不能耐受阿司匹林者，可考虑氯吡格雷等。

（四）抗凝

对大多数急性缺血性脑卒中者，不能无选择地早期进行抗凝治疗；少数特殊患者的抗凝，可在谨慎评估风险、效益比后慎重选择；特殊情况下溶栓后还需抗凝的患者，应在 24h 后使用抗凝剂。药物包括低分子肝素、普通肝素及华法林。

（五）降纤

（1）降纤酶　国产降纤酶可改善神经功能，降低脑卒中复发率，发病 6h 内使用效果更佳，但纤维蛋白原降至 1.3 g/L 以下时增加了出血倾向。

（2）巴曲酶　治疗急性期脑梗死有效，不良反应轻，但应注意出血倾向。

（3）安可洛酶　结果不一。

（六）扩容

对于低血压或脑血流低灌注所致的急性脑梗死如分水岭梗死可考虑扩容，但应注意可能加重脑水肿、心功能衰竭等并发症。

（七）神经保护

主要有钙拮抗剂、兴奋性氨基酸拮抗剂、神经保护剂等。

（八）其他

其他各种改善脑供血的中、西药，以及针灸治疗。

（九）急性期并发症处理

1. 脑水肿与颅内压增高

（1）卧床，避免和处理引起颅内压增高的因素，如头颈部过度屈曲、激动、用力、发热、癫痫、呼吸道不通畅、咳嗽、便秘等。

（2）可使用甘露醇静脉滴注，必要时也可用甘油果糖或呋塞米等。

（3）对于发病48h内，60岁以下的恶性大脑中动脉梗死伴严重颅内压增高、内科治疗不满意且无禁忌证者，可请脑外科会诊考虑是否行减压术。

（4）对压迫脑干的大面积小脑梗死患者，可请脑外科会诊协助处理。

2. 脑梗死出血转化

出现症状性出血：停用抗栓等致出血药；对需要抗栓治疗的患者，可于出血转化病情稳定后7~10天开始抗凝和抗血小板治疗；对于再发血栓风险相对较低或全身情况较差者，可用抗血小板药代替华法林。

3. 癫痫

（1）预防性应用抗癫痫药。

（2）孤立发作或急性期癫痫发作控制后，不长期使用抗癫痫药物。

（3）脑卒中后2~3个月再发的癫痫，按癫痫常规进行长期药物治疗。

（4）脑卒中后癫痫持续状态，按癫痫持续状态处理。

4. 吞咽困难

患者进食前采用饮水试验进行吞咽功能评估，有吞咽困难短期内不能恢复者早期可插鼻胃管进食；吞咽困难长期不能恢复者可行PEG进食。

5. 肺炎

早期评估和处理吞咽困难和误吸问题，对意识障碍者应特别注意预防肺炎；疑有肺炎的发热患者，应给予抗生素，但不预防性使用。

6. 排尿障碍与尿路感染

对排尿障碍进行早期评估和康复治疗，记录排尿日记；尿失禁者应尽量避免留置尿管，可定时使用便盆，白天2h一次，晚上4h一次；尿潴留者应测定膀胱残余尿，排尿时可在耻骨上施压加强排尿。必要时可间歇性导尿或留置导尿。

7. 深静脉血栓形成（DVT）

（1）鼓励患者尽早活动、抬高下肢，尽量避免下肢静脉输液（尤其是瘫痪侧）。

（2）对于发生DVT及肺栓塞高风险且无禁忌者，可给予低分子肝素或普通肝素，有抗凝禁忌者给予阿司匹林。

（3）有抗栓禁忌者可加压治疗（长筒袜或交替式加压装置）。

（4）对于无抗凝和溶栓禁忌的 DVT 和肺栓塞者，首先肝素抗凝，症状无缓解的近端 DVT 或肺栓塞者可给予溶栓。

二、脑卒中二级预防

（一）危险因素控制

1. 高血压　在参考年龄、基础血压、平时用药、可耐受性的情况下，降压目标一般应达到 ≤ 140/90mmHg，理想应达到 130/80 mmHg。

2. 糖尿病　糖尿病血糖控制目标 HbA1c<6.5%；糖尿病合并高血压者应严格控制血压 <130/80 mmHg，合并者降压药以血管紧张素转换酶抑制剂、血管紧张素 II 受体拮抗剂类在降低心脑血管事件方面获益明显。

3. 脂代谢异常　胆固醇升高患者，使用他汀类药物，目标是使 LDL-C 降至 2.59 mmol/L，或其下降幅度达到 30%~40%。伴有多种危险因素（冠心病、糖尿病、未戒断的吸烟、代谢综合征、脑动脉粥样硬化病变，但无确切的易损斑块或动脉源性栓塞证据或外周动脉疾病之一者），LDL-C 应降至 2.07 mmol/L，或下降幅度 >40%。在治疗中及治疗前应定期监测肌痛等临床症状及肝酶、肌酶（肌酸激酶）变化，如出现异常并排除其他，应减量或停药观察；老年患者如合并重要脏器功能不全或多种药物联合使用时，应注意合理配伍并监测不良反应；对有脑出血病史或脑出血风险高者，应权衡风险和获益，谨慎使用他汀类药物。

（二）心源性栓塞的抗栓治疗

1. 房颤

（1）华法林口服，预防再发的血栓栓塞事件。维持 INR 2.0~3.0；

（2）对于不能接受抗凝者，使用抗血小板治疗。氯吡格雷＋阿司匹林优于单用阿司匹林。

2. 急性心梗和左心室血栓

（1）急性心梗并发缺血性脑卒中和 TIA 者应使用阿司匹林 75~325mg/d。

（2）对于有左心室血栓的急性心梗并发缺血性脑卒中和 TIA 者，使用华法林至少 3 个月，最长 1 年，控制 INR 在 2.0~3.0。

3. 瓣膜性心脏病

（1）有风湿性二尖瓣病变、二尖瓣关闭不全、房颤、左心房血栓、人工机械瓣的缺血性脑卒中和 TIA 者，无论是否合并房颤，使用华法林抗凝，目标 INR 在 2.0~3.0。

（2）有二尖瓣脱垂、主动脉瓣病变者，可采用抗血小板药。

（3）有二尖瓣环钙化者，可考虑抗血小板或华法林。

（4）对于 INR 达目标值，如出现缺血性脑卒中和 TIA 发作，可加用抗血小板药。

4. 心肌病和心力衰竭

对于有扩张性心肌病的患者，使用华法林抗凝 INR 2.0~3.0；或抗血小板治疗预防脑卒中复发；对伴有心力衰竭的患者，使用抗血小板治疗。

（三）非心源性缺血性脑卒中和 TIA 的抗栓治疗

1. 抗血小板药物

（1）阿司匹林　50 ～ 325 mg/d 能降低脑卒中的再发。

（2）氯吡格雷　在预防血管性事件方面优于阿司匹林。对高危患者（曾发生脑卒中、外周动脉疾病、症状性冠状动脉疾病或糖尿病），其效果可能更明显。

（3）双嘧达莫　可减少血管性事件发生率，尤其对于脑血管组，但不比阿司匹林有效。

（4）氯吡格雷 + 阿司匹林　对于有急性冠脉疾病（不稳定型心绞痛，无 Q 波心梗）或近期有支架成形术者，联合使用抗血小板治疗。

（5）双嘧达莫 + 阿司匹林　比单用更好；与氯吡格雷疗效相当；但联用时出血风险显著高于氯吡格雷单用。头痛是用该复方制剂时常见的不良反应，可降低患者依从性。

2. 抗凝

主动脉粥样硬化斑块、基底动脉梭形动脉瘤、颈动脉夹层、卵圆孔未闭伴深静脉血栓形成或房间隔瘤等特殊情况下可考虑。

（四）其他特殊情况下的治疗

1. 动脉夹层

最初 3 ～ 6 个月内有再发脑卒中风险，但 6 个月后很少再发。

（1）抗凝　如果没有抗凝治疗的禁忌证（如严重水肿或者有明显占位效应的大面积脑梗、夹层延伸到颅内或颅内动脉瘤以及其他），急性期可考虑静脉肝素治疗，维持 APTT 50~70 s（或低分子肝素），随后改为华法林 (INR 2.0~3.0)。夹层形成 3 个月后复查 MRI 或血管造影，如夹层消失，停止抗凝，否则继续抗凝 3 个月。夹层形成 6 个月时再次复查 MRI 或血管造影，如正常即停止抗凝，否则改为长期抗血小板治疗。

（2）抗血小板　存在抗凝禁忌者需要用抗血小板治疗 3~6 个月。抗凝或抗血小板治疗 6 个月仍然存在动脉夹层，需长期抗血小板治疗。

（3）手术　药物治疗失败的夹层者，可考虑血管内治疗或外科治疗。

2. 高同型半胱氨酸血症

空腹血浆水平 ≥ 16 μmol/L，每日予维生素 B_6、维生素 B_{12} 和叶酸口服。

（五）非药物治疗

1. 颈动脉内膜剥脱术（carotid endarterectomy，CEA）

症状性颈动脉狭窄 70%~99% 者，可以实施 CEA；症状性颈动脉狭窄 50%~69% 者，根据年龄、性别、伴发疾病及首发症状严重程度等实施 CEA，可能最适于近期（2 周内）出现半球症状、男性、大于 75 岁患者；在最近一次缺血事件发生后 2 周内行 CEA；颈动脉狭窄 <50% 的患者不施行 CEA；术后继续抗血小板治疗。

2. 颈动脉血管成形及支架植入术（carotid artery stenting，CAS）

对于症状性颈动脉狭窄（>70%）的患者，无条件做 CEA 时，可考虑行 CAS。如果有

CEA 禁忌或手术不能到达、CEA 后早期再狭窄、放疗后狭窄，可考虑行 CAS。对于高龄者行 CAS 要慎重。症状性颅内动脉狭窄患者行血管内治疗可能有效。支架植入术前即给予氯吡格雷和阿司匹林联用，持续至术后至少 1 个月，之后单独使用氯吡格雷至少 12 个月。

（马青峰）

第二节　帕金森病

帕金森病（Parkinson's disease, PD）是一种常见的中老年神经系统变性疾病。随着人口的老龄化，其发病率呈逐年上升趋势，给家庭和社会都造成了负面影响。PD 已成为与脑血管病、高血压病、糖尿病等常见老年疾病相并列的严重危害人类健康的重大疾病之一。PD 的规范化药物治疗越来越得到广泛重视。

一、治疗原则

（一）综合治疗

对 PD 的运动症状和非运动症状，病程的早期、中期及晚期应采取综合治疗。综合治疗包括药物、手术、康复、心理及护理等。药物治疗作为首选，贯穿整个治疗过程；而手术治疗只是药物治疗的一种有效补充手段。目前无论是药物或手术只能改善症状不能阻止病情的发展，更无法治愈。

（二）用药原则

以达到有效改善症状，提高生活质量为目标。

（1）长期服药，相对控制症状。

（2）坚持"剂量滴定"的原则，以最小剂量达到最佳效果。

（3）权衡利弊，联合用药，强调个体化，要考虑患者的年龄、职业、经济承受能力等因素，尽量避免或减少药物的副作用和并发症，药物治疗时不能突然停药，以免发生"撤药恶性综合征"。

二、药物治疗

（一）保护性治疗

保护性治疗的目的是延缓疾病的发展，改善患者的症状。目前临床常用的药物主要是单胺氧化酶 B 型（MAO-B）抑制剂；维生素 E 及大剂量辅酶 Q_{10} 也被认为可能有神经保护作用，但需进一步证实。

（二）症状性治疗

目前治疗 PD 的药物依据药理作用可分为以下六类：

（1）多巴制剂　左旋多巴和复方左旋多巴，如多巴丝肼（美多巴）、卡比多巴 - 左旋多巴控释片等。

（2）抗胆碱能制剂　盐酸苯海索（安坦）等。

（3）金刚烷胺。

（4）多巴胺受体（DR）激动剂　麦角类药如溴隐亭；非麦角类药，如普拉克索、吡贝地尔、罗匹尼罗、阿朴吗啡等。

（5）单胺氧化酶 B 型（MAO-B）抑制剂　司来吉兰、雷沙吉兰。

（6）儿茶酚 - 氧位 - 甲基转移酶（COMT）抑制剂　恩托卡朋、托卡朋。

1. 早、中期 PD 治疗（Hoehn-Yahr Ⅰ～Ⅲ）

疾病影响患者的日常生活和工作能力时，则应开始症状性治疗。

（1）首选药物原则

1）＜ 65 岁的患者且不伴智能减退者　可选择：

①非麦角类 DR 激动剂；

② MAO-B 抑制剂或加用维生素 E；

③金刚烷胺和（或）盐酸苯海索（用于震颤为主的患者）；

④复方左旋多巴 + 儿茶酚 - 氧位 - 甲基转移酶抑制剂，即 Stalevo；

⑤复方左旋多巴一般在①②③方案治疗效果不佳时加用。

首选药物可以根据患者的不同情况选择不同方案。

2）≥ 65 岁的患者或伴智能减退者　首选复方左旋多巴，必要时可加用 DR 激动剂、MAO-B 或 COMT 抑制剂。苯海索因有较多副作用尽可能不要用，尤其老年男性患者，除非有严重震颤并明显影响患者的日常生活能力。

早期治疗对策非常重要，临床医师应该在治疗初期即考虑长远效果。

（2）治疗药物

1）抗胆碱能药　苯海索，用法 1~2 mg，3 次 /d。此外有开马君、苯甲托品、东莨菪碱等。主要适用于有震颤的患者，老年人慎用，闭角型青光眼及前列腺肥大者禁用。

2）金刚烷胺　用法 50~100 mg，2~3 次 /d。对少动、强直、震颤均有改善，对伴异动症患者可能有帮助。肾功能不全、癫痫、严重胃溃疡、肝病患者慎用，哺乳期妇女禁用。

3）复方左旋多巴（苄丝肼左旋多巴、卡比多巴左旋多巴）　初始剂量 62.5~125.0 mg，2~3 次 /d，根据病情渐增剂量至疗效满意和不出现副作用时的适宜剂量维持治疗，餐前 1h 或餐后 1.5 h 服药。活动性消化道溃疡者慎用，闭角型青光眼、精神病患者禁用。

4）DR 激动剂　其半衰期较长，能避免对纹状体突触后膜 DR 产生"脉冲"样刺激，从而预防或减少运动并发症的发生。麦角类 DR 激动剂会导致心脏瓣膜病变和肺胸膜纤维化，现已不主张使用。目前大多推崇非麦角类 DR 激动剂为首选药物，尤其适用于年轻患者病程初期。

非麦角类 DR 激动剂：

吡贝地尔缓释片：初始剂量 50 mg，每日 1 次，或 25 mg，每日 2 次，第 2 周增至 50mg，每日 2 次，有效剂量 150 mg/d，分 3 次口服，最大量不超过 250 mg/d。

普拉克索：初始剂量 0.125 mg 每日 3 次，每周增加 0.125mg，每日 3 次，一般有效剂量

0.50~0.75mg，每日 3 次，最大量不超过 4.5 mg/d。

麦角类 DR 激动剂：

溴隐亭：0.625 mg，每日 1 次，每隔 5 天增加 0.625 mg，有效剂量为 3.75~15.00 mg/d，分 3 次口服。

药物之间剂量转换为：吡贝地尔：普拉克索：溴隐亭 =100 ： 1 ： 10，可作参考。

5）MAO-B 抑制剂　目前国内有司来吉兰，用法为 2.5~5.0 mg，每日 2 次，早晨、中午服用；即将上市的有雷沙吉兰，用法为 1 mg，每日 1 次，早晨服用。胃溃疡者慎用，禁与 5- 羟色胺再摄取抑制剂（SSRI）合用。

6）COMT 抑制剂　恩托卡朋或托卡朋。恩托卡朋每次 100~200 mg，服用次数可与复方左旋多巴相同，也可少于复方左旋多巴的服用次数，恩托卡朋需与复方左旋多巴同服，单用无效。托卡朋每次 100 mg，每日 3 次，第一剂与复方左旋多巴同服，此后间隔 6 h 服用，可以单用，每日最大剂量为 600 mg。副作用有腹泻、腹痛、头痛、多汗、口渴、氨基转移酶升高、尿色变黄等。托卡朋有可能导致肝功能损害，尤其在用药前 3 个月要严密监测肝功能。若对未治疗的早期患者首选 Stalevo（由恩托卡朋 - 左旋多巴 - 卡比多巴复合制剂）治疗有可能预防或延迟运动并发症的发生。

PD 发展至中期阶段，单用 1~2 种药症状改善已不明显，此时应联合用药。如复方左旋多巴可以联合 DR 激动剂、MAO-B 抑制剂、COMT 抑制剂、金刚烷胺等。中期阶段有些患者也会产生运动并发症和非运动症状。

2. 晚期 PD 治疗（Hoehn-Yahr Ⅳ~Ⅴ）

晚期 PD 的临床表现极其复杂，其中有疾病本身的进展也有药物副作用或并发症的因素参与。晚期 PD 的治疗，一方面继续力求改善运动症状，另一方面要处理可能产生的运动并发症和非运动症状。

（1）运动并发症的治疗　运动并发症（症状波动和异动症）是 PD 晚期常见的症状，调整药物和手术治疗可以改善症状。

症状波动的治疗：症状波动主要有剂末恶化、"开 - 关"现象。

剂末恶化处理的方法有：

1）不增加复方左旋多巴的每日总剂量，而适当增加每日服药次数，减少每次服药剂量（以能有效改善运动症状为前提）或适当增加每日总剂量，每次服药剂量不变而增加服药次数。

2）由标准片换用控释片以延长左旋多巴的作用时间，更适宜在早期出现剂末恶化，尤其发生在夜间时为较佳选择。

3）加用长半衰期的 DR 激动剂。

4）加用对纹状体产生持续性 DA 能刺激的 COMT 抑制剂。

5）加用 MAO-B 抑制剂。

6）避免饮食（含蛋白质）对左旋多巴吸收及通过血脑屏障的影响，宜在餐前 1 h 或餐后 1.5 h 服药，调整蛋白饮食可能有效。

7）手术治疗主要是丘脑底核（STN）DBS 可以获裨益。

对"开 - 关"现象的处理较为困难，可以选用口服 DR 激动剂或采用微泵持续输注左旋多巴甲酯、乙酯或激动剂（如麦角乙脲等）。

（2）异动症的治疗　异动症又称为运动障碍，包括剂峰异动症、双相异动症和肌张力障碍。

1）对剂峰异动症的处理　①减少每次复方左旋多巴的剂量；②若患者单用复方左旋多巴，可适当减少剂量，同时加用 DR 激动剂或加用 COMT 抑制剂；③加用金刚烷胺；④若正在使用复方左旋多巴控释片，则应换用标准片，避免控释片的累积效应。

2）对双相异动症的处理　①若正在使用复方左旋多巴控释片应换用标准片，最好换用水溶剂，可以有效缓解剂初异动症；②加用长半衰期的 DR 激动剂或加用延长左旋多巴血浆清除半衰期、增加曲线下面积的 COMT 抑制剂，可以缓解剂末异动症，也可能有助于改善剂初异动症。对晨起肌张力障碍处理：睡前加用复方左旋多巴控释片或长效 DR 激动剂，或在起床前服用复方左旋多巴标准片或水溶片；对"开"期肌张力障碍的处理方法同剂峰异动症。

（3）姿势步态障碍的治疗　目前缺乏有效的治疗措施，调整药物剂量或添加药物偶尔奏效。对主动调整身体重心、踏步走、大步走、听口令、听音乐等行走或跨越物体可能有益。

（4）非运动症状的治疗　精神障碍的治疗原则：首先要依次逐减或停用如下抗 PD 药物：抗胆碱能药、金刚烷胺、MAO-B 抑制剂、DR 激动剂。若患者仍有症状，则将左旋多巴逐步减量。如果药物调整不理想，就要考虑对症治疗。对认知障碍和痴呆，可应用胆碱酯酶抑制剂，如石杉碱甲、多奈哌齐、利伐斯明或加兰他敏。对幻觉和妄想，可选用氯氮平、喹硫平等。对于抑郁，可选用选择性 SSRI，也可以加用 DR 激动剂。对于易激惹状态，使用劳拉西泮和地西泮最有效。

自主神经功能障碍的治疗：包括便秘、泌尿障碍和直立性低血压等。对于便秘，增加饮水量和高纤维含量的食物对大部分患者有效，乳果糖、龙荟丸、大黄片、番泻叶等也有效。对尿频、尿急和急迫性尿失禁的治疗，可采用外周抗胆碱能药，如奥昔布宁、溴丙胺太林、托特罗定和莨菪碱等。对体位性低血压患者应增加盐和水的摄入量；睡眠时抬高头位不要平躺；可穿弹力裤；不要快速地从卧位起来；应用 α-肾上腺能激动剂米多君有效。

睡眠障碍的治疗：主要包括失眠、下肢不宁腿综合征（RLS）和周期性肢动症（PLMS）。失眠如果与夜间的 PD 症状相关，加用左旋多巴控释片、DR 激动剂或 COMT 抑制剂有效。如果是由异动症引起的，需将睡前服药的抗 PD 药物减量。若无改善，则需选用短效的镇静安眠药。对伴有 RLS 和 PLMS 的患者，在入睡前 2h 内选用 DR 激动剂治疗十分有效，或使用复方左旋多巴也可奏效。

三、手术治疗

（1）目的　仅是改善症状，而不能根治疾病，术后仍需药物治疗，但可以减少剂量。

（2）适应证　早期药物治疗显效而长期治疗疗效明显减退，同时出现异动者（对肢体震颤或肌强直有较好疗效）。

（3）禁忌证　非原发性 PD 的帕金森叠加综合征。

（4）方法　神经核毁损术、深部脑刺激术（DBS）。DBS 因相对无创、安全和可调控性而作为主要选择。手术靶点有苍白球内侧核(GPi)、丘脑腹中间核（VIM）和丘脑底核（STN），其中 STN-DBS 对震颤、强直、运动迟缓和异动症的疗效最为显著。

四、康复与心理治疗

科普教育、心理疏导、营养保证和运动也是 PD 治疗中不容忽视的重要措施。

（赵利杰）

第三节　周围神经病

一、概述

周围神经病是指周围运动、感觉和自主神经元的功能障碍和结构改变所致的一组疾病。

（一）周围神经系统的组成

周围神经系统是指脑和脊髓以外的神经成分，由神经根、神经节、神经丛、神经干和神经终末装置等构成，分为脑神经、脊神经和内脏神经三部分。脑神经共 12 对，有感觉性、运动性和混合性三种，分布于头面部。其中嗅、视神经是大脑的直接延伸，伴随的是神经胶质细胞，故属于中枢神经系统。脊神经共 31 对，都是混合性的，分布于脑干和四肢。内脏神经主要分布于内脏、心血管、平滑肌和腺体。其内脏运动神经含交感和副交感两种纤维成分，调节内脏、心血管的运动和腺体的分泌常不受意志的控制，是不随意的，故又称为自主神经系统或植物神经系统。

（二）周围神经系统的解剖生理特点

周围神经系统中，无论是运动、感觉或自主神经元，都由胞体和突起两部分构成。胞体包括胞核和核周体，突起有树突和轴突两类。胞体和树突接受其他神经元的传入信息，轴突则传递神经元的反应至其末梢神经分支。轴突因缺乏核糖体而不能合成蛋白质。所以必需的蛋白质、神经递质等大部分物质都是在胞体的粗面内质网和高尔基复合体内合成，通过轴浆运输至神经末梢的突触小体，若神经元胞体受到伤害，轴突就会变性甚至死亡。

神经纤维由神经元的轴突和外表所包被的髓鞘组成。根据有无髓鞘卷绕而分为有髓纤维和无髓纤维，髓鞘是一种起绝缘作用的脂质结构，周围神经系统的髓鞘由施万细胞形成，髓鞘间隔一定距离由郎飞结隔开，结间距离与纤维直径成正比。神经纤维的直径越大，其传导电信号的速度就越快。根据神经纤维的大小及传导速度而分为三类：A 类纤维直径最大，传导速度最快，包括有髓鞘的躯体性传入和传出纤维；B 类为有髓鞘的自主神经节前纤维；C 类纤维直径最小，传导速度最慢，包括无髓鞘的躯体传入、内脏传入和自主神经的节后纤维。

周围神经干如上肢的正中、桡、尺神经和下肢的坐骨神经等，由许多神经束集合而成，其外包结缔组织构成的神经外膜，各神经束外的结缔组织构成神经束膜，神经束内含有许多神经纤维，每一类神经纤维离开中枢到达其分布器官的行程中不是始终在一条神经束内行进，而是不断由一条神经束移到另一条神经束，重新组合，形成神经束丛。神经纤维之间为神经内膜，包括胶原纤维，成纤维细胞和基质。神经内膜中有局部小血管分支穿入形成的毛细血管丛，毛细血管内皮细胞间为紧密连接，使大分子物质不能通过，构成血 - 神经屏障。神经根与神经节处血 - 神经屏障缺乏，可能是该处易遭受免疫性或中毒性损害的原因之一。

二、周围神经病的病理改变

周围神经在外伤、炎症、中毒、营养缺乏、免疫反应等致病因素的作用下，出现明显的病理改变。常见的有：

（1）华勒变性（Wallerian degeneration） 华勒变性是指任何外伤使轴突断裂后，远端神经纤维发生的一系列变化。神经纤维断裂后，由于不再有轴浆运输提供细胞体合成的、维持和更新轴突所必需的成分，其断端远侧的轴突只能存活数天，以后很快自近向远端发生变性、解体。解体的轴突和髓鞘由许旺细胞和巨噬细胞吞噬。断端近侧的轴突和髓鞘可有同样的变化，但一般只到最近的一、二个郎飞结而不再继续。许旺细胞增殖，在基底层内组成称为 Bungner 带的神经膜管，成为断端近侧轴突再生支芽伸向远端的桥梁。细胞体发生染色质分解，其代谢调整为修补态势。接近细胞体的轴突断伤则可使细胞体坏死。

（2）轴突变性（axonal degeneration） 轴突变性是周围神经疾病，特别是中毒代谢性神经病中最常见的一种病理改变，可由于中毒或代谢营养障碍，使细胞体合成蛋白质等物质发生障碍或轴浆运输阻滞，致使最远端的轴突不能得到必要的营养，因此其变性通常从轴突的最远端开始向近段发展，故有"逆死性神经病"之称。其轴突病变与华勒变性基本相似，只是轴突的变性、解体以及继发性脱髓鞘都从远端开始，因此也称华勒样变性。一旦病因得到纠正，轴突即可再生。

（3）神经元变性（neuronal degeneration） 神经元变性坏死后，可继发轴突丧失和髓鞘破坏变性，即为神经元变性。其周围神经的变化类似轴突变性，所不同的是神经元一旦坏死，其轴突的全长在短时间内即可变性、解体，这类疾病可称为神经元病（neuronopathy）。可为后根神经节的感觉神经元受损，如有机汞中毒、大剂量维生素 B_6 中毒和癌感觉神经元病等；也可为运动神经元受累，见于急性脊髓灰质炎和运动神经元病等。

（4）节段性脱髓鞘（segmental demyelination） 髓鞘破坏而轴突保持相对完整的病变称为脱髓鞘。主要见于免疫介导的自身免疫病，急性炎性脱髓鞘神经病（AIDP），如 Guillain-Barre 综合征和慢性炎性脱髓鞘神经病（CIDP），亦见于白喉和遗传性周围神经病。病理上表现为神经纤维有长短不等的节段性脱髓鞘，许旺细胞增殖吞噬。脱髓鞘病变虽可不规则地分布于周围神经的近端和远端，但临床表现运动及感觉障碍仍以四肢远端为重。

（5）肥大性神经病 主要见于多种长病程、慢性、复发性脱髓鞘疾病。主要由脱髓鞘和髓鞘再生反复多次发生许旺细胞增生所致神经肥大的特殊病理征象。病理特点：脱髓鞘或接近正常髓鞘的有髓纤维周围绕以多层许旺细胞呈同心圆形排列或洋葱头样肥大性神经改变。单神经纤维可见节段性脱髓鞘，横断可见典型肥大神经改变，遗传性运动感觉性神经病如 Charcot-Marie-tooth 病、Friedreich 共济失调以及其他脱髓鞘疾病慢性期或恢复过程等。

三、周围神经病的分类

（一）按起病急慢程度分类

1. 急性运动麻痹综合征伴各种感觉及自主神经功能障碍

Guillain-Barre 综合征

急性感觉性神经（元）神经病

白喉性多发性神经病

卟啉病性多发性神经病

毒性多神经病（铊、三磷羟甲苯基磷酸盐）

副肿瘤性多发性神经病

急性全自主神经功能不全性神经病

蜱咬性麻痹

危重疾病伴发多发性神经病

2. 亚急性感觉运动性麻痹综合征

对称性多发性神经病

　　维生素缺乏

　　中毒（重金属、有机溶剂、药物）

　　尿毒症性多发性神经病

不对称性神经病或多数性单神经病

　　糖尿病性神经病

　　结节性多动脉炎及其他炎症性血管病性神经病

　　混合性冷球蛋白血症

　　干燥综合征

　　类肉瘤病

　　伴周围血管病的缺血性神经病

　　Lyme 病多发性神经病

脊神经根病

　　新生物浸润

　　肉芽肿及炎性浸润（Lyme 病、类肉瘤病）

　　脊髓病（如脊柱炎）

　　特发性多发性神经根病

3. 慢性感觉运动性多发性神经病

副肿瘤性

CIDP

POEMS

尿毒症性（偶尔为亚急性）

脚气病（通常为亚急性）

糖尿病

结缔组织病

淀粉样变性

麻风病

甲状腺功能减退

遗传性多发性神经病

4. 再发性或复发性多发性神经病

Guillain-Barre 综合征

卟啉病

CIDP

某些类型的多数性单神经病

脚气病

中毒

5. 单神经病或神经丛病

臂丛神经病

臂丛单神经病

腰骶丛神经病

下肢单神经病

灼性神经痛

嵌压性神经病

线粒体病伴发神经病

（二）按病因分类

1. 免疫相关

Guillain-Barre 综合征

CIDP

结节性多动脉炎伴发神经病

Churg-Strauss 综合征（又称伴哮喘及血管炎性皮肤病损的 Churg-Strauss 坏死性血管炎）伴发神经病

嗜酸性细胞增多综合征（又称良性的哮喘 - 嗜酸性细胞增多综合征）伴发神经病

类风湿性关节炎伴发神经病

红斑狼疮伴发神经病

Wegener 肉芽肿病伴发神经病

干燥综合征伴发多发性神经病

硬皮病伴发神经病

多发性肌炎和皮肌炎伴发神经炎

血清病性周围神经病

2. 维生素缺乏

维生素 B_1 缺乏（脚气病）

维生素 B_5（泛酸）缺乏

维生素 B_6 缺乏

维生素 B_{12} 缺乏

烟酸缺乏（糙皮病）

酒精中毒

3. 中毒（重金属、有机溶剂、药物）

重金属

铅、汞、铊、砷等

有机化合物

有机磷

药物（异烟肼、呋喃妥因及其他呋喃类、长春新碱、顺铂、氯霉素、苯妥英钠、阿米替林等）

4. 代谢性因素（尿毒症、糖尿病、卟啉病）

5. 缺血

6. 感染（Lyme 病、白喉、麻风）

7. 遗传

感觉运动混合型遗传性多发性神经病

　　遗传性感觉运动性神经病

　　腓骨肌萎缩症

　　遗传性压迫易感性麻痹

　　遗传性多发性神经病伴已知的代谢障碍

Refusum 病

　　异染性白质营养不良

　　球样体白质营养不良

　　肾上腺白质营养不良

　　淀粉样多发性神经病

　　卟啉性多发性神经病

感觉型遗传性多发性神经病

8. 副肿瘤性

副肿瘤性感觉运动性多发性神经病

副肿瘤性纯感觉性多发性神经病

副肿瘤性血管炎性神经病

四、周围神经病的临床表现

周围神经病时出现受损神经支配区域的感觉、运动和自主神经功能障碍的症状和体征。根据病理生理可分为刺激性和麻痹性两类症状。其部位及范围随受损神经的分布形式而异。但有其共同的特征，这些症状和体征可为周围神经病的诊断提供帮助。

1. 感觉障碍

刺激症状可有感觉异常、感觉过度、疼痛等。感觉异常可见于各种感觉性或感觉运动性神经病。感觉过度可见于部分性周围神经损伤或其恢复过程中。而疼痛常发生于小纤维或大小纤维受累的神经病，以疼痛为主要表现的单神经病，称为神经痛。麻痹症状有感觉减退或丧失，小纤维受损，早期即出现感觉和温度觉丧失，大的有髓鞘纤维受损则出现深感觉丧失和感觉性共济失调。

2. 运动障碍

刺激性症状有肌束颤动、疼痛、肌肉痛性痉挛等。肌束颤动可见于正常人，伴有肌肉萎缩时则为异常。任何下运动神经元疾病都可发生，但多见于运动神经元病。痉挛可能为神经干的刺激症状，多见于面神经。麻痹时症状有肌力减退或丧失。轴突变性或神经断伤后数周内可出现肌肉萎缩并进行性加重，如能在12个月内建立神经再支配，则可望完全恢复；否则恢复不完全。脱髓鞘者一般无轴突变性，故肌肉萎缩不明显。周围神经损害均具有下运动神经元损害的临床特征和电生理特点。

3. 自主神经障碍

刺激性症状可有多汗、高血压。麻痹性症状有无汗、竖毛肌障碍、体位性低血压。其他可有泪液分泌减少、皮肤苍白或发绀、性功能障碍、膀胱及直肠功能障碍等。

4. 反射减弱或消失

有关的深、浅反射均减弱或消失。通常腱反射丧失为周围神经病早期表现，尤以踝反射丧失为常见，但在主要损害小纤维的神经病可至后期才丧失。

5. 其他

动作性震颤可见于某些多发性神经炎。共济失调的表现和步态也可出现于糖尿病性多发性神经病（累及后根）及慢性感觉性神经病，以下肢为明显。周围神经增粗可见于麻风、遗传性和后天性的慢性脱髓鞘性神经病、神经纤维瘤和施万细胞瘤。手、足、脊柱或其他关节的畸形可见于慢性多发性神经病，尤其疾病自幼发生时。失神经支配可致皮肤、指（趾）甲、皮下组织等营养障碍，以远端明显。因感觉丧失而反复损伤可出现营养性溃疡和神经性关节变性。

五、周围神经病的诊断

周围神经病神经系统检查重点：①运动障碍体征：注意远端和近端，单肢或多肢。②感觉障碍：一侧或双侧感觉障碍。以深感觉障碍为主者，注意有无感觉性共济失调；以浅感觉障碍为主者，注意其类型是根性、节段性或远端型，有无感觉分离，或深、浅感觉兼有和感觉障碍程度。③触诊：肌肉和神经干压痛，注意有无肥大神经（耳大神经、尺神经和腓神经）；

注意肿块和结节等。

在分析周围神经病的病因时，了解疾病的起病形式非常重要。急性起病者通常提示为炎症性、免疫性、中毒性或血管性病变，而缓慢起病者常提示可能是遗传性病变，或某种少见的代谢性疾病。大多数的中毒性、营养障碍性的神经病通常是亚急性起病。肌肉萎缩常提示病程较长，至少有历时数月之久。

多发性神经病的病因诊断除依赖必要的病史、临床症状和体征外，尚需依赖必要的辅助检查。有时神经传导速度和 EMG 检查更有助于判断周围神经损害是脱髓鞘型损害还是轴索损害，且有助于鉴别原发性肌肉病变或神经肌肉病变，也有助于预后及疗效的判断。其他辅助检查还包括血液的生化检查，有助于代谢性、中毒性和营养障碍性周围神经病的诊断；脑脊液常规及生化检查，蛋白及细胞数增加，提示神经根或脊膜病变；神经肌肉或神经活检；免疫球蛋白及抗神经抗体的检查有助于免疫介导的神经病诊断；基因检测有助于遗传性周围神经病的诊断。

六、周围神经病的治疗

1. 病因治疗

阻断、驱除直接病因，控制消除危险因素，积极针对病因治疗。

免疫因素所致的周围神经病可进行免疫调节治疗，如使用激素、丙种球蛋白、血浆置换等。血管性病变所致的周围神经病可采用改善微循环等治疗，卡压性周围神经病则需解除压迫等手术治疗，中毒性周围神经病则可经特异的解毒剂治疗等，营养障碍性周围神经病则需要及时补充维生素 B_{12} 等，糖尿病性周围神经病则需积极控制血糖于正常范围。

2. 促进神经修复、再生和功能恢复

维生素 B 族常被用于周围神经病的治疗，主要药物有维生素 B_1、维生素 B_6、维生素 B_{12} 及其复方维生素制剂，维生素 B 族作为辅酶参与了能量代谢和血细胞形成过程中的多个中间环节。维生素 B_2、维生素 B_3 等参与了组织中线粒体呼吸链中的氧化还原反应。维生素 B_6 则与神经髓鞘的鞘脂形成有关。维生素 B_{12}（氰钴胺）转变为甲钴胺和 5'- 脱氧腺苷钴胺后参与神经细胞的生长和修复。叶酸则转变为几种细胞代谢中必需的辅酶，参与某些脱氧核糖核酸的合成以及正常红细胞的形成等。正常成人每日维生素 B 族的需要量为：维生素 $B_1$1.0~1.5 mg，维生素 $B_2$1.2~1.7 mg，维生素 $B_6$1.4~2.0 mg，维生素 B_{12}3~5 mg，叶酸 50 mg。在治疗某些 B 族维生素缺乏的周围神经病时，通常需要大量的 B 族维生素。一些研究表明，维生素 B_{12} 能够促进周围神经损伤后的再生，但主要用于糖尿病及药物性神经病变或实验性神经损伤的治疗。

3. 病情危重伴呼吸肌麻痹者

应加强护理，心肺监测，必要时气管切开，保持呼吸道通畅。

4. 康复治疗

恢复期内积极开展物理治疗，针灸、按摩和运动功能锻炼等康复治疗。

七、临床常见周围神经疾病的治疗

（一）三叉神经痛

1. 概述

三叉神经痛（trigeminal neuralgia，TGN）是三叉神经分布区内短暂的、反复发作的剧痛，又称原发性三叉神经痛。多发生于成年人和老年人，40 岁以上起病者占 70%~80%，女性与男性的发病比例 2∶1~3∶1，多为单侧。以第三支受累最多见，其次是第二支，第一支受累最少见。疼痛限于三叉神经分布区，无预兆。为电击样、针刺样、刀割样或撕裂样疼痛，剧烈而短暂，每次发作时间数秒至 1~2 min；严重者伴有面部肌肉的反射性抽搐，称为痛性抽搐。可伴有面部发红、皮温增高、结合膜充血和流泪等。更有甚者可昼夜发作，夜不成眠或睡后痛醒。病程愈长，发作愈频繁。病侧面部有敏感区，触及可诱发疼痛发作，称为扳机点。诱发第 2 支疼痛发作多因碰及触发点，诱发第 3 支疼痛发作多因咀嚼、哈欠和讲话等，使患者不敢洗脸、刷牙，不敢进食和大声讲话等，表现为面色憔悴、精神抑郁和情绪低落。神经系统检查一般无局灶性定位体征。

2. 治疗

（1）药物治疗

1）卡马西平或奥卡西平等药物目前被认为是最有效的，奥卡西平对于三叉神经痛具有显著的止痛作用，特别是那些对于卡马西平、加巴喷丁等药物无效的患者。卡马西平的服用方法，首服 0.1 g，每日 2 次，以后每日增加 0.1 g，直至疼痛缓解，最大剂量为 1.0~1.2 g/d。疼痛停止后再逐渐减量，找出最小有效量维持，一般为 0.6~0.8 g/d。其有效率可达 70%~80%。

2）苯妥英钠 每次 0.1 g，每日 3 次口服，如无效可每日加大剂量 25~50 mg，数日后加至 0.6 g/d，或伍用冬眠灵、苯巴比妥、利眠宁等。大约 50% 的患者有效。

3）氯硝安定 在以上两种药物无效时可用氯硝安定，6~8 mg/d，40%~50% 能完全控制，25% 明显缓解。副作用有嗜睡及步态不稳。偶见老年患者出现短暂性精神错乱，停药后即可消失。

（2）封闭疗法 服药无效者用无水酒精、甘油封闭三叉神经分支或半月神经节，以阻断其传导作用，注射区面部感觉缺失而获得止痛效果。

（3）射频热凝治疗 经皮半月神经节射频电凝疗法：在 X 线监视下或经 CT 导向将射频电极针经皮插入半月神经节，通电加热至 65~75 ℃，维持 1 min；该方法利用传导痛觉的 Aδ 和 C 纤维与传导轻触觉和角膜反射的 Aβ 纤维对热的敏感性不同，达到选择性地破坏痛觉纤维来缓解疼痛。该方法早期疼痛缓解率达 80%~90%，复发率为 15%~30%。长期随访的复发率为 21%~28%，但重复应用仍有疗效。

（4）手术治疗 传统的手术方法是三叉神经感觉根部分切断术，从止痛效果看，是目前首选的手术方法。近年来，开展三叉神经纤维血管减压术，手术暴露脑桥入口处的三叉神经感觉根、解除该处异常走行或扭曲的血管对三叉神经感觉根的压迫，而无须切断神经即可达到止痛效果；近期疗效可达 80% 以上。并发症有听力减退或丧失，面部感觉减退，滑车神经、外展神经、面神经暂时性麻痹。

（5）伽玛刀治疗三叉神经痛   先通过影像学定位，计算出三叉神经根的三维坐标，再将聚焦的伽玛射线会聚在靶点，治疗医师通过对剂量大小的控制，可阻断痛觉的传导。治疗过程简单，患者痛苦小，易于接受。治疗三叉神经痛总体有效率在 90% 以上，其中一次性治愈三叉神经痛（疼痛完全缓解率）在 60% 左右，部分缓解率（疼痛减轻、发作频率降低）则在 30% 左右，复发率和无效率在 1.2% 左右。

（二）特发性面神经麻痹

1. 概述

特发性面神经麻痹又称面神经炎（idiopathic facil palsy）或 Bell's 麻痹（Bell's palsy），系因茎乳孔内面神经急性非特异性炎症所致的周围性面瘫。急性起病，症状可于数小时或者 1~3 天内达到高峰。任何年龄均可发病，男性略多。多为单侧性，偶见双侧。病初可伴有耳后乳突区、耳内或下颌角的疼痛，表现一侧面部表情肌的完全性瘫痪，额纹消失，不能皱额蹙眉，眼裂变大，眼裂不能闭合或闭合不全，闭眼时显露白色巩膜，称 Bell 征阳性；患侧鼻唇沟变浅，口角下垂，示齿时口角歪向健侧；口轮匝肌瘫痪使鼓气和吹口哨时漏气；因颊肌瘫痪使食物易滞留于病侧齿颊之间。

2. 治疗

为防止面神经病变进展为完全变性，尽早治疗很重要，早期治疗的关键是提高局部血流，纠正微循环障碍，尽早恢复供血供氧，减少后遗症。与周围性面瘫的病理改变相对应，在治疗上以改善局部血液循环、促进局部水肿消退为主。

（1）药物治疗

1）皮质类固醇激素，可用地塞米松 10~15 mg/d，7~10 天；或服用泼尼松 1 mg/（kg·d），顿服或分 2 次口服，连续 5 天，以后 7~10 天内逐渐减量。

2）迈之灵 2 片，每天 3 次，连用 2 周。

3）维生素 B_1 100 mg，肌肉注射，每天 1 次，维生素 B_{12} 500 μg，肌肉注射，每天 1 次。一般持续治疗 2 周。

4）加兰他敏 2.5 mg，肌肉注射，每天 1 次。

5）如系带状疱疹感染引起的 Hunt 综合征，可口服无环鸟苷（acyclovir）5 mg/kg，每日 3 次，连服 7~10 天。

（2）物理理疗   急性期茎乳孔附近行超短波透热疗法或红外线照射，或茎乳孔局部热敷等，有助于改善局部血循环，消除神经水肿。恢复期可做碘离子透入疗法。

（3）针刺疗法   针刺治疗或电针治疗可有帮助。

（4）康复治疗及功能锻炼   功能训练应尽早开始，只要患侧面肌能活动，即应进行自我训练，可对镜子做皱眉、举额、闭眼、露齿、鼓腮和吹口哨等动作，每日数次，每次数分钟，并辅以面部肌肉按摩。

（三）脊神经疾病

1. 桡神经损伤

桡神经由 C_5~C_8 组成，是臂丛诸神经中最容易遭受损伤的一支，桡神经上段紧贴于肱骨中段背侧的桡神经沟，由上臂内侧行至外侧，故极易在肱骨干骨折时受损，或在骨折后骨痂形成时遭受压迫而损伤；或因睡眠时以手臂代替枕头，手术时上臂长期外展，熟睡时上肢悬垂于硬物上，上肢放置止血带不当等均可致桡神经损伤。铅中毒和酒精中毒可能选择性地损害桡神经。桡神经麻痹的主要临床表现：

（1）运动障碍　典型症状是垂腕，按其损伤部位不同，表现也有差异。①高位损伤：即在腋下桡神经发出肱三头肌分支以上部位受损时，产生完全性桡神经麻痹症状，上肢各伸肌完全瘫痪，肘关节、腕关节、掌指关节皆不能伸直，前臂于伸直时不能旋后，手通常处于旋前位。并因肱桡肌瘫痪而使前臂在半旋前位不能屈曲肘关节，垂腕使腕关节不能固定而致握力减退，并有伸指和伸拇肌瘫痪。②在肱骨中 1/3，即在发出肱三头肌分支以下部位受损时，则肱三头肌功能完好。③若损伤肱骨下端或前臂上 1/3 时，肱桡肌、旋后肌、伸腕肌的功能保存。④前臂中 1/3 以下损伤则仅有伸指功能丧失而无垂腕，因为伸腕肌的分支已在前臂上部发出。⑤如损伤接近腕关节处，因各运动支均已发出，可不产生桡神经麻痹症状。

（2）感觉障碍　桡神经的感觉支虽然分布在上臂、前臂、手和手指的背面，但因邻近的神经重叠，故感觉障碍仅限于在手背的拇指和第一、二掌骨间隙的极小区域。

（3）桡神经有良好的再生能力，故治疗后功能恢复的预后良好。

2. 正中神经损伤

正中神经由 C_6-T_1 组成，其位置较深，一般不易损伤。常见的损伤原因是肘前区静脉注射时药物外渗入软组织，或腕部被利器割伤。正中神经麻痹的主要临床表现：

（1）运动障碍　主要表现为握力和前臂旋前两重要功能丧失。①前臂受损时，正中神经所支配的肌肉完全麻痹，前臂旋前完全不能，屈腕力弱，拇指、食指、中指不能屈曲，握拳无力。拇指、食指也不能过伸，拇指不能对掌和外展，大鱼际肌萎缩，状如猿手。②损伤位于前臂中 1/3 或下 1/3 时，旋前圆肌、腕屈肌、指屈肌功能仍可保存，运动障碍仅限于拇指外展、屈曲和对掌。

（2）感觉障碍　主要在桡侧手掌及拇指、食指、中指的掌面，无名指的桡侧一半和食指、中指末节的背面。由于正中神经富于交感神经纤维，故损伤后易发生灼性神经痛。

（3）正中神经受损时手指功能受到严重损害，持物等发生困难，手指大部分感觉丧失，表现为伤残很重。

3. 尺神经损伤

尺神经由 C_8-T_1 组成，尺神经在肱骨内上髁后方及尺骨鹰嘴处最为表浅，此处刀伤或骨折容易累及尺神经；肱骨内上髁发育异常，肘外翻畸形可损伤尺神经；长期以肘支撑劳动也易损伤尺神经；麻风常侵犯尺神经。尺神经麻痹的主要表现：

（1）运动障碍　尺神经损伤后的典型表现是手部小肌肉的运动功能丧失，影响手指的精细动作。①尺神经损伤后由于尺侧腕屈肌麻痹而桡侧腕屈肌有拮抗作用，使手向桡侧偏斜。②拇指肌麻痹而拇展肌有拮抗作用，使拇指处于外展状态。③由于伸肌的过度收缩，使手指的基底节过深伸，末节屈曲，小鱼际平坦，骨间肌萎缩凹陷，手指分开，合拢受限，小指动作丧失，各指的精细动作丧失，小指呈外展位，4、5 指不能伸直呈屈曲位，状如爪形手。④当尺神经在前臂中 1/3 和下 1/3 受损时，仅见手部小肌肉麻痹，因尺侧腕屈肌和指伸屈肌的分支已在较高的位置发出，未受细小累及。

（2）感觉障碍　在手背尺侧一半，小鱼际、小指和无名指尺侧一半。

（3）尺神经、正中神经、肌皮神经和肱动脉的起始段彼此紧密地连在一起，成为一血管神经束，常合并受伤。

4. 腓神经麻痹

腓神经亦称腓总神经，由L_4-S_3组成，它在大腿下 1/3 从坐骨神经分出，在腓骨头处转向前方，分出腓肠外侧皮神经分布于小腿的侧面，然后形成腓浅神经和腓深神经，前者支配腓骨长肌和腓骨短肌。后者支配胫骨前肌、拇长伸肌、拇短伸肌和趾短伸肌。可使足背屈，足外展及内收，伸拇趾等。腓浅神经和腓深神经可因外伤、牵拉或其他原因受损。腓总神经绕过腓骨颈的部分是最易受损的部位，可由于穿通伤、腓骨头骨折、铅中毒、各种原因的压迫，如石膏固定，盘腿坐、跪位和蹲位的时间过久等引起。

腓总神经麻痹的主要临床特点是：①足和足趾不能背屈，足下垂，步行时举足高，足尖先落地，呈跨阈步态。不能用足根行走。②感觉障碍在小腿的前外侧和足背。

5. 胫神经麻痹

胫神经由L_4-S_3组成，胫神经支配小腿三头肌、腘肌、跖肌、趾长屈肌、胫骨后肌、拇长屈肌和足底的一些短肌。胫神经麻痹的主要临床特点是：①足和足趾不能跖屈，足尖行走困难，足内翻力弱。②感觉障碍主要在足底。

6. 脊神经疾病的治疗

（1）驱除直接病因，对病因治疗。

（2）急性期可用肾上腺皮质激素，如泼尼松 30 mg/d；地塞米松 5~10 mg 静脉滴注或局部封闭，每日 1 次。

（3）维生素 B 族，神经生长因子等。

（4）封闭疗法　垂足内翻严重者可行局部封闭，可用 2% 普鲁卡因 5~10 ml，加士的宁 1mg，在腓骨小头前侧阳陵穴封闭；也可用加兰他敏 2.5 mg 进行封闭，以促使肌力的恢复。

（5）矫正治疗　腓神经麻痹产生内翻垂足，可带小腿矫正器或穿矫正鞋，完全麻痹保守治疗无效者可行手术矫正。

（郭冬梅）

第四节　癫痫的药物治疗原则

癫痫发作（epileptic seizure）癫痫发作是指脑神经元异常和过度的超同步化放电所造成的以一系列短暂的脑功能失常为特征的临床现象。2005 年国际抗癫痫联盟（ILAE）对癫痫的定义作了修订，其推荐的定义为：癫痫是一种脑部疾患，特点是持续存在能产生癫痫发作的脑部持久性改变，并出现相应的神经生物学、认知、心理学以及社会等方面的后果。诊断癫痫至少需要一次的癫痫发作。约有 80% 的癫痫患者可以通过药物治疗使发作得以控制，因此药物治疗仍是癫痫的主要治疗手段。还有约 20% 的患者属于药物难治性癫痫可以考虑手术的方法治疗。

一、抗癫痫药物介绍

(一)抗癫痫药物简介

20 世纪 80 年代之前，共有 7 种主要的抗癫痫药物（AEDs）应用于临床，习惯上称为传统 AEDs。80 年代以后国外开发并陆续上市了多种新型 AEDs。目前临床使用的 AEDs 见表 3-1。

表 3-1　目前临床使用的 AEDs

传统 AEDs 物	新型 AEDs 物
卡马西平（Carbamazepine，CBZ）	非氨酯（Felbamate，FBM）
氯硝西泮（Clonazepam，CZP）	加巴喷丁（Gabapentin，GBP）
乙琥胺（Ethosuximide，ESM）	拉莫三嗪（Lamotrigine，LTG）
苯巴比妥（Phenobarbitone，PB）	左乙拉西坦（Levetiracetam，LEV）
苯妥英钠（Phenytoin，PHT）	奥卡西平（Oxcarbazepine，OXC）
扑痫酮（Primidone，PRM）	替加宾（Tiagabine，TGB）
丙戊酸钠（Sodium valproate，VPA）	托吡酯（Topiramate，TPM）
	氨己烯酸（Vigabatrin，VGB）
	唑尼沙胺（Zonisamide，ZNS）

(二)抗癫痫药的作用机制

目前对于 AEDs 的作用机制尚未完全了解，有些 AEDs 是单一作用机制，而有些 AEDs 可能是多重作用机制。了解 AEDs 的作用机制是恰当地选择药物、了解药物之间相互作用的基础。以下是已知的 AEDs 的可能的作用机制（表 3-2）。

表 3-2　AEDs 可能的作用机制

传统 AEDs	电压依赖性的钠通道阻滞剂	增加脑内或突触的 GABA 水平	选择性增强 GABAA 介导的作用	直接促进氯离子的内流	钙通道阻滞剂	其他
传统 AEDs						
卡马西平	++	?			+（L 型）	+
苯二氮䓬类			++			
苯巴比妥		+	+	++	?	
苯妥英钠	++				?	+
扑痫酮						
丙戊酸钠	?	+	?		+（T 型）	++
新型 AEDs						
非氨酯	++	+	+		+（L 型）	+
加巴喷丁	?	?			++（N 型，P/Q 型）	?
拉莫三嗪	++	+			++（N，P/Q，R，T 型）	+
左乙拉西坦		?	+		+（N 型）	++

续表

传统 AEDs	电压依赖性的钠通道阻滞剂	增加脑内或突触的GABA水平	选择性增强GABAA介导的作用	直接促进氯离子的内流	钙通道阻滞剂	其他
奥卡西平	＋＋	?			＋（N，P型）	＋
替加宾		＋＋				
托吡酯	＋＋	＋	＋		＋（L型）	＋
氨己烯酸		＋＋				
唑尼沙胺	＋＋	?			＋＋（N，P，T型）	

＋＋主要作用机制；＋次要作用机制；? 不肯定

（三）抗癫痫药的药代动力学特征

药代动力学特征是决定血液中和脑组织中药物浓度的关键环节，是了解药物的疗效、不良反应及药物之间相互作用的基础。理想的 AEDs 应具有以下特征：生物利用度完全且稳定；半衰期较长，每日服药次数少；一级药代动力学特征，即剂量与血药浓度成比例变化；蛋白结合率低，并且呈饱和性；无肝酶诱导作用；无活性代谢产物。在临床使用中除了考虑药物的安全性和有效性之外，还应当参考药物的药代动力学特点来选择药物。AEDs 的药代动力学特征见表 3-3。

表 3-3　AEDs 的药代动力学特征

	生物利用度（%）	一级动力学	蛋白结合率（%）	半衰期(h)	血浆达峰浓度时间(h)	活性代谢产物	对肝酶的作用
传统 AEDs							
卡马西平	75~85	是	65~85	25~34（初用药）8~20（几周后）	4~8	有	诱导
氯硝西泮	>80	是	85	20~60	1~4	有	自身诱导
苯巴比妥	80~90	是	45~50	40~90	1~6	无	诱导
苯妥英钠	95	否	90	12~22	3~9	无	诱导
扑痫酮	80~100	是	20~30	10~12	2~4	有	间接诱导
丙戊酸钠	70~100	否	90~95	8~15	1~4	有	抑制
新型 AEDs							
非氨酯	≥80	是	30	14~25	1~4	有	抑制
加巴喷丁	<60	否	0	5~7	2~3	无	无
拉莫三嗪	98	是	55	15~30	2~3	无	无
左乙拉西坦	<100	是	0	6~8	0.6~1.3	无	无
奥卡西平	<95	是	40	8~25	4.5~8	有	弱诱导
替加宾	≥90	是	96	4~13	0.5~1.5	无	无
托吡酯	≥80	是	13	20~30	2~4	无	抑制
氨己烯酸	≥60	是	0	5~8	1~3	无	无
唑尼沙胺	≥50	否	50	50~70	2~6	无	无

二、癫痫的药物治疗

现有证据显示大多数癫痫患者的长期预后与发病初期是否得到正规抗癫痫治疗有关。早期治疗者的发作控制率较高，停药后的复发率也较低。开始治疗的时间越迟以及治疗前的发作次数越多，转为药物难治性癫痫的可能性就越大，并且在停药后也越容易复发。在开始治疗之前应该充分地向患者本人或其监护人解释长期治疗的意义以及潜在的风险，以获得他们对治疗方案的认同，并保持良好的依从性。

（一）开始治疗的指征

1.AEDs 应该在癫痫的诊断明确之后开始使用，如果发作的性质难以确定，应该进行一段时期的观察，再做决定。

2. 根据国际抗癫痫联盟的最新定义，至少有一次无固定诱因的癫痫发作是癫痫诊断的基本条件，单次或者单簇的癫痫发作如难以证实和确定在脑部存在慢性的功能障碍时，诊断必须谨慎。所以一般认为在出现第二次无诱因发作之后才应该开始 AEDs 治疗。但是针对以下一些特殊情况可以在首次发作后考虑开始 AEDs 治疗。

（1）并非真正的首次发作，在一次全面性强直 - 阵挛发作之前，患者有过被忽视的失神或肌阵挛等发作形式，此类患者再次发作的可能性很大，应该开始 AEDs 治疗。

（2）部分性发作、有明确的病因、影像学有局灶性的异常、睡眠中发作、脑电图有肯定的癫痫样放电，以及有神经系统异常体征等。这些因素预示再次发作的风险增加，可以在首次发作后征得患者及家属同意后开始 AEDs 治疗。

（3）虽然为首次发作，但其典型的临床表现及脑电图特征符合癫痫综合征的诊断，如 Lennox-Gastaut 综合征、婴儿痉挛等，可以在首次发作后开始 AEDs 治疗。

（4）患者本人及监护人认为再次发作难以接受，可向其交待治疗的风险及益处，与其协商后开始 AEDs 治疗。

3. 有部分患者虽然有两次以上的发作，但发作的间隔期在 1 年以上甚至更长，此类患者是否需要药物治疗值得商榷。由于发作间歇期太长，对于疗效的判断和适宜剂量的选择都比较困难，而且可能导致患者的依从性不好，所以在向患者及监护人说明情况后，可以暂时推迟药物治疗。

4. 有明确促发因素的发作，如停服某种药物、酒精戒断、代谢紊乱、睡眠剥夺或者有特定促发因素的反射性癫痫等，可能随潜在的代谢性疾病的纠正或去除诱因而使发作消失，并不需要立刻开始 AEDs 治疗。

（二）抗癫痫药物的选择

有 70%~80% 新诊断的癫痫患者可以通过服用单一 AEDs 使发作得以控制，所以初始治疗的药物选择非常重要，选药正确可以增加治疗的成功率。根据发作类型和综合征分类选择药物是癫痫治疗的基本原则（见表 3-4、表 3-5）。同时还需要考虑以下因素：禁忌证、可能的副作用、达到治疗剂量的时间、服药次数及恰当的剂型、特殊治疗人群（如育龄妇女、儿童、老人等）的需要、药物之间的相互作用，以及药物来源和费用等。

1. 根据发作类型和综合征的选药原则

（1）卡马西平、丙戊酸钠、拉莫三嗪、托吡酯、苯巴比妥、左乙拉西坦、唑尼沙胺、加巴喷丁、奥卡西平可用于部分性发作的单药治疗。苯妥英钠尽管疗效确切，但由于其具有非线性药代动力学特点，容易引起毒副反应，药物之间相互作用多，长期使用的副作用比较明显，已经逐渐退出部分性发作治疗的一线药物。

（2）丙戊酸钠、托吡酯、拉莫三嗪、左乙拉西坦可用于各种类型的全面性发作的单药治疗。卡马西平、苯巴比妥、苯妥英钠、奥卡西平可用于全面性强直阵挛发作的单药治疗。

（3）丙戊酸钠、拉莫三嗪、托吡酯、左乙拉西坦是广谱的 AEDs，对部分性发作和全面性发作均有效，可作为发作分类不确定时的选择。

（4）所有的新型 AEDs 物都可以作为部分性癫痫的添加治疗。

2. 有一些 AEDs 物可能使某些发作类型加重，在某些情况应避免使用（表 3-5）。

3. 苯巴比妥是最早用于临床的 AED，属于作用谱较广的 AED、疗效确切、价格低廉、使用方便，WHO 推荐在发展中国家，特别是经济欠发达的农村地区用苯巴比妥治疗癫痫（主要用于强直阵挛型发作的控制）。

4. 氯硝西泮目前仍较多地用于肌阵挛发作和一部分难治性癫痫的治疗，但其镇静作用比较明显，并且有耐受性和成瘾性，增减剂量均应缓慢进行。

5. 用药前应仔细阅读药物说明书。

表 3-4　根据发作类型的选药原则

发作类型	一线药物	二线药物	可以考虑的药物	可能加重发作的药物
强直阵挛发作	丙戊酸钠	左乙拉西坦 托吡酯	苯妥英钠、 苯巴比妥	—
失神发作	丙戊酸钠 拉莫三嗪	托吡酯		卡马西平 奥卡西平 苯巴比妥 加巴喷丁
肌阵挛发作	丙戊酸钠 托吡酯	左乙拉西坦 氯硝西泮 拉莫三嗪		卡马西平 奥卡西平 苯妥英钠 加巴喷丁
强直发作	丙戊酸钠	左乙拉西坦 氯硝西泮 拉莫三嗪 托吡酯	苯巴比妥 苯妥英钠	卡马西平 奥卡西平
失张力发作	丙戊酸钠 拉莫三嗪	左乙拉西坦 托吡酯 氯硝西泮	苯巴比妥	卡马西平 奥卡西平
部分性发作 （伴有或不伴有 继发全身强直阵 挛发作）	卡马西平 丙戊酸钠 奥卡西平 拉莫三嗪	左乙拉西坦 加巴喷丁 托吡酯 唑尼沙胺	苯妥英钠 苯巴比妥	

引自 NICE. Clinical Guideline 20. 2004,10 Developed by the National Collaborating Centre for Primary Care in England.

表 3-5　根据癫痫综合征的选药原则

癫痫综合征	一线药物	二线药物	可以考虑的药物	可能加重发作的药物
儿童失神癫痫	丙戊酸钠、拉莫三嗪	左乙拉西坦、托吡酯		卡马西平、奥卡西平
青少年失神癫痫	丙戊酸钠、拉莫三嗪	左乙拉西坦 托吡酯		苯妥英钠、卡马西平、奥卡西平
青少年肌阵挛癫痫	丙戊酸钠、拉莫三嗪	左乙拉西坦、托吡酯		苯妥英钠、卡马西平、奥卡西平
仅有全面强直阵挛发作的癫痫	丙戊酸钠、卡马西平托吡酯、拉莫三嗪	氯硝西泮、左乙拉西坦、奥卡西平	氯硝西泮、苯巴比妥	苯妥英钠
部分性癫痫 症状性 隐源性	丙戊酸钠、卡马西平托吡酯、拉莫三嗪	左乙拉西坦、加巴喷丁苯妥英钠	苯巴比妥	
婴儿痉挛	奥卡西平 类固醇	氯硝西泮、丙戊酸钠托吡酯、拉莫三嗪		卡马西平、奥卡西平
Lennox-Gastaut 综合征	丙戊酸钠、托吡酯、拉莫三嗪	左乙拉西坦、氯硝安定		卡马西平、奥卡西平
伴中央颞区棘波的儿童良性癫痫	丙戊酸钠、卡马西平拉莫三嗪、奥卡西平	左乙拉西坦、托吡酯		
伴枕部暴发活动的儿童良性癫痫	丙戊酸钠、卡马西平拉莫三嗪、奥卡西平	左乙拉西坦、托吡酯		
婴儿期严重肌阵挛癫痫	丙戊酸钠、托吡酯氯硝西泮	左乙拉西坦		卡马西平、奥卡西平
慢波睡眠中持续棘慢波	丙戊酸钠、类固醇、拉莫三嗪、氯硝西泮	左乙拉西坦、托吡酯		卡马西平、奥卡西平
Landau-Kleffner 综合征（获得性癫痫性失语）	丙戊酸钠、类固醇、拉莫三嗪	左乙拉西坦、托吡酯		卡马西平、奥卡西平
肌阵挛站立不能癫痫	丙戊酸钠、托吡酯、氯硝西泮	左乙拉西坦、拉莫三嗪		卡马西平、奥卡西平

引自 NICE. Clinical Guideline 20. 2004,10 Developed by the National Collaborating Centre for Primary Care in England.

（三）单药治疗的原则

1. 目前对于癫痫的治疗强调单药治疗的原则，70%～80%的癫痫患者可以通过单药治疗控制发作，其优点在于：

（1）方案简单，依从性好；

（2）药物不良反应相对较少；

（3）致畸性较联合用药小；

（4）方便对于疗效和不良反应的判断；

（5）无药物之间的相互作用；

（6）减轻经济负担。

2. 如果一种一线药物已达最大可耐受剂量仍然不能控制发作，可加用另一种一线或二线药物，至发作控制或最大可耐受剂量后逐渐减掉原有的药物，转换为单药。

3. 如果两次单药治疗无效，再选第三种单药治疗获益的可能性很小，预示属于难治性癫痫的可能性较大，可以考虑合理的多药治疗。

（四）合理的多药治疗

1. 尽管单药治疗有着明显的优势，但是约有 20% 的患者在两次单药治疗后仍然不能很好地控制发作，此时应该考虑合理的多药联合治疗。所谓合理的多药联合治疗即"不增加不良反应而获得满意的发作控制"。从理论上讲，多药治疗有可能使部分单药治疗无效的癫痫发作得以缓解，但也有可能被不良反应的增加所抵消。合用的药物种类越多，相互作用越复杂，对于不良反应的判断越困难。因此建议最多不要超过三种 AEDs 联合使用。

2. 多药治疗之前应该对药物的作用机制、药代动力学特点以及与其他药物之间的相互作用有所了解，这是合理地多药联合治疗的基础。应该避免同一作用机制、相同副作用的 AEDs 物联合应用，以及有明显的药代动力学方面相互作用的药物联合应用。

3. 多药联合治疗选药建议

（1）选择不同作用机制的药物 如 γ - 氨基丁酸（GABA）能样作用的药物与钠通道阻滞剂合用，可能有更好的临床效果。如卡马西平、拉莫三嗪或苯妥英钠与丙戊酸钠、托吡酯、加巴喷丁、左乙拉西坦的联合使用。而应避免两种钠通道阻滞剂或两种具有 GABA 能样作用的药物合用。

（2）避免有相同的不良反应、复杂的相互作用和肝酶诱导的药物合用 加巴喷丁、左乙拉西坦很少与其他药物产生相互作用，适合与其他药物合用。丙戊酸钠与拉莫三嗪合用可能产生对疗效有益处的相互作用（丙戊酸钠延长拉莫三嗪的半衰期，使其血浆浓度升高，但须适当调整起始剂量，以避免特异体质的不良反应）。

（3）如果联合治疗仍不能获得更好的疗效，建议转换为患者最能耐受的治疗（继续联合治疗或转为单药治疗），即选择疗效和不良反应之间的最佳平衡点，不必一味地追求发作的完全控制，而导致患者不能耐受。

（五）抗癫痫药物的调整

1. AEDs 对中枢神经系统的不良影响在治疗开始的最初几周明显，以后逐渐消退。减少治疗初始阶段的不良反应可以提高患者的依从性，而使治疗能够继续。应该从较小的剂量开始，缓慢地增加剂量直至发作控制或最大可耐受剂量。儿童一律按体重计算药量，但最大剂量不应该超过成人剂量。AEDs 的使用方法见表 3-6。

2. 治疗过程中患者如果出现剂量相关的副作用（如头晕、嗜睡、疲劳、共济失调等）可暂时停止增加剂量或酌情减少当前用量，待副作用消退后再继续增加量至目标剂量。

3. 合理安排服药次数，既要方便治疗、提高依从性，又要保证疗效。如果发作或药物的不良反应表现为波动形式（昼夜变化），可考虑更换 AEDs 的剂型（如缓释剂型）或调整服药时间和服药频率，以减少药物处于峰浓度时的副作用加重和处于谷浓度时的发作增加。

4. 如果 AEDs 治疗失败应该采取以下措施

（1）检查患者的依从性　不按医嘱服药是抗癫痫治疗失败常见的原因之一。医师应告诉患者按时服药的重要性，要求患者定期随访。有条件的医院可以通过血药物浓度监测，了解患者的依从性。

（2）重新评估癫痫的诊断　根据患者临床表现和脑电图特征判断对发作和综合征的分类是否准确。检查患者是否存在潜在的进行性神经系统疾病。

（3）选择另一种有效且副作用较小的，逐渐加量至发作控制或最大可耐受剂量。发作控制后可考虑逐渐减掉原来的 AED，减药应在新药达稳态血药浓度之后进行，减量应该缓慢进行。

5. 合并用其他抗癫痫药患者换新抗癫痫药时注意事项和方法

（1）单一药物治疗是抗癫痫药物治疗应遵守的基本原则。但是许多癫痫患者就诊时已经在服用一种或几种抗癫痫药，发作仍然没有控制。应怎么调整药量或换药：

1）如原 AED 选择恰当，应调整剂量。最好测定血药浓度，个体化调整剂量。

2）如原 AED 选择欠妥，换另一种新 AED：患者新换的 AED 至维持量时，如发作停止，再缓慢撤掉原来用的 AED。 发作停止的含义是：对发作频繁的患者有 5 个发作间期没有发作（如过去患者平均 7~8 天犯一次，有 35~40 天没有发作）可以逐渐撤掉原来用的 AED。对发作不频繁的患者加新 AED 后有 3 个月没有发作，可以逐渐撤掉原来用的 AED。

3）每次只能撤掉（原来服用的）一种药物，撤掉一种药物之后，至少间隔 1 个月，如仍无发作，再撤掉第二种药物。

（2）撤药方法

1）苯妥英钠（大仑丁 100 mg/ 片）　儿童每 2 周减 25 mg；成人每 2 周减 50 mg。

2）卡马西平（国产 100 mg/ 片；得理多 200 mg/ 片）　儿童每 2 周减 50 mg；成人每 2 周减 100 mg。

3）丙戊酸钠（200 mg/ 片）　儿童每 2 周减 100mg；成人每 2 周减 200 mg。

4）德巴金缓释片（500 mg/ 片）　儿童每 2 周减 125mg；成人每 2 周减 250 mg。

（3）如果在撤药过程中出现发作，应停止撤药，并将药物剂量恢复到发作前的剂量。

表 3-6　常用抗癫痫药物使用方法及有效血药浓度

起始剂量	增加剂量	维持剂量	最大剂量	有效浓度	服药次数（次 /d）
卡马西平					
成人：100~200 mg/d	逐渐增加	400~1200 mg/d	1600 mg/d		2~3
儿童：<6 岁 5 mg/(kg·d)	5~7 d 增加 1 次	10~20 mg/(kg·d)	400 mg	4~12 mg/L	2
6~12 岁 100 mg/d	每 2 周增加 1 次	400~800 mg/d	1000 mg		3~4
氯硝西泮					
成人：1.5 mg/d	0.5~1 mg/3d	4~8 mg/d	20 mg/d		3
儿童：10 岁以下或体重 <30 kg，0.01~0.03 mg/(kg·d)	0.3~0.05 mg/(kg·d)	0.1~0.2 mg/(kg·d)		20~90 μg/L	2~3

续表

起始剂量	增加剂量	维持剂量	最大剂量	有效浓度	服药次数（次/d）
苯巴比妥（鲁米那）					
成人		90 mg/d	极量 250 mg/次，500 mg/d	15~40 mg/L	1~3
儿童		3~5 mg/(kg·d)			1~3
苯妥英钠（大仑丁）					
成人：200 mg/d	逐渐增加	250~300 mg/d		10 ~ 20 mg/L	2~3
儿童：5 mg/(kg·d)	逐渐增加	4~8 mg/(kg·d)	250 mg		2~3
扑痫酮（扑米酮）					
成人：50 mg/d，1 次晚服	逐渐增加	750 mg/d	1500 mg/d		3
儿童：8 岁以下 50mg/d,1 次服 5mg/(kg·d);8 岁以上同成人	逐渐增加	375~700 mg/d 或 10~25 mg/(kg·d)			3
丙戊酸钠					
成人：5~10 mg/(kg·d)	逐渐增加	600~1200 mg/d	1800 mg/d	50~100 mg/L	2~3
儿童：15 mg/(kg·d)	逐渐增加	20~30 mg/(kg·d)			2~3
加巴喷丁					
成人：300 mg/d 儿童：12 岁以下剂量未定，12~18 岁剂量同成年人 老人：首次剂量由肌酐清除率决定	300 mg/d	900~1800 mg/d	2400~3600 mg/d		3
拉莫三嗪					
单药治疗					
成人：50 mg/d	25 mg/周	100~200 mg/d	500 mg/d		2
儿童：0.3 mg/(kg·d)	0.3 mg/(kg·d)	2~10 mg/(kg·d)			2
与肝酶诱导类的 AEDs 物合用					
成人：50 mg/d	50 mg/2 周	100~200 mg/d			2
儿童：0.6 mg/(kg·d)	0.6 mg/(kg·d)	5~15 mg/(kg·d)			2
与丙戊酸类药物合用					
成人：12.5 mg/d	12.5 mg/2 周	100~200 mg/d			2
儿童：0.15 mg/(kg·d)	0.15 mg/(kg·d)	1~5 mg/(kg·d)			2
左乙拉西坦（尚无 4 岁以下儿童的使用资料）					
成人：1000 mg/d	500~1000 mg/2 周	1000~4000 mg/d			2
奥卡西平					
成人：300 mg/d	300/周	600~1200 mg/d	2400 mg/d		2
儿童：8~10 mg/(kg·d)	10 mg/(kg·周)	20~30 mg/(kg·d)	45 mg/(kg·d)		2

起始剂量	增加剂量	维持剂量	最大剂量	有效浓度	服药次数（次/d）
托吡酯					
成人：25 mg/d	25 mg/周	100~200 mg/d			2
儿童：0.5~1 mg/(kg·d)	0.5~1 mg/(kg·d)	3~6 mg/(kg·d)			
唑尼沙胺					
成人：100~200 mg/d	100 mg/1~2周	200~400 mg/d			2
儿童：2~4 mg/(kg·d)	2~4 mg/(kg·周)	4~8 mg/(kg·d)			2

注：此表制作参照《中华人民共和国药典》临床用药须知，2005年版。随时间或/和药物生产厂家不同具体应用时，请参考药物说明书。

（六）抗癫痫药物的不良反应

1. 所有AEDs都可能产生不良反应，其严重程度因不同个体而异。AEDs的不良反应是导致治疗失败的另一个主要原因。大部分不良反应是轻微的，但也有少数会危及生命。

2. 最常见的不良反应包括对中枢神经系统的影响（镇静、嗜睡、头晕、共济障碍、认知、记忆损害等）、对全身多系统的影响（血液系统、消化系统、体重改变、生育问题、骨骼健康等）和特异体质反应（表3-7）。可以分为四类：

（1）剂量相关的不良反应　例如苯巴比妥的镇静作用，卡马西平、苯妥英钠引起的头晕、复视、共济失调等与剂量有关。从小剂量开始缓慢增加剂量，尽可能不要超过说明书推荐的最大治疗剂量可以减轻这类不良反应。

（2）特异体质的不良反应　一般出现在治疗开始的前几周，与剂量无关。部分特异体质不良反应虽然罕见但有可能危及生命。几乎所有的传统AEDs都有特异体质不良反应的报道。主要有皮肤损害、严重的肝毒性、血液系统损害。新型AEDs中的拉莫三嗪和奥卡西平也有报告。此类不良反应一般比较轻微，在停药后迅速缓解。部分严重者需要立即停药，并积极对症处理。

（3）长期的不良反应　与累计剂量有关。如给予患者能够控制发作的最小剂量，若干年无发作后可考虑逐渐撤药或减量，有助于减少AEDs的长期不良反应。

（4）致畸作用　癫痫妇女后代的畸形发生率是正常妇女的2倍左右。造成后代畸形的原因是多方面的，包括遗传因素、癫痫发作、服用AEDs等。大多数研究者认为AEDs是造成后代畸形的主要原因。AEDs对妊娠的影响参考表3-7和第六章第三节。

表3-7　抗癫痫药物常见的不良反应

药物	剂量相关的副作用	长期治疗的副作用	特异体质副作用	对妊娠的影响
卡马西平	复视、头晕、视物模糊、恶心、困倦、中性粒细胞减少、低钠血症	低钠血症	皮疹、再生障碍性贫血、Stevens-Johnson 综合征、肝损害	FDA 妊娠安全分级* D级 能透过胎盘屏障，可能导致神经管畸形

续表

药物	剂量相关的副作用	长期治疗的副作用	特异体质副作用	对妊娠的影响
氯硝西泮	常见：镇静（成人比儿童更常见）、共济失调	易激惹、攻击行为、多动（儿童）	少见，偶见白细胞减少	FDA 妊娠安全分级 D 级 能透过胎盘屏障，有致畸性及胎儿镇静、肌张力下降
苯巴比妥	疲劳、嗜睡、抑郁、注意力涣散、多动、易激惹（见于儿童）、攻击行为、记忆力下降	少见皮肤粗糙、性欲下降、突然停药可出现戒断症状、焦虑、失眠等	皮疹、中毒性表皮溶解症、肝炎	FDA 妊娠安全分级 D 级 能透过胎盘屏障，可发生新生儿出血
苯妥英钠	眼球震颤、共济失调、厌食、恶心、呕吐、攻击行为、巨幼红细胞性贫血	痤疮、齿龈增生、面部粗糙、多毛、骨质疏松、小脑及脑干萎缩（长期大量使用）、性欲缺乏、维生素 K 和叶酸缺乏	皮疹、周围神经病、Stevens-Johnson 综合征、肝毒性	FDA 妊娠安全分级 D 级 能透过胎盘屏障，可能导致胎儿头面部畸形、心脏发育异常、精神发育缺陷及新生儿出血
扑痫酮	同苯巴比妥	同苯巴比妥	皮疹、血小板减少、狼疮样综合征	FDA 妊娠安全分级 D 级 同苯巴比妥
丙戊酸钠	震颤、厌食、恶心、呕吐、困倦	体重增加、脱发、月经失调或闭经、多囊卵巢综合征	肝毒性（尤其在 2 岁以下的儿童）、血小板减少、急性胰腺炎（罕见）、丙戊酸钠脑病	FDA 妊娠安全分级 D 级 能透过胎盘屏障，可能导致神经管畸形及新生儿出血
加巴喷丁	嗜睡、头晕、疲劳、复视、感觉异常、健忘	较少	罕见	FDA 妊娠安全分级 C 级
拉莫三嗪	复视、头晕、头痛、恶心、呕吐、困倦、共济失调、嗜睡	攻击行为、易激惹	皮疹、Stevens-Johnson 综合征、中毒性表皮溶解症、肝衰竭、再生障碍性贫血	FDA 妊娠安全分级 C 级
奥卡西平	疲劳、困倦、复视、头晕、共济失调、恶心	低钠血症	皮疹	FDA 妊娠安全分级 C 级
左乙拉西坦	头痛、困倦、易激惹、感染、类流感综合征	较少	无报告	FDA 妊娠安全分级 C 级
托吡酯	厌食、注意力、语言、记忆障碍、感觉异常、无汗	肾结石、体重下降	急性闭角型青光眼（罕见）	FDA 妊娠安全分级 C 级

*FDA 妊娠安全分级：美国药品和食品管理局（FDA）根据药物对动物或人类所具有的不同程度的致畸性，将药物对妊娠的影响分为五级。

A 级—妊娠头 3 个月的孕妇充分的良好对照研究没有发现对胎儿的危害（并且也没有在其后 6 个月具有危害性的证据）。此类药物对胎儿的影响甚微。

B 级—动物研究没有发现对胎儿的危害，但在孕妇没有充分的良好对照的研究；或动物研究发现对胎儿有危害，但对孕妇充分的良好对照的研究没有发现对胎儿的危害。此类药品对胎儿影响较小。

C 级—动物研究表明，药物对胎儿有致畸或杀死胚胎的作用，但对孕妇没有充分的良好对照的研究；或对孕妇没有研究，也没有动物研究。此类药品必须经过医师评估，权衡利弊后才能使用。

D 级—有危害人类胎儿的明确证据，但在某些情况下（如孕妇存在严重的、危及生命的疾病，没有更安全的药物可供使用，或药物虽安全但使用无效）孕妇用药的益处大于危害。

X级—动物或人类研究表明，能导致胎儿异常；或根据人类和动物用药经验，有危害胎儿的明确证据。孕妇使用药物显然没有益处。禁用于怀孕或可能怀孕的妇女。

（七）药物之间的相互作用

对单药治疗无效的癫痫患者必然要考虑多药联合治疗。此外，抗癫痫治疗是长期的，患者在治疗期间也可能会患上其他疾病，此时必须考虑药物之间的相互作用。常用 AEDs 之间的相互作用见表 3-8。AEDs 和及非 AEDs 之间的相互作用见表 3-9。常见的药物之间的相互作用有以下几种方式：

（1）肝酶诱导作用 具有肝酶诱导作用的 AEDs 如卡马西平、苯妥英钠和苯巴比妥等联合用药时会使其血浆浓度降低，疗效下降。也能诱导口服避孕药、抗凝药代谢，降低其血药浓度而影响疗效。新型 AEDs 大多数药物无肝酶诱导的特点，只有奥卡西平、拉莫三嗪和托吡酯较大剂量时（>200 mg/d）选择性地促进类固醇类的口服避孕药的代谢，使其疗效下降。

（2）肝酶抑制作用 丙戊酸钠是肝酶抑制剂，尤其抑制拉莫三嗪和苯巴比妥的代谢，使其半衰期延长，血浆浓度升高，导致潜在的毒性增加。因此丙戊酸钠和拉莫三嗪联合使用时，拉莫三嗪的用量可以减少一半。

（3）蛋白结合置换作用 高蛋白结合率的药物能够竞争低蛋白结合率的药物的结合位点，使其从蛋白结合状态成为游离形式，使后者血浆浓度升高，最常见的是丙戊酸钠与苯妥英钠合用，由于苯妥英钠被置换为游离形式，可能在较低剂量时出现疗效和毒性反应。

（4）药效学方面的相互作用 可能是双向的。比如拉莫三嗪与卡马西平作用于电压依赖性的钠通道，联合应用时可能会导致神经毒性增加（头晕、复视、共济失调）。而拉莫三嗪和丙戊酸钠联合应用时，可能由于作用机制互补而产生协同作用使疗效增加，但需要调整拉莫三嗪的起始剂量、加量速度及维持剂量，以弥补这二者在药代动力学方面的相互作用。

表 3-8　抗癫痫药物之间可能的相互作用

基础 AEDs	添加 AEDs	相互作用结果	建议
拉莫三嗪（LTG）	丙戊酸钠（VPA）	LTG 半衰期延长、血浆浓度升高	降低 LTG 的起始剂量，以免发生皮疹
丙戊酸钠（VPA）	苯巴比妥（PB）	PB 半衰期期延长、血浆浓度升高	可能导致 PB 的镇静作用增强，降低 PB 的剂量
苯妥英钠（PHT）	丙戊酸钠（VPA）	相互作用复杂，结果不确定	需要监测为结合型的 PHT 的浓度
卡马西平（CBZ）	丙戊酸钠（VPA）	抑制 CBZ 代谢产物环氧化物的代谢（导致 CBZ 主要副作用的物质）	可能导致恶心、疲乏加重，尤其在儿童，如果出现，CBZ 需减量
卡马西平（CBZ）	苯巴比妥（PB）	增加 CBZ 的代谢，降低 CBZ 的浓度	CBZ 可能需要更大的剂量
卡马西平（CBZ）	拉莫三嗪（LTG）	药效学的相互作用可能导致神经毒性增加	如果出现神经毒性（头晕、恶心、复视等），可减少 CBZ 的剂量

续表

基础 AEDs	添加 AEDs	相互作用结果	建议
苯妥英钠（PHT）	托吡酯（TPM）	TPM 降低 PHT 的清除率，PHT 浓度升高	如果出现毒性反应，减少 PHT 剂量
苯妥英钠（PHT）	奥卡西平（OXC）	OXC 降低 PHT 的清除率，PHT 浓度升高	如果出现毒性反应，减少 PHT 剂量
苯巴比妥（PB）	苯妥英钠（PHT）	不确定	监测 PHT 和 PB 的血浆浓度，调整剂量

表 3-9　抗癫痫药与其他非抗癫痫药的相互作用

其他非 AEDs	AEDs	相互作用	潜在的临床后果
口服避孕药	肝酶诱导剂（卡马西平、奥卡西平、苯妥英钠、苯巴比妥、托吡酯）	加快口服避孕药的代谢	怀孕
华法林	肝酶诱导剂（卡马西平、苯妥英钠、苯巴比妥）	增加华法林的代谢	抗凝作用下降，如果撤掉 AEDs 物会导致华法林作用增加，导致出血，需密切监测 INR
茶碱类	卡马西平、奥卡西平、苯妥英钠、苯巴比妥、托吡酯	增加茶碱的代谢	降低抗哮喘作用
地高辛	苯妥英钠	降低地高辛的血浆浓度	降低治疗心衰的疗效
奥美拉唑	苯妥英钠	奥美拉唑可抑制苯妥英钠代谢	可能导致苯妥英钠的血浆浓度升高，出现中毒需根据血浆浓度调整苯妥英钠的剂量
红霉素	卡马西平	抑制卡马西平代谢，增加卡马西平的血浆浓度	需监测卡马西平的毒性反应，必要时减少剂量
抑酸药	卡马西平、苯妥英钠、苯巴比妥	降低 AEDs 物的吸收	AEDs 物疗效下降，发作增加
三环类抗抑郁药（TCAs）	卡马西平、苯妥英钠、苯巴比妥	TCAs 浓度降低和 AEDs 浓度升高（双向作用）	TCAs 疗效下降、AEDs 毒性增加
氟西汀（百忧解）	卡马西平、苯妥英钠	抑制 AEDs 的代谢，升高 AEDs 的浓度	增加 AEDs 的毒性反应（比如头晕）
舍曲林	拉莫三嗪	抑制拉莫三嗪的代谢，升高其浓度	增加 AEDs 的毒性反应，必要时可降低剂量
环孢霉素 A	卡马西平、苯妥英钠、苯巴比妥	AEDs 加快环孢霉素 A 的代谢，降低其血浆浓度	降低其免疫抑制作用，可能需要增加剂量
氟康唑（抗真菌药）	苯妥英钠	抑制苯妥英钠的代谢，升高其浓度	苯妥英钠中毒，必要时降低其剂量

（八）血药浓度监测

AEDs 监测是近年癫痫治疗的重大进展之一。通过血药物浓度的测定，临床医师可以根据患者的个体情况，利用药代动力学的原理和方法，调整药物剂量，进行个体化药物治疗。这不仅能提高药物治疗效果，也避免或减少可能产生的药物毒副反应。

1. 血药浓度监测中需要注意的一些问题

（1）要有相对稳定和可靠的测定方法，实验室应该有质量控制，避免因试剂、仪器不稳定所而造成误差。

（2）临床医师和实验室人员需要掌握基本的药代动力学知识，如稳态血药浓度、半衰期、达峰时间等，以做到适时采集标本和合理解释测定结果。

（3）掌握 AEDs 监测的指征，根据临床需要来决定进行监测的时间及频度。

2. 血药浓度监测的指征

（1）由于苯妥英钠具有饱和性药代动力学特点（药物剂量与血药浓度不成正比例关系）；而且治疗窗很窄，安全范围小，易发生血药浓度过高引起的毒性反应。因此患者服用苯妥英钠达到维持剂量后以及每次剂量调整后，都应当测定血药浓度。

（2）AEDs 已用至维持剂量仍不能控制发作时应测定血药浓度，以帮助确定是否需要调整药物剂量或更换药物。

（3）在服药过程中患者出现了明显的不良反应，测定血药浓度，可以明确是否药物剂量过大或血药浓度过高所致。

（4）出现特殊的临床状况，如患者出现肝、肾或胃肠功能障碍，癫痫持续状态、怀孕等可能影响药物在体内的代谢，应监测血药浓度，以便及时调整药物剂量。

（5）合并用药尤其与影响肝酶系统的药物合用时，可能产生药物相互作用，影响药物代谢和血药浓度。

（6）成分不明的药，特别是国内有些自制或地区配制的抗癫痫"中成药"，往往加入廉价 AEDs。血药浓度测定有助于了解病人所服药物的真实情况，引导病人接受正规治疗。

（7）评价患者对药物的依从性。

3. 测定时间

血药浓度应在达到稳态浓度之后测定。即患者连续服用维持剂量超过 5 个半衰期后取血测定。

4. 血样采样时间

为观察药物疗效一般测定谷浓度，清晨空腹取血。为了检查药物的不良反应往往测定峰浓度，即服药后达峰时间取血。

5. 结果的分析和判断

血药浓度测定结果必须结合病人实际情况进行分析。第一要掌握病人病理和生理状况；详细了解病人服药剂量、时间。第二弄清该药最适浓度范围和基本药代动力学参数，根据病人所服药物剂量可以预测病人血药浓度。第三对实测结果与预测结果进行比较分析。

实测结果高于或低于预测结果可以从以下几方面找原因：①病人是否按医嘱服药；②病人是否同时服其他药物；③病人是否同时患其他疾病或肝、肾功能不良；④测定方法、操作、报告填写是否有误；⑤药物制剂生物利用度偏高或偏低。找不到原因时可以考虑个体差异所致。

无论测定结果是否在有效浓度范围，都应该结合病人临床症状来决定是否需要调整药物剂量。测定结果在有效浓度范围内，临床有效，维持原治疗方案；临床无效，适当增加剂量，密切观察病情变化。测定结果低于有效浓度范围，临床无效，根据参数增加剂量；临床有效，先维持原治疗方案，注意病情变化。测定结果超出有效浓度范围，详细检查病人有无毒副反应和肝肾功能，临床有效也未发现毒副反应，可以维持原方案。如出现毒副反应，减量继续观察。总之，不要盲目追求有效浓度范围。

国内已开展的 AEDs 的有效血药浓度参考值见表 3-6。

（九）减药停药原则和注意事项

何时减药、停药是患者从治疗开始就非常关心的问题，也是临床医生非常难回答的问题。现有证据显示，70%~80% 的癫痫患者经药物治疗后发作可以得到控制，其中超过 60% 的患者在撤除药物后仍然无发作。在开始减药后的 2 年之内，约 30% 的患者可能再次发作，绝大部分发作出现在开始减药的最初 9 个月内。

（1）患者在药物治疗的情况下，2~5 年以上完全无发作，可以考虑停药。

（2）患者经较长时间无发作，仍然面临停药后再次发作的风险，在决定是否停药之前应评估再次发作的可能性。脑电图始终异常、存在多种发作类型、有明显的神经影像学异常及神经系统功能缺损的患者，复发率明显升高，应延长服药时间。

（3）不同综合征预后不同，直接影响停药后的长期缓解率。如儿童良性癫痫综合征，1~2 年无发作就可以考虑停药；青少年肌阵挛癫痫即使 5 年无发作，停药后的复发率也很高；Lennox-Gastaut 综合征可能需要更长的治疗时间。

（4）停药过程应该缓慢进行，可能持续数月甚至 1 年以上。苯二氮䓬类和苯巴比妥的撤药除了有再次发作的风险，还可能出现戒断综合征（焦虑、惊恐、不安、出汗等），所以停药过程应该更加缓慢。

（5）多药联合治疗的患者，每次只能减掉一种药物，并且撤掉一种药物之后，至少间隔 1 个月，如仍无发作，再撤掉第二种药物。

（6）如果在撤药过程中出现发作，应停止撤药，并将药物剂量恢复到发作前的剂量。

（宋海庆）

第五节　神经科疾病急救处理

一、意识障碍

意识障碍是指患者对各种刺激不能或很少产生言语反应、感觉反应、运动反应和反射障碍。

（一）病因

原发性脑损害——脑出血、脑梗死、颅内占位、颅内感染、高颅压等；继发性脑损害——缺氧性脑病、低血糖、糖尿病性昏迷、中毒性脑病、一氧化碳中毒、感染、药物中毒、电解质失衡等。

（二）临床表现

意识障碍根据醒觉性意识障碍分类：分为嗜睡—过多的睡眠状态，能被各种刺激唤醒，能基本正确回答问题，能配合检查，刺激一旦停止又进入睡眠状态；昏睡—必须在持续强烈的刺激下才能睁眼，躲避，不完整的应答，当停止刺激后即处于昏睡状态；浅昏迷—意识丧失，对疼痛刺激有躲避动作和痛苦表情，可有无意识的自发动作，生理反射可存在，生命体征改变不明显，有些患者可伴有谵妄和躁动；深昏迷—对外界任何刺激均无反应，全身肌肉松弛，生命体征明显改变，生理反射和病理反射均消失；脑死亡—深昏迷，无任何自主活动，自主呼吸停止，所有脑干反射消失，脑电图呈平直线或等电位，TCD 正相血流消失。根据意识内容改变的意识障碍包括：意识模糊—患者注意力减退，情感反应淡漠，定向力障碍，活动减少，语言缺乏连贯性，对外界刺激可有反应，但低于正常水平；谵妄—患者对周围环境的认识及反应能力均有下降，表现为定向不能、注意力下降、不能仔细思考问题等，常伴有言语增多、错觉、幻觉及觉醒 - 睡眠周期紊乱，精神紧张、恐惧或兴奋不安，甚至出现冲动或攻击行为。判断患者意识水平的客观量表即 Glasgow 昏迷评分（表 3-10），主要对脑外伤病人制定的昏迷量表，而对于脑卒中病人，GCS 常高估神经功能缺损程度，所以对于有失语的脑卒中患者不太适合，一般最初的评分与脑损害的严重性和预后有关。

表 3-10   Glasgow 昏迷评分

	项目	评分
睁眼反应	自动睁眼	4
	呼之睁眼	3
	疼痛引起睁眼	2
	不睁眼	1
言语反应	言语正常（回答正确）	5
	言语错误（回答错误）	4
	言语错乱	3
	言语难辨	2
	不能言语	1
运动反应	肢体能按吩咐动作	6
	肢体对疼痛能定位	5
	对刺痛能躲避	4
	刺痛肢体过屈反应	3
	刺痛肢体过伸反应	2
	不能运动（无反应）	1

（三）辅助检查

1. 脑外检查

实验室检查血生化、血常规、血气分析检查及影像学检查，排查内科系统疾病造成昏迷。

2. 脑部检查

在有条件情况下进行影像学 CT、MRI、MRA 检查；脑脊液检查、颅内压测定；神经电生理检查（EEG、BAEP、SEP 等）。

（四）诊断

患者出现对各种刺激不能或很少产生言语反应、感觉反应、运动反应和反射障碍。诊断流程如下：

（1）昏迷的确定　①神经系统检查—语言反应—运动反应—疼痛反应；②神经电生理检查—EEG-SEP-BAEP。

（2）昏迷程度的确定　根据分类确定。

（3）昏迷原因的确定　①确定病史—起病形式—伴随症状；②体格检查—神经系统检查—全身状况检查；③影像检查—CT、MRI；④实验室检查—生化、血气、毒物、特殊化验。

（五）鉴别诊断

1. 无动性缄默症

多为双侧额叶病变患者，虽然感觉和运动通路完整，但对刺激无反应、无欲望，患者对自身和环境有记忆，临床上与去皮层状态有颇多相似之处。

2. 闭锁综合征

由于双侧皮质脑干束和皮质脊髓束受损，患者几乎全部运动功能丧失，仅能睁闭眼和眼球上下运动，但感觉和认知功能正常。

3. 癔症

有明显的精神因素，主要表现为意识范围缩小，同时伴有各种各样的躯体症状，以及选择性遗忘或情感暴发等精神症状。根据情感反应、动作抗拒、接受心因诱发和语言暗示等进行鉴别。

4. 功能性不反应状态

是强烈精神刺激后出现的一种精神抑制状态，对于各种刺激不发生反应，貌似昏迷。患者可出现呼吸加快、双目紧闭、肢体紧张及对检查有抵抗等。

5. 木僵状态

是精神疾病的一种表现形式，对各种刺激不反应，伴有瞳孔改变、尿潴留等神经症状。患者蜡样屈曲、违拗、兴奋或躁动，以及病后清晰回忆等，可与昏迷鉴别。

（六）治疗

1. 原发病治疗

原发病治疗是整个救治工作的核心部分，如颅内占位病变给予清除；颅内炎症给予相应抗感染治疗；脑血管病给予相应治疗；癫痫持续状态尽快有效控制等。

2. 脑功能障碍治疗

改善脑血流，通过调节动脉血压、颅内压、脑血管阻力完成；保护神经元，应用神经元保护剂使还存在有希望逆转神经元得以保护。

3. 促醒治疗

药物治疗的疗效并不肯定，但只要能够促进脑细胞活力和增加脑血流的药物均有利于意识的清醒；高压氧能快速、大幅度地提高组织氧含量和贮备，增加血氧弥散量及有效弥散距离。高压氧的经验性治疗结果提示，发病后治疗时间越早效果越好；对意识障碍者刺激治疗可促进意识的清醒。刺激方式包括多模式感觉刺激，如听觉、视觉、深浅感觉、周围神经、脊髓硬膜外刺激等；基因治疗，是一个良好的设想，如外周干细胞诱导分化神经干细胞植入脑组织，但目前还不能应用于临床。

4. 其他治疗

主要为保护和治疗重要脏器的功能（包括心功能与外周循环、呼吸、胃肠、肝、肾、血液系统功能监测）；维持水、电解质、酸碱平衡，通过对其监测，随时进行治疗；预防感染等。

二、癫痫持续状态

癫痫持续状态是指癫痫持续发作 30 min 或 2 次以上连续发作，发作间期意识无恢复，是神经系统疾病常见的急症。

（一）病因

分为特发性和继发性，特发性多与遗传因素有关。主要为继发性，包括：①不规则抗痫药物治疗，服用药物期间突然停药、减量等。②脑器质性病变，如脑炎、脑出血、脑梗死、脑外伤、脑肿瘤等。③急性代谢性疾病，如低血糖、低钠血症、酸碱平衡紊乱等。④中毒，包括药物、一氧化碳、氧、氰化物等中毒。⑤鞘内注射药物等。

（二）临床表现

1. 全身惊厥性癫痫持续状态

表现为阵发性或持续性肌肉节律性强直、阵挛或强直 - 阵挛，发作时意识丧失，可伴有高热、代谢性酸中毒、低血糖、电解质紊乱和肌红蛋白尿等，发作间期意识障碍无恢复。

2. 非惊厥性癫痫持续状态

包括失神性癫痫持续状态，表现为突发意识障碍，可有嗜睡、自主运动减少、言语缓慢、定向力障碍、记忆力障碍或精神症状等，持续数分钟至数天，以及复杂部分癫痫持续状态，表现为意识障碍从朦胧状态到完全无反应，脑电图示异常电波，发放起源通常在颞叶或颞叶以外区域。

3. 单纯部分癫痫持续状态

表现为意识状态基本正常，出现感觉异常如躯体感觉、视觉、听觉等异常和运动异常如躯体运动、语言障碍等异常。

（三）辅助检查

（1）常规脑电图、视频脑电图、动态脑电图检测 可显示尖波、棘波、尖 - 慢波等癫痫性波型。

（2）心电图检查 排除大面积心肌梗死、各类心律失常导致广泛脑缺血缺氧继发癫痫发作；胸片，血气检查排除肺部严重感染造成低氧血症。

（3）血常规及生化检查 排除感染、代谢异常造成的癫痫发作。

（四）诊断

根据癫痫病史、临床发作特点（发作形式、意识障碍）、常规或视频脑电图检查可以确诊。癫痫典型全身惊厥性癫痫持续状态，发作表现为阵发性或持续性肌肉节律性强直，阵挛或强直-阵挛，发作时意识丧失，发作间期意识障碍不恢复，脑电图有异常电活动。单纯部分癫痫持续状态，意识状态基本正常包括感觉异常发作和运动异常发作。非惊厥性癫痫持续状态，突发意识障碍，持续时间从数分钟至数天，意识障碍程度轻，表现为嗜睡，自主运动减少，定向力记忆力障碍。

（五）鉴别诊断

（1）中枢神经系统损伤 迅速的、重复性伸肌或屈肌运动。

（2）广泛脑缺氧损伤 昏迷状态下频繁的肌阵挛，持续数小时。

（3）心因性精神异常发作 无反应伴无运动或刻板四肢运动，双眼向下或发出怪声。整个过程没有时间限制等。

（4）单纯部分癫痫持续状态需与短暂性脑缺血（TIA）发作鉴别，TIA 可出现半身麻木、无力等，持续数分钟至数十分钟等。

（5）木僵症、谵妄性震颤等鉴别。

（六）治疗

迅速有效控制发作是关键，当癫痫发作持续 4~5min，应立即给予抗癫痫药物终止其发作。

（1）终止癫痫发作的首选药物苯二氮䓬类—地西泮（安定），可有增强抑制性递质 GABA 的作用，降低中枢神经系统的兴奋性。首次 10~20 mg，<2 mg/min（>5 min），重复间隔 15 min。终止癫痫发作二线药物乙内酰脲类，主要作用是降低神经元的兴奋性，包括突触与非突触作用；抑制皮层发作性电活动扩散。苯妥英钠，首次 15~20mg/kg，静脉输注速度 <50mg/min，重复间隔 20 min。终止癫痫发作三线药物巴比妥酸盐类，主要作用机制可能与地西泮－GABA 受体有关。苯巴比妥钠，血浆半衰期长，6~8 h，需保持呼吸道通畅及呼吸支持。因其为肝药酶诱导剂，对多数药物有影响。主要用于癫痫控制后维持用药 15~20 mg/kg（10~15 min 输注），重复间隔 15~30 min。终止癫痫发作四线药物麻醉药，用于抗癫痫药物失败的癫痫持续状态。主要作用是降低神经细胞膜的通透性，抑制神经冲动的启动和传播，静点用药后脑内迅速达到峰浓度，血浆半衰期短，作用维持时间为数分钟至数小时，用药期间应保持呼吸道通畅，备有人工通气。异丙酚，首次 2mg/kg，维持量 0.1~0.2mg/(kg·min)，静点输注速度 < 100 mg/min；或咪唑安定 0.1~0.2mg/kg，维持量 0.1~0.4mg/(kg·h)。失神性癫痫持续状态可选用苯二氮䓬类或丙戊酸盐类。丙戊酸盐 25 mg/kg 加入 50 ml 生理盐水中，静脉输注 >10 min。间隔 3h 重复一次，以后每 6 h 一次。

（2）治疗原发病。

（3）治疗并发症，包括癫痫后外伤，防治脑水肿、控制感染、纠正水电解质失衡等。

三、颅内压增高综合征

当颅腔内容物体积发生变化，如脑容积增加、脑血流容积增加和脑脊液容积增加时，均会导致颅内压增高。高颅压是神经科疾病常见的病理过程，如治疗不及时可引起严重的脑功能损伤，甚至死亡。

（一）病因

（1）脑组织或脑组织外占位病变使颅内容积增加，如肿瘤、大面积脑梗死、出血、脓肿等。

（2）急性脑组织水肿，如脑炎、急性低钠血症、缺氧状态、代谢及中毒性脑病等。

（3）脑脊液循环和吸收梗阻。

（4）颅内静脉窦，大静脉血栓形成。

（5）脉络丛肿瘤导致脑脊液生成增加，也可引起颅内压增高。

（二）临床表现

主要为头痛、呕吐、视乳头水肿等症状是高颅压的典型征象。头痛常早期出现，多位于额颞部呈持续胀痛或搏动性疼痛，可阵发加剧，晨起时和晚间明显。咳嗽、用力后头痛可加剧。严重头痛可伴随喷射性呕吐，有时改变体位可诱发。视乳头水肿是颅内压增高重要和可靠的客观体征，主要对于慢性发病者更可靠，可出现一过性黑蒙，视力下降。而对于急性颅内压增高者视乳头水肿可不明显，但脑水肿可在数分钟出现。一般将高颅压分为4期 ①代偿期：临床上不出现症状和体征。②早期：颅内代偿容积失代偿时，颅内压增高；临床出现头痛、呕吐、视乳头水肿等高颅压的典型征象，也可出现视力下降、复视等。③高峰期：不仅有头痛、呕吐加重，而且出现意识障碍，同时可有心跳减慢、呼吸减慢和血压增高。高峰期是救治的关键，如不能控制发展，则脑干功能衰竭，进入晚期。④衰竭期（晚期）：主要表现深昏迷、瞳孔不等大或散大、去脑强直发作、心率加快、血压下降、呼吸不规则或暂停，最终呼吸、心跳停止。

（三）辅助检查

腰穿测脑脊液压力，如大于 $200\,mmH_2O$ 可诊断颅内压增高症。还可进行颅内压监测，一般为有创性如脑室内导管等，另外无创性 TCD 监测目前正在探讨中。CT 和 MRI 检查有助于病因学的诊断。

（四）诊断

患者一般有头痛、呕吐、视乳头水肿等典型症状体征，及脑脊液压力大于 $200\,mmH_2O$ 通常可诊断为高颅压综合征。如果无明显视乳头水肿也不能排除本病，需要动态观察。如患者伴有意识、精神障碍及外展神经麻痹等可支持诊断。

（五）鉴别诊断

婴幼儿颅骨裂缝尚未闭合，颅内压增高表现头颅增大和脑积水，应与巨脑症、硬膜下血肿等区别。

（六）治疗

病因治疗是改善颅内压增高最根本的措施，而为了挽救患者的生命采取必要措施迅速而有效地降低颅内压更为重要。

1. 病因治疗

首先考虑有无紧急手术的适应证，可减少颅内容积，降低颅内压。如发现肿瘤、脓肿、出血等占位性病变应手术切除，如不能切除者可考虑去骨瓣减压术，脑室穿刺术，血肿碎吸术等。如属炎症，用抗生素治疗。如系缺血缺氧，应予以纠正。但颅内压增高的病人往往情况紧急，可先做症状性处理，以争取机会做全面检查。

2. 一般处理

患者卧床，轻度抬高头部和上半身，以利于颅内静脉回流，降低脑静脉压和颅内压。保持安静，必要时给予镇静药物治疗，因患者焦虑或恐惧时交感神经系统功能亢进，可心率过速、血压增高、脑血流量增加、颅内压增高。严密观察生命体征变化，特别是意识障碍、瞳孔的变化，可能提示脑疝的发生，需紧急处理。保持大便通畅。对于呕吐频繁者，应暂禁食，改用给静脉高渗葡萄糖液滴注以维持每日热量和水分。对症处理各种并发症，如高热、癫痫、水电解质紊乱等。

3. 脱水降颅压治疗

甘露醇 125~250 ml，静脉点滴，每次用药时间不宜超过 15~30 min，一般用药 10 min 后颅内压显著下降，20~60 min 降颅压作用达高峰，持续 4~6 h，具体用药剂量和间隔时间，还应根据药代动力学特点、颅内压的增高程度及患者有无并发全身重要脏器损伤等而定，必须个体化治疗。另外还可根据病人具体情况使用呋塞米、甘油果糖、白蛋白等联合脱水治疗，以减轻药物副作用。

4. 巴比妥类药物治疗

巴比妥可使脑血流量减低、脑代谢率降低，从而使颅内压降低。

5. 亚低温治疗

是治疗难治性颅内压增高的重要手段，可降低脑代谢，降低颅内压。随着监护技术的发展，低温的心脏副作用已减少。全身降温比单独头部降温更有效。

6. 其他

皮质类固醇治疗、过渡通气治疗等。

四、急性呼吸衰竭

短时间内在原有呼吸功能基本正常的情况下，突发因素引起的严重呼吸功能障碍，此刻，机体缺少足够的时间进行代偿，出现急性缺氧和呼吸性酸中毒。

（一）病因

肺通气功能障碍和肺换气功能障碍。

肺通气功能障碍主要见于呼吸中枢病变：重症颅脑疾病如大面积脑梗死、脑出血、高颅压等，呼吸中枢因血流减少或直接受压力的刺激，使呼吸慢而深，并可出现呼吸节律的改变；神经肌肉病变：颈胸脊髓病变、周围神经肌肉病等均可引起神经冲动传导障碍和运动终板功能障碍，使呼吸肌驱动力不足，最终导致呼吸功能障碍，造成呼吸衰竭。另外，意识障碍者可因咳嗽反射和吞咽反射减弱，造成呼吸道分泌物排泄受限，或下颌松弛、舌根后坠，均可引起呼吸道阻塞，导致阻塞性通气功能障碍。

肺换气功能障碍主要见于肺弥散障碍，肺泡通气与血流比例失调，解剖分流增加等。

（二）临床表现

低氧血症和高碳酸血症所引起的症状和体征是急性呼吸衰竭时最主要的临床表现。

1. 低氧血症相应临床表现

口唇和甲床发绀；呼吸窘迫，表现呼吸频率加快、鼻翼煽动、辅助呼吸肌运动增强和呼吸节律紊乱；心率加快、血压升高、心律失常如窦性心动过缓、期前收缩等；早期可出现头痛、情绪激动、记忆力和判断力下降，以及运动不协调等症状；可引起肝肾功能异常、应激性溃疡和消化道出血等。

2. 高碳酸血症的相应临床表现

除了低氧血症的表现外，高碳酸血症可使脑血管扩张，脑血流量增加，颅内压增高，表现头痛、反应迟钝、嗜睡、睡眠倒错、瞳孔缩小、视乳头水肿，重者昏迷、抽搐、呼吸抑制。二氧化碳潴留可产生呼吸性酸中毒、多汗、周围血压下降等。

（三）辅助检查

血气分析，当 $PaO_2 < 8\ kPa$，$PaCO_2 > 6.7\ kPa$ 为 II 型呼衰，而仅有低氧血症 $PaO_2 < 8\ kPa$ 而无 $PaCO_2$ 增高则为 I 型呼衰。

（四）诊断

（1）有发生呼吸衰竭的病因　如气道阻塞性疾病、肺实质浸润、肺血管病、麻醉药过量、神经肌肉疾病、有可能诱发急性呼衰的病因（严重感染、重度创伤、败血症）等。

（2）临床表现　出现缺氧或伴有二氧化碳蓄积的症状，如呼吸困难、紫绀、精神症状等。

（3）血气分析结果　当 $PaO_2 < 8\ kPa$，氧饱和度降至 88%，提示缺氧；$PaO_2 < 6.7\ kPa$ 时，提示缺氧已失去代偿，是呼吸衰竭的指征。$PaCO_2 > 6.7\ kPa$ 提示通气不足，是通气功能的可靠指标。

（五）鉴别诊断

1. 心源性肺水肿

发生的原因主要是急性左心衰竭，可引起呼吸困难，出现与呼吸衰竭相似的临床表现。但心源性肺水肿是一种慢性进行性过程，病人除了慢性呼吸困难和长期肺部湿啰音不能吸收外，还有心脏病的各种体征，经强心、利尿、扩血管等措施纠正心力衰竭后，肺水肿可吸收好转，呼吸困难可缓解。

2.肺部感染

常表现为突然寒战、高热、胸痛、咳嗽、气急，咳铁锈色痰。一般很少出现明显的呼吸困难和紫绀。急性呼吸衰竭经抗感染和一般吸氧治疗效果较差，而肺部感染常可较快见效，动脉氧分压也能明显提高。

（六）治疗

包括对症治疗和病因治疗。

（1）保持气道通畅　无论何种原因引起的呼吸衰竭，保持气道通畅是最基本、最首要的治疗措施，是进行各种呼吸支持治疗的必要条件。应采取各种方法排痰，如雾化吸入，多饮水，补液，气管内注入液体。在病情允许的情况下使病人勤翻身，辅以叩击胸背，鼓励咳嗽排痰。

（2）氧气疗法　通过鼻导管或面罩吸氧，能提高肺泡氧分压，增加肺泡膜两侧氧分压差，增加氧弥散能力，以提高动脉血氧分压和氧饱和度。氧疗法对挽救病人生命具有重要作用，但必须和其他有效的病因治疗措施同时进行，应用前最好有血气分析作参考，以利于选择吸氧的浓度和方法。

（3）机械通气治疗　急性呼吸衰竭时予以机械通气主要目的是保证患者代谢所需要的肺泡通气量、充分供氧和纠正低氧血症。对于严重呼吸中枢病变及呼吸肌驱动障碍者，积极使用机械通气治疗，以维持必需肺泡通气量和纠正低氧血症。

（4）维持循环稳定，应用各种监测和采取措施维持血流动力学及循环功能的稳定。

（5）积极治疗原发病。

五、心脏骤停

指因急性原因导致心脏突然停止跳动，使有效循环功能骤然停止，并随即出现呼吸停止，意识丧失，瞳孔散大等。这是一种极其凶险的病症，若抢救不及时或措施不力，常导致死亡。

（一）病因

可分为心脏性和非心脏性两大类。心脏疾病：急性心肌梗死；非心脏性：窒息、触电、药物中毒及变态反应；电解质紊乱。手术及麻醉意外，其他如急性肺栓塞、肺功能不全等。

（二）临床表现

（1）突然意识丧失并伴全身抽搐。

（2）大动脉搏动消失。

（3）心音消失。

（4）呼吸不规则或停止。

（5）瞳孔散大。

（6）皮肤及黏膜紫绀。

（7）血压测不到。

（三）辅助检查

心电图无心电波，呈直线。

（四）诊断

对心脏骤停的诊断必须迅速和准确，最好能在30s内明确诊断，凭以下特征确诊：原来清醒的病人神志突然丧失，呼之不应；大动脉搏动消失；呼吸停止、瞳孔散大，其中前两条标准最为重要，凭此即可确诊心跳骤停的发生。

（五）治疗

心脏停搏后，要立即进行心肺复苏。

1. 基本生命支持

（1）保持气道通畅　　将患者仰卧，使头后仰，并抬起颈部或下颌，同时迅速清除口咽部异物及分泌物；

（2）呼吸支持，口对口人工呼吸　　将患者下颌托起，捏住鼻孔，施术者在深吸气后，对准病人口吹起，直至其胸部升起，再放松病人鼻孔；

（3）循环支持　　胸外按压部位为胸骨切迹上2指，两手掌根重叠、手指不触及胸壁、手臂与胸骨垂直，胸骨下陷4~5 cm，频率100次/min，比例适当，放松时手不能离开胸壁，按压与人工呼吸的比例为30：2，单人或双人操作。对心室纤颤病人在胸外按压和人工呼吸的间期应尽早做非同步电击除颤（360 J），除颤后立即实施心肺复苏5个周期，再检查循环情况。如当确定是低幅心室颤动、心室停搏或心电-机械分离，静脉给予肾上腺素1 mg。如无复跳，可加量重复给药，时隔3~5 min。若复律后心脏窦性节律难以维持，首选胺碘酮150 mg静注，可重复给药总量达500 mg，前6 h 1.0 mg/min，以后0.5 mg/min静滴，对难治性心室颤动和室性心动过速疗效优于利多卡因。

2. 进一步生命支持

有效的呼吸循环支持，争取心脏复跳和自主呼吸恢复。开放静脉通道，静脉补液，给予血管活性药及抗心律失常药物，持续复苏，直到脉搏稳定、血压完全恢复正常。

3. 持续生命支持即脑复苏

主要为高级神经功能支持，判断和治疗致死原因，判断救活的可能性；保证脑灌注，降低脑代谢，脱水降颅压，控制抽搐。重症监护，监护血压、尿量、心电图，维持血压、改善微循环，维持呼吸、水电解质与酸碱平衡，维持营养，控制感染、保护和维持各重要器官系统功能正常。

（丁建平）

第六节　神经症的诊断与治疗

在综合医院里，尤其在神经科的门诊中，常见到一组以头痛、头晕、肢体疼痛并伴有焦虑、抑郁情绪和全身不适的患者，他们既无神经系统定位体征，也无生理、生化学及神经影像学检查的阳性结果，通常把这一组症状归类为神经功能性疾病即可称为神经症。

神经症，过去亦称神经官能症、精神神经症；是一组受心理社会影响，有一定的人格基础，主要表现为持久的焦虑、抑郁、恐惧、强迫、精神障碍，无可证实的器质性病变基础，患者对存在的症状痛苦和无能为力，主动求医，有自知力，人格没有破坏，病程多迁延，多能保持一定的社会适应能力。国外调查，神经症的患病率为 23‰ ~131‰，国内调查，其患病率为 15.11‰，女性多于男性。临床常见的主要症状有焦虑障碍、躯体形式障碍、抑郁障碍、癔症、神经衰弱等。关于神经症的定义各国各学派意见不一，我们根据综合医院的具体情况，力求简便、实用、易于掌握的原则进行论述。

一、焦虑性神经症

焦虑是以焦虑情绪为主要表现的神经症，是一种无明显原因的恐惧、紧张发作，伴有自主神经功能紊乱和躯体的运动性紧张。有研究认为，中枢内 NE、DA、5-HT、GABA 神经递质的功能改变可能与焦虑发病机制有关。临床上把焦虑症分为惊恐障碍和广泛性焦虑两种类型。

（一）惊恐障碍

惊恐障碍又称急性焦虑，主要临床表现有：

（1）起病突然，不可预测，无明显诱因或相关的特定环境。

（2）有强烈恐惧，濒死感或失控感，出现心悸、胸痛、胸前压迫感，或头昏，面色苍白，大汗淋漓，或腹痛、腹泻、恶心呕吐，或颤抖，呼吸急促，窒息感，甚至惊叫。由于过度呼吸，常出现呼吸性碱中毒，四肢和唇周麻木，或手足抽搐。

（3）症状持续 5~20 min，很少超过 1 h，可以自行缓解。发作时无意识障碍，发作后如常人。

（4）1 个月内发作达 3 次以上。

（二）广泛性焦虑

为经常和持续性焦虑，出现恐惧性预感，担心自己和他人的不幸，担心程度与现实很不相称。患者整日忧心忡忡，心烦意乱，坐卧不安。主要表现有：

（1）自主神经功能紊乱　心慌、胸闷、气短、胸前区疼痛、晕厥；呼吸困难、憋气；口干、打嗝、腹胀、腹泻；尿频、尿急及月经紊乱、性欲降低等。

（2）躯体症状可表现为静坐不能，紧张不安，甚至颤抖；或全身不定部位的跳痛、串痛；对外界刺激易出现惊跳反应。

（三）在诊断焦虑症的过程中应注意以下几点

（1）许多研究不能否定焦虑症的家族遗传倾向，因此有必要询问患者亲属有无类似病况。

（2）有报道，5%~42% 患者的焦虑症状是由躯体疾病所致，25% 引起焦虑的躯体疾病是继发于神经科疾病，例如常见的脑血管疾病、帕金森病、脱髓鞘病、周围神经病等，通常将这些疾病伴随的焦虑称为焦虑综合征。此外还应排除甲状腺功能亢进、高血压、冠心病、低血糖等躯体疾病或某些药物、酗酒后戒断反应所引起的继发性焦虑。

（3）要仔细询问病史，认真查体，不要把焦虑症诊断为躯体疾病，如冠心病、脑供血不足、骨关节病等，以免加重病人原有的焦虑，加大治疗的难度。

二、躯体形式障碍

躯体形式障碍是以各种躯体不适作为主要主诉，虽多方就医，经各种医学检查证实无器质性病变，但仍不能打消其疑虑的一类神经症。有报道，心理障碍患者的 99% 是以躯体不适为主诉到综合医院就诊的，尽管医生反复说明其症状并无躯体基础，仍不能减轻患者的忧虑和躯体症状。对患者来说，即使症状的出现与不愉快的生活事件或冲突密切有关，他们也拒绝承认心理问题。躯体形式障碍主要有 3 种临床表现。

（一）躯体化障碍

临床表现多种多样，经常反复变化的躯体不适，症状涉及到多个系统，且多伴有焦虑和抑郁情绪。常见症状有：

（1）胃肠道症状　恶心呕吐、腹痛腹泻、便秘。

（2）呼吸循环症状　胸闷胸痛、气促、心悸。

（3）假性神经系统症状　癫痫样发作或抽搐、共济失调、肢体瘫痪无力、皮肤感觉异常、吞咽困难、失明、失音、失聪、感觉过敏或缺失、肌肉麻痹或疼痛。

（4）生殖泌尿系症状　排尿困难或尿频，性冷淡，月经紊乱。

（二）持续性疼痛障碍

又称心因性疼痛或慢性疼痛综合征。临床医师常遇到以疼痛为主诉的患者，尤其是经过多种检查没有发现与疼痛部位相应的器质性病变，或病变程度与患者的疼痛主诉严重性不一致，而且各科药物的治疗均不能缓解疼痛症状。临床上常见疼痛有：

（1）紧张性头痛　多双侧头痛，疼痛有紧箍感或压迫感，轻到中度疼痛，伴有头皮的压痛，很少有呕吐。

（2）慢性脊背疼痛　包括颈、肩、胸、腰、背的疼痛，皮肤表面疼痛或肌肉压痛，疼痛性质可为钝痛、胀痛或酸痛。

（3）纤维性肌痛　多见于女性，是以慢性、弥漫疼痛和多发压痛点为主的临床综合征。弥漫性疼痛分布于腰部周围，常有睡眠障碍、感觉异常并伴随着抑郁或焦虑。持续性疼痛发病多在 30~50 岁，且女性多见，病程迁延，常持续 6 个月以上。

（三）躯体形式的自主神经功能紊乱

患者表现的症状主要或完全是受自主神经支配的器官或系统。患者在出现症状之前就可能有疑病观念，因而出现如心血管系统（心悸、出汗）、呼吸系统（过度换气）、胃肠道系统（呃逆、腹泻）神经症的表现；而所涉及到的系统和器官的结构和功能并无明显紊乱的证据。

【病例】　疼痛障碍（类肌病样表现）

患者男性，44 岁；河北农民。发作性四肢及躯干肌肉疼痛 2 年，就诊于神经内科。2 年来常感四肢、躯干酸痛伴无力，严重时不能干农活及外出。伴阵发性胸闷、心慌，睡眠多梦。肢体酸痛无力无晨轻暮重现象，休息后也无缓解。发病与劳累及过多活动无关，与季节和气候变换无关。曾于当地医院反复检查血钾、风湿、免疫、肌酶各项指标均正常；心电图检查未见异常，胸 X 线片及颈椎 X 线片正常。曾输液补钾及给予大量维生素治疗，症状无改善。患者为检查不出病而着急，肢体肌肉酸痛越发加重。

1. 门诊查体

焦虑面容。神清，语利，眼球各方活动充分，余颅神经正常。四肢腱反射对称，肌力 5ˉ，躯干及四肢肌肉疼痛不固定，有轻压痛。无肌肉萎缩。共济运动好。感觉正常。EMG：未见肌源性及神经源性损害，传导速度正常，高、低频重复刺激未见递增及递减现象。AChR 抗体滴度正常。肌酶正常；肿瘤相关抗原正常；血钾及乳酸、丙酮酸在正常范围。

2. 定位分析

躯干及四肢肌肉酸痛，有轻压痛，肌力 5ˉ，提示肌肉或神经 - 肌肉接头有病变。定性分析，需要鉴别的疾病有：

（1）线粒体肌病 是以骨骼肌受累为主的代谢性疾病，突出特点是骨骼肌对疲劳的极不耐受，表现为活动后有疲劳感，常伴有肌肉的酸痛和压痛。血乳酸和丙酮酸运动后 10min 内不能恢复正常。EMG 可见肌源性或 / 和神经源性损害。患者的临床症状有与本病相似的表现，但血生化和 EMG 不支持，需要行肌肉病理检查以确诊。

（2）多发性肌炎 与自身免疫有关，血沉增快，CPK、LDH、GOT、GPT 水平增高，免疫球蛋白增高，EMG 为肌源性损害。本例患者所做的检查均与上述检查指标不符，但是躯干及四肢肌肉酸痛确实存在，应进行肌肉活检以排除多发性肌炎。

（3）重症肌无力 以全身骨骼肌和眼肌受累为主，有易疲劳性和晨轻暮重、休息后减轻、活动后加重的特点，EMG 重频电刺激有波幅递减现象。患者的临床表现虽然没有以上特点，但还应进行 AChR-Ab 滴度测定，以排除重症肌无力。

（4）Lambert-Eaton 综合征 是累及突触前膜的自身免疫性疾病。好发年龄 > 40 岁，男性多见，2/3 伴有肺癌或其他肿瘤，EMG 重频电刺激尤其是高频电刺激波幅递增。患者的 EMG 高、低频重复刺激未见递增及递减现象。胸 X 线片未见异常，肿瘤相关抗原正常，需进一步除外。

（5）低钾性周期性瘫痪 属于离子通道病，其特点为反复发作的骨骼肌弛缓瘫痪，发作时伴有血清钾含量的改变，常低于 3.5mmol/L，心电图出现低钾改变，可见 U 波，T 波低平等。患者发病时曾反复检查血钾及心电图均在正常范围，并且给予补钾后症状无缓解，故考虑本病的可能性不大。

追问病史，患者发病前因其家属与邻居吵架后心里不痛快，随即出现全身不适，肌肉酸痛。最后诊断分析，此病例有以下几个特点：

（1）躯干四肢肌肉酸痛由情绪引起，又因情绪变化而加重，疼痛不固定。

（2）神经系统检查除肌肉有轻压痛外，余未发现异常。

（3）血液生化指标、电生理检查、肿瘤相关抗原及胸片无异常发现。

根据以上特点，考虑功能性疾病可能性大。门诊给予抗抑郁和焦虑药物治疗，1 个月后症状基本缓解，患者自行停药。3 个月后，患者因做生意亏本，心情不畅，又出现躯干四肢酸痛，来门诊复查 EMG、肌酶及胸片正常，继续给予抗抑郁和焦虑药物治疗，持续半年以上，症状

好转。最后诊断：疼痛障碍（类肌病样表现）

三、抑郁性神经症

抑郁是一种心境状态，是以显著的心境低落为主要特征，对平时感到愉快的活动丧失兴趣或愉快感。在神经科门诊中，医师每天都或多或少地接触抑郁障碍患者，他们或以典型的情绪低落为主要特征，使临床医师能够一目了然，给予正确的诊断；或以躯体症状为突出表现，心理症状被掩盖（隐匿性抑郁），使临床医师较易误诊；或本有躯体疾病伴有抑郁情绪，并且抑郁情绪可能加重躯体疾病，使临床医师只重视躯体疾病，而忽视抑郁造成漏诊。因此需要临床医师充分了解患者的心理活动和生活经历、观察患者的情感反应和行为表现，认真对患者进行体检，以及询问患者的工作和家庭生活情况，然后综合患者和有关躯体症状，给予明确诊断。

（一）抑郁性神经症的症状诊断

1. 以情绪低落为主要特征

表现为闷闷不乐或悲痛欲绝，持续至少 2 周，并且造成一定程度的社会功能影响，还需伴有下述症状中的 4 项：①对日常生活丧失兴趣，无愉快感；②精力明显减退，无原因的持续疲乏感；③精神运动性迟滞或激越；④自我评价过低，或自责，或有内疚感；⑤联想困难，自觉思考能力显著下降；⑥反复出现想死念头，自杀；⑦失眠、早醒或睡眠过多；⑧食欲不振，体重明显减轻；⑨性欲明显减退。

2. 抑郁症排除标准

（1）患者没有足以符合轻躁狂或躁狂发作诊断的躁狂或轻躁狂症状；（2）排除器质性精神障碍或精神活性物质滥用所致的抑郁发作。

（二）在诊断抑郁障碍的过程中要注意的问题

（1）抑郁症状是否为躯体疾病所引发　有研究表明，躯体疾病是老年患者发生抑郁最常见的诱发因素。神经科的常见疾病如脑血管病、脱髓鞘病、帕金森病、癫痫、脊髓疾病、周围神经疾病以及老年性痴呆均可导致生理上或心理上的变化，伴发抑郁，尤其是痴呆的早期认知症状（如淡漠、注意障碍、记忆减退）极易与抑郁症状相混淆。如为躯体疾病所引发，治疗时应两者兼顾。

（2）抑郁以躯体症状为表现　没有器质性病变基础即抑郁的躯体化。当患者的主诉是情绪方面的症状时，如情绪低沉，疲乏无力，临床医师容易做出正确诊断；当患者主诉是躯体症状时，如头痛、肢体麻木等，往往使临床医师的注意力放在躯体疾病上。当排除器质性疾病时，要重视寻找这些症状的"病因"，给予抗抑郁治疗，可以收到较好的效果。

四、癔症

癔症又称为解离（转换）障碍，过去也称歇斯底里。它是一种由明显精神因素、暗示或自我暗示所导致的，以解离和转换症状为主的精神障碍。

癔症的解离症状又叫做癔症的精神症状，是指病人部分或完全丧失对自我身份的识别和对过去的记忆，表现为意识范围缩小，选择性遗忘或精神暴发。常有一部分病人到神经科就诊。主要表现有：癔症性遗忘和癔症性漫游，前者需要与脑血管病短暂性遗忘鉴别，后者需与颞叶癫痫鉴别。癔症性情感暴发，常伴随着精神心理刺激而出现，表现为大哭、大笑、大闹，动作夸张，可自伤。

癔症的转换症状主要表现为癔症性躯体障碍。以躯体障碍为主要表现的癔症，病人和家属通常先到神经科就诊。主要症状分述如下：

1. 运动症状

以癔症大发作为最常见。多见于易激动，好感情用事的女性。在急诊工作中常见。病人在急性精神心理刺激后突然倒地，憋气或过度换气，四肢僵直或无规律的乱动，双目紧闭，哭泣或叫喊，意识呈朦胧状态。发作时无瞳孔扩大，无咬破舌，无尿失禁，无病理反射，发作时间可持续 10~30min，这些症状是癔症大发作与癫痫大发作的鉴别要点。此外，癔症性瘫痪，偏瘫、截瘫和单瘫；震颤和舞蹈样、无规律的动作；行立不能，步态异常等也常见。

2. 感觉症状

癔症性失明，失聪，癔症球（咽部异物感）。癔症性失音和不言症，但可以咳嗽。偏身感觉减退，或下半身或单肢或感觉过敏，但感觉障碍不符合神经解剖学原则。

3. 自主神经症状

可以出现神经性呃逆，神经性呕吐，神经性大便次数增多和多尿。

癔症的表现多样性，且具有模仿性，所以在诊断上要注意排除神经科的器质性疾病（如癫痫等）以及精神病（如精神分裂症），同时也要注意为达到某种目的诈病。

【病例】　癔病性痉挛发作

患者男性，39 岁；北京市工人。患者因反复发作性意识不清，四肢僵直 3 年入院。患者 3 年前情绪激动后突然出现意识不清，双眼直视，四肢僵直，无口吐白沫，无肢体抽搐，5 min 后神志转清诉头痛，对上述发作不能记忆。曾在门诊就医，神经系统无异常体征。脑电图广泛轻度异常；腰穿压力 90 mmH$_2$O，脑脊液常规和生化正常，囊虫补体结合试验阴性。头颅 CT 平扫和强化未见异常，按"癫痫"给予苯妥英钠和丙戊酸钠治疗，患者未坚持用药。3 年来情绪激动后又有上述类似发作 3 次。入院 2 天前再次犯病，留急诊观察时又有类似发作 6~7 次，每次静注地西泮 10 mg 后缓解。近 3 年来睡眠差，常感头痛、头晕、胸闷不适。否认脑炎、脑膜炎和头颅外伤史。无癫痫家族史。

1. 入院体检

BP80/40 mmHg，心、肺、腹未见异常。神经系统检查：昏睡，脑膜征阴性。眼底正常，眼动好，面纹对称，伸舌居中，运动、感觉检查不合作。四肢腱反射存在，病理征未引出。

2. 定位分析

患者反复发作的意识不清伴四肢僵直，体检无神经系统异常体征，脑电图广泛轻度异常，头颅 CT 平扫和加强阴性，故病变应在大脑半球，但进一步定位较困难。

定性分析：患者每次发作为意识不清和四肢僵直，5~6min 后自行缓解，考虑癫痫可能性大。患者中年起病，无癫痫病史和家族史，首先考虑症状性癫痫。否认头颅外伤和毒物接触史。可能原因有：

（1）颅内感染　患者发病前无头痛、发热史，无脑炎、脑膜炎史，无脑囊虫病及结核病史。目前未找到颅内感染的证据，拟复查腰穿看脑脊液有无改变。

（2）脑血管病、脑血管畸形　癫痫可以为首发症状，但通常伴有神经系统局灶体征，必要时行脑血管造影以明确诊断。

（3）颅内肿瘤　颅内肿瘤是症状性癫痫的常见病因，尤其是生长缓慢的脑膜瘤、少突胶质细胞瘤等，头颅 MRI 可以帮助明确诊断。

患者入院后连续 3 天，每天都有发作。表现为意识不清、双眼直视、瞳孔等大、对光反应存在，头后仰，双上肢屈曲、双下肢僵直。无肢体抽动，呼吸平稳、无发绀，无病理反射。

3. 最后诊断分析

（1）发病诱因　患者每次犯病均在生气或情绪激动时发生，先自觉胸闷、头痛加剧以致不能忍受即开始犯病。

（2）发病环境　每次犯病均有人在现场，无睡眠中或单独一个人时发作。

（3）发病时症状和体征　发作时瞳孔无散大、对光反应正常，呼吸正常，无咬破舌及尿失禁；神经系统检查无阳性体征。

（4）脑电图、腰穿检查正常，头颅 CT 未见异常。

（5）给予抗癫痫治疗无效。

根据以上特点，患者犯病受暗示的影响明显并且抗癫痫治疗无效，故癫痫的诊断不能成立，应诊断为癔病性痉挛发作，停用抗癫痫药，给予暗示和对症治疗，症状得以控制。

癔症的起因与心理因素关系密切，各种不愉快的心境、愤怒、窘迫、委屈等均可直接引发，以后因联想或重新体验初次发作的情景可再发病，且多由于暗示或自我暗示而引起，有易感素质者，遇较轻的心理因素就可以发病。癔症的精神障碍和躯体转化障碍虽然找不到可解释症状的躯体疾患，体检、神经系统检查及实验室检查，均无相应的器质性损害，但患者的表现似乎患了躯体疾病。所见症状常反映患者对躯体疾病的认识和想像，与生理和解剖学原理不符。此外，通过对患者的精神状态和社会环境的评定，常可发现功能丧失所致的残疾，有助于患者逃避不愉快的冲突，或是间接反映出患者的依赖心理或怨恨。尽管别人能清楚地看到所存在的问题和冲突，患者对此一概否认，把所有痛苦都归咎于躯体症状及其导致的残疾。

五、神经衰弱

1869 年最早由美国 Beard 提出本病，但在 20 世纪 80 年代美国又放弃这一诊断。在我国一直沿用神经衰弱诊断，临床中有一组患者不够抑郁性神经症、焦虑症、强迫症、躯体障碍等疾病诊断标准，诊断为神经衰弱较恰当；但目前有滥用的趋势，有必要明确诊断标准。参照 CCMD-2 标准：

1. 症状

（1）躯体症状　疲乏无力，紧张性头痛及肢体肌肉酸痛；注意力不能集中，自觉记忆力、反应能力差。

（2）情绪症状　心烦、易激惹，经常没有原因的发脾气。有时很容易兴奋，语言增多，重复、多次叙述一件事情，有时有夹杂着不愉快；常表现兴奋与心烦、易激惹交替出现的情绪变化。

（3）睡眠障碍　入睡困难，多噩梦，易惊醒。

2. 疾病程度

以上症状影响日常生活及工作、学习效率下降。

3. 病程

症状持续 3 个月。

4. 鉴别诊断

以功能性躯体不适及心烦、易激惹、兴奋多语等多变情绪症状、睡眠障碍为主要表现，病程长，没有情绪低落、焦躁不安，没有自杀倾向、强迫观念等可区别于抑郁性、焦虑性神经症及强迫症。

5. 治疗及预后

心理治疗可有较好的效果，病情较重的患者服用抗抑郁、焦虑药物常取得较好的疗效。

神经功能性疾病在综合医院的门诊中相当常见，它们的表现形式多种多样，有的比较单一，临床医师很容易诊断；有的复杂多样，有的恒定不变，有的经常转换，这就给临床医师认识此病增加了难度。但是这些患者也有一些共同点：

（1）患者的主诉多、表现的症状多。可以有运动障碍（肢体瘫痪、僵硬，抽搐，震颤），有全身部位不固定的麻木、疼痛感，也有内脏不适感（胸闷、心慌等）。

（2）患者就诊的医院多、做的检查多。

（3）用的治疗药物品种多，而多无疗效。

（4）症状和体征与解剖生理功能不相符，与电生理学检查不相符，与影像学检查不相符。

当遇到这样的患者时，要反复询问患者、亲属、同事及朋友在其发病前有无精神刺激和不良事件发生的病史，同时进行相关疾病的鉴别诊断分析，排除躯体疾病伴发的神经症状后，要考虑到是否有神经功能性疾病的可能性。

六、治疗

1. 有关神经症的药物治疗

抗抑郁药可以改善患者的抑郁、焦虑情绪，减轻躯体症状，如三环类阿米替林、四环类麦普替林等，25~50 mg/d，服药 1~2 周后症状可以有不同程度的减轻或消失，但其抗胆碱能作用导致的不良反应较多，如口渴、便秘、尿潴留等。近年来应用抗抑郁剂如选择性 5- 羟色胺再摄取抑制剂（SSRIs），氟西汀、帕罗西汀等，疗效较显著，常见的不良反应为口干、恶心。对癔症的治疗，主要是心理和药物暗示治疗，如氯丙嗪。

2. 在治疗的过程中要注意以下三点

（1）抗抑郁药物的治疗通常在服药 1~2 周后才会产生明显的疗效，最佳疗效要到服药

4~8 周。在此期间，抑郁症患者的自杀危险性较高，因为此时患者心境仍然低落，但活动性确有提高，因此更容易将自杀计划付诸于行动。所以治疗时需要与患者亲属交代关注病人的安全。

（2）焦虑障碍明显的患者在早期治疗时，可以同时服用苯二氮䓬类和抗抑郁药，既能较早地缓解焦虑状态，也能提高患者的依从性。

（3）提高患者的依从性是治疗成败的关键之一。无论是在治疗的早期，还是在治疗后症状有好转时，都要不断地告诫患者不要擅自停药，否则症状会复发。

笔者在 2001 年 1~7 月的 6 个月中，共观察统计门诊 6517 例患者，其中神经症表现的患者 2193 例，占 33.7%；脑血管病患者（包括脑供血不足、恢复期脑卒中）1889 例，占 29%；头痛患者 541 例，占 8.3%；囊虫病患者 358 例，占 5.5%；癫痫患者 294 例（4.5%）；周围神经病（面神经、腓神经麻痹，坐骨神经、三叉神经痛等）患者 202 例（3.1%）；震颤麻痹患者 188 例（2.9%）；脱鞘病患者 168 例（2.6%）；脑炎脑膜炎患者 157 例（2.4%）；肌张力障碍患者 149 例（2.3%）；运动神经元病患者 121 例（1.7%）；重症肌无力及其他肌肉病患者 116 例（1.8%）；其他疾病 141 例（2.2%）。

本组患者中够抑郁性神经症诊断标准的 1756 例，占 26.9%；其中女性患者 1012 例，男性 744 例，女性患者明显多于男性。平均年龄为 43.5 岁，其中 25~50 岁患者 1123 例，占 64%。诊断为单纯抑郁性神经症患者 1069 例，占 60.9%（1069/1756）；患器质性疾病伴有抑郁症患者 687 例，占 39.1%，详见表 3-11。在神经症患者中有 20 例诊断为单纯焦虑症，7 例强迫症和 10 例精神分裂症均转至安定医院诊治。1756 例抑郁症患者以睡眠障碍、心境恶劣、疲乏无力、胸闷心慌、腹胀胃痛为主要症状。见表 3-12。

表 3-11　抑郁性神经症比例		
疾病	例数	比例%
各种疾病	6517	
抑郁性神经症	1756	26.9
单纯性	1069	60.9*
合并器质性疾病	687	39.1*
脑血管病	560	
头痛	52	
震颤麻痹	47	
脱鞘病	17	
其他	11	

表 3-12　抑郁症神经征患者主要症状		
主要症状	例数	比例%
睡眠障碍	1668	95
心境不好	1656	94.3
疲乏无力	1589	90.5
胸闷心慌	1431	81.5
其他躯体障碍	1394	79.4
头痛	987	
记忆力减退	856	
肢体麻木疼痛等	792	
腹胀胃痛	1342	76.4

* 为单纯抑郁症和合并器质性疾病的抑郁症患者占抑郁症的比例。

本组 1756 例抑郁症神经征患者中，能接受治疗的患者 1229 例（70%）。其中坚持服用药物 2 个月后多数患者主要症状可明显好转，随访到坚持服用 4 个月患者 1091 例（62%），其中 1036 例（95%，1036/1091）心境恶劣、疲乏无力、胸闷心慌、睡眠障碍等各种症状基本消失，患者自述有重见天日的感觉，已恢复正常生活及工作。有器质性疾病合并抑郁症患者，在抗抑郁治疗后器质性疾病症状随之有所减轻。

（赵利杰　谢淑萍）

第四章

神经内科疾病临床与影像相关性

第一节　特殊影像

从临床工作中及相关文献中总结积累了一些神经系统疾病的珍贵影像学资料，很实用。其中一些征象可为疾病的诊断提供有价值的依据，也有一些征象没有明确的诊断价值，但是较为常见。现介绍如下：

（一）早期脑梗死的影像表现

早期典型的低密度出现之前，密度改变肉眼难以分辨，但可见皮质、白质分界不清。

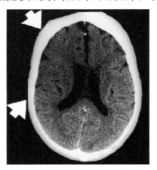

沟回不对称，灰白质分界不明显，可疑密度减低

1. 豆状核征

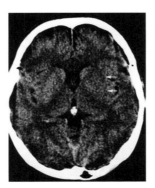

CT 豆状核轮廓模糊，密度与脑白质一致或稍低；为脑梗死早期表现征象

2. 分水岭梗死的"串珠"样改变

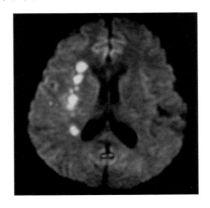

3. 动脉高密度征（致密动脉征没有特殊临床意义，但较常见）

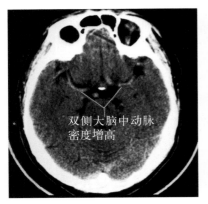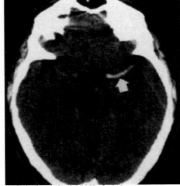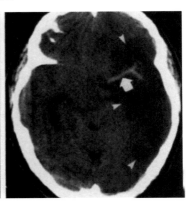

双侧大脑中动脉
密度增高

（二）脑静脉畸形（脑发育性静脉异常）

1. 海蛇头征（"水母头"征）

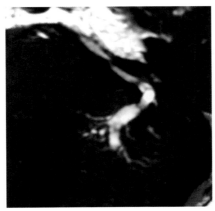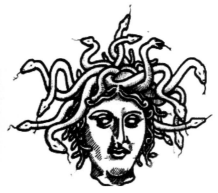

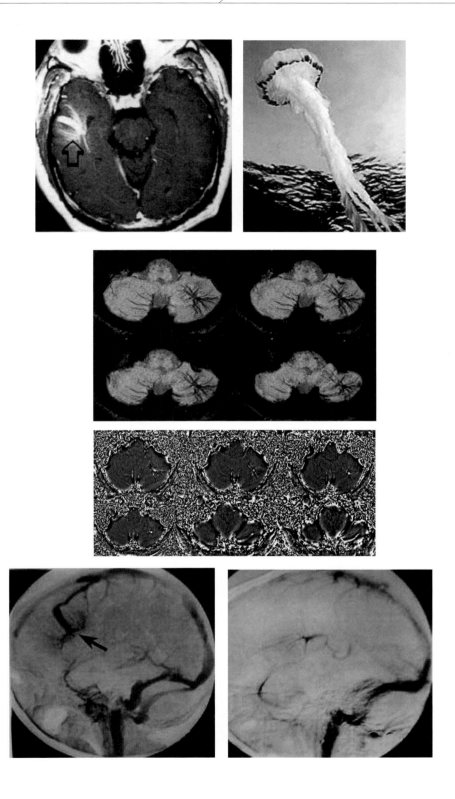

2. 常春藤征（血管畸形）

脑静脉畸形（脑发育性静脉异常）。

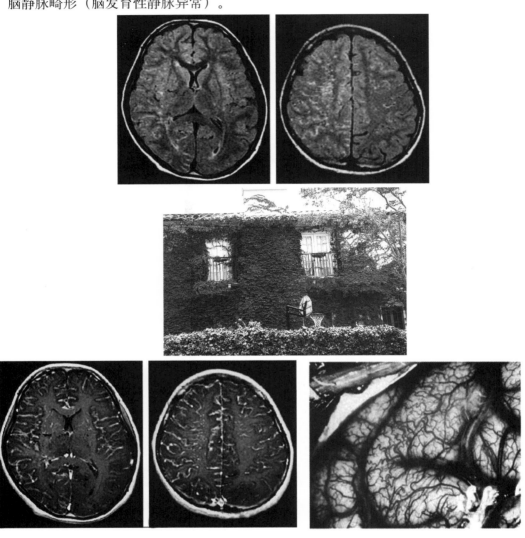

3. 阴阳征（动脉瘤合并瘤内血栓，强化 CT 可见）

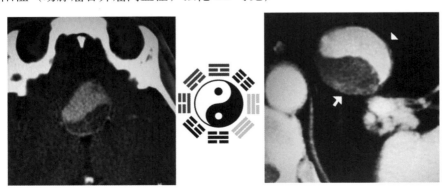

4. "十字征" (cross sign)

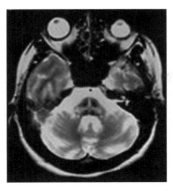

MRIT2 脑桥的十字形异常高信号影

由 Savoiardo 于 1990 年首次报道，见于橄榄体脑桥小脑萎缩 (OPCA) 的患者

十字征形成机制：脑桥核及其发出的通过小脑中脚到达小脑的纤维变性，而锥体束未受到损害，形成 $MRIT_2$ 脑桥的十字形高信号

5. "蜂鸟征" 或 "鸟嘴征"

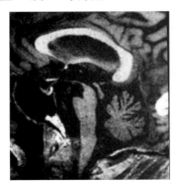 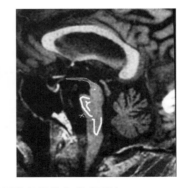

中脑桥脑萎缩 多见于进行性核上瘫 (PSP)

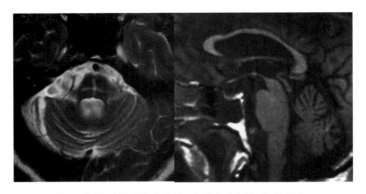

脑干萎缩可见 "蜂鸟征" 及 "十字征" 共存征象

6. 爆米花征或牛眼征

为海绵状血管瘤的影像学表现，是指在亚急性期中间出血呈高信号、周边低信号环为含铁血黄素沉积钙化。

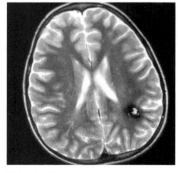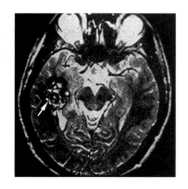

7. 对称性的基底节裂隙征

（见于黑质纹状体变性）

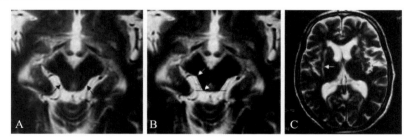

8. 虎眼征（基底节钙化）

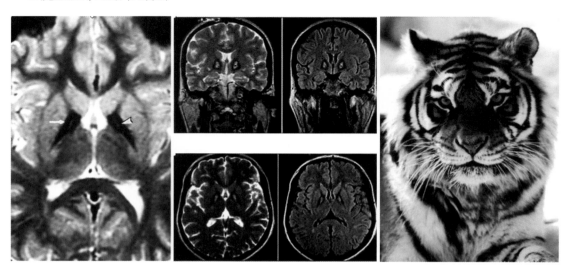

9. 富士山征（气颅）

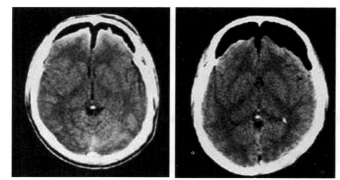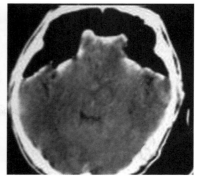

10. 鼠尾征
（肿瘤累及脑膜时常有的征象）

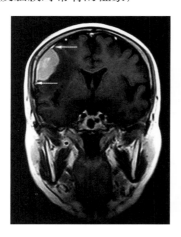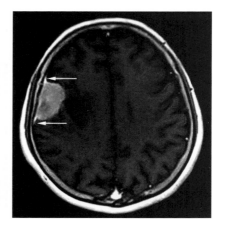

11. 靶样征
结核瘤、脑囊虫等疾病 MRI 、 CT 患者可呈现出层层环状包绕病灶，称为"靶样征"。

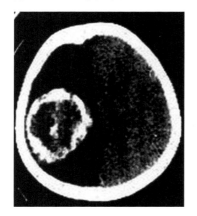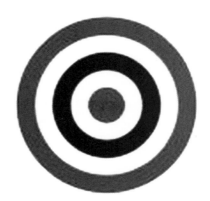

12. 猫眼征（多见于 CO 中毒）

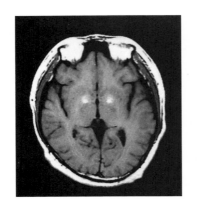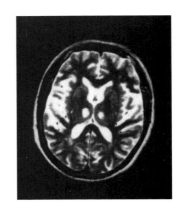

13. 戴帽征

头颅CT出现"戴帽"现象,提示脑室内压力增高,脑脊液通过室管膜渗透至脑室旁白质内,形成侧脑室周围低密度影像学改变。

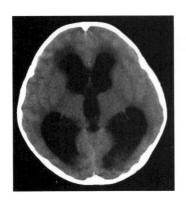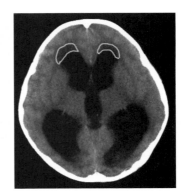

14. "蝴蝶征"

主要见于胼胝体、额、枕叶病变。可见于多种疾病: 变性病、肿瘤、炎症等。此征象过于泛泛,特异性差。

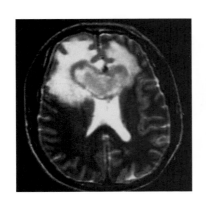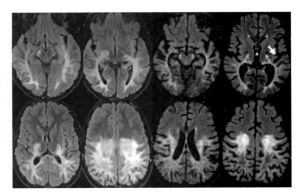

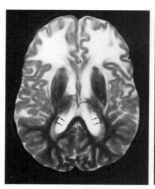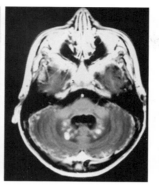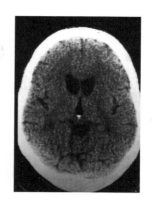

15. 烛泪征

见于结节硬化。CT 表现："烛泪征" 沿侧脑室的钙化灶。

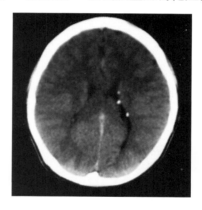

16. 曲棍球征（底节区变性）

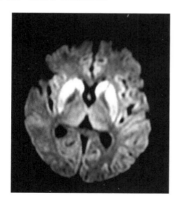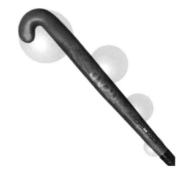

17. 同心圆征

为同心圆性硬化（脱鞘病）患者的脱髓鞘与正常组织呈环行同心圆排列征象，临床表现为以精神行为异常起病，伴有偏瘫等局灶体征。

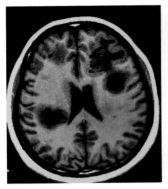 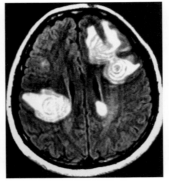 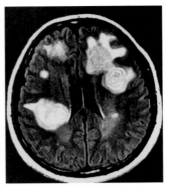

第二节　对比影像

一、脑膜强化

软脑膜：一般为全脑膜强化，并突入脑沟回内，伴有脑实质内强化，多见于各类脑膜炎。

硬脑膜：不并突入脑沟回内，伴有脑实质内强化，常见于低颅压、特发性硬脑膜炎等。

1.隐球菌性脑膜炎软脑膜强化伴血管源性水肿

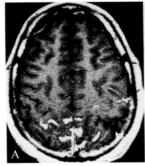 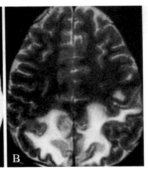

A:MRI 强化提示顶叶软脑膜强化；
B:MRIT$_2$ 提示顶叶病变血管源性水肿

2.特发性肥厚性硬脑膜炎

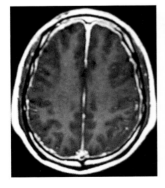 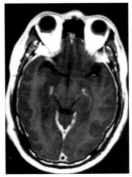 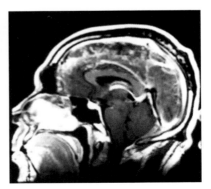

二、脑梗死与脱鞘病区别

（以下病例为经临床治疗证实的病例，仅将影像展示给大家，进行对比分析）

1. 脑梗死

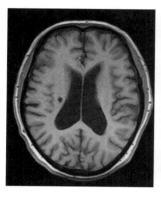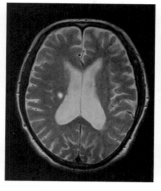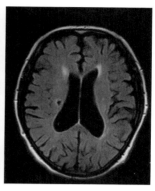

腔隙性脑梗死　脑白质变性

2. 脱鞘病

例 1

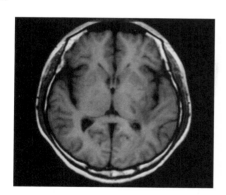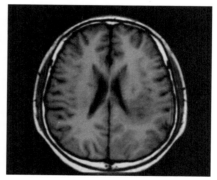

T$_1$WI 左底节区片状低信号区

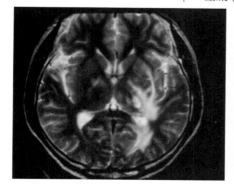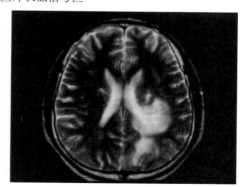

T$_2$WI 左底节区斑片状高信号区，周围有水肿

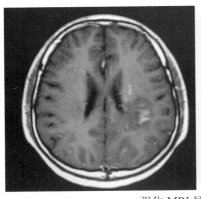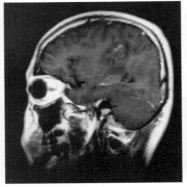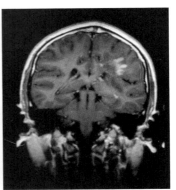

强化 MRI 显示：脑室旁病灶呈不规则轻度强化

例 2

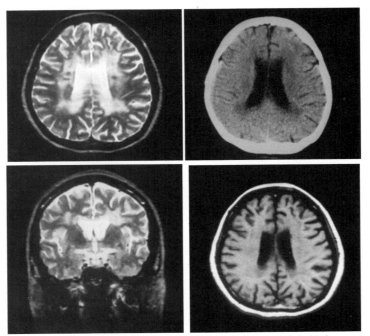

双侧脑室旁多发低密度区，病灶界限不清，没有占位效应

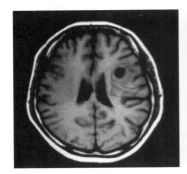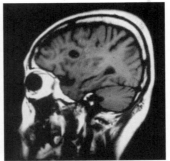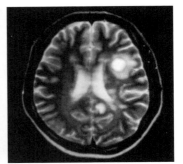

左脑室额角旁圆形低信号，病灶已软化囊性变，病灶边界清楚

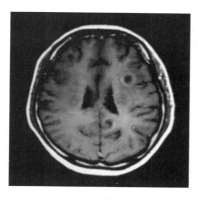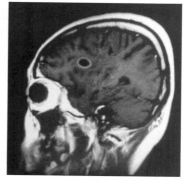

强化 MRI 显示：病灶呈环形强化

例 3

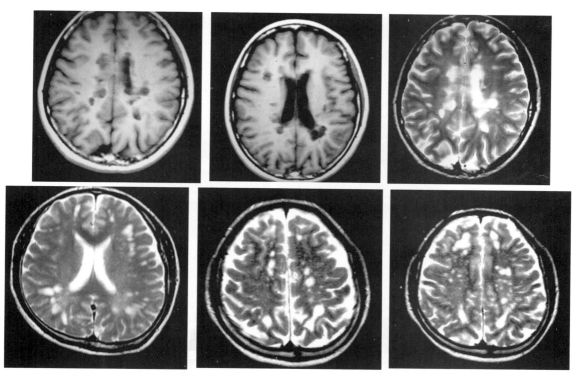

颅内多发小片状病灶，呈长 T_1 长 T_2 异常信号，病灶周围没有水肿区，没有占位效应

表 4-1　腔隙性脑梗死与脱鞘病变影像区别

	腔隙性脑梗死	脱鞘病
发病年龄	中老年	青中年
起病形式	隐袭 / 急性	亚急性
临床表现	无症状 / 轻度	明确局灶体征
部位特征	灰白质符合血管走形	均在白质内
大小	多较小	大于腔梗，同时可见较大病灶

少部分青中年脑室周围显示小片状异常密度／信号，但没有任何临床症状，诊断脱鞘病证据不足，更不要按脱鞘病给予激素治疗，应待观察。

三、颅内多发病变

【例1】

患者女性，21岁。右侧半身发凉、肿胀1年，神经系统体检正常（影像资料及报告单附图如下）。

在外院进行头颅核磁检查，结果示：多发异常信号，多发性硬化不除外，因多种治疗无效2009年8月到首都医科大学宣武医院就诊，经两位医师诊断为神经症，抗抑郁药物治疗2个月后病情明显好转。

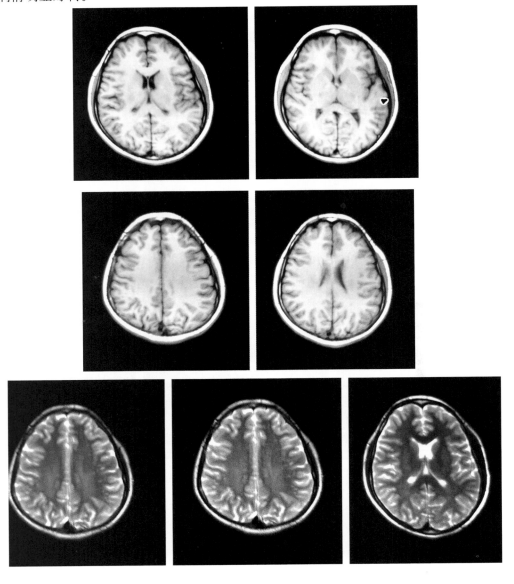

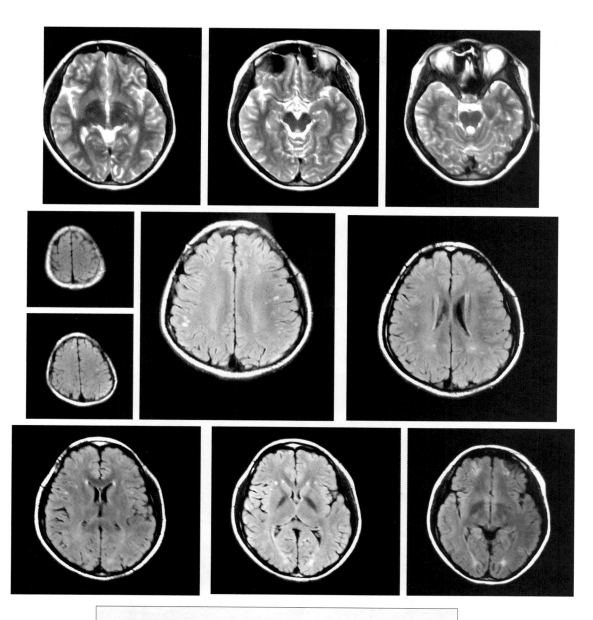

检查名称：　头颅 MR 平扫

检查方法：　采用头部正交线圈做脑部 MR 扫描。行矢状面 T_1WI 及横断面 T_1WI，T_2WI，DWI，FLAIR 扫描。

检查方法：　两侧额顶叶、侧脑室旁、基底节区多发小点片状异常信号，T_1WI 等信号，T_2WI 及 FLAIR 高信号。垂体饱满，高度约 9mm 上缘膨隆。脑室系统无扩大，脑沟脑裂无增宽，中线结构居中。全组副鼻窦黏膜增厚。

影像学诊断：　两侧额顶叶、侧脑室旁、基底节区多发异常信号；多发性硬化不除外。

【例2】

患者男性，50岁。因发作性头痛6年就诊，于2年前行头颅MRI检查显示两侧大脑半球白质内多发斑片状异常信号，T_1WI为稍低信号，T_2WI为高信号，异常信号边缘模糊，没有占位效应，印象：两侧大脑半球白质内多发斑片状异常信号，脱鞘病可能性大。

患者曾在多家医院就诊，医院建议住院用激素治疗。近2个月头痛次数较前有所增加，2006年到首都医科大学宣武医院就诊，神经系统体检正常，复查头颅MRI显示两侧大脑半球白质内多发斑片状异常信号没有变化。我院诊断为"神经性头痛"，经治疗后头痛好转。患者家族中没有类似病人，父母及姐弟均健在。

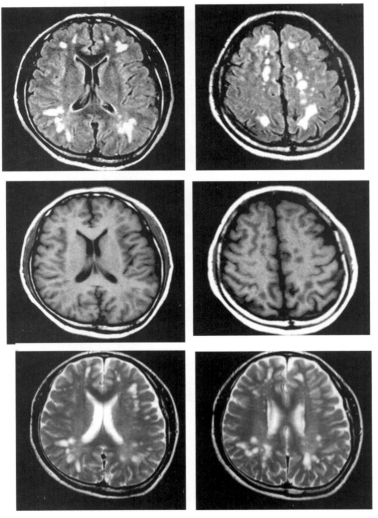

以上2例患者以头痛及多种不适就诊，神经系统体检没有异常，头颅MRI显示异常信号酷似脱鞘病，多年头颅MRI没有明显变化，诊断脱鞘病证据不足，但为什么脑内有如此多的异常信号尚不清楚，提醒医生不能见到颅内有多发斑片状异常信号就诊断为脱鞘病，不少医院对此类患者给予大计量激素治疗，给患者带来不少痛苦。

四、各种疾病钙化

1.Fahr 病（基底节钙化症）

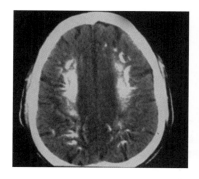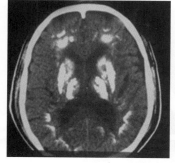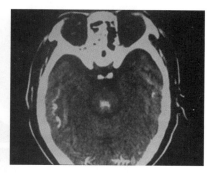

CT 显示：对称性大片状钙化，周围没有水肿区，没有占位效应

2. 脑结核瘤

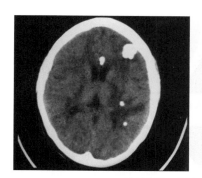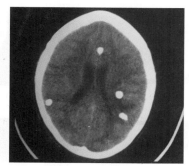

CT 显示：颅内多发钙化病灶

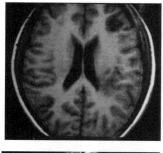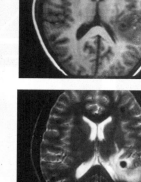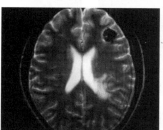

MRI 显示结核瘤钙化

3. 囊虫钙化 CT、核磁表现

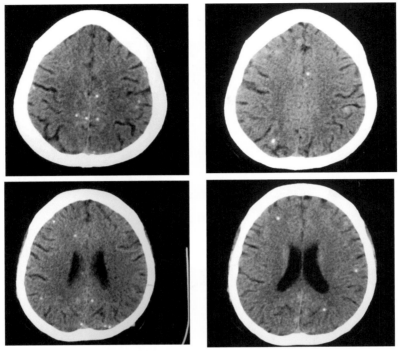

男性患者，30 岁，5 年前患脑囊虫病，10 天前癫痫发作一次。头 CT

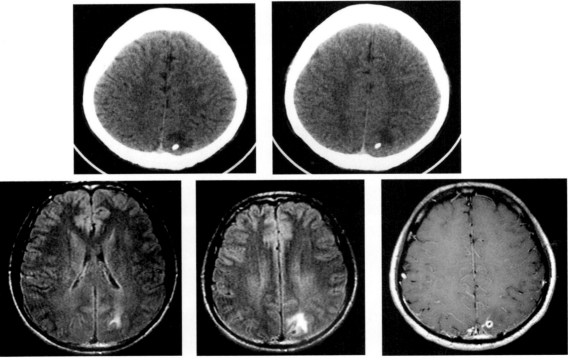

囊虫钙化病灶头 MRI 仍可表现环状强化及小片水肿

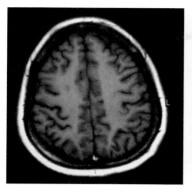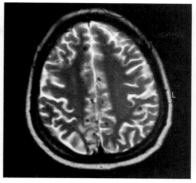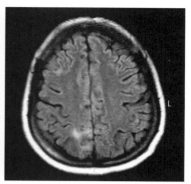

囊虫钙化核磁表现

4. 结节性硬化

癫痫、智能减退、鼻周皮脂腺瘤。

CT 表现："烛泪征" 沿侧脑室的钙化灶，钙化小如点状，大如块状。

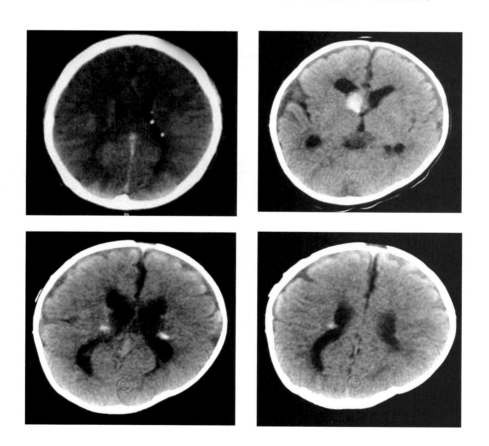

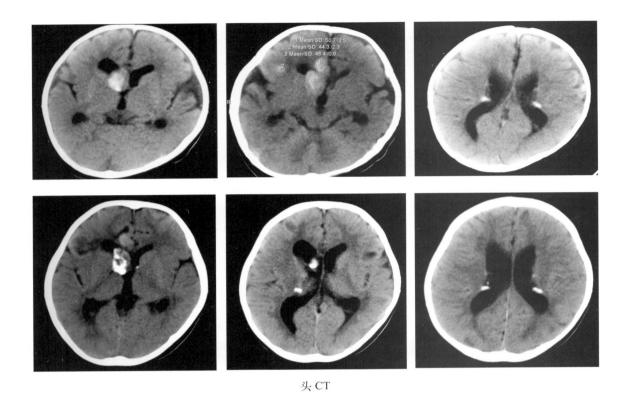

头 CT

头 MRI：混杂信号

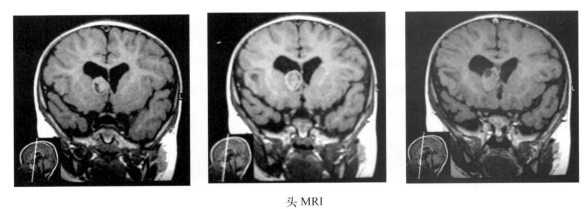

头 MRI

五、桥脑中央髓鞘溶解

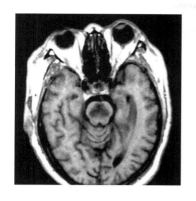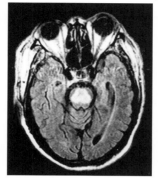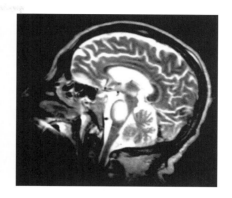

　　为一种少见的脱鞘病，多在大量饮酒、肾功能不全等慢性全身性疾病及低钠情况下快速补钠时出现，病变以桥脑损害为主，严重者可损害其他部位，临床呈闭锁综合征状态，预后较差。

（谢淑萍　王海涛）

第二篇
疾病与影像

第五章

颅内肿瘤

第一节　胶质瘤

一、典型病例

【病例1】

患者男性，60岁。因左侧肢体无力8个月收治入院。患者于8个月前感到左侧肢体无力，行走中抬左腿稍困难，但仍能坚持正常工作。4个月前在夜间睡眠中突然出现为全面性强直 - 阵挛发作（癫痫大发作）；发作时，有意识丧失数秒钟，伴有尿失禁。此后又有数次发作。在癫痫发作之后左侧肢体无力逐渐加重，行走困难。神经系统检查：神志清楚，语言欠流利，示齿左侧面纹变浅，伸舌左偏，左侧肢体肌力Ⅳ⁻，腱反射亢进，左侧 Babinski 征阳性。头颅 MRI 显示右顶叶病灶，呈圆形，中心可见点状强化，周围显示低信号环；周围没有明显水肿区。曾经考虑为炎性肉芽肿，用抗生素、激素治疗没有效果。经颅内立体定向活检诊断为星形细胞瘤Ⅱ级。

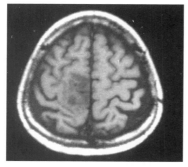

MRI 显示：T_1WI 右顶叶片状以低信号为主的混杂信号，周围有水肿区，没有明显占位效应

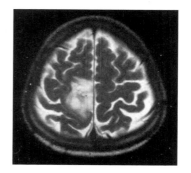

MRI 显示：T_2WI 右顶叶片状以高信号为主的混杂信号，中心有低信号

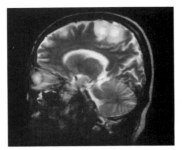

MRI（矢状位）显示：T₂WI 右
顶后片状高信号

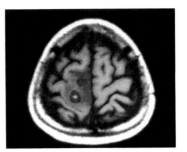

强化 MRI 显示：右顶叶病灶中心
点状强化，病灶周边呈低信号

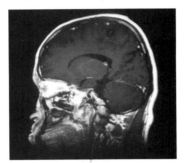

强化 MRI（矢状位）显示：右
顶叶病灶中心点状强化，病灶
周边呈低信号

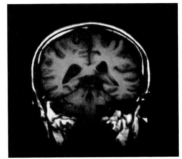

强化 MRI（冠状位）显示：右
顶叶病灶中心点状强化，病灶周
边呈低信号

【病例2】

患者男性，45 岁。因头痛、记忆力减退伴右侧肢体无力 3 个月入住首都医科大学宣武医院。患者于 6 个月前感到头痛，逐渐发现记忆力减退，经常记不住近期发生的事，有时见了以前认识的朋友想不出名姓，并经常找不到自己的东西放在哪里，但生活尚可自理。病后 3 个月逐渐出现左侧肢体无力，行走困难，病情进行性加重而就诊。神经系统检查：血压为 170/100 mmHg，神志清楚，语言欠流利，记忆力、计算力、自知力、定向力等均有中等程度减退，长谷川智能检测为 25 分。示齿右侧面纹变浅，伸舌右偏，右侧肢体肌力Ⅳ，腱反射亢进，右侧 Babinski征阳性。否认有糖尿病、高血脂病史。头颅 CT 及 MRI 显示右额叶不规则病灶，周围有水肿区，占位效应不明显，考虑为脑梗死。按脑梗死治疗没有效果，不同意进一步检查而出院。6 个月后病情加重住当地医院，复查头颅 CT 显示右额叶病灶扩大，经手术证实为星形细胞瘤Ⅱ级。

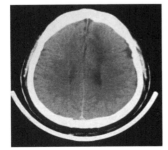

CT 显示：左侧额叶低密度区，
占位效应不明显

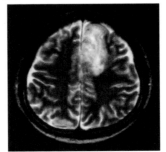

MRI 显示：T₁WI 左额叶斑片
状低信号区，周围有水肿区，
没有占位效应

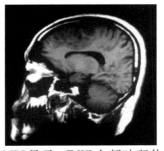

MRI 显示：T$_2$WI 左额叶斑片状混杂信号区，以高信号为主

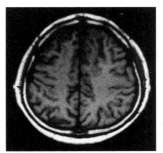

MRI（矢状位）显示：T$_1$WI 左额叶斑片状低信号区

【病例 3】

患者男性， 46 岁。因癫痫发作伴左侧肢体无力 4 个月入住首都医科大学宣武医院。患者于 4 个月前午睡中突然出现四肢抽搐，双眼上翻，牙关禁闭，咬破舌头；发作时有意识丧失数秒钟，伴尿失禁。清醒之后对发作当时情况没有记忆。1 个月后发作次数增多，并逐渐出现左侧肢体活动障碍，行走困难。头颅 CT 显示右顶部片状低密度病变，中心有高密度区，占位效应不明显，呈不规则环状强化，考虑为脑囊虫病转入首都医科大学宣武医院。神经系统检查：神志清楚，语言流利，示齿左侧面纹变浅，伸舌左偏，左侧肢体肌力Ⅳ ，腱反射亢进，左侧 Babinski 征阳性。病史中没有便绦虫史，没有囊虫病病史。经开颅手术证实为星形细胞瘤Ⅱ级。

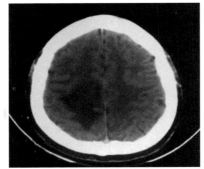

CT 显示：右侧顶叶片状低密度区，占位效应不明显

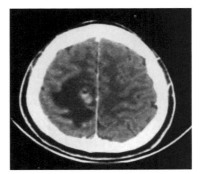

强化 CT 显示：右侧顶叶病灶呈不规则强化

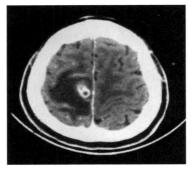

强化 CT 显示：右侧顶叶病灶呈不规则环形强化

【病例 4】

患者男性，45 岁。因癫痫发作 3 个月入住首都医科大学宣武医院。患者于 3 个月前出现癫痫发作，为全面性强直 - 阵挛发作，发作时有意识丧失数秒钟，双眼上翻，牙关紧闭，咬破舌头，伴有尿失禁。清醒之后对发作当时情况没有记忆。此后数天发作一次，没有肢体活动障碍。神经系统体检：神志清楚，语言流利，颅神经正常，四肢肌力、肌张力正常，腱反射适中对称，没有病理反射。头颅 MRI 显示右额叶囊性病灶，周围有水肿区，轻度占位效应。当地医院曾诊断为脑囊虫病，按脑囊虫病治疗没有效果，病史中没有便绦虫史，没有囊虫病病史。检查囊虫抗体阴性，经开颅手术证实为星形细胞瘤 II 级。

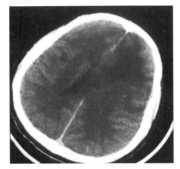

CT 显示：左侧额叶片状低密度区，周围有水肿区，有轻度占位效应

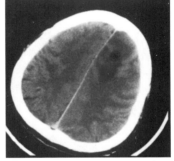

CT 显示：左侧额叶圆形低密度区，周围有水肿区，有轻度占位效应

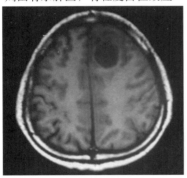

MRI 显示：T$_1$WI 左额圆形低信号区，边界清楚为稍高信号，周围有水肿，有轻度占位效应

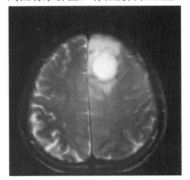

MRI 显示：T$_2$WI 左额圆形高信号区，边界清楚为稍低信号

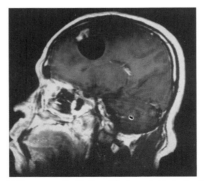

强化 MRI(矢状位) 显示：病灶上方可见不规则强化

【病例5】

患者女性，30岁。因癫痫发作17年，近期发作频繁并出现左侧肢体无力入住首都医科大学宣武医院。患者17年前没有任何诱因情况下出现癫痫发作（全面性强直-阵挛发作），发作时有意识丧失数秒钟，双眼上翻，牙关紧闭，咬破舌头，伴有尿失禁。清醒之后对发作当时情况没有记忆。以后数月发作一次，没有正规服用过抗癫痫药物。近2个月发作次数明显增多，并逐渐出现左侧肢体无力，有加重趋势，行走困难而就诊。行头MRI检查显示右侧额叶长T_1长T_2囊性异常信号，周围没有水肿区，没有占位效应。神经系统检查：神志清楚，语言欠流利，示齿左侧面纹变浅，伸舌左偏，左侧肢体肌力Ⅳ，腱反射亢进，左侧Babinski征阳性。当地医院曾诊断为脑囊虫病，按脑囊虫病治疗没有效果转至首都医科大学宣武医院就诊。经神经外科手术病理证实为Ⅱ级星形细胞瘤。

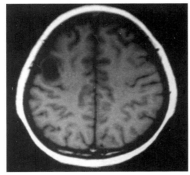 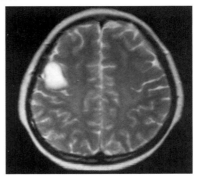

MRI显示：T_1WI右额低信号囊性病灶，边界清楚为稍高信号，周围有水肿，有轻度占位效应

MRI显示：T_2WI右额高信号囊性病灶，边界清楚为稍低信号

【病例6】

患者女性，31岁。因语言减少，反应迟钝，右侧肢体无力2个月入住首都医科大学宣武医院。患者于2个月前家人发现语言减少，反应迟钝，对一些事情理解困难；并发现右侧肢体活动减少，行动缓慢，有加重趋势而就诊。行头颅CT及MRI检查显示左侧脑室旁圆形病灶，周围有水肿区，占位效应不明显，考虑为炎性病灶。经用抗生素及对症治疗，自己感觉病情有好转，但家属认为没有好转，也没有加重，为明确诊断转至首都医科大学宣武医院就诊。复查头颅MRI显示病灶没有明显好转。神经系统检查：神志清楚，不全混合性失语，失读，失认，命名性失语；示齿右侧面纹变浅，伸舌右偏，右侧肢体肌力Ⅳ，腱反射亢进，右侧Babinski征阳性。经立体定向手术，病理检查证实为胶质母细胞瘤。

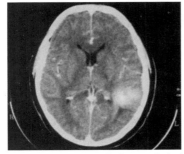 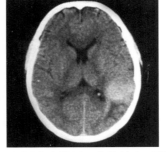

CT显示：左侧脑室枕角旁圆形高密度区，周围有水肿区，占位效应不明显

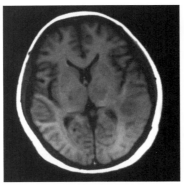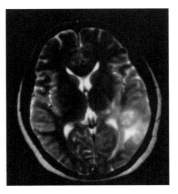

MRI 显示：T_1WI 左侧脑室枕角旁圆形稍低信号区，周围有水肿区，占位效应不明显

MRI 显示：T_2WI 左侧脑室枕角旁圆形混杂信号区，以高信号为主

【病例 7】

患者男性，12 岁。因双下肢，右上肢无力 2 个月，进行性加重于 1999 年 3 月入住首都医科大学宣武医院。患者于 2 个月前行走中感到双下肢无力，不能走长路；几天后感到右上肢也没有力气。就诊后行颈部 MRI 检查显示颈 $_{3~6}$ 髓增粗，有异常信号，考虑为占位性病变而收治住院。神经系统检查：神志清楚，语言流利，颅神经正常，四肢腱反射亢进，双侧 Hoffmann(+)，Babinski 征 (+)，右上肢肌力Ⅲ级，双下肢肌力Ⅳ级，颈 $_3$ 以下深浅感觉均减退。当地医院曾诊断为颈髓炎性病变，经用激素等治疗病情没有好转，反而有加重趋势。经手术证实为颈部胶质瘤。

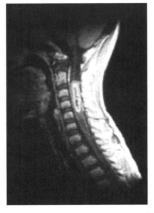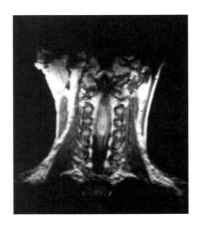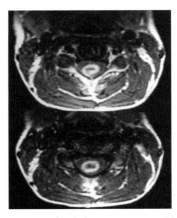

颈 MRI 显示：T_1WI 颈 $_{3~6}$ 髓增粗，髓内可见长条状高信号，中心有低信号区

颈 MRI（冠状位）显示：T_1WI 颈 $_{3~6}$ 髓增粗，髓内见长条状高信号，中心有低信号区

颈 MRI（轴位）显示：T_1WI 颈髓增粗，髓内可见圆形高信号，中心有低信号区

【病例 8】

患者女性，30 岁。因发作性肢体抽搐 17 天，于 2000 年 7 月收治住院。患者缘于 17 天前于睡眠中无明显诱因突发口角麻木，右侧口角抽搐发作，意识清楚，无舌咬伤及口吐白沫、四肢抽搐、二便失禁表现。持续数分钟后，自行缓解。6 h 后再次发生，右侧口角抽动，同时

伴左侧肢体抽搐及意识丧失，伴有呕吐一次，持续 10min 后自行缓解。EEG 及 ECG 未见异常。头颅 CT 示颅内占位病变，转至北京宣武医院就诊。入院时神经系统检查：神志清楚，检查合作，双瞳等大、等圆，光反应存在，眼球各方活动不受限，伸舌居中，鼻唇沟对称，浅反射存在对称，四肢肌力、肌张力正常，病理反射未引出。辅助检查：CT 示右额顶低密度病变，无强化。MRI 示右侧大脑半球额叶凸面类椭圆形占位病变。呈 T_1WI 低信号，T_2WI 高信号累及中央前回。1 周后即在全麻下行右额顶开颅，肿瘤切除。病理报告为星形细胞瘤 II 级。

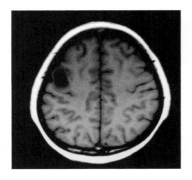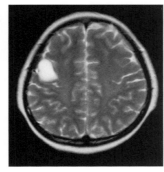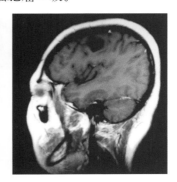

头 MRI 示：右侧大脑半球额叶凸面类椭圆形占位病变。呈 T_1WI 低信号，T_2WI 高信号累及中央前回，无明显强化

【病例 9】

患者男性，43 岁。3 个月来晕厥 2 次，缘于 3 个月前无明显诱因突然晕厥，意识丧失，10min 后苏醒，发病具体情况不详，醒后感四肢酸软乏力，面部肌肉紧张。此次发病后感双颞侧胀痛持续无好转，10 余天前，再次发作一次，症状同前。外院头颅 MRI 示：颅内占位病变，转入首都医科大学宣武医院。神经系统检查：神志清楚，语言流利，检查合作，双瞳等大、等圆，光反应存在，眼球各方活动充分，伸舌居中，面纹对称，浅反射对称存在，四肢肌力、肌张力正常，病理反射未引出。头颅 CT 及 MRI 均显示左额顶占位病变，诊为胶质瘤早期。经研究后在全麻下行左额顶开颅，肿瘤肉眼所见全切除，术后恢复满意。病理报告为星形细胞瘤 I～II 级。

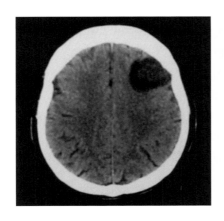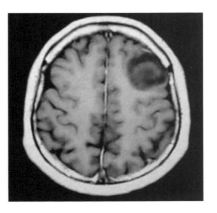

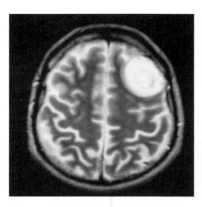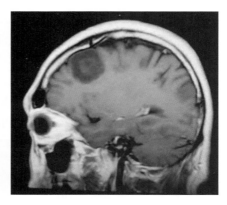

头颅 CT 及 MRI 均显示左额顶占位
病变，密度不均匀，边界尚清晰

二、综合分析

脑肿瘤是颅内占位性病变，临床常以颅内压增高、癫痫、偏瘫、失语等局灶体征为主要表现。头颅 CT、MRI 常显示出病灶周围有明显水肿，脑组织受压、移位、变形等占位效应为特征，多数肿瘤有明显强化。颅脑肿瘤作为新生物，占据一定的颅内空间，多数会引起周围正常组织的受压、移位、变形等异常改变，这就是肿瘤的占位效应，是诊断颅脑肿瘤的重要影像学依据之一。占位效应主要由肿瘤本身引起，其次还与肿瘤周围的脑组织水肿有关。颅脑肿瘤所在部位、大小、数目、生物学特征、病理组织学类型及其周围脑组织水肿的范围等综合因素，决定占位效应的程度。若肿瘤的体积较大，主要位于脑白质内，脑水肿范围通常较大，其占位效应也较显著；相反，肿瘤较小，靠近脑皮质表面，其占位效应一般较轻。有些囊性或位于脑室内的肿瘤，由于脑室内自减压的作用，其占位效应也相对较轻。

颅脑肿瘤的占位效应与组织学类型及位置有关，例如分化不良或恶性肿瘤的脑组织水肿反应多较明显，其占位效应也较显著；而良性或分化较好的肿瘤，可无或仅有轻度水肿，占位效应则较轻；近中线区颅脑肿瘤的占位效应多较明显；反之，则较轻。两侧多发颅脑肿瘤，其占位效应可部分相抵消，而无中线结构移位。

以上 9 例病例为经手术或脑活检证实的胶质瘤，其中 6 例为分化较好的胶质瘤，1 例为早期的胶母细胞瘤。因其肿瘤性质为良性或为恶性肿瘤的早期，占位效应不明显，这些患者均先到神经内科就诊，临床以癫痫、偏瘫、失语等局灶体征为主要表现，没有明显颅内压增高表现，影像改变似炎症、囊虫、脑梗死、脱鞘病等，而肿瘤的特异改变不明显，占位效应不突出，没有明显强化。在 7 例病例中有 6 例患者的第一诊断都不是肿瘤，其中有 3 例曾被诊断为脑囊虫，2 例曾被诊断为炎性疾病，1 例曾被诊断为脑梗死。据 Wilden 等报道，他们分析的 35 例临床上仅表现为癫痫、CT 表现为低密度非强化病灶的病例，34 例获得确诊，均为胶质瘤。其中星形细胞瘤 I～II 级 3 例；少枝胶质细胞瘤 II 级 6 例，III 级 1 例；混合性少突胶质 - 星形细胞瘤 II 级 5 例，III 级 2 例；神经节胶质瘤 2 例。其中 28 例即 80% 的病人为低度恶性胶质瘤。

由于此类患者临床上常以癫痫为主要表现，并无颅内压增高和神经系统阳性体征，目前还无确凿的证据说明保守治疗或早期手术治疗哪个更好，早期干预性治疗（包括手术、化疗和放疗等）是否真的有效？因此对其治疗还有不同意见。一般认为，化疗的作用不确切。由于低度恶性胶质瘤生长缓慢、病程长，对此类患者早期干预性治疗弊大于利，长期治疗的毒副作用往往掩盖了其治疗效果。许多学者认为，术后放疗可提高术后 1 年和 3 年的生存率，但不能提高 5 年和 10 年的生存率。有的学者却认为，肿瘤次全切除术后辅以放疗可以提高 10 年生存率。因此术后放疗的作用还有待进一步研究。

影响低度恶性胶质瘤预后的因素有两个：一是年龄；二是 CT 扫描强化与否。即年龄小者，CT 扫描不强化者预后好。低度恶性星形细胞瘤的预后与手术切除的程度、术前意识状态、术后 Karnofsky 行为评分，以及肿瘤标本的血管大小密切相关。手术全切除者、术前无意识障碍者、术后 Karnofsky 行为评分高者，以及肿瘤血管小而少者预后较好。Smith 等回顾了 560 例幕上肿瘤的临床、CT 表现和随诊资料，首发症状为癫痫的患者有 164 例，其颅内原发肿瘤相对为良性，预后主要决定于临床因素，平均生存期为 37 个月，并认为早期手术和放射治疗对此类患者无任何有益作用；而无癫痫表现的其他患者平均生存期为 6 个月。因此，不论采取何种治疗方法，仅有癫痫表现的颅内低密度非占位病变患者较无癫痫、病灶有强化者的预后要好，这与前者病灶多相对低度恶性、发展缓慢的特性有关。

笔者认为对此类患者的治疗不能一概而论，应具体情况具体分析，病变部位是确定治疗方案的决定性因素。对位于表浅部位、非功能区的病灶，宜积极采取手术治疗，早期全切除肿瘤；而对病变部位深、位于重要功能区或肿瘤未能全切除的患者，应术后辅以放射治疗或化疗进一步抑制肿瘤的生长。为此，对其中病变部位表浅、局限、位于非功能区的患者进行了开颅肿瘤近全切除或病变脑叶大部切除术，而对另 2 例病变部位深在、多发或位于重要功能区的患者，则行外放射治疗。当然，由于笔者遇到的病例数有限，其长期治疗效果还有待进一步研究。

综上笔者认为临床上以癫痫为主要表现的颅内低密度非占位病变，其性质多为低度恶性胶质瘤，其中又以星形细胞瘤 I～II 级最常见。虽然对其治疗方案还有争议，但病变部位是确定治疗方案的决定因素，对部位表浅、非功能区的病灶宜积极采取手术治疗。

典型的颅内肿瘤患者多就诊于神经外科；而有临床症状，头颅 CT、MRI 显示没有占位效应的肿瘤应引起神经内科医师注意，警惕肿瘤的可能性，以免延误患者诊断。

这类肿瘤的鉴别诊断思路：①有神经系统局灶体征；②头颅 CT、MRI 显示颅内低密度/异常信号病灶；③用各种诊断难以解释整个病程，或按各种疾病治疗没有明确效果；④病程呈进行性加重或阶梯式发展。

（谢淑萍　曹家康）

第二节　胶质母细胞瘤

一、典型病例

【病例】

患者男性，52 岁。主因发作性头部发沉感伴全身大汗 45 天于 2004 年 8 月 5 日收治入院。患者于 45 天前无明显诱因突感头部发沉，不敢睁眼，不敢活动，伴紧张恐惧感及全身大汗，无意识丧失、肢体抽搐及口吐白沫，无明显的头痛、恶心呕吐，略感头晕，无视物旋转及复视等，持续约数分钟后可自行缓解，每日发作 1~2 次，未予特殊处理。1 个月前感此发作较前略频繁，2~3 次 /d，于当地医院就诊，行头颅 CT 及 MRI 后诊断为"左颞叶占位性病变"，给予卡马西平、三乐喜及维生素 B_6 等口服，自觉每次发作症状较前减轻，频率为 1~2 次 /d。为了进一步诊治，就诊于首都医科大学宣武医院。既往有脂肪肝、高脂血症，否认有糖尿病、高血压、冠心病等。否认家族遗传病史，否认类似疾病史。神经系统查体：神清，语利，血压 120/70 mmHg，注意力不易集中，智能正常，颈软无抵抗，双瞳孔等大等圆，对光反射灵敏，眼动充分，面纹对称，伸舌居中，腭垂居中，软腭上抬有力，咽反射存在，四肢肌力Ⅴ级，肌张力正常，肱二、三头肌及桡骨膜反射正常对称，双下肢膝腱反射活跃，双病理征可疑阳性。深浅感觉正常对称，共济检查正常，脑膜刺激征阴性。辅助检查：腰穿：压力 185 cmH₂O，无色透明；GLU：57 mg/dl；CL：120 mmol/L，Pro：68 mg/dl，白细胞：0 个；囊虫抗体（－）；病理：涂片未见细胞成分，莱姆抗体（－），钩端螺旋体抗体（－），弓形体 IgM 抗体（－）。头颅 MRI（2004/7/9）左颞叶占位性病变，考虑转移瘤；1 个月后，头颅 MRI+ 强化（2004/8/9）：左颞叶占位性病变，胶质母细胞瘤？给予脱水降颅压、抗癫痫等药物治疗。1 周后转入功能神外科行左颞叶定向穿刺脑活检术，确诊为胶质母细胞瘤（WHO3-4）。

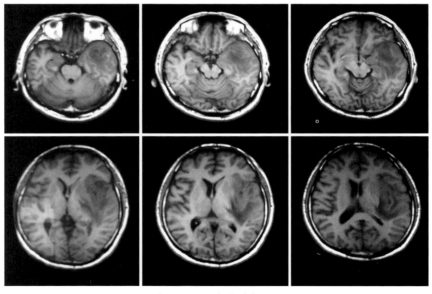

头 MRIT₁：左颞叶长 T₁

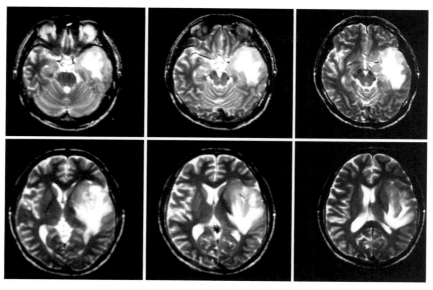

头 MRIT$_2$：左颞叶长 T$_2$

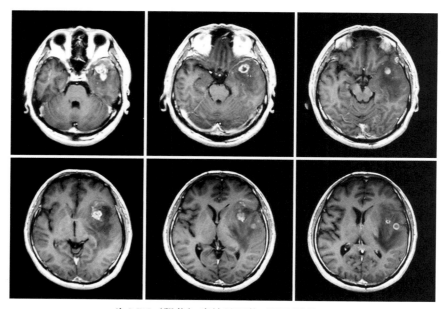

头 MRI（强化）病灶呈环状不规则强化

二、综合分析

胶质母细胞瘤 (glioblastoma, GBM) 是中枢神经系统最常见的原发恶性肿瘤之一，约占颅内肿瘤的 10%；尤其多发于年长者。该肿瘤生长较快，缺乏有效的治疗手段，预后较差。

（一）生物学特征

GBM 在病理组织学分类上属于高度恶性胶质细胞瘤，又称多形性胶质母细胞瘤，约占胶质细胞瘤的 25%。Baily 和 Cushing 根据胶质细胞发育过程分类，该肿瘤属于原始髓上皮演化而形成的幼稚细胞肿瘤。以 Kernohan 肿瘤四级分类法分类，胶质母细胞瘤相当于星形细胞瘤Ⅲ级或Ⅳ级。GBM 的分子遗传学分类：①原发性 GBM：又称为Ⅱ型 GBM，占老年 GBM 病人的大部分，平均发病年龄 55 岁，临床病史较短（常小于 6 个月），以前没有较低级别胶质瘤的病史或组织学证据。②继发性 GBM：又称为Ⅰ型 GBM，从低级别或间变性星形细胞瘤发展而来。病人相对年轻 (30~45 岁)，预后较原发性 GBM 好。③其他 GBM：如巨细胞GBM。临床上原发，虽无较低级别胶质瘤的病史，但其遗传学改变与继发性 GBM 相似。预后较其他 GBM 好。

（二）病理

胶质母细胞瘤体积常较大，多起源于脑白质中；常见于额叶，颞叶次之，枕叶少见。肿瘤常侵犯几个脑叶。当额顶枕叶的胶质母细胞瘤经胼胝体侵及对侧大脑半球时，在冠状切面内肿瘤呈蝴蝶形分布，为该肿瘤的特征。肉眼所见肿瘤边界较光整，但实际瘤细胞浸润的区域远远超过这一边界。较表浅的胶母细胞瘤常侵犯和穿过大脑皮质并与硬脑膜粘连，手术易被误认为脑膜瘤。瘤的切面形状多不规则；有酱红色的肿瘤区、灰黄色的坏死区和暗红色的出血区；并可有囊肿形成。显微镜下部分肿瘤细胞有粉红色胞浆，细胞突起。肿瘤呈弥漫性生长并富含细胞。一些肿瘤细胞可见明显核染色质增多及核的多形性。部分区域可见片状小的未分化细胞。血管内皮细胞增生常很明显，有时可见增生的小血管似肾小球样结构。有学者认为，多形性胶质母细胞瘤与间变性星形细胞瘤的主要区别点是前者可见不规则坏死灶，其周边肿瘤细胞呈假栅栏状排列。

（三）临床表现

GBM 因生长快，病程短，常常表现为颅内压增高症状，如头痛、呕吐及视乳头水肿。根据肿瘤生长的部位，可以出现相应神经功能缺损表现。病人伴有癫痫症状，为肿瘤组织或水肿波及大脑皮层所致，其中额叶多表现为癫痫大发作，中央区及顶叶多位局灶性发作，颞叶肿瘤则表现为精神运动性发作；广泛侵犯额叶肿瘤，尤其在侵犯胼胝体至对侧半球可出现明显的精神障碍。额叶中央前回附近受累出现不同程度的对侧偏瘫；优势半球运动或感觉性语言中枢损害时，可相应出现运动感觉性失语；肿瘤累及视觉传导通路或视觉中枢时可表现为幻视或视野缺损；丘脑及内囊受累可出现典型的"三偏"症状及体征。另外，也有部分病例没有明显的局灶症状及体征，可能为肿瘤较小，或仅仅在所谓"哑区"生长。

（四）影像学表现

头颅 CT 扫描表现为边界不清的混合密度灶，瘤内出血可致高密度改变，但钙化较少，瘤内坏死及囊性变呈低密度影，使得其形态呈多形性，病灶周围脑水肿较重，脑室受压变小、变形或封闭，中线结构移位，增强扫描出现非均匀的密度增强或环状增强，坏死区常位于肿瘤实质内，呈边界不整齐的低密度区。头颅 MRI 在 T_1 加权像上呈低信号，与邻近脑组织不易区分，占位效应十分明显，瘤内出血呈高信号，较大坏死区则呈低信号；T_2 加权像呈混杂信号，以高信号为主，散在性分布低于等信号。注射 Gd-DTPA 后肿瘤十分显著的对比增强，使得肿瘤与邻近结构有明确的分界，且好发在脑深部，是较为特征性的表现。

（五）诊断

根据明显的颅内压增高症状及体征、局部神经功能障碍表现，结合CT及MRI影像学表现，定位诊断能够明确，定性诊断大多在术中或术后病检诊断。

（六）治疗

对于GBM的治疗效果并不尽人意，寻找有效的治疗方法是人们长期探索的目标。目前GBM的基本治疗原则仍是以手术为主的综合治疗。

（1）力争手术全切除是治疗GBM的首选方法　Sneed等认为，患者年龄是提高生存期的重要因素，未强调手术方式的重要性。Nazzaro等认为手术方式对此类肿瘤患者生存期的作用是不肯定的，并认为此类肿瘤不可能达到全切。但Barker等认为，对于GBM的患者最大限度地切除肿瘤，生存期显著延长。在解剖和功能允许的情况下，力争将肿瘤组织全切，甚至将瘤周水肿组织做部分切除，以达到手术全切除的目的。

（2）放射治疗是治疗GBM的重要辅助措施　GBM呈浸润性生长，用单纯手术方式很难将肿瘤完全切除，术后放疗抑制残余肿瘤组织生长就显得十分必要。但术后单纯行全脑放疗对抑制残余肿瘤细胞是否有效未做比较和研究。有报道，恶性星形细胞瘤术后经全脑放疗生存期明显延长。目前认为，普通X线和^{60}Co治疗机，其射线穿透能力差，对颅内肿瘤达不到足够杀灭剂量，提高剂量又会招致严重的副反应，因此公认的放疗方法为全脑照射后，追加γ刀/X刀治疗，多等中心照射，分次立体定向放射治疗或放射外科治疗等。

（3）化疗药物的选择和给药途径　GBM的治疗，首选细胞周期非特异性且能很好通过血脑屏障的药物，如卡氮芥(BCNU)和环己亚硝脲(CCNU)；也有学者认为，选作用时限不同的多种化疗药物联合用药，以达到最大限度的杀伤肿瘤细胞。全身化疗药物药力较分散，在肿瘤局部不能形成较高的药物浓度，对GBM无效，而且还有较为严重的毒副反应。局部通过Ommaya管给药，效果较为显著。最近，不少学者提出化疗途径首选超选择颅内动脉化疗。超选化疗，局部给药量大，可致眼部并发症，并且操作相对复杂；而术中置Ommaya管，药物直接作用于残余肿瘤组织局部并可保持较高浓度，操作简单、易行，能反复给药，是一种有效且有一定前途的治疗方法。

随着分子生物学技术的发展，人们认为GBM是一种多基因、多步骤发生的基因疾病，但基因治疗目前尚难肯定其疗效，有待于长期深入的研究。联合基因治疗可能成为今后基因治疗的一个发展方向。

一般认为，GBM经综合治疗平均生存期为1年，平均复发时间为8个月以内。总的来看治疗效果不好。

（曹家康　谢淑萍）

第三节　生殖细胞瘤

一、典型病例

【病例 1】

患者男性，18 岁。左眼视物不清 2 个月，右侧肢体无力 13 个月收住首都医科大学宣武医院。患者于 1 年前没有任何诱因出现右侧肢体无力，影响行走，并出现语言较慢。行头颅 MRI 检查显示：没有发现颅内明确病变，按脱髓鞘病治疗后病情没有明显变化。2 个月前患者出现左眼视力减退，不能矫正，没有癫痫发作，没有肢体无力加重。神经系统体检：神志清楚，语言缓慢欠流利，双侧瞳孔等大等圆，光反应正常；右侧肢体肌张力稍增高，腱反射亢进，肌力Ⅳ级，病理反射阳性，感觉正常；请眼科查左眼视力眼前数指，眼底正常。复查头颅 MRI 显示：左侧额叶、颞叶、基底节、丘脑、下丘脑、中脑、穹窿等处见到大片不规则异常信号，T_1WI 呈混杂低信号，T_2WI 呈混杂高信号，其中有多个大小不一的囊性病灶，周围大片水肿区，同侧脑室受压，双侧视神经受累；病灶明显强化，呈斑点状、不规则环状，定性困难。经立体定位活检证实为生殖细胞瘤。

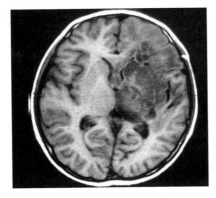

头颅 MRI:T_1WI 呈混杂低信号

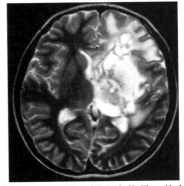

头颅 MRI:T_2WI 呈混杂高信号，其内有多个大小不一的囊性病灶，周围大片水肿区，同侧脑室受压，双侧视神经受累

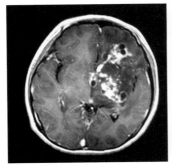
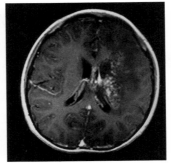
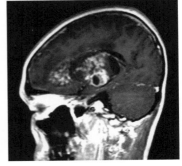

头颅 MRI: 病灶明显强化，呈斑点状、不规则环状

【病例 2】

患者男性, 32 岁。2 年半前患者没有明确诱因感到左侧肢体无力, 但不影响行走, 没有到医院就诊; 左侧肢体无力呈缓慢进行性加重。半年前出现视物成双、嘴歪, 并进行性加重。行头颅 MRI 检查显示: 颅内多发病灶, 双侧底节区、脑干可见大小不等、形状不同的囊性病灶, 注入增强剂后病灶呈不规则环状强化。病灶周围没有明显水肿区, 没有明确占位效应。神经系统体检: 神志清楚、语言流利, 左眼球处于外上方, 不能向下、向内方活动, 双侧瞳孔等大等圆, 光反应正常; 左侧面纹变浅, 伸舌偏左; 左侧肢体肌力Ⅳ, 腱反射亢进, 病理反射阳性。于 2004 年 6 月在当地医院进行开颅探查, 病理证实为生殖细胞瘤。放疗后肢体活动好转。

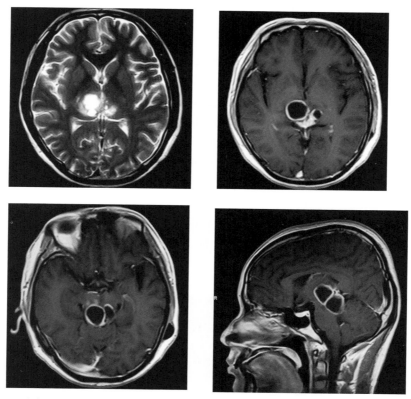

头颅 MRI: 颅内多发病灶, 双侧底节区、脑干可见大小不等形状不同的囊性病灶, 病灶周围没有明显水肿区, 没有明确占位效应

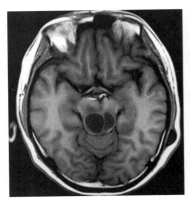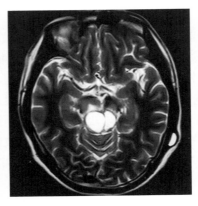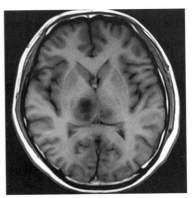

头颅 MRI：注入增强剂后病灶呈不规则环状强化

【病例 3】

患者男性，22 岁。于 4 年前没有任何原因出现双眼视物不清，视物成双；数天后感头痛，伴有恶心，但没有呕吐；发病 2 个月后患者出现多饮多尿，以上症状呈进行性加重，影响正常生活，于病后 4 个月在当地医院就诊。行头颅 MRI 检查显示：颅内多发病灶，胼胝体膝部、松果体区可见大小不等、形状不同的病灶，T_1WI 呈低信号，T_2WI 呈高信号为主的混杂信号，注入增强剂后病灶呈不规则结节状强化。病灶周围没有明显水肿区，没有明确占位效应。印象：颅内占位性病变，生殖细胞瘤可能性大。神经系统体检：神清、语利，眼外展及下视困难，双侧瞳孔等大等圆，光反应正常；四肢肌力、腱反射、肌张力均正常，病理反射阴性。尿比重明显低于正常。经放射治疗后，患者病情得到有效控制，视力恢复正常，复视消失。近日因双手麻木，于 2004 年 6 月到首都医科大学宣武医院就诊，复查头颅 MRI 检查显示：胼胝体膝部、松果体区、脑干放射治疗后改变，颅内其他部位未见病变。诊断为生殖细胞瘤。

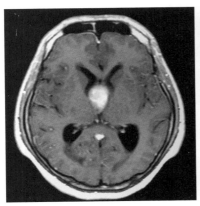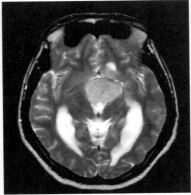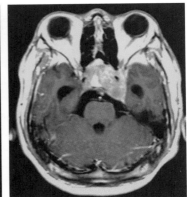

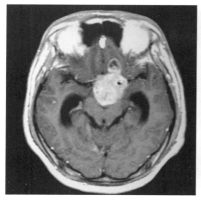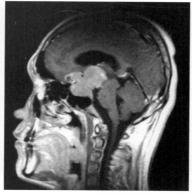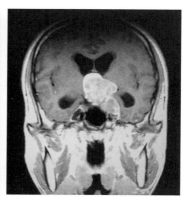

头颅 MRI 检查显示：颅内多发病灶，胼胝体膝部、松果体区可见大小不等形状不同的病灶，T_1WI 呈低信号，T_2WI 呈高信号为主的混杂信号，注入增强剂后病灶呈不规则结节状强化；病灶周围没有明显水肿区，没有明确占位效应

【病例 4】

患者男性，20 岁。因左上下肢体无力 4 个月于 2006 年 2 月 21 日收入首都医科大学宣武医院神经内科。患者 4 个月前没有任何诱因情况下感左侧上下肢无力，以上情况进行性加重，到当地医院就诊，行头 CT（2006-2-6）：右侧基底节区椭圆形高密度影。头颅 MRI 检查显示以右侧明显的两侧颞叶、两侧基底节区可见不规则形异常信号，T_1WI 呈低信号，T_2WI 呈等、高信号，信号强度不均，边界不清，范围侵及两侧海马及内囊后肢，两侧内侧颞叶皮质增厚，右侧内囊后肢受压移位。经静脉注入 Gd-GTPA 后大部分病灶不规则斑片状强化，周围水肿不明显，左侧大脑脚病灶未见明显强化。曾按脱鞘病治疗病情不见好转，为进一步诊治到首都医科大学宣武医院就诊。追问病史 2 年前开始有多饮多尿情况，有时夜尿达 2000ml。神经系统体检：神清，左侧面纹变浅，伸舌向左，眼球各方活动自如；左侧肢体肌力Ⅳ级，腱反射亢进，Babinski 阳性，感觉系统正常。根据青少年患者，病史 2 年，有多饮多尿、左侧轻偏瘫，缓慢进行性加重情况以及头颅 MRI 改变，以生殖细胞瘤可能性大，收治住院。经神经外科手术证实为生殖细胞瘤。

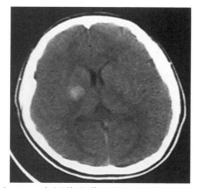

头 CT：右侧基底节区椭圆形高密度影

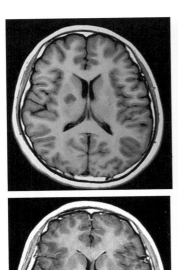
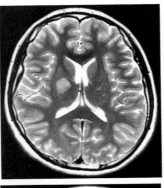
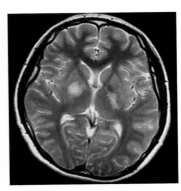
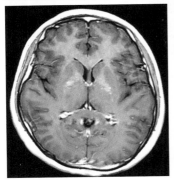
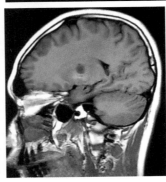

头颅MRI：以右侧明显的两侧颞叶、两侧基底节区可见不规则形异常信号，T_1WI 呈低信号，T_2WI 呈等、高信号，信号强度不均，边界不清，范围侵及两侧海马及内囊后肢，两侧内侧颞叶皮质增厚，右侧内囊后肢受压移位。经静脉注入 Gd-GTPA 后大部分病灶不规则斑片状强化，周围水肿不明显

【病例5】

患者男性，11 岁。因左侧肢体无力 7 个月，加重 2 个月于 2006 年 4 月 7 日收住首都医科大学宣武医院神经内科。7 个月前患者自觉左侧肢体无力；2 个月前患儿活动时左侧肢体活动少，穿衣时左手不灵活，左下肢走路姿势不正常，到医院就诊。头颅 CT：右侧基底节区略高密度影，性质待定；头颅 MRI：右侧基底节区长 T_1 长 T_2 异常信号，增强扫描强化不明显。右侧大脑脚较左侧小。头颅 MRA 未见异常。

体检：神清语利，面纹对称，口角不偏，伸舌居中，左上肢 IV 级，腱反射 (+++)，左巴氏征 (+)，左偏身痛觉、音叉觉减退，右侧肢体肌力、腱反射正常，右侧病理征（ - ）。

患儿既往史、家族史无特殊异常。

血尿便、生化全项、血沉、免疫球蛋白、抗 ENA 抗体、抗核抗体均正常。血清囊虫抗体阴性，血甲胎蛋白、绒毛膜促性腺激素、癌胚抗原正常。

腰穿脑脊液压力正常，细胞总数 6 个，白细胞数 0，生化：PRO 44mg/dl，余无异常正常。

住院后经讨论认为生殖细胞瘤可能性大，经放疗肢体瘫痪基本好转。诊断为生殖细胞瘤。

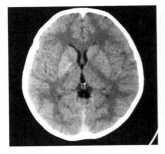
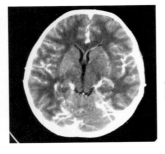

头颅 CT：右侧基底节区略高密度影，增强扫描强化不明显；性质待定

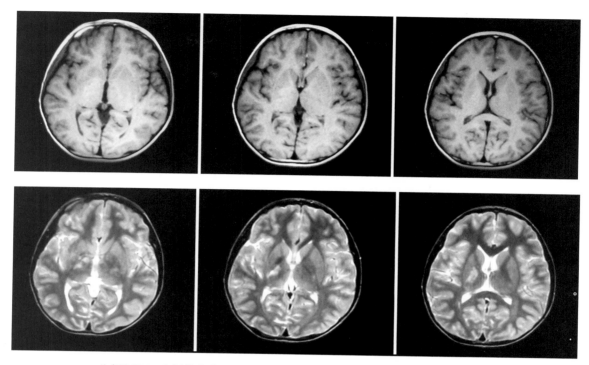

头颅 MRI：右侧基底节区长 T_1 长 T_2 异常信号，增强扫描强化不明显

【病例 6】

患者男性，14 岁。主因"左上下肢无力 3 个月、口角歪斜 40 天"于 2006 年 3 月 15 日收住首都医科大学宣武医院神经内科。患者于 3 个月前无意中发现左上肢活动不灵活，吃饭时改用右手（左利手），以后左上肢无力逐渐加重。于 40 天前走路时左腿稍有拖拉，并出现口角歪斜，伴流涎，以上情况进行性加重，病程中无发热。头颅 CT：右侧颞部颅骨部分缺如，右侧基底节区片状不规则高密度影，增强扫描轻度强化。头颅 MRI：右侧基底节区异常信号，呈长 T_1 长 T_2 信号，病灶轻度强化。曾在某大医院按脱鞘病治疗无效，随到首都医科大学宣武医院就诊。病史中没有多饮多尿。既往史、个人史、家族史均无特殊。

体检：神情语利，左侧面纹稍浅，伸舌稍左偏，左侧肢体肌力 IV^+ 级，左侧上下肢腱反射较右侧稍高；左侧巴氏征（±），右侧病理征阴性感觉正常。

腰穿：压力 140 mmH$_2$O；白细胞 0；糖 55 mg/dl；蛋白 35 mg/dl；氯化物 131 mmol/L；免疫球蛋白 正常；24 h IgG 合成率正常；MBP 0.78 nmol/L。ANCA：阴性。病理涂片：少许淋巴细胞。

经全科会诊认为生殖细胞瘤可能性大，建议放射治疗。患者于放疗后左侧偏瘫基本好转。

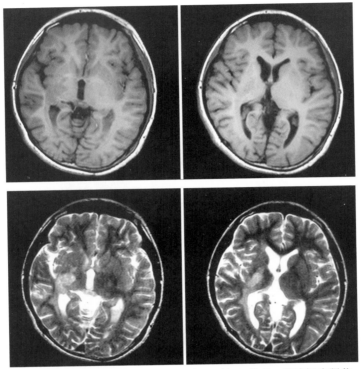

头颅 MRI：右侧基底节区异常信号，呈长 T_1 长 T_2 信号，病灶轻度强化

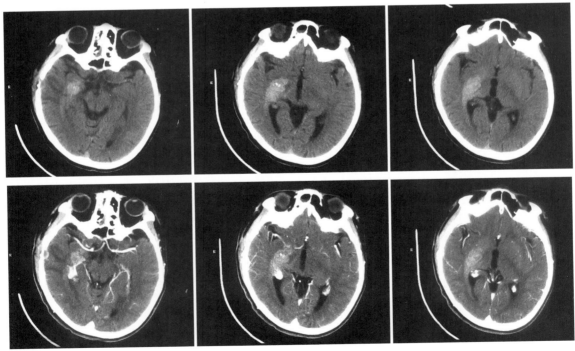

头颅 CT：右侧基底节区片状不规则高密度影，增强扫描轻度强化

【病例 7】

　　患者男性，14 岁。左上下肢无力 12 个月，于 2006 年 4 月到首都医科大学宣武医院神经内科就诊。患者于 12 个月前无意中发现左上肢活动不灵活，逐感走路时左腿稍有拖拉，以上情况进行性加重，病程中无发热。头颅 CT：右侧基底节区片状不规则高密度病灶，增强扫描轻度强化。头颅 MRI：右侧基底节区异常信号，呈长 T_1 长 T_2 信号病灶轻度强化。病史中没有多饮多尿。曾在当地医院按脑梗死及脱鞘病治疗无效，随到首都医科大学宣武医院就诊。既往史、个人史、家族史均无特殊。体检：神情语利，左侧面纹稍浅，伸舌稍左偏，左侧肢体肌力 IV^+ 级，左侧上下肢腱反射较右侧稍高；左侧感觉正常。根据病情考虑为生殖细胞瘤，经放射治疗病情好转，但仍有左侧轻偏瘫。

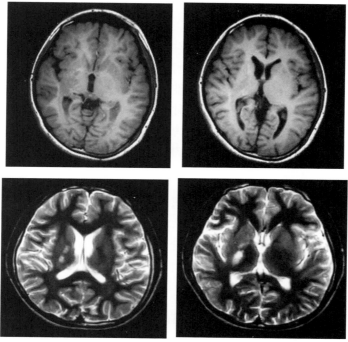

头颅 MRI：右侧底节区呈长 T_1 长 T_2 信号

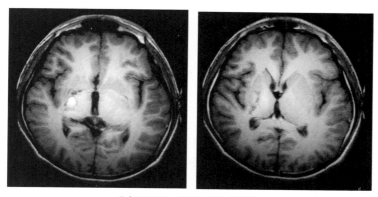

头颅 MRI：病灶有轻度强化

二、综合分析

生殖细胞肿瘤来源于原始胚胎生殖细胞，病因不清，病理类型分为生殖细胞瘤、畸胎瘤、胚胎瘤、卵黄囊癌、绒毛膜癌。多见于生殖器官，除畸胎瘤外均为恶性肿瘤。生殖细胞瘤属于低恶性肿瘤，好发于青少年，20 岁以下患者占 70%，男性明显多于女性。为生殖系统的常见病，具有好发于身体中线部位的特性。颅内生殖细胞肿瘤相对较为罕见，约占颅内肿瘤的 1%~2%，日本发病率略高，占 2.1%~4.8%。在颅内最好发生于松果体区，约占该区肿瘤的50%，因此长期被误诊为起源于松果体组织，实际上肿瘤内含有两种细胞，大细胞类似精原细胞，小细胞为淋巴细胞，均起源于异位胚胎细胞。同时它还可以发生在颅内的其他部位，比如鞍区、基底节、丘脑；生长于脑叶、脑干、胼胝体、视神经等部位的生殖细胞瘤罕见。

（一）发生机制

目前研究表明，发生在颅内的原始生殖细胞瘤起源倾向于胚芽移行异常学说，原始生殖细胞在胚胎发育至 3cm 时才出现，此后从卵黄囊经原始系膜向生殖泌尿迁移，沿途残留细胞巢，即成为生殖细胞肿瘤的来源。残留的原始生殖细胞是一种原始的能分化细胞，可向多个方向分化。多数学者认为原始生殖细胞向上皮分化时构成胚胎性癌，向卵黄囊分化则构成卵黄囊瘤或内胚窦瘤，向绒毛膜细胞的方向分化则构成绒毛膜上皮癌（绒癌），向 3 个胚层分化则构成畸胎瘤，而原始的未分化生殖细胞增殖则构成生殖细胞瘤。

（二）转移和扩散

主要通过三种途径：①直接向邻近组织浸润，以侵入邻近的下丘脑及第三脑室为最多。②通过脑室及蛛网膜下腔转移，活检及部分切除术后可增加这种转移的机会，以转移至脊髓及马尾区为最多。③经血运转移至神经系统以外区域者不多见，仅占约 3%；以转移至肺及骨骼的机会较多。此外肿瘤亦可通过腹腔分流术而转移至腹腔或盆腔。

（三）病理

肉眼见肿瘤大小不等，浸润性生长，境界欠清晰，质软、松脆、灰红或灰白色；可见出血、囊性变及钙化。光镜下：瘤细胞多为大圆形，形态较一致，直径 20~30μm，核卵圆，核膜清晰，染色质较丰富，胞浆透亮。瘤细胞排列紧密，团灶状，由纤维组织及血管分隔。间质内有数量不等的淋巴细胞。

（四）临床表现

好发于男性青少年，临床症状取决于肿瘤发生部位，主要表现为神经系统症状、内分泌异常和颅内压增高症状。

1. 神经系统症状

（1）Parinaud 综合征　约见于 60% 的病例，少数可伴双眼下视不能，临床上称为 Parinaud 综合征。引起这一症状的原因是肿瘤压迫了管理眼球向上视动作的神经纤维—皮质顶盖束。若此束终止于四叠体上丘前部的纤维受损，则出现两眼上视不能；若损伤终止于上丘后半部的纤维则出现双眼下视不能。此外还可表现为瞳孔散大和对光反射消失。

（2）瞳孔反射改变　包括 Argyll-Robertson 瞳孔（对光反射消失而调节反射存在）是由于来自视网膜的传入纤维在到达中脑埃 - 魏核之前受损所致。

（3）动眼神经核麻痹　动眼神经核位于上丘水平中脑导水管的腹侧，它接受来自上丘的纤维支配。源于上丘前部的纤维终止于动眼神经核的前半部，起于上丘后部的纤维终止于动眼神经核的后半部。当这些纤维受到松果体瘤的压迫时，将出现眼球的向上、下或向内的单独一个方向的运动障碍，其运动障碍取决于神经纤维损害的情况。

（4）小脑症状　约见于 25％ 的患者，包括动作不协调、辨距不良、共济失调、走路不稳、肌张力减低等。这是由于肿瘤侵入小脑上角或直接侵犯小脑半球的结果；有时也可出现眼球震颤，是由于眼肌协调不良而非小脑角受损的结果。

（5）偏瘫和锥体外系症状　是由于累及了中脑大脑脚内的皮质脊髓束和底丘脑的结果。

（6）听觉障碍　仅见于 7％ 的病例，包括耳聋、耳鸣等，是四叠体受压或被侵的结果。

（7）嗜睡　为下丘脑后半部或中脑前部受损所致。

（8）脊髓及马尾神经根痛　表明肿瘤已转移入脊髓蛛网膜下腔。

2．内分泌异常

（1）性早熟　仅限于男性，约见于 10% 的患者。可能是因为肿瘤破坏了松果体腺的正常分泌，使性征提前出现。

（2）尿崩症是下丘脑前部视上核受损的结果。肿瘤直接侵犯或肿瘤细胞沿脑脊液播散至丘脑下部，或肿瘤梗阻导水管，使第三脑室前部扩大影响视丘下部，从而出现尿崩症（视核受损）、嗜睡和肥胖等。

（3）垂体功能低下　表现为发育迟缓、衰弱、乏力、毛发稀疏、性征发育不良等；女性可有月经不调或停经。

3．颅内压增高症状

颅内压增高症见于 80% 左右的病例，表现为头痛、呕吐、视乳头水肿，是由于肿瘤侵入或压迫第三脑室及导水管引起脑内积水的结果。

基底节区及丘脑的生殖细胞瘤生长缓慢，早期仅有轻度肢体无力，锥体束及锥体外系受损，缺乏特异性，往往被误诊。病灶损害到丘脑时出现性早熟。松果体和鞍上区的生殖细胞瘤因部位狭小，出现症状早且重，易早期诊断。

根据病变的发生部位，临床症状及影像学特点可高度怀疑生殖细胞瘤，如条件允许，可作多种标记物检测（如 PLAP、血管紧张素 I 转换酶、褪黑色素、HCG、AFP 等）协助诊断，也可尝试性地行实验性放疗（20Gy）以观察疗效；确诊需依靠病理诊断。

（五）影像学改变

肿瘤呈类圆形、不规则分叶状，肿瘤可有实性、囊性及混杂（多囊分割状），一般边界清楚，早期占位效应不明显，后期可有占位效应，继发梗阻性脑积水。病灶周围轻度水肿，或没有水肿，病灶有强化等特点为生殖细胞瘤的重要征象。

CT/ MRI：可呈等、低、混杂密度 / 信号，有强化。

松果体和鞍上区的生殖细胞瘤多具有典型 CT 表现：平扫为圆形或类圆形，边界清楚，近似或稍高于脑组织密度,可有囊性变,一般没有出血及钙化,均匀强化,当肿瘤边界不整时,提示肿瘤向周围浸润。

基底节区及丘脑的生殖细胞瘤因范围大、肿瘤发展不受限制,病灶较大多在35~60mm之间,平扫呈不规则高密度,肿瘤内易有囊变、坏死、出血及钙化,呈不均匀及环状、环形分隔样强化。

丘脑长期受损影响其联系纤维,造成局部皮层萎缩,单侧或双侧额颞叶萎缩较常见。

颅内生殖细胞瘤为低度恶性肿瘤,呈浸润性生长,可沿脑脊液循环及血循环播散种植或转移至脑其他部位,甚至脊髓、肺、淋巴结、肝、肌肉、肾、胰、腮腺等。由于其对放疗高度敏感,近20多年来生殖细胞瘤的治疗多以放疗为主要手段,放疗应包括肿瘤局部、全脑和脊髓,即全中枢神经轴放疗,特别是复发性肿瘤。而对于临床难以确定或不宜手术的病例可谨慎采用小剂量实验性放疗。由于显微外科技术的发展和化疗越来越受到人们的关注,有学者主张应多途径联合治疗,手术、放疗、化疗方案的有效结合,可以起到疗效相加、毒性相减的作用,从而更大程度上促进患者的康复,减小治疗的负面效应。

本文报道的4例患者均经手术、脑组织活检及放射治疗证实为生殖细胞瘤;4例患者均为男性,病史均在半年以上。3例患者发病年龄在20岁以下,3例患者有多饮多尿,3例患者有偏瘫。疾病初期影像学改变均不明显,其中3例首先就诊神经内科,被误诊为脱鞘病,经治疗没有明显效果,于6个月~1.5年后症状加重,影像学显示出明显病灶,才得以正确诊断,但残疾已经遗留,应引起警惕。本组例4到首都医科大学宣武医院神经内科就诊时,在前3例患者的诊治经验基础上,即以"生殖细胞瘤?"收住院,而不像第1例患者就诊时,无论是神经内科还是影像科医师均难以给出明确诊断,说明神经内科医师在诊治过程中对生殖细胞瘤提高了诊断水平。本病好发于男性青少年,如20岁阶段患者出现神经系统局灶症状及体征,影像学改变不明显时应注意本病的可能性,如病程中有多饮多尿情况时更支持颅内生殖细胞瘤,结合做一些检验,争取早期诊断。

病例情况比较

	性别	年龄	病程	症状	确诊	部位	MRI
例1	男性	17岁	2年	右偏瘫、多饮多尿	活检	左额颞、基底节	混杂信号
例2	男性	30岁	2年	左偏瘫、复视	手术	双基底节、脑干	囊性病灶
例3	男性	18岁	6个月	视力下降、多饮多尿	放疗	胼胝体膝、脑干	实性病灶
例4	男性	18岁	2年	左偏瘫、多饮多尿	手术	右基底节、颞叶	混杂信号
例5	男性	14岁	3个月	左侧肢体无力	放疗	右基底节	混杂信号
例6	男性	11岁	7个月	左侧肢体无力	放疗	右基底节	混杂信号
例7	男性	14岁	1年	左侧肢体无力	放疗	右基底节	右基底节

(谢淑萍　董会卿)

第四节 颅内黑色素瘤

一、典型病例

【病例】

患者女性，16岁。癫痫发作6年，每年发作3~4次，近1年来发作次数增加而就诊。神经系统检查：神志清楚，语言流利，颅神经正常，四肢肌力、肌张力正常，腱反射适中对称，没有病理反射，感觉系统正常。左眼部外侧区面部皮肤片状黑色素瘤。头颅CT、MRI显示左脑室旁，额颞叶片状多发病灶，周围有轻度水肿区，轻度占位效应，呈不规则强化。经手术证实为颅内黑色素瘤。

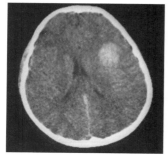
CT显示：左侧脑室旁圆形高密度区，周围有水肿区，有轻度占位效应

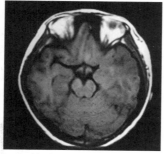
MRI显示：T_1WI左侧颞叶内侧稍高信号区，周围有水肿区，有占位效应

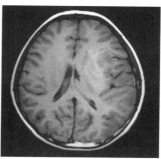
MRI显示：T_1WI左侧脑室旁稍低信号区，周围有水肿区，有轻度占位效应

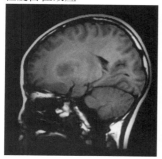
MRI（矢状位）显示：T_1WI左侧额叶圆形稍低信号区

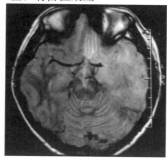
MRI显示：T_1WI左侧颞叶内侧稍高信号区

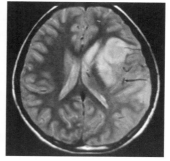
MRI显示：T_2WI左侧脑室旁片状混杂信号，以高信号为主，有占位效应

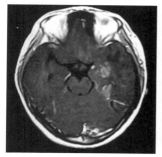
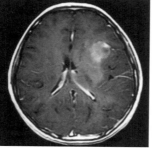
强化MRI显示：病灶呈不规则强化

强化MRI（矢状位）显示：病灶呈不规则强化

二、综合分析

颅内黑色素瘤极罕见，黑色素瘤发生率极低，仅占颅内肿瘤的 0.4%，仅次于肺癌和乳腺癌转移到中枢神经系统的肿瘤。颅内黑色素瘤系恶性之肿瘤，预后很差，少数恶性程度低，多为局灶性。大宗病例文献报道其诊断后 1、3、6 和 12 个月的存活期分别为 75%、53%、32% 和 15%，术后平均存活期为 2~4 个月。19 世纪初 Carrsell 首先提出命名。1951 年国内首次报道，目前国内报道甚少。早期诊断和治疗可以改善预后。

颅内黑色素瘤任何年龄均可发生，以中年人多见，男性多于女性。分为原发性和转移性两类。大多数为黑色素瘤脑转移，原发者非常少见，多发生于软脑膜，偶发生于硬膜及脑内，一般认为来源于软脑膜的成黑色素细胞或软脑膜黑色素小泡，以直接种植或血行转移等形式扩散，颅内瘤灶常为多发。转移性颅内黑色素瘤的发病年龄较其他颅内转移瘤的发病年龄相对较小，多来自皮肤的恶性黑色素瘤，44% 的皮肤黑色素瘤患者尸检证实有中枢神经系统的转移，亦可来自眼脉络膜、肠道黏膜等处的肿瘤，多经血行播散。

至今，黑色素瘤的确切病因尚未完全清楚，目前较普遍接受的概念为先天性或遗传因素，以及继发性致瘤因素（包括物理、化学、生物学等）；颅内转移原因不详。

（一）病理

肿瘤呈结节状或不规则，大小不一，且差异大。病灶可单发，也可以多发，部分肿瘤血供极为丰富，是导致其易发生出血的重要原因，有大宗病例报告，颅内黑色素瘤出血发生率为 46%，也可以引起蛛网膜下腔出血。肿瘤大都含丰富的黑色素颗粒，肿瘤细胞内外都含有数量不等的黑色素，一般细胞内多于细胞外。原发性黑色素瘤来源目前认为主要来源于软脑膜的成黑素细胞。光镜下观察：瘤细胞可为梭形、多边形，形式怪异，排列致密，无一定的排列形式。黑色素瘤组织病理学分为两种类型：①非黑色素性黑色素瘤，肉眼可见肿瘤无色素沉着，但在 HE 染色标本中及显微镜检查可见黑色素颗粒，硝酸银染色可见少量黑色素颗粒。②黑色素性黑色素瘤，肉眼可见黑色素沉着，镜下可见大而圆的黑色素细胞，其核深染，胞浆丰富，并含数量不等的黑色素。颅内黑色素瘤分为：①肿瘤型，单发或多发位于脑实质内；②脑膜浸润型，肿瘤在蛛网膜下腔扩散聚集；③混合型，前二者并存。文献报道绝大部分颅内黑色素瘤常常位于颞叶和顶叶，靠近脑膜，脑干处的转移则较少见。

（二）临床表现

颅内黑色素瘤男性多于女性，大宗病例报道男性约占 2/3；以青壮年多见；国内文献一般认为颅内黑色素瘤约 2/3 在 40 岁以前发病，平均年龄在 30 岁左右，原发性颅内黑色素瘤的年龄相对更小，而近期国外大宗病例报道转移性颅内黑色素瘤的发病年龄 < 40 岁者仅占 1/3 左右，这可能与种族差异有关，且欧美人颅内黑色素瘤的发病明显高于亚洲人；肿瘤易发生出血，出血后症状常突然加重。发病多缓慢，于数周、数月或数年之后，症状增多，病情加重。发病也有较急的，病人可于数小时或数日内突然加重恶化，陷入瘫痪、昏迷。后者多见于肿瘤出血。无特殊临床表现，7% 的黑色素瘤患者无临床症状；患者临床表现呈现多式多样，其症状取决于脑瘤的部位、性质和肿瘤生长的速度，症状可归纳为颅内压增高和神经系统定位症状两方面。

黑色素尿少见，多见黑色素性黑色素瘤。颅内高压常见，文献报道达 69%，原发性黑色素瘤来源于软脑膜的成黑素细胞，并可因肿瘤弥散于蛛网膜下腔或阻塞第四脑室，影响 CSF 循环，压迫或阻塞交通孔洞，颅内压增高症状较显著，甚至导致脑疝危象，头痛是颅内黑色素瘤最常见征状；而癫痫的发生率较高，文献报道可达 60%；脑膜刺激征多见，约占 45%；而近半数病人无神经系统局灶体征，也可有类似实质出血或蛛网膜下腔出血等卒中症状。

（三）影像表现

颅内黑色素瘤 CT 上多呈圆形、高密度或混合密度灶，少数为不规则或环形。增强明显，为匀质或环形增强。黑色素瘤可单发，亦可多发。黑色素瘤常伴有出血，因此，在 CT 图像上呈均匀高密度，如为混合密度提示出血与坏死共存。当肿瘤较大时，常伴有水肿。转移性黑色素瘤，常为多发高密度结节影，亦常伴有出血。注射造影剂后为均质增强，极少环状增强。原发性脑膜黑色素瘤和软脑膜黑色素瘤病，与转移性黑色素瘤表现一样，无占位效应与周围水肿，CT 有时极难发现。原发性单个较大的黑色素瘤需与脑膜瘤鉴别，但黑色素瘤不引起邻近骨质增生，增强也不如脑膜瘤明显。如伴有出血，则需注意与高血压性脑出血鉴别。黑色素是顺磁性物质，造成 MRI 顺磁性质子弛豫增强，T_1 时间和 T_2 时间缩短，MRI 对黑色素性黑色素瘤具有特征性表现，但黑色素瘤 T_1WI 和 T_2WI 的信号变化与肿瘤细胞内外黑色素的含量及分布密切相关，黑色素在肿瘤细胞内含量不同，T_1WI 和 T_2WI 的信号表现不同。一般认为，黑色素瘤在 MRI 上有呈短 T_1 和短 T_2 的信号特征，这种信号表现特异性高，与其他类别肿瘤完全不同，定性诊断具有很高的正确率。Isiklar 将颅内黑色素瘤切除后，依据瘤内黑色素不同含量的百分比及在 MRI 的表现，从影像上将其分为四型：①黑色素型，T_1WI 为高信号，T_2WI 为低信号，质子密度像为等信号或高信号；②不含黑色素型，T_1WI 为低信号或等信号，T_2WI 和质子密度像为等信号或高信号；③混合型，与前两型的任何一型都不相同；④血肿型，MRI 只表现血肿特征。资料表明 70% 的病灶为黑色素型，细胞内黑色素含量大于 10%，其余为不含黑色素型和混合型，细胞内黑色素含量小于 10%。

（四）其他辅助检查

文献报道 EEG 是一项敏感的指标，阳性率达 90% 以上，有报道，在转移性颅内黑色素瘤的病人中，EEG 的异常可先于临床症状出现。因此对于有原发灶而无神经系统症状的病人，只要脑电图持续异常，应高度警惕颅内黑色素瘤。脑脊液细胞学检查也是很有价值的，文献报道阳性率可达 70%，对脑膜型及肿瘤型均适用。黑色素瘤患者如出现黑色素尿，或尿检提示有黑色素原存在，表示黑色素产生活性，患有黑色素瘤，但非黑色素瘤患者尿中无黑色素原，因此尿中黑色素原阴性不能除外本病。

（五）鉴别诊断

颅内黑色素瘤多具有 MRI 的特征性表现，首先应与急性、亚急性的颅内血肿，胶质瘤伴出血，脂肪瘤和胚胎类肿瘤相鉴别。①急性、亚急性的颅内血肿：患者常常急性起病；MRI 表现因血肿内存在由含氧血红蛋白到脱氧血红蛋白再到正铁血红蛋白和含铁血黄素的变化过程而演变；CT 由从高密度到低密度逐渐演变。②胶质瘤卒中：患者病程长；MRI 表现 T_1WI

为等高信号，T_2WI 为高信号，病灶多位于脑室旁白质或皮层下；CT 表现为不均的团块，有钙化，增强扫描可表现增强。③颅内皮样囊肿破裂：CT 表现为脂肪密度，常位于鞍旁，蛛网膜下腔及双侧侧脑室；MRI 脂肪抑制技术可去除脂肪信号。然而，黑色素瘤伴出血时，无论在 CT 或是 MRI 上也时常难与血肿或其他颅内肿瘤伴出血相鉴别。此外，转移性黏液性腺瘤在 MRI 上亦是呈短 T_1 信号和短 T_2 信号特征，难以与黑色素瘤相鉴别；镰旁或凸面脑膜瘤在 CT 上的影像表现与多数黑色素瘤相似，难以相区别，应当引起注意。

（六）治疗

大量的研究表明，关于颅内黑色素瘤的治疗单纯给予手术切除，与手术后给予全脑放疗或（和）化疗相比较，其存活率无统计学上的差异，甚至部分学者认为手术后的全脑放疗病例的 3 年存活率较单纯手术病例的还低；同时也证明颅内黑色素瘤对放疗、化疗均不敏感。因此，对多数颅内黑色素瘤而言，手术仍然是治疗的主要方法。但近年的研究表明，采用放射神经外科的方法如 γ 刀、X 刀治疗颅内黑色素瘤，其效果明显好于传统的全脑放疗，因此认为瘤灶直径小于 3cm 且难于进行外科手术操作的区域的颅内黑色素瘤（如脑干黑色素瘤），宜选用放射神经外科治疗。其他治疗在临床上也可以考虑使用，如激素治疗（可以减轻脑水肿）、肿瘤免疫治疗、中医药治疗，运用中医药治疗脑肿瘤，对消除肿瘤引起的脑水肿有一定效果。

颅内黑色素瘤的诊断思路：对于皮肤、黏膜或视网膜等部位没有色素痣或黑色素瘤存在时，诊断较为困难， 要结合发病流行病学特点、临床特点、影像特点、辅助检查综合分析;CT 对其定性诊断有帮助，MRI 对其定性诊断有特异性，但不能绝对化。凡有原发灶而无神经系统症状的病人，MRI 上有呈短 T_1 信号和短 T_2 的信号特征，脑电图持续异常，应高度警惕颅内黑色素瘤。最后确诊要靠术后病理检查。

（谢淑萍　宋海庆）

第五节　中枢神经系统淋巴瘤

一、典型病例

【病例 1】

患者男性，48 岁。因发作性意识丧失，伴四肢抽搐、左侧肢体无力 4 个月，于 2000 年 3 月住院。患者于 4 个月前睡眠中突然出现癫痫发作，发作时有意识丧失，四肢抽搐，持续约数秒钟停止发作，清醒后对发作时情况没有记忆。以后又发作数次，逐渐感到左侧肢体无力，行走困难，随到医院就诊行头颅 MRI 检查显示右侧额、颞、顶叶结节状病灶，周围有明显水肿区，有占位效应，曾考虑为炎性病灶。腰穿脑脊液压力正常，白细胞 1840×10^6/L，单核细胞占 91%，蛋白 80 mg/dl，糖和氯化物含量正常。 抗炎症治疗病情有好转。复查头颅 MRI 显示右侧额、颞、顶叶病灶明显好转。1 个月前病情反复，出现频繁癫痫发作，左侧肢体无力再次出现。复查腰穿脑脊液压力正常，白细胞 216×10^6/L，单核细胞占 70%，蛋白 180mg/

dl，糖和氯化物含量正常。神经系统检查：神志清楚，语言欠流利，示齿左侧面纹变浅，伸舌左偏，左侧肢体肌力Ⅲ级，腱反射亢进，Babinski 征（+）。复查头颅 MRI 显示右侧额、颞、顶叶病灶范围增大，经神经外科手术后病理检查证实为恶性淋巴瘤。

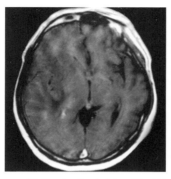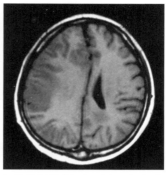

MRI 显示：T₁WI 右额、顶、颞叶大片状低信号区，周围有水肿，有占位效应

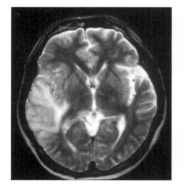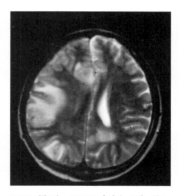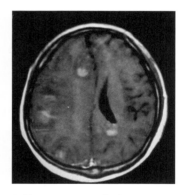

MRI 显示：T₂WI 右颞、枕叶大片状高信号区，周围有水肿，有占位效应

MRI 显示：T₂WI 右额、顶、颞、枕叶，左枕叶多发混杂信号，周围有水肿，有占位效应

强化 MRI 显示：病灶呈多发不规则强化

【病例 2】

　　患者女性，41 岁。因双下肢无力伴头痛 1 个月，于 2000 年 7 月住院。患者于 1 个月前感到全头胀痛，不伴呕吐。3~4 天后感到双下肢无力，行走困难；10 天后左上肢也感无力。因以上症状仍进行性加重而就诊，行头颅 MRI 检查显示右侧额、顶、颞叶多发异常信号，周围有明显水肿区，有占位效应，病灶呈不规则强化，考虑为转移瘤。腰穿脑脊液压力 240 mmH₂O，白细胞 16×10^6/L，蛋白 100 mg/dl，糖和氯化物含量正常。神经系统检查：患者呈嗜睡状态，能回答简单问题；双侧瞳孔等大等圆，光反应存在，示齿左侧面纹变浅，伸舌偏向左侧；四肢腱反射亢进，左上肢肌力Ⅳ级，双下肢肌力Ⅲ级，双侧 Babinski 征（+），感觉系统正常。经手术病理检查证实为恶性淋巴瘤。

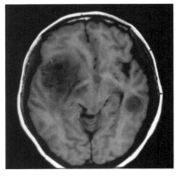 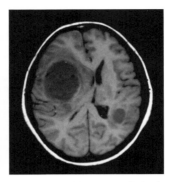

MRI 显示：T₁WI 右额颞顶叶，左颞叶多发圆形低信号区，周围有水肿，有占位效应

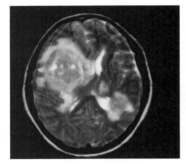 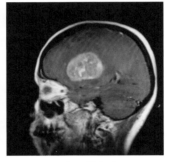

MRI 显示：T₂WI 右额、颞叶，左颞叶及底节区多发圆形高信号　　强化 MRI（矢状位）显示：右额顶颞叶病灶呈大圆形强化

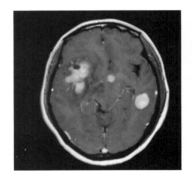 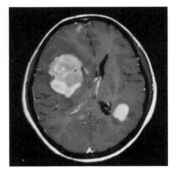

强化 MRI 显示：左颞叶病灶呈圆形不规则强化

【病例 3】

患者女性，66 岁。因记忆力减退，语言减少，反应迟钝 1 年加重 2 个月于 1999 年 4 月住院。患者 1 年前逐渐出现记忆力减退，以近事记忆减退为主，并逐渐语言减少，反应迟钝，以上情况呈进行性加重趋势，生活尚可自理。2 个月来出现头痛，不伴呕吐；并有低热，贫血而就诊。行头颅 MRI 显示白质内多发圆形、不规则异常信号，周围有水肿区，占位效应不明显，考虑为白质脑病。神经系统检查：重病容，贫血容貌。颈部淋巴结肿大，有压痛；神志清楚，不全混合性失语；双侧瞳孔等大等圆，光反应存在，示齿右侧面纹变浅，伸舌偏向右侧；四肢

腱反射亢进，右侧上下肢肌力Ⅲ级，右侧 Babinski 征（+），感觉系统正常。为明确诊断行颈部淋巴结活检，病理检查证实为恶性淋巴细胞瘤。

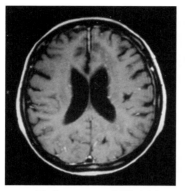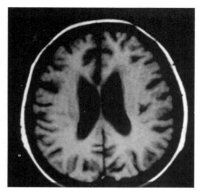

MRI 显示：T_1WI 双侧脑室周围多发稍低信号区，没有明显占位效应

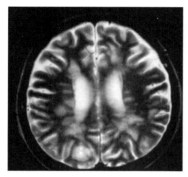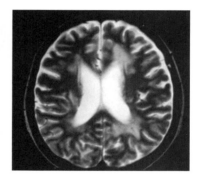

MRI 显示：T_2WI 双侧脑室周围多发圆形不规则高信号病灶，周围有水肿区，没有明显占位效应

以上 3 个病例均为原发中枢神经系统淋巴瘤（primary central nervous system lyphoma, PCNSL）是一种较为少见的神经系统肿瘤。绝大多数起源于 B 淋巴细胞，属于非霍奇金淋巴瘤。可发生于大脑、小脑、脑干或脊髓。临床上易误诊为恶性胶质瘤、转移性脑瘤及脱髓病等疾病。中枢神经系统淋巴瘤主要侵及实质，极少部分患者淋巴瘤细胞以侵犯血管为主，称为血管内淋巴瘤。

二、综合分析

● 原发中枢神经系统淋巴瘤

（一）肿瘤的发生

原发中枢神经系统淋巴瘤（PCNSL）的名称经历了几次更改：原发性中枢神经系统恶性淋巴瘤（primary malignant central nervous system lymphoma, PML-CNS）、淋巴肉瘤(lymphosarcoma), 恶性淋巴瘤 (malignant lymphoma), 小胶质细胞瘤 (mi-croglioma) 及网状细胞肉瘤 (reticulum cell sarcoma) 等。近来人们用免疫组织化学染色证实肿瘤细胞来源于淋巴细胞，因此"PCNSL"病名普遍被采用。因为 PCNSL 属于结外淋巴瘤，所以又被命名为中枢神经系统非霍奇金淋巴瘤。但欧洲的学者仍沿用小胶质细胞瘤。1929 年，Baile 首先报道了 PCNSL，当时命名为周皮肉瘤，这一名字反映了肿瘤分布于血管周围。进入 80 年代以来，随着组织学和免疫组化的进展，认为这些脑部的肿瘤是非霍奇金淋巴瘤。脑内既无淋巴循环，又无淋巴组织聚集，为何发生原发淋巴瘤，这是一个长期争论的问题。曾有两种看法：第一种认为，在某些致病因素（如病毒）所致的感染和炎症过程中，非肿瘤的反应性淋巴细胞聚集于中枢神经，以后这些炎性细胞在中枢神经系统内转变成肿瘤细胞。第二种认为，淋巴结或结外的 B 淋巴细胞被激活增生，继而转变成肿瘤细胞。这些细胞随血流迁移，因其细胞表面携带有中枢神经系统特异性吸附标记物，故仅集于中枢神经系统。以后这些肿瘤细胞在中枢神经系统内的某个部位增生，形成肿瘤。与此同时，真正的原发部位却不清楚。这种理论可以解释脑原发淋巴瘤的发生及多发病灶的原因。也有学者认为位于脉络丛基底和蛛网膜下腔的淋巴细胞被激活，引起增殖，最后变成肿瘤，然后这些细胞沿着血管周围间隙（virchow-robin）进入脑实质，最后到达肿瘤生长的部位。

（二）病理

最常见的是中线部位结节样病灶，24% 的病例为弥散性脑膜及脑室周围受累；最容易损害部位为脑白质或胼胝体内及其附近，其次为基底节深部中央灰质或下丘脑、后颅窝及脊髓，葡萄膜或玻璃体也可受累。大脑白质以额叶最常受累，然后依次是颞叶、顶叶和枕叶。罕见颅骨发生的 PCNSL 侵及硬脑膜和头皮。镜下可见密集的淋巴样肿瘤细胞，丛集于血管腔周围（少数情况下肿瘤细胞侵入血管内），呈丛簇状排列是诊断本病有价值的形态学特征。绝大多数 PCNSL 为 B 淋巴细胞源性的非霍奇金淋巴瘤，免疫组化染色可显示 CD20 阳性，至少占 70% ～ 80% 的患者是中度恶性，1% ～ 7% 的 PCNSL 源于 T 淋巴细胞。

（三）临床表现

脑原发性淋巴瘤好发于 30~60 岁。男性发病率较高，男女之比 1.7~2 ：1。使用免疫抑制剂的病人患脑原发性淋巴瘤的几率较大，其中最常见的有三类人：器官移植接受者，AIDS 病人和先天性免疫功能不全者。中枢神经系统非霍奇金淋巴瘤中，发生于肾移植和心移植者约 30%；AIDS 病人占 3%。由于器官移植病人的增多和 AIDS 病的流行，中枢神经系统淋巴瘤的发生率逐渐增高。病灶的部位不同，临床表现也不相同，PCNSL 可分为四种临床情况。

（1）孤立或多发分散的颅内结节　这是 PCNSL 最常见的临床类型，病变最常见于颞上部，其次是颞下部，15% 的病人主诉在神经系统症状出现前数周内有上呼吸道和胃肠道症状，神经系统症状包括局灶性神经功能障碍如无力、感觉障碍、步态异常或癫痫发作，非局灶性表现包括颅内压增高如头痛、呕吐、视乳头水肿，或认知功能进行性下降。体征以视乳头水肿最常见，其次为肢体瘫痪（轻偏瘫多见）。应与多发硬化、神经系统感染性疾病、脑动脉炎以及恶性胶质瘤鉴别。

（2）弥散性脑膜或脑室周围损害　此型占 PCNSL 的 24%。以脑膜损害为主要表现（头痛、呕吐、脑膜刺激征阳性等），类似病毒和细菌性脑膜炎临床症状。部分患者出现性格改变，抑郁焦虑情绪、记忆障碍和精神症状等。CT/MRI 显示 PCNSL 多侵犯脑室周围、胼胝体、丘脑、小脑等中线结构。注入强化剂后发现病灶呈弥散性增强，脑膜增厚强化。脑脊液蛋白明显增高，大多数超过 100 mg/dl, 细胞数增加 2~400/mm^3, 脑脊液细胞学中容易查到淋巴瘤细胞。

（3）葡萄膜或玻璃体病变　病变常侵犯眼的后半部葡萄膜，包括晶状体、脉络膜和视网膜，表现为视物模糊和视敏度的改变。眼部的症状常先于脑部的症状。裂隙灯检查发现双侧前房角膜沉淀，类似于眼部的感染性疾病，视网膜和脉络膜正常。可以通过玻璃体穿刺查出淋巴瘤细胞，这比脑穿刺活检要容易得多。

（4）硬膜内脊髓占位　最为少见，最常侵犯脊髓的下颈段和上胸段，先出现不对称的下肢无力，随后不久出现感觉障碍，诊断依据活检。

（四）辅助检查

腰椎穿刺检查：50% 的病人脑脊液压力轻、中度增高，蛋白和白细胞数增加，多次脑脊液检查可提高恶性淋巴细胞的发现率。

1. CT 显示

表现为边界清楚的等密度或高密度单发或多发团块影像，好发于基底节、胼胝体及侧脑室附近。静脉注射对比剂后病灶密度均匀增强，一般无中央低密度区；病灶周围伴有轻度至中度水肿。但 CT 无阳性发现不能排除 PCNSL 的诊断，有人报道 13% 的病人在整个病程中 CT 检查始终无阳性发现。恶性淋巴瘤的 CT 所见可大致归纳为下述七类：

（1）单发团块状病灶　此类病灶较多见，多位于脑皮质下或白质深部，为圆形或类圆形可略呈分叶状，大小 4~5cm。肿瘤的境界较清楚，密度均匀，为等密度或稍高密度。病灶周围可见轻至中等度的低密度脑水肿带，其占位效应相对较轻。增强扫描病灶呈显著强化。

（2）多发结节状病灶　多发病灶通常较单发者略小，可位于一侧或 / 和双侧半球，或皮髓质交界区及脑深部。病灶的境界通常不如单发灶清楚，平扫呈等密度或稍高密度，占位效应及肿瘤周围脑水肿较轻；增强扫描病灶有轻至中等度强化。

（3）囊实性病灶　肿瘤的主体为较大的低密度囊变区，囊壁呈低、等密度或稍高密度，肿瘤周围脑水肿及占位效应较明显；增强扫描肿瘤的实性部分明显强化。

（4）混杂密度病灶　病灶形态不规则，呈多发不规则低等密度(坏死或囊变)或稍高密度(实性部分）区，肿瘤周围水肿及占位效应多较明显，增强扫描可见病灶呈不均匀强化。

（5）多发片状低密度病灶　肿瘤呈多发片状低密度区，境界不清，无明显占位效应；增强扫描无或仅有轻微小灶性强化。

（6）脑室壁葡匐状病灶　肿瘤沿脑室壁或室壁旁分布，呈串珠状或结节状等密度或稍高密度，少数病灶同时向脑实质内蔓延生长，脑室通路可因肿瘤阻塞而扩大积水；增强扫描强化明显。

（7）脑膜瘤样病灶　肿瘤病灶呈均匀稍高密度，边界清楚，位于脑表面或脑实质外，侵蚀邻近颅板，并可向颅外发展，肿瘤周围有轻度脑水肿及占位效应；增强扫描病灶呈均匀强化。

2.MRI 显示

Johnson 等认为，PCNSL 可因为肿瘤内坏死程度不同而有不同的 MRI 改变，在 T$_1$ 加权像病灶相对于灰质为等信号或稍低信号。T$_2$ 加权像的正常脑组织与肿瘤之间差异趋于明显；中至高度坏死灶往往表现为高信号，注射对比剂后肿瘤往往呈不规则或周边环形强化。增强

MRA 显示肿瘤为无血管区。

3. 数字减影脑血管造影诊断 (DSA)

X 线脑血管造影显示多数肿瘤病灶无血管区，邻近病灶的血管移位等占位征象较轻，此种表现具有鉴别诊断价值。

（五）鉴别诊断与治疗

PCNSL 的 CT、MRI 和脑血管造影检查基本上反映出该肿瘤的形态学及生物学特征，表现复杂多样，缺乏特征性表现，误诊率较高。多数病例被误诊为胶质瘤、转移瘤、脑膜瘤、炎症及脱髓鞘等疾病。目前对本病的认识逐渐加深。鉴别诊断应结合各种检查及临床表现综合分析。PCNSL 经激素治疗后或不经任何治疗可以自发缓解和消退。数周或数月后复发，常易误诊为多发性硬化。一种机制是淋巴瘤可能有周期性的生物学活性，皮质激素可以改变肿瘤组织的生物学活性，并在淋巴网状细胞上发挥直接的细胞毒素作用；另一种机制可因肿瘤细胞沿血管周围浸润，并侵入血管造成堵塞，因此肿瘤内可以继发脑梗死或出血。当梗死或出血消失时，肿瘤的密度、占位效应和强化均可减弱。一些学者强调，如在 CT 追踪扫描时遇到肿瘤缓减和消失时，应高度怀疑为 PCNSL。最后确诊依赖于病理检查，特别是免疫组织化学检查。以下几点有助于临床上鉴别 PCNSL：①少突胶质瘤和分化好的胶质瘤常有钙化，但淋巴瘤无钙化；②恶性胶质瘤 CT 平扫常为低密度灶，而淋巴瘤则为略高密度灶或等密度灶，胶质瘤增强扫描强化不如淋巴瘤明显；③颅内转移瘤也常多发，但周围脑水肿比淋巴瘤明显；④多发性硬化和淋巴瘤都常见于脑室周围白质，用激素治疗后可消退，但多发性硬化仅见于白质，而淋巴瘤也见于灰质，且病灶大，占位效应明显；⑤脑脓肿和淋巴瘤都可表现环状强化，但脑脓肿常有感染病史，"环"比较薄。本病预后更差。如果仅予支持治疗，预期生存期仅 1~2 个月。单独外科切除手术后生存期为 4~5 个月；若化疗生存期为 1 年，大剂量联合化疗包括鞘内甲氨蝶呤或蒽环霉素和放疗可延长病人的生命 3~4 年，30% 可存活 5 年。发病时有多个病灶及有脑膜播散者预后差。年轻、一般状态较好、无脑膜播散、放疗剂量 40~50 Gy，以及并用化疗者预后较好。这些治疗常可导致严重的副反应如放射性坏死、白质脑病和痴呆。

● 血管内淋巴瘤病

血管内淋巴瘤病（intravascularlymphomatosis）是一种少见的血管内恶性肿瘤。早在 20 世纪 30 年代对此病已经有所描述，1959 年 Pfleger 把此病作为一个单独的疾病命名为系统性病；典型病理改变表现为单个核的恶性肿瘤细胞堵塞小血管；到 80 年代中期通过免疫组织化学方法证实肿瘤细胞起源于 B - 细胞非霍奇金淋巴瘤，并更名为血管内淋巴瘤病或血管内淋巴瘤（Carroll，et al.1986）。

（一）病理改变

血管内淋巴瘤病主要的病理改变为血管内充满单个核肿瘤细胞，病变不仅出现在中枢神经系统，少数病人的皮肤、肌肉及其他内脏器官也受到累及。肿瘤细胞具有明显的异形性：细胞体巨大，细胞浆小，胞核大，具有大的核／浆比例，核染色质深染，核仁明显，有时可见核分裂象。肿瘤细胞主要出现在血管内，极少出现在血管外，但血管周围可以出现反应性的 T - 淋巴细胞浸润。通过免疫组织化学检查证实肿瘤细胞具有 B - 淋巴细胞的免疫特性，血管内肿瘤细胞在极个别病人具有 T - 淋巴细胞或组织细胞的免疫特性。充满淋巴瘤细胞的小血管主要出现在脑白质内，蛛网膜下腔和大脑皮层的小动脉也出现类似改变。由于小动脉血管腔的阻塞导致脑白质内出现不同时期的缺血改变和小片状出血，此外在梗死坏死区内受累及的小血管出现内皮细胞增生，血管腔栓塞和再通现象。在脊髓和神经根也出现多发性缺血性改变，少数表现为脱髓鞘性周围神经病。

（二）临床表现

中枢神经系统血管内淋巴瘤病的发病年龄在 35~87 岁，平均为 63 岁。男女之比为 2：1。多数病人发病后仅生存 2 周到十几个月，平均 8.5 个月。极个别病人在发病前诊断过淋巴瘤病或艾滋病。在临床上约 75% 的病人以中枢神经系统症状开始，其他病人以不明原因的发热、盗汗和体重下降为首发症状。中枢神经系统血管内淋巴瘤病主要有以下四个临床类型：亚急性脑病；多灶性脑血管病；脊髓炎和神经根病；周围神经病和颅神经病。

上述类型可以重叠出现，也可以合并癫痫和肌肉病表现。

1. 亚急性脑病

亚急性脑病是中枢神经系统血管内淋巴瘤病最常见的临床表现，其发生率占中枢神经系统血管内淋巴瘤病的 63%，病人表现为记忆力障碍，定向力障碍或精神错乱以及局灶性的神经功能缺失，也可以表现为迅速发展的亚急性痴呆，病情呈现波动性发展，类似血管性痴呆。偏执 - 幻想综合征也见于个别报道。有的患者表现有癫痫发作，不同程度的意识障碍，可迅速发展到昏迷。类似 CJD 的肌阵挛或锥体外系症状也见于报道。脑电图有广泛或限局性的改变。

2. 多灶性脑血管病

多灶性脑血管病也是中枢神经系统血管内淋巴瘤病的常见症状。主要表现为 TIA 或脑梗死，个别病人表现为脑出血。偏瘫为最常见的症状，其次是偏身感觉障碍，一些病人出现失语，构音障碍和枕叶梗死导致的皮层盲。这些病人常缺乏导致脑血管病的危险因素（糖尿病、高血压、高血脂等），而且病情进行性加重。

3. 脊髓炎和神经根病

脊髓炎和神经根病发生率大约占中枢神经系统血管内淋巴瘤病的 20%，病人表现为进行性横贯性脊髓炎，临床症状取决于血管损害的部位和扩展程度，开始为单侧的症状，而后发展为横贯性损害伴大小便失禁，多数病人同时或以后累及大脑。个别病人仅出现脊髓症状，或伴有后背疼痛及神经根疼痛，根性疼痛可以在早期被误诊为腰椎间盘病变。电生理检查常提示靠近前角细胞的轴索病变。

4. 周围神经和颅神经病

周围神经和颅神经的血管受到肿瘤累及也可以出现一系列表现，而病人中枢神经系统的症状比较轻微。临床上表现为单神经病或多神经病，颅神经病表现为视神经、面神经、前庭神经、外展神经、动眼神经和三叉神经受累及的症状。周围神经病变以侵犯运动神经为主。

影像学改变多数病人具有阳性发现，表现为亚急性脑病以及多灶性脑血管病，CT/MRI 检查显示在皮层下单个或多个梗死病灶，常被解释为皮层下缺血损害或广泛的白质病变，少数患者有脑实质出血。偶尔皮层、软脑膜和硬脑膜受到累及（出现癫痫、头痛等症状），个别患者可见占位效应。有些病人的 CT 和 MRI 没有明显的异常改变，这些病人通过 SPECT 可能发现多灶性的低灌注区。脑血管造影大约 40% 病人出现多灶性小动脉血管狭窄或闭塞，类似动脉炎的改变。脊髓和神经根症状的病人 MRI 可显示颈部脊髓或脑干出现长 T_2 信号。

（三）实验室检查

中枢神经系统血管内淋巴瘤病是全身性疾病，少数患者脑脊液及血液涂片、骨髓穿刺中发现淋巴瘤细胞。74% 的病人脑脊液淋巴细胞多于 15 个 /μl，一般不超过 300 个 /μl，84%~90% 的病人由于血脑屏障损害导致蛋白升高，一般不超过 200 mg/dl，77% 病人脑脊液出现寡克隆区带，可见椎管内 IgG 合成增高。74% 的病人出现血沉加快，LDH 升高。通过 PCR 技术可能在所有病人的骨髓发现 B- 细胞克隆群，对临床诊断具有重要的应用价值。

（四）诊断

对出现中枢神经系统症状进行性加重的成年病人，应当考虑到中枢神经系统血管内淋巴瘤病的可能性，血沉快和 LDH 升高是血管内淋巴瘤病的实验室检查特点，但诊断此病主要依靠病理学检查。在病人死亡前脑活检是诊断此病的主要手段，在个别病人通过皮肤、肺和肌肉活检而得到明确诊断。

（五）治疗和预后

对血管内淋巴瘤病的治疗目前尚没有理想的方法，一般可以按 1mg/kg 体重泼尼松治疗，大约 2/3 病人可以暂时缓解临床症状。由于此病是全身性疾病，局部脑脊髓放射治疗也仅能使病情暂时缓解，应当像治疗身体其他部位的淋巴瘤那样通过联合化疗进行治疗，病人可能会获得较长时间缓解，早期诊断和治疗对预后有利。

诊断思路：神经系统病变临床表现，颅内影像学改变，自行或用激素等治疗后可有一段时间的临床症状的好转及影像学病变消失，总体病程是进行性加重的。

（郭冬梅　陈　海　许二赫）

第六节　脑膜瘤

一、典型病例

【病例】

患者女性，62 岁。主因发作性眩晕伴恶心呕吐 1 天于 2004 年 10 月 12 日入院。

患者于当日凌晨 2 点左右睡眠中突然发现头晕，天旋地转感恶心呕吐，非喷射性，呕吐物为胃内容物，无耳鸣耳聋，无头痛，无肢体抽搐及意识丧失，无二便障碍，10min 左右自行缓解，为求诊治当晨到首都医科大学宣武医院，在医院内上述症状再次发作一次，查头颅 CT 示右侧额叶类圆形高密度影，脑出血可能，不排除肿瘤，门诊以颅内病变性质待查入神经内科。

既往史：低血压 90/60 mmHg 4 年，甲状腺恶性肿瘤切除术 4 年，否认药敏史，无家族遗传病史。

查体：T 36.6℃，P 78 次 / 分，R 17 次 / 分，BP 120/80 mmHg，发育正常，营养中等，查体合作，心肺腹检查无明显异常，四肢及脊柱无畸形。神清、语利、精神可，颈软无抵抗，双侧瞳孔等大等圆，φ=3mm，对光反应灵敏，眼动充分，眼震（－），伸舌示齿居中，额面纹对称，脑膜炎征（－），四肢肌力 Ⅴ 级，张力适中，腱反射可，病理反射阴性，共济运动正常，深浅感觉正常。

辅助检查：头部 MRA 未见异常，头部 MRI 平扫、增强所见：头颅大小形态如常，右额部镰旁见类圆形稍长 T_1 稍长 T_2 异常信号，直径约 2.0 cm，病变信号较均匀，边界较清楚，注射 GD-DTPA 后，病变均匀强化。双侧额顶叶见边缘模糊的小片状等 T_1 稍长 T_2 异常信号影；中线结构居中，未见移位；脑干、小脑形态如常，未见异常信号；幕上脑室及第四脑室无扩张，诸脑沟、脑裂无增宽；腹部 B 超脂肪肝，血生化大致正常，腰穿压力 95 mmH$_2$O，CSF 生化常规正常，CSF 涂片找菌未见异常，血癌坯抗原 2.6（< 5 ng/ml），甲功五项 T$_3$ 83.9(90~190 ng/dl)，余正常，CSF 未找到肿瘤细胞。经神经外科手术证实为脑膜瘤。

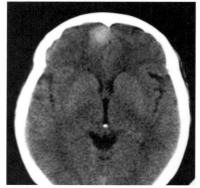

CT 右额镰旁类圆形稍高密度影

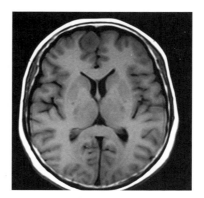

MRI 右额镰旁类圆形稍长 T_1 异常信号

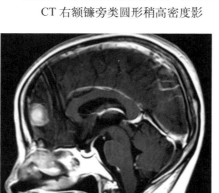

MRI 矢状位长 T_2 异常信号影

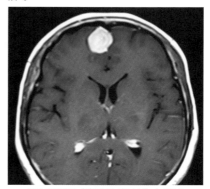

GD-DTPA 增强见病变均匀强化

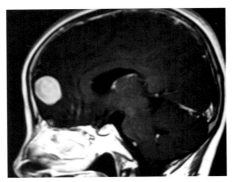

GD-DTPA 增强见病变均匀强化

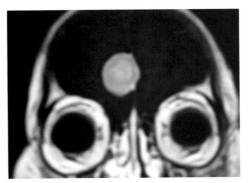

GD-DTPA 增强见病变均匀强化

二、综合分析

脑膜瘤是起源于脑膜及脑膜间隙的衍生物，极少数源于硬脑膜和软脑膜，发病率为 2/10 万，近年来脑膜癌的发生率明显增高，尤其是老年人；本病占颅内肿瘤的 19.2%，居第 2 位。女性：男性为 5 ： 3，发病高峰年龄在 45 岁，儿童少见。脑膜瘤的发生可能与一定的内环境改变和基因变异有关，并非单一因素造成，可能与颅脑外伤，放射性照射、病毒感染，以及合并双侧听神经瘤等因素有关。好发部位依次为：①矢状窦约占 50%；②鞍结节；③筛窦；④海绵窦；⑤桥小脑角；⑥小脑幕等。

（一）病理

按其病理学特点分为以下各型：内皮型、纤维型、血管型、沙粒型、混合型、移行性、恶性脑膜瘤、脑膜肉瘤。一般将前 5 种归类于良性脑膜瘤的范畴，以血管型脑膜瘤最常发生恶变，多次复发者亦应考虑恶变可能。良性脑膜瘤：生长慢，病程长，其出现早期症状平均约为 2.5 年，长者可达 6 年之久。一般来讲，肿瘤平均年增长体积为 3.6%。恶性脑膜瘤的生长特性：细胞形态具有恶性肿瘤的特点，生长快、向周围组织内生长、发生转移等。脑膜肉瘤：多见于 10 岁以下儿童，病情发展快，浸润性生长，形状不规则边界不清，术后迅速发展，可见远处转移。各型脑膜瘤中均可有不同程度的出血、钙化，有些并有黄色瘤细胞、软骨、骨、黑色素及黏液样变。大多数脑膜瘤为良性，瘤细胞可引起邻近颅骨的骨质增生，或肿瘤浸润，但不引起广泛播散或转移，也不侵入邻近的神经组织。一般手术后复发率可达 15%，其中血管母细胞型有复发和播散倾向，预后较差。少数脑膜瘤细胞间变明显，与梭形细胞肉瘤难以区分，可发生颅内转移，主要累及肺及淋巴结。

（二）临床特点

（1）颅高压引起的脑实质损害症状如：头痛、头晕、呕吐、记忆力下降、精神混乱甚至癫痫等。

（2）脑脊膜刺激征包括后颈背疼痛、腰骶部疼，其中以颈抵抗尤为突出。早期颈抵抗明显而不伴有发热可与脑膜炎病变鉴别。

（3）颅神经症状其原因为脑膜癌性病变对颅神经浸润及渗出粘连，可表现为眼肌麻痹导致的眼球运动障碍、复视、听力下降，甚至视物模糊，亦可有视神经受累表现，发展为严重神经疼痛。

（4）脑脊液检查有时可找到肿瘤细胞。

（三）影像特点

（1）脑膜瘤起源于脑膜及脑膜间隙的衍生物，主要分布在蜘网膜粒等处。

（2）CT 多为等密度或稍高密度肿块，可合并颅板损坏、增生或吸收征象；MRIT$_1$ 加权像为等或稍低信号，肿块内相对均匀，偶可囊变、坏死、钙化等。肿瘤血供丰富。CT 或 MRI 增强明显，CT 值可增加 40~60 Hu。

（3）附着脑膜为宽基底，若脑膜周边出现线状强化，即脑膜尾征，据统计有 52%~72% 可观察到硬脑膜尾征。

（4）脑外占位征为局部白质有明显推压变形，也称白质塌陷征。如有肿瘤被移位的脑脊液信号或血管流空包绕，则构成脑膜瘤的特征性表现。

（5）有肿瘤包膜，MRIT$_1$ 加权像为低信号环，肿瘤周围的血管、薄层脑脊液、神经胶质增生带以及肿瘤包膜形成的原因。CT 和 MRI 各有其优越性，能互相弥补其不足，即 CT 对有否钙化与骨性结构破坏及破坏范围有优势，但伪影干扰较大，顶部和颅底小脑膜瘤可能导致漏诊；而 MRI 组织分辨力更高，且能多方位成像，可更好地了解肿瘤特性及与周边结构的解剖关系。对于同一病人，同时进行 CT 和 MRI 对比分析或再行 CTA、MRA 成像，不仅容易得到准确的定性诊断，而且能帮助术者确定手术方案及防止术中误伤。

（四）诊断思路

（1）中年起病，表现以头痛起病并持续加重，逐渐出现呕吐，眼底视乳头水肿，颅压增高和脑膜刺激征或癫痫或出现颅神经症状但无脑实质损伤症状，无发热症状。

（2）头颅 CT 及 MRI 检查脑内实质性病变占位病灶，病灶基底宽多在枕叶额叶凸面，小脑幕、脑沟、脑池等脑膜处明显不规则增厚或弥漫性结节。病灶界限清楚，周围水肿明显有占位效应，病灶明显强化。

（韩崇玉　郭海明　陈　军　张士勇　许二赫　彭丽华　马红梅　李　艳）

第七节　脑胶质瘤病

一、典型病例

【病例 1】

患者男性，30 岁。因癫痫发作、阵发性意识障碍 10 个月，于 1999 年 4 月收入院。患者于 10 个月前吃午饭时家人发现其双眼发直，四肢静止不动，持续约 30s 自行缓解，无肢体抽搐，发作后出现神志恍惚，不认识家人及家门，被送往当地医院就诊，行头颅 CT 检查发现双侧额、颞叶皮层及皮层下白质弥漫性片状低密度病灶，周围脑有水肿，占位效应不明显，病灶没有强化。头颅 MRI 检查显示双额、颞叶灰白质内广泛异常信号，脑沟回变窄，脑组织肿胀，胼胝体增厚，脑室缩小。T_1WI 上所有病灶均呈低及等信号，T_2WI 上所有病灶均呈高信号，病灶边缘不清，灶内没有出血和坏死现象。于次日凌晨神志转清，对所发生的事情不能回忆。行腰穿检查，脑脊液压力 180 mmH$_2$O，常规、生化检验未见异常。住当地医院曾按"散发性脑炎"给予治疗，效果不明显。5 个月前患者突然再次意识丧失，四肢抽搐，双眼上翻，无二便失禁，持续 3~5 min 后自行缓解，以后反复出现数次类似发作，每次发作后均出现不同程度的意识障碍，发作次数逐渐频繁以"脑炎"转到首都医科大学宣武医院。入院时神经系统检查：神志清楚，语言流利，双侧面纹对称，伸舌居中，四肢肌力、肌张力正常，腱反射对称，没有引出病理反射，感觉系统正常。辅助检查：血尿常规正常。腰穿检查：脑脊液压力 230mmH$_2$O，细胞数 6×10^6/L，白细胞 1×10^6/L，蛋白 64.2 mg/L。脑电图：广泛轻度异常（两侧各导联混有稍多低幅慢波，无棘波）复查头 MRI 病变有发展，病灶弥散，范围增大，双额叶前部及侧脑室旁、内外囊、半卵圆区脑白质广泛不规则病灶，胼胝体膝部增厚明显，T_1WI 上所有病灶均呈低及等信号，T_2WI 上所有病灶均呈高信号，出现轻度占位效应，病灶无明显强化，灶内仍没有出血和坏死现象。中线结构无移位。于入院 3 周后行左额叶 CT 立体定向脑活检术进行脑活检。病理结果为胶质瘤病：肿瘤性细胞在大脑白质内浸润生长，大脑皮层内可见肿瘤细胞弥漫浸润，围绕神经元生长，神经元结构完好。

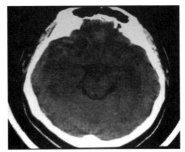

CT 显示：双侧颞叶片状低密度病灶，周围有水肿区，占位效应不明显

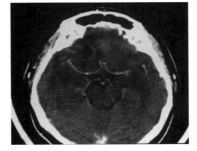

强化 CT 显示：病灶没有明显强化

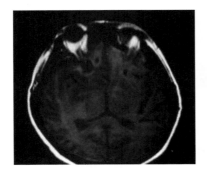
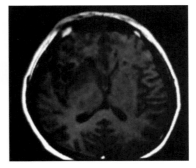

MRI 显示：T_1WI 双额、颞叶多发片状低信号病灶，周围有水肿区，占位效应不明显

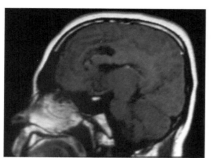

MRI（矢状位）显示：T_1WI 额、颞、顶叶条状低信号病灶，周围有水肿区，占位效应不明显

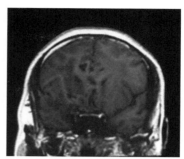

MRI（冠状位）显示：T_1WI 额、顶叶多发低信号病灶

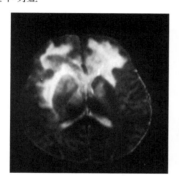

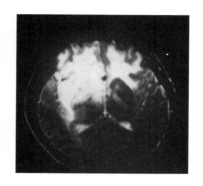

MRI 显示：T_2WI 双额、颞叶多发片状高信号病灶

【病例 2】

患者女性，10 岁。因进行性头痛、恶心、呕吐 2 个月，于 1996 年 10 月收入院。患者病前 1 个月有疫苗接种史。起病以头痛、发热（体温为 38℃）伴恶心、呕吐为主要表现，曾有 2 次癫痫发作，发作时有意识丧失、尿失禁，数秒钟缓解。3 天后体温降至正常，但仍头痛。在当地医院行腰穿检查，脑脊液压力 240 mmH$_2$O，头颅 CT 及 MRI 显示双额颞叶灰白质部有片状异常信号，脑沟回变窄，脑组织肿胀，胼胝体增厚，T_1WI 上所有病灶均呈低信号，T_2WI 上所有病灶均呈高信号，病灶边缘不清，灶内没有出血和坏死现象。诊断为接种后脑炎，病情一度好转。病后 2 个月病情突然加重，头痛伴喷射性呕吐，转至首都医科大学宣武医院。神经系统检查：神志清楚，颅神经正常，眼底视乳头边界不清，静脉增粗，四肢肌力、肌张力正常，腱反射对称性增高，双 Pussep 及 Babinski 征阳性，余神经系统没有阳性体征。腰穿压力 >300 mmH$_2$O，白细胞数为 0，蛋白 67.5 mg/L，糖及氯化物正常。复查头 MRI 显示双额叶病灶有明显扩大，病变更弥漫，胼胝体增厚明显，脑室受压，因不同意行脑组织活检自动出院。1 个月后在其他医院行定位穿刺脑组织活检及患儿死亡后尸解证实为脑胶质瘤病。

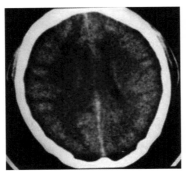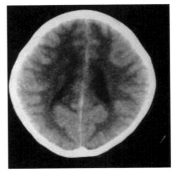

CT 显示：双侧额、胼胝体多发对称低密度病灶，周围有水肿区，占位效应不明显

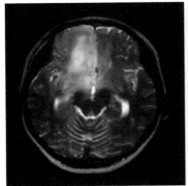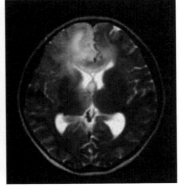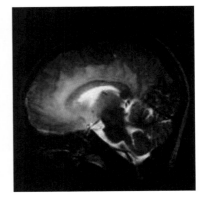

MRI 显示：T₂WI 双侧额、胼胝体、颞叶多发对称高信号病灶，右侧明显，周围有水肿区，占位效应不明显

MRI（矢状位）显示：T₂WI 双侧额、胼胝体、颞叶多发对称高信号病灶

【病例 3】

患者男性，43 岁。因间断头痛伴左侧肢体无力 8 个月，记忆力减退 1 个月于 1999 年 6 月收入院。患者于 8 个月前感剧烈头痛伴呕吐，病程中没有发热，3 天后左侧肢体无力，左下肢行走跛行，在当地医院按脑梗死治疗 1 个月，病情无缓解。头颅 MRI 显示双侧额、顶、颞、枕叶片状异常信号，丘脑、基底节及左侧大脑半球均受累，以右侧半球明显，没有显著的占位效应，T₁WI 上所有病灶呈低信号及等信号，T₂WI 上所有病灶均呈高信号，病灶边缘不清，灶内没有出血和坏死现象，病灶未见强化。腰穿压力 300 mmH₂O，常规生化正常，曾诊断为脑炎，治疗后症状无缓解，并出现记忆力下降，分析能力减退。为明确诊断转入首都医科大学宣武医院。入院神经系统体检：神志清楚，语言稍慢，反应迟钝，计算力、记忆力减退，左侧中枢性面瘫、伸舌左偏，颈软，左侧上下肢肌力 Ⅴ⁻级，左 Babinski 征（+）。因诊断困难请神经外科手术证实为脑胶质瘤病。

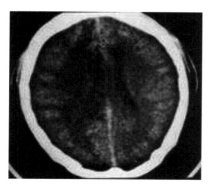

CT 显示：双侧脑室旁片状低密度病灶，周围有水肿区，占位效应不明显

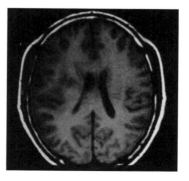

MRI 显示：T₁WI 双侧脑室旁片状低信号病灶，周围有水肿区，占位效应不明显

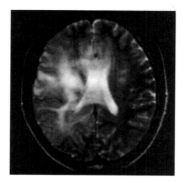

MRI 显示：T₂WI 双侧脑室旁片状低信号病灶，右侧明显

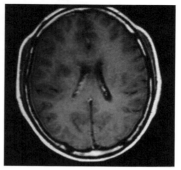

强化 MRI 显示：病灶没有明显强化

【病例 4】

患者男性，12 岁，学生。因左侧肢体无力、麻木 5 个月，视物成双 2 周于 1999 年 5 月收入院。于 5 个月前患者感到左下肢疼痛，逐渐出现左下肢无力，几天后又出现左上肢抬举困难，伴左侧肢体麻木。病后 4 个多月患者视物不清，视物成双，在当地医院行头 CT 和 MRI、颈髓 MRI 检查均未提示异常。曾按"血管炎"治疗，病情无好转并进行性加重。经复查头 MRI 显示右侧大脑半球、丘脑、脑干及小脑均可见弥漫性异常信号，右侧中央区深部、胼胝体上部可见团状异常信号，T₁WI 病灶呈低信号及等信号，右顶叶病灶呈高信号；T₂WI 上所有病灶均呈混杂信号，以高信号为主，病灶边缘不清，病灶未见强化，灶内没有出血和坏死现象。以脑炎转到首都医科大学宣武医院。神经系统体检：神清语利，右眼裂小，双侧瞳孔等大，2 mm，光反应存在，双眼内收、外展、上视均差，左侧面纹变浅，伸舌居中，左面及左侧肢体偏身痛觉减退，左上肢肌力Ⅲ级，左下肢肌力Ⅳ级，左侧腱反射高，左 Babinski 征（+），左 Hoffmann 征（+）。腰穿压力 240mmH₂O，细胞数 470×10⁶/L，白细胞 4×10⁶/L，生化检验正常。入院 1 个月后行右额顶开颅手术。病理结果为胶质瘤病。

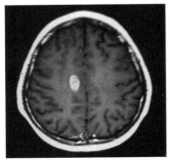

MRI 显示：T_1WI 右顶叶圆形高信号病灶，周围没有水肿区，占位效应不明显

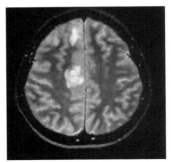

MRI 显示：T_2WI 右额、顶叶多发不规则混杂信号，以高信号为主

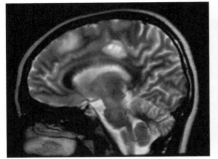

MRI（矢状位）显示：T_2WI 右额、顶叶多发不规则混杂信号，以高信号为主

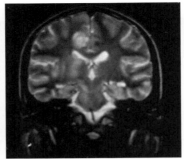

MRI（冠状位）显示：T_2WI 右顶叶、基底节多发不规则混杂信号，以高信号为主

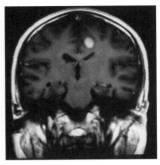

强化 MRI（冠状位）显示：右顶叶病灶呈圆形强化，其他病灶无强化

【病例5】

患者女性，15岁。因间断头痛半年，复视4个月，双下肢无力2个月，于2000年2月收入院。患者于半年前无明显诱因出现头痛，阵发性加重，头痛严重时伴非喷射性呕吐。病程中没有发热。4个月前出现视物不清。2个月前感双下肢无力，进行性加重。当地腰穿脑脊液压力410mmH$_2$O，常规及生化检验均正常。头CT和MRI显示双侧皮层广泛斑片状异常信号，以额、顶、颞叶为主，胼胝体也受累，占位效应不明显。T_1WI上所有病灶呈低信号及等信号，T_2WI上所有病灶均呈高信号，病灶边缘不清，病灶内没有出血和坏死现象，病灶没有强化。按非特异性脑炎治疗后没有效果，转至首都医科大学宣武医院。神经系统体检：满月脸（服激素后），神志清楚，语言稍慢，双眼视力差，仅可眼前数指；眼底视乳头水肿：视乳头边界不清，静脉增粗，静脉搏动消失；右眼睑下垂，右眼内收上下视欠充分；四肢肌力Ⅲ级，腱反射亢进，双侧Babinski征（+）。感觉系统正常。复查头MRI显示病灶扩大占位效应明显，诊为脑胶质瘤病。出院后4个月死亡，当地医院尸解证实为脑胶质瘤病。

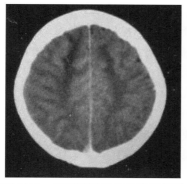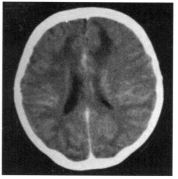

CT 显示：双侧额叶片状低密度病灶，周围有水肿区，占位效应不明显

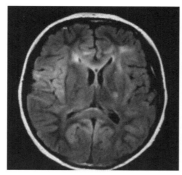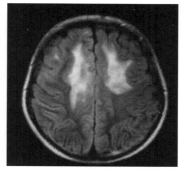

MRI 显示：T_1WI 双侧额叶、胼胝体、基底节片状混杂信号，周围有水肿区，占位效应不明显

【病例 6】

患者男性，19 岁。右耳听力下降 7 个月、右侧肢体无力伴语言困难 3 个月、左侧肢体无力 2 个月，于 2004 年 6 月收住北京宣武医院。患者于 7 个月前没有明显诱因感右耳听力下降，并逐渐加重。3 个月前出现右侧肢体无力，语言缓慢，找词困难，并伴有视物成双、饮水呛咳、吞咽困难、尿失禁，病情进行性加重不能独立行走。行头颅 MRI 检查显示：双侧大脑半球散在多发病变。曾按"多发硬化"服用"泼尼松"治疗（开始 80mg/d，1 周后因没有效果逐渐减量后停用）症状没有改善。因考虑是否为线粒体肌病当地医院曾做肌肉活检，未见破碎红纤维及靶纤维，电镜没有发现结晶及包涵体，不符合线粒体肌病。病情仍在加重出现意识障碍转至首都医科大学宣武医院。既往体健，家族中否认特殊病史。神经系统体检：嗜睡，叫醒后检查不合作，运动性失语，双耳听力均下降，右耳明显；双侧瞳孔等大等圆，直径 3mm，光反应灵敏；双眼外展、内收、上下视均受限，双眼睑上抬困难，右侧面纹稍浅，伸舌偏右；双侧眼底视乳头边界不清，静脉增粗；右上肢肌力 Ⅳ 级，左上肢肌力 Ⅴ⁻，双下肢肌力 Ⅱ 级，四肢腱反射增高，双侧 Babinski 阳性。右侧肢体浅感觉减退，双侧下肢音叉振动觉、关节位置觉消失。头颅 MRI 检查显示：右侧基底节区和左侧大脑半球（以顶叶受累为主，额、枕叶也受累及）多发异常信号，T_1WI 呈均匀低信号，T_2WI 呈均匀高信号；胼胝体压部变厚，T_1WI 呈均匀稍低信号，T_2WI 呈均匀稍高信号；病灶不规则，边缘模糊；基底节区病灶有占位效应，其他病灶没有占位效应；病灶仅有轻度强化；脑膜

有强化，脑干区脑膜、小脑幕强化明显。与当地 MRI 比较病灶有扩大加重印象：生殖细胞瘤？胶质瘤病？颈 MRI 显示：颈髓增粗，髓内没有见到明确异常信号，增强后脊膜明显强化，印象：脑肿瘤脊膜转移。胸 MRI 显示：胸段脊髓不规则增粗，可见弥漫性异常信号（T_1WI 呈均匀低信号，T_2WI 呈均匀高信号），以胸 $_{4\sim7}$ 锥体水平明显，增强后病变呈不规则轻度强化，脊膜明显强化，印象：脑肿瘤脊膜转移。PET(04-6-29) 检查：体部显像 双肺、肝脏、膀胱、盆腔未见恶性病变征象。右额叶白质片状葡萄糖代谢轻度增高灶，脊髓可见代谢增高征象，考虑炎症性病变可能性大，肿瘤不除外。血沉增快：43 mm/h。血生化、血尿常规正常，肿瘤 4 项、甲功 5 项正常。血结合抗体、囊虫抗体阴性，HBV、HCV、HIV 正常。为明确诊断行脑组织活检证实为胶质瘤病。

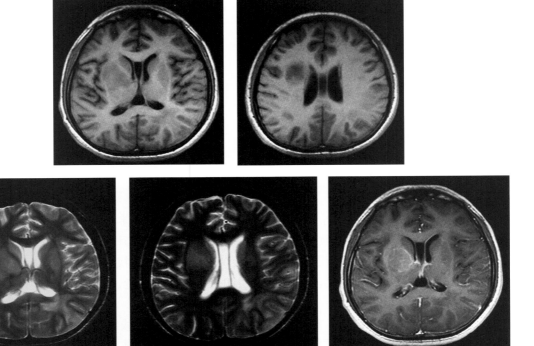

头颅 MRI 检查显示：右侧基底节区和左侧大脑半球（以顶叶受累为主，额、枕叶也受累及）多发异常信号，T_1WI 呈均匀低信号，T_2WI 呈均匀高信号；胼胝体压部变厚，T_1WI 呈均匀稍低信号，T_2WI 呈均匀稍高信号；病灶不规则，边缘模糊；基底节区病灶有占位效应，其他病灶没有占位效应；病灶仅有轻度强化；脑膜有强化，脑干区脑膜、小脑幕强化明显

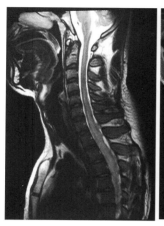
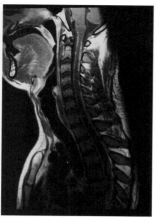

颈 MRI 显示：颈髓增粗，髓内没有见到明确异常信号，增强后脊膜明显强化

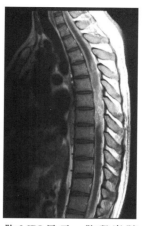

胸 MRI 显示：胸段脊髓不规则增粗，可见弥漫性，T_2WI 呈均匀高信号，以胸$_{4\sim7}$锥体水平明显

【病例 7】

患者男性，36 岁。因发作性头晕 9 个月、癫痫发作 1 个月，于 2004 年 11 月收入首都医科大学宣武医院；9 个月前患者没有任何原因感头晕、视物不清，约 1 min 后好转，发作时不伴有恶心及呕吐；以后经常发作，有时伴有视物旋转，每月发作 4~5 次，每次发作均在数秒内缓解，均没有恶心及呕吐，没有意识丧失。3 个月前没有明显原因感到恐惧，并同时闻到异味约 1 min 好转；1 个月前在坐着看电视时突然摔倒在地，并出现意识丧失、双眼上翻、口吐白沫、四肢抽搐，约数秒钟发作停止，约 2min 后清醒，发现舌咬伤及尿失禁，对发作情况没有记忆。在这次发作之后又发作 3 次，当地医院行头颅 CT 检查显示以右侧为主双侧额叶片状低密度，边界不清，没有占位效应；头颅 MRI 检查显示：双侧额叶、颞叶、岛叶、基底节区多发片状异常信号，T_1WI 呈低信号，T_2WI 呈高信号，增强扫描后病灶没有明显强化。头颅 MRA 未见异常。因诊断不清到首都医科大学宣武医院就诊。神经系统体检：神志清楚、语言流利，双侧瞳孔等大等圆，直径 3mm，光反应灵敏；双侧面纹对称，伸舌居中；四肢肌力、腱反射、肌张力均正常，没有病理反射，感觉系统正常。其他系统检查及实验室检验均正常。经脑组织活检证实为胶质瘤病。患者出院后 2009 年 4 月复查，病情没有进展，能从事日常工作。

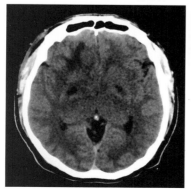
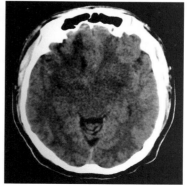

CT 检查显示以右侧为主双侧额叶片状低密度，边界不清，没有占位效应

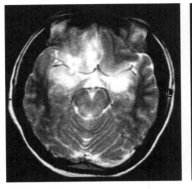
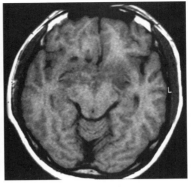

MRI 示：双侧额叶多发片状异常信号，T$_1$WI 呈低信号，T$_2$WI 呈高信号

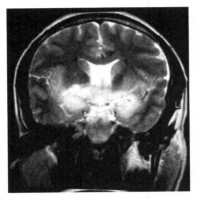
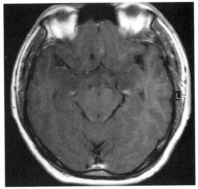

MRI 示：双侧颞叶、岛叶、基底节区多发片状 T$_2$WI 呈高信号

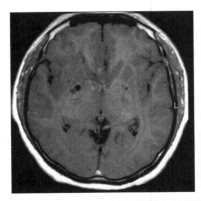
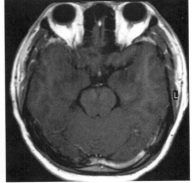

MRI 增强扫描病灶没有明显强化

二、综合分析

脑胶质瘤病 (gliomatosis cerebrai，GC) 是一种罕见的中枢神经系统原发肿瘤。1938 年 Nevin 首先提出脑胶质瘤病诊断，1943 年由 Scheinker 和 Evans 曾命名为"弥漫性脑神经胶质

母细胞瘤病 (diffuse cerebral glioblastosis)"，而前者则更优于后者，至今被许多文献采纳。以后根据其病理学的特点定义为神经胶质细胞弥漫性瘤样增生，而原有解剖结构保持完整和神经元细胞缺乏为特征的原发性脑瘤。至今为止脑神经胶质瘤文献仅有零星报道，为胶质瘤的特殊类型，肿瘤的分级相当于 I～II 级，其作为疾病的实体还没有被普遍认识，临床表现多种多样而无特异性，神经影像学表现病变广泛弥漫，缺乏特征性的迹象。本病有以下特点：

（一）临床特征

亚急性起病，呈进行性发展趋势。病程长短不一，患者平均生存期 6~9 个月，8.8% 的病人超过 12 个月，本文报道的 7 例已存活 5 年，一般情况良好。任何年龄都可以发病，在 6~62 岁之间起病较多。临床缺乏特征性局灶体征，常以性格改变、精神异常、癫痫发作、颅内压增高、偏瘫为主要表现。Jennins MT 等回顾 85 篇文献报道的 160 例病人，44%~78% 的患者有精神异常、智能减退，38%~50% 的有癫痫发作，39%~47% 的有颅内压升高，58% 的有锥体束受损，37% 的有颅神经损害。实验室检查：脑脊液蛋白正常或轻度升高，白细胞数正常。脑电图：弥漫性慢波，偶见棘波。

（二）影像学特点

病变呈弥漫性浸润生长，范围广泛，边界不清，受累区域的脑组织肿胀，沟变浅或消失，脑室变小。病变早期占位效应常不明显，中线结构常没有移位。病变中、晚期可表现出占位效应，若病变偏在一侧，占位效应征象可较早出现。肿瘤细胞多侵犯大脑半球 2 个或 2 个以上的部位，皮层及皮层下白质均可受累。以胼胝体弥漫性肥胖最常见，额颞叶侵犯也较多见，还可累及基底节、顶枕叶、脑干、小脑、脊髓及软脑膜等处。以邻近中线结构对称性的弥漫性浸润性生长为特征。占位效应不明显，无明显灶性出血坏死。头颅 CT 扫描显示弥漫性等密度或稍低密度灶。在 MRI 质子像及 T_2WI 常显示双侧大脑半球对称的弥漫性高信号，在 T_1WI 上病灶呈等信号或低信号，病灶区域通常没有强化，少数病例可见病变周围轻度强化，或周围沟裂内有线状增强反应，部分患者的 MRI 可以见到血管和脑膜的强化，提示肿瘤细胞可浸润血管和脑膜。这与血脑屏障受损程度有关。正电子发射计算机断层 (PET) 检查比 MRI 扫描显示病灶范围更广泛。

（三）病理改变

胶质瘤细胞在大脑半球灰白质中广泛增殖，主要在血管、神经元周围及软脑膜下呈浸润性生长，不形成局部瘤团，不破坏脑组织本身的解剖结构。肿瘤细胞多是星形细胞系列中 I～II 级，可见各种不同阶段的细胞。细胞体积偏小，胞浆少量或中等量。细胞核形态多种多样，呈多形性，可见巨核瘤细胞，核内无有丝分裂活动。瘤细胞浸润部位正常神经组织可轻度受损。电镜研究发现脑胶质瘤病是一种小而一致细胞的瘤样过程。这些细胞是由星形细胞到少突胶质细胞的过渡形式及各发展阶段的瘤细胞。

（四）肿瘤来源假说

长期以来对此有许多争论。主要有以下三种：

（1）脑神经胶质系统先天发育障碍，最终使神经胶质细胞呈瘤细胞，导致离心样的弥漫性扩散分布的肿瘤。

（2）多中心瘤体分布。肿瘤有多中心起源，进一步离心扩散呈弥漫性浸润。

（3）肿瘤表现灶内增殖扩散或区域性转移扩散而形成的。近来 Kattan MM 等通过对肿瘤克隆的分析推测 GC 可能来源于一种寡克隆过程或多个脑胶质瘤的不和谐组合。

（五）鉴别诊断

脑胶质瘤病是肿瘤性质的疾病，但肿瘤细胞在脑组织中呈浸润性散在生长，不形成团块。影像上显示出的病灶是广泛的、没有明显边界。CT 呈低密度病灶，MRI 显示为长 T_1 长 T_2 异常信号，以额叶、胼胝体膝部受损多见，使胼胝体膝部变厚，占位效应不明显。肿瘤细胞为 I～II 级，恶性程度低，病灶内没有出血及坏死现象，强化不明显，难以考虑肿瘤。本文所报道患者的 CT 及 MRI 报告均没有诊断脑胶质瘤病，早期影像显示出病灶与脑炎有许多相似之处，5 例患者均曾被误诊为脑炎，应用了大量的抗生素和激素类药物，病情仍进行性加重，复查 MRI 病灶扩大，占位效应出现，才考虑肿瘤。病灶偏在一侧脑组织的情况，往往与脑梗死混淆，例 3、4 例还曾被误诊为脑梗死，延误了诊断。在疾病发展的过程中，肿瘤细胞浸润发展增大，占位效应逐渐突出可区别于脑炎和脑梗死。对于脑胶质瘤病神经内外科医师以及影像科医师仍不深刻，很容易误诊。本文报道 5 例经脑组织活体检查，病理证实的脑胶质瘤病，希望医师通过 MRI 特征结合临床表现对脑胶质瘤病有一定的了解，使本病患者能及时得到明确诊断。

5 例患者临床特点　亚急性起病，进行性加重。临床表现以精神症状、颅内压力增高（头痛、呕吐）癫痫发作，偏瘫为主要症状，与文献报道的相符。MRI 特点：有 5 例患者病变区域侵犯 3 个脑叶以上，额叶、胼胝体受累明显，3 例患者病变以中线结构为中心，双侧对称性、弥散性片状多发病灶；2 例患者病变偏在一侧。2 例患者丘脑受累，1 例患者脑干小脑也受累。5 例患者 T_1WI 显示病灶呈等或低信号，T_2WI 显示双侧大脑半球对称的弥漫性高信号，边界不清，病灶区域没有强化，无灶性出血及坏死。经病理证实 5 例脑胶质瘤病患者与文献所报道的临床、影像学特征相符合，本病的 MRI 改变比较突出，可作为诊断的重要依据。目前脑胶质瘤病的治疗尚没有特殊有效的方法，放射治疗可作为一种方法，例 1、例 3 例、例 4 患者手术后应用了放射治疗。例 7 一直服用抗肿瘤中药，以求能抑制肿瘤细胞生长，达到治疗目的。

诊断思路：临床特点　亚急性起病，进行性加重的颅内压力增高（头痛、呕吐）症状，可伴有癫痫、偏瘫、失语等局灶体征；MRI 特点　以中线为主的多个脑叶受累，为双侧对称性、弥散性片状多发病灶，以半球居多，脑干也可受累，T_1WI 显示病灶呈等信号或低信号，T_2WI 显示弥漫性高信号，病灶边界不清，占位效应不突出，没有或仅有轻度强化，无灶性出血及坏死。

（谢淑萍　贾建平　于跃怡　武涧松　宋　旸）

第八节　颅内脂肪瘤

一、典型病例

【病例】

患者男性，17岁。于9个月前没有任何原因情况下出现癫痫发作，发作时双眼上翻、意识丧失、咬破舌头、四肢抽搐，约1 min后停止发作。10天前又出现一次类似发作。发作过程中没有发热及感染史。既往体健。行头CT显示左侧外侧裂圆形低密度病灶，边界清楚，病灶周围没有水肿，没有占位效应；行头MRI检查显示左侧外侧裂类圆形短T_1、长T_2异常信号，T_1WI压脂像呈低信号，病灶信号均匀，边界清楚，大小约为1.8 cm×1.5 cm×1.0 cm，印象脂肪瘤。神经系统体检没有发现阳性体征。

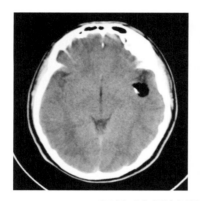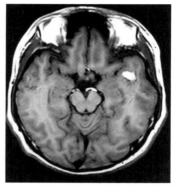

CT显示左侧外侧裂圆形低密度病灶

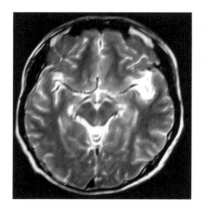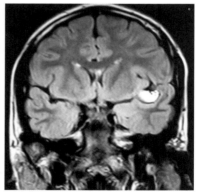

MRI检查显示左侧外侧裂类圆形短T_1、长T_2异常信号

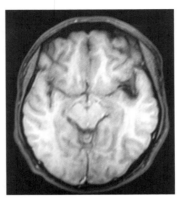

T$_1$WI 压脂像呈低信号，病灶信号均匀，边界清楚，大小约为 1.8cm×1.5cm×1.0 cm

　　颅内脂肪瘤（intracranial lipoma，ICL）是临床少见的颅内良性病变，发病率很低。Vonderache 和 Niemer 报道本病的尸检发生率为 0.08%，1956 年 Budka 报道神经系统疾病的尸检发生率为 0.46%；至 1986 年，临床报道的胼胝体脂肪瘤尚不足 200 例。随着 CT 和 MRI 技术的发展和广泛应用，有关 ICL 的报道日渐增多。但经过 CT 发现的大宗临床调查所获得的本病发病率仍在 0.08%~0.34%；目前国内有关 ICL 的报道已达 100 例以上。

二、综合分析

（一）临床表现

　　ICL 的临床表现与其发生的部位和受累及的结构有关，病变位于中线结构或其附近，发生于胼胝体的占 50%~64%，其次是中线结构附近的蛛网膜下腔内，如环池、四叠体池、脚间池、桥小脑角、鞍上池、灰结节区、第三脑室和小脑蚓部，其他部位也有发现，如纵裂、外侧裂（如本例所见）、侧脑室三角区等。

　　ICL 可发生于任何年龄，最小可见于新生儿，最大者 91 岁。约 50% 无临床症状，而在尸检或影像学检查中偶然发现。

　　常见的症状有：智力发育迟缓、头痛、呕吐、头晕，癫痫，运动障碍等。不同部位 ICL 引发临床症状的发生率各不相同，以桥小脑角 ICL 最易产生症状，约 80% 出现进行性听力下降、头晕、眼震、共济失调异常，表现为桥小脑角综合征；其次胼胝体脂肪瘤和外侧裂脂肪瘤症状出现率均为 50%，可表现为癫痫、头痛、智能障碍和肢体轻瘫（但外侧裂脂肪瘤的总发病率很低，仅 0.03%，本例所见实属罕见）；四叠体池和环池 ICL 的症状发生率为 20%，部分病人可引发梗阻性脑积水。

　　ICL 可有多发情况，国内曾报道 16 例 ICL 中 5 例为多发，均为胼胝体脂肪瘤合并颅内或其他部位脂肪瘤，其中 4 例合并单侧或双侧侧脑室三角区脂肪瘤，1 例合并双侧侧脑室、纵裂、第三脑室及额、顶皮下多发脂肪瘤。首都医科大学宣武医院曾报道 1 例脊髓全长脂肪瘤合并颅内多发脂肪瘤，患者颈胸部 CT 提示脊髓中央管扩大，CT 值为 − 98.6 ~ − 131.6Hu，

MRI 显示右侧脑室、环池、四叠体池和小脑延髓池多发散在的短 T_1、长 T_2 病变，脊髓 MRI 显示脊髓全长中央管内短 T_1、长 T_2 信号，偏右侧，患者临床表现为右季肋部烧灼样疼痛 2 年，右 $T_{1\sim10}$ 痛觉过敏，提示全胸段偏右侧神经根性刺激症状。

（二）ICL 的影像学特点

1.X 线平片

胼胝体脂肪瘤可部分伴有瘤体周边钙化，故 X 线正位平片可见到中线结构两侧呈现类环形、贝壳状钙化，多为双侧，也可呈点状钙化。侧位片可显示由钙化环绕的相对低密度区；侧脑室脂肪瘤行气脑或脑室造影可显示侧脑室体部、前角的对称性分离。

2.CT

CT 是检查 ICL 的有效方法，病灶表现为边界清楚的低密度区，CT 值为负值，在－40～－100 之间，为均匀的脂肪密度；周边可有线状钙化，边缘可不规则，无强化；四叠体池及脑干背侧病变可引起脑积水。

3.MRI

为 ICL 最有效的检查手段，敏感度强，T_1WI 和质子密度加权像上，病灶呈均匀的高信号，呈团块状，边缘较清晰但可以呈不规则状；T_2WI 为轻度低信号，与皮下及眶内脂肪信号相同，在脂肪抑制序列上病灶信号与皮下脂肪均被抑制而使信号降低，对确定肿瘤的脂肪成分很有帮助。

影像学检查常可发现颅内脂肪瘤合并其他颅内结构发育不良。有 30%～50% 的中线脂肪瘤合并胼胝体发育不全或缺如；其他可合并出现：透明隔缺如、灰质异位、穹窿发育不良、脊柱裂、小脑蚓部发育不全等。

Tart 将胼胝体脂肪瘤依其形态和部位分为两型：①管结节型　呈圆形或柱形，位于前部，一般直径大于 2 cm，60% 伴有钙化，常合并胼胝体发育不良和额叶发育不良；②曲线型　位于胼胝体后部，呈线性环绕胼胝体压部，病灶较小。

4.MRA 与脑血管造影

曾有报道脑血管造影发现胼胝体脂肪瘤伴大脑前动脉扩张，管腔扭曲，走行于瘤体内；1 例桥小脑角脂肪瘤伴发小脑前下动脉扩张和扭曲；出现胼胝体发育不良者，曾被发现有大脑内静脉分离。MRA 曾显示 1 例鞍上池右侧脂肪瘤患者出现大脑中动脉、大脑前动脉和大脑后动脉起始部狭窄、管腔不规则、末梢分支减少以及右颈内动脉海绵窦段狭窄；1 例四叠体池脂肪瘤被发现右侧大脑后动脉从瘤体中穿过。提示 ICL 可以伴发血管异常。

5.ICL 的鉴别诊断

主要应与颅内脂肪密度病变相鉴别，如畸胎瘤、皮样囊肿；多发生于第三脑室后方、额下区、蝶骨嵴，密度与信号强度多不均匀，边界清楚，占位效应较脂肪瘤明显；而脂肪瘤 CT 值为负值，MRI 信号强度均匀，可资鉴别；表皮样囊肿常发生于桥小脑角、第四脑室，CT 值一般不超过 csf；颅咽管瘤偶有表现为脂肪密度者，多位于鞍上，伴钙化。

（三）病因学

ICL 由成熟脂肪细胞组成，可有间变的软骨成分，大的病灶周围有纤维包膜，周边可有钙化，血管和神经可走行于瘤体内，不侵犯周围脑膜及神经结构。目前认为属于先天畸形，而不是真正的新生物。

确切的发病机制尚不肯定，目前的多数研究认为原始脑脊膜产生衍化过程，神经嵴向间质衍生造成颅内脂肪瘤的发生。

（四）治疗

颅内脂肪瘤生长缓慢，占位效应不明显，故对无症状者一般采用随访观察。有的瘤体与周围脑组织、颅内神经及血管粘连较紧密，全切除风险较大，国内有关学者对部分病例采用次全切除或部分切除，经术后随访，未发现残留病灶扩大，病人术后症状稳定。国外报道对脑干背侧和桥小脑角脂肪瘤次全切除，术后症状明显缓解。对脑积水严重者，可实施脑室 - 腹腔分流术治疗。

（张　津　谢淑萍）

第九节　脑膜血管瘤病

一、典型病例

【病例 1】

患者男性，17 岁。因发作性抽搐 13 年，于 2001 年 10 月收入院。患者 13 年前突然出现肢体僵硬，原地转圈，意识模糊，约半分钟好转。以后频繁出现发作性四肢抽搐，较少伴有意识丧失，持续数秒钟至 1 min 不等，有时表现为突然无目的行走、旋转，或睡眠中忽然坐起，发作时意识有时清醒，但不能说话，每天发作 3~10 次，服丙戊酸钠发作次数明显减少。9 年前自行减药，又频繁发作，每天 3~10 余次，服抗癫痫药无效。发病以来智力下降，否认家族癫痫及神经纤维瘤病史。神经系统查体：神清，言语流利，记忆力、计算力下降，颅神经检查正常，四肢肌力Ⅴ级，感觉正常，腱反射对称，病理征未引出。辅助检查：头颅 MRI 未见异常。智力检查：轻度智力障碍。EEG：发作间期右额颞散在尖慢复合波。发作期头皮脑电图示全导暴发性棘波节律。发作期颅内电极脑电图示右额低幅快节律异常放电，提示右额部的癫痫灶。行右额癫痫灶切除，术中见右额皮层表面一 1.5 cm×1.0 cm 紫红色组织，切除送检病理。病理结果：送检右额皮层及皮层下白质，在脑膜皮层内可见小血管增生，血管周围菱形细胞增生，血管壁增厚，周围胶质细胞增生；免疫组化结果：脑膜上皮细胞及菱形细胞均显示 EMA(epithelial membrane antigen) 阳性，血管 SMA(smooth muscle antibody) 阳性，胶质增生呈 GFAP(glial fibrillary acidic protein) 阳性，符合脑膜血管瘤病病理诊断。术后患者癫痫未再发作。

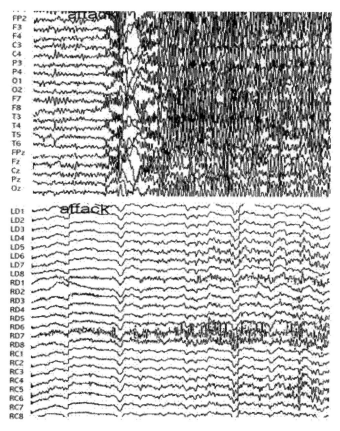

EEG：上图为头皮电极脑电图的发作期表现，全导出现暴发性棘波节律；下图为发作期颅内电极脑电图，示RD7(右额)电极处开始的低幅快节律放电

【病例2】

　　患者女性，47岁。发作性抽搐9个月。患者9个月前无诱因突然出现意识丧失，头及身体向右转，四肢抽搐，3~5min后抽搐缓解，口服苯妥英钠0.1g，每日3次。既往史：无特殊。家族史：否认癫痫及神经纤维瘤病史。神经系统查体：神志清楚，颅神经检查正常，四肢肌力Ⅴ级，感觉正常，腱反射对称，病理征未引出。辅助检查：头CT显示左额约5 cm×5 cm混杂密度影，周围为6 cm×7 cm大小的囊性低密度区，边界清楚，中线向右移位。头MRI：T_1WI示左额5 cm×5 cm低信号，边界较清，其后方为7 cm×7 cm大小的低信号囊性病灶，边界清楚，周围无明显水肿，左侧侧脑室受压，中线右移。T_2WI示病灶混杂信号，以高信号为主，无明显水肿，静脉注射Gd-DTPA后病灶均匀强化。经手术，病理证实为脑膜血管瘤病。术后继续服用苯妥英钠，癫痫控制良好。

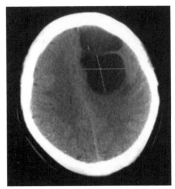

CT 显示：左额约 5 cm×5 cm 混杂密度影

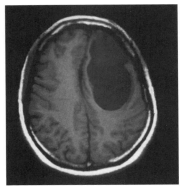

MRI 显示：T_1WI 左额顶椭圆形低信号 6cm×7cm 大小的囊性低密度区，边界清楚，周围水肿不明显，中线向右移位

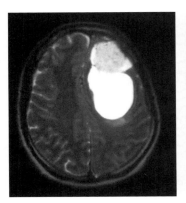

MRI 显示：T_2WI 左额混杂信号，以高信号为主

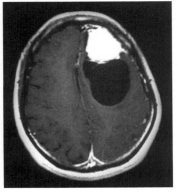

强化 MRI 显示：左额病灶均匀强化

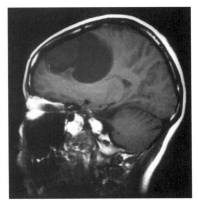

MRI(矢状位) 显示：左额巨大囊性低信号病灶

【病例 3】

患者女性，22 岁。发作性抽搐 13 年。患者 13 年前无明显诱因睡眠中出现意识丧失，四肢抽搐，口吐白沫，约 10 min 缓解，半月后又发作 1 次，服用抗癫痫药物后 1 年多未发作，遂自行停药，又开始发作，表现为右下肢抽搐，然后双下肢抽动，随之右上肢伸直，左上肢摸索，头向左转，意识模糊，约 10 s 缓解，每日发作 2~3 次，多于晨起或午睡后半小时内发作。服多种抗癫痫药及 γ 刀治疗均无效。既往史无特殊。神经系统查体无异常。头颅 MRI 提示左额斑点状异常信号，T_1WI 为等 - 高混杂信号，T_2WI 为高信号，边界不清。发作间期头皮脑电图提示双额偶发尖波。发作期头皮脑电图显示全导 10~12 c/s 低幅波。发作期颅内电极脑电图提示左额异常放电。行左额癫痫灶切除术，病理证实为脑膜血管瘤病。术后患者无癫痫发作。

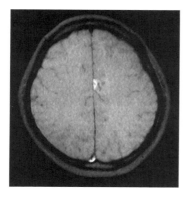

MRI 显示：T₁WI 左额内侧面斑点状混杂信号

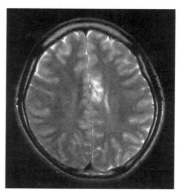

MRI 显示：T₂WI 左额侧脑室内侧面斑片状混杂信号，以高信号为主

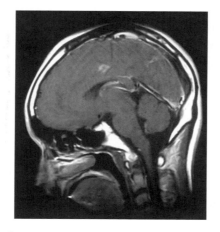

矢状位 MRI 显示胼胝体上方等低信号病灶

二、综合分析

脑膜血管瘤病（meningioangiomatosis）是一种罕见、良性的软脑膜的错构瘤性病变。脑膜的错构瘤性病变依据累及的成分可以分为脑膜血管瘤病、血管神经瘤病(angioneuromatosis)、脑膜 - 脑 - 血管 - 神经瘤病 (meningio-encephalo-angio-neuromatosis)。1937 年 Worcester-Drought 等首次报道了一位伴有神经纤维瘤病的脑膜血管瘤病患者，并认为本病是神经纤维瘤病的一种顿挫型。尽管脑膜血管瘤病通常合并神经纤维瘤病，但目前文献报道的病例中约一半的患者并不伴有神经纤维瘤病。此病病变位于脑的表面，是大脑皮层的增生性病变，以脑膜上皮细胞和纤维母细胞样细胞增生并围绕在脑膜和皮层内的小血管周围为特点，是一种罕见的颅内病变。该病有两种类型：散发型和 II 型神经纤维瘤病相关型（NF-II）。现国内外文献中仅见少数个案报道。

（一）临床特点

NF-Ⅱ型又称为中枢性神经纤维瘤病或双侧听神经瘤综合征，为常染色体显性遗传性疾病，人群的发病率约为1/（4万～5万），基因定位在染色体22q12，其中有一半患者无家族史，为基因突变所致。NF-Ⅱ型成人患者常发生双侧听神经瘤和孤立或多中心性脑膜瘤，其中脑膜血管瘤病的病灶常为多发性，有时仅在影像学检查或尸检时才发现，多为无症状性。相反，脑膜血管瘤病在非NF-Ⅱ型患者中表现为单发性皮层内病变，通常发生在儿童和年轻人，常为症状性的，典型的表现为癫痫发作或持续的头痛。应注意儿童脑膜瘤病患者同时伴发脑膜血管瘤病的可能性。

（二）影像学特点

1.CT

未增强的CT扫描中，病灶呈高密度影，瘤内可见钙化，伴或不伴有水肿改变，增强扫描显示肿瘤均匀或不均匀性强化。也有报道CT显示病灶呈囊性低密度改变，注射对比剂后无增强效应。肿瘤四周的脑水肿对判断肿瘤的生长速度是有帮助的，肿瘤生长缓慢，水肿可能很轻，甚至没有水肿，富于血管的脑膜瘤周围水肿多较广泛。本病CT的钙化性病变需与脑膜瘤、肉样或结节性肉芽肿性脑膜炎及浸润性脑实质内胶质瘤钙化等鉴别。

2.MRI

T_1WI显示病灶为低信号或等信号，T_2WI为低信号，白质周围高信号水肿，静脉注射对比剂后病灶可以有增强改变。

病灶极小的患者影像学检查可以正常。

（三）病理形态特点及鉴别诊断

本病为脑膜上皮细胞或纤维母细胞样细胞，围绕皮层内小血管的增生性病变。其特点是：①局部脑膜增厚，纤维化和钙化；②皮层内血管增多明显，围绕多少不等的纤维母细胞样细胞，致血管壁增厚状；③细胞的性质为脑膜上皮细胞（即蛛网膜细胞），呈EMA和vimentin阳性反应，电镜观察见细胞间桥粒和胞突的犬牙交错及胞质内众多微丝等脑膜上皮的特征；④病变内可有沙粒小体形成或沙砾状钙化；⑤病变内残留神经元，尚有神经纤维缠结形成的报道；⑥病变基本上不侵犯皮层下白质，这些特点有助于诊断和鉴别诊断。文献报道的病例中，绝大多数病变位于脑的表面，由于软脑膜的反应引起脑膜上皮细胞、成纤维细胞或血管的增生性改变，但也有个案报道脑间质的脑膜血管瘤病，因此有学者建议将曾描述为脑膜血管瘤病的某些结节性脑的肿瘤再分为脑或脑膜的血管神经瘤病。

鉴别诊断：①与NF2有关的脑膜血管瘤病患者，其病变中血管改变显著时，可类似血管畸形，若脑膜上皮显著时则很像脑膜瘤。特别大的病变，脑膜增厚显著者，需与侵袭性脑膜瘤相鉴别，此时肿瘤细胞有核异型、核分裂或小灶坏死等改变。脑膜瘤浸润皮层常呈指状侵入，偶见个别血管周的浸润，而且浸润常不限于皮层，会引起脑组织明显的水肿和软化等改变，可以鉴别。②小的纤维化明显的病变,则须与脑膜炎后纤维化相鉴别。③残留的神经元常较大,须与节细胞神经瘤相鉴别,后者可找到双核的神经细胞,并有嗜酸颗粒球形成和畸形血管等改变而可鉴别。

诊断思路:儿童及成年起病,表现为癫痫发作或头痛等症状,患者及家属伴或不伴有Ⅱ型神经纤维瘤病,头CT显示钙化性病灶,占位效应可以不明显。

(四)治疗

脑膜血管瘤病患者大部分表现为癫痫发作,故主要是抗癫痫药物治疗,但由于脑内存在病灶且多数病变位于大脑表面,可以通过外科手术切除病灶,有些患者术后能够完全控制癫痫发作。说明脑膜血管瘤病是一种能够通过外科治疗的癫痫良性疾病。

本组3例患者临床均表现为癫痫发作,患者及家族均无神经纤维瘤病史。例1儿童起病,表现为反复发作的难治性癫痫,但影像学检查未发现异常,手术病理证实为脑膜血管瘤病,应属散发性病例。例2成年起病,也表现为癫痫,无NF-Ⅱ型证据,但CT显示大的囊性病变,说明肿瘤生长较为缓慢,可以很长时间无症状,也应为散发性病例。例3也表现为癫痫发作,头颅MRI显示额叶内侧面混杂信号。因此对于临床表现为癫痫发作,伴或不伴有Ⅱ型神经纤维瘤病,CT显示钙化性病灶,MRI T_1WI 显示病灶低或混杂信号,T_2WI 病灶中心低信号,白质周围高信号,应想到本病的可能性,最后诊断依靠病理证实。

(王玉平 卫 华)

第十节 脑颜面血管瘤

一、典型病例

【病例】

患者男性,21岁。足月顺产,于2岁时在没有明显原因情况下出现癫痫发作,发作时意识丧失、双眼上翻,口吐白沫、四肢抽动约1min后停止发作;1~2个月发作一次。于5岁开始服用抗癫痫药物,5~6个月发作一次。近1年发作次数有所增加,于2004年3月就诊于首都医科大学宣武医院。神经系统体检:神志清楚、语言流利,智能低于正常成年人,左侧额面部血管瘤;双侧眼裂等,瞳孔等大等圆,光反应正常,眼球活动自如,双侧面纹对称,伸舌居中;四肢肌力、肌张力、腱反射、感觉系统均正常。头MRI左侧大片状不规则异常信号,印象为血管瘤。CT显示多发钙化。

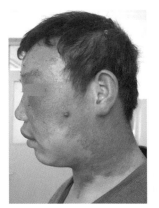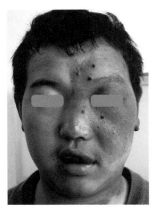

左侧额面部血管瘤

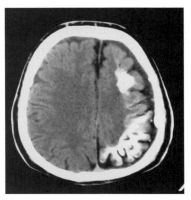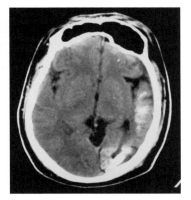

头 CT 显示颅内多发钙化

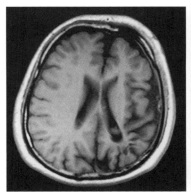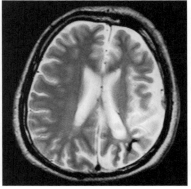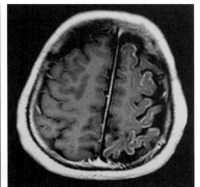

头 MRI 左侧大片状不规则异常信号，无明显强化，皮层萎缩明显，枕叶有强化表现

二、综合分析

　　脑颜面血管瘤又称为大脑、三叉神经血管瘤病，神经皮肤血管瘤综合征等。本征于 1879 年由 Allen Sturge 首先描述，以后 Parkes 与 Weder 分别于 1922 年和 1929 年又发现了颜面皮肤血管瘤的同侧有大脑皮质萎缩及脑膜钙化。

（一）发病机制

本病的临床和病理改变与结节硬化症、神经纤维瘤、von Hippel-Lindau 病相似，都属于斑痣病一类，又称母斑病。从文献报道中某些家族有聚发现象，人们推测它是遗传病；本征一般认为是由胎儿早期发生胚胎发育异常所造成的，属于染色体异常疾病，有人认为是 AD 或（及）AR 遗传，亦有属染色体畸变的报道。

主要侵犯神经系统、皮肤、眼与血管系统。关于脑的病变和血管畸形之间的关系，目前有两种见解：

（1）Nussey 和 Miller 认为，本征患者的脑存有原发病变，其改变很可能是局部性发育异常的一部分，而不是由于脑表面的血管痣所致。脑与血管系统的病理损害主要是由于外胚层发生层的先天性畸形所致。

（2）Luschken 与 Sturge 主张本征原发病变在中胚层、胚胎的毛细血管系统，而大脑皮层的发育异常是继发于脑膜血管瘤所致的机械和循环障碍的结果。

后者为多数学者所接受。Peters 通过大量研究证实，患者大脑皮层的发育均属正常。颜面血管痣与脑膜血管瘤、视网膜和脉络膜血管畸形常常同时存在。这种发育障碍均发生在胚胎早期。

（二）病理改变

皮肤血管痣呈毛细血管型或海绵状。大脑皮层（特别是枕叶皮层）有广泛的萎缩及钙化，脑室也有局限性扩大，同时伴有脑及脑膜上的血管畸形（常有钙化）。

（三）临床表现

1. 皮肤表现

新生儿期即可有皮肤症状，随着年龄增长而明显。表现为颜面三叉神经分布区的偏侧性血管痣，呈扁平状，略高于皮肤。此种痣往往与脑部病变在同一侧，大多数病例皮损位于三叉神经第一支分布区，甚至口腔内的腭、舌表面也会受累，少数病例在颈、躯干、上肢可见到血管痣；有的可仅表现为血管扩张，也可为海绵状血管瘤和毛细血管瘤，少数病例皮肤血管痣为双侧性的或沿脊神经走行分布。

2. 神经系统表现

一般 1~2 岁即可出现神经系统症状，表现为：

（1）癫痫发作 一般多发生在婴幼儿期，占所以病例的 3/4~4/5。癫痫发作形式不一，可为全身性大发作，乍克逊发作或局限性发作，有时小发作。其原因 Sturge 认为可能与脑内有颜面血管瘤相似的血管瘤有关。

（2）偏瘫 瘫痪多发生在颜面血管痣的对侧，可以在惊厥前和惊厥后发生，其发生机理可能由于脑血栓形成、脑血管破裂，或脑膜血管瘤机械性压迫所致。

（3）精神障碍 包括注意力不集中、健忘；语言障碍，行为异常及不同程度的智能发育不全。

3. 其他表现

（1）眼部表现 与面部血管瘤同侧眼部水肿、眼球突出、青光眼、视网膜血管扩张和脉络膜血管瘤、偏盲、虹膜异色症、眼睑血管瘤角膜血管网等。

（2）部分患者有躯体肥胖，有时可伴有其他先天性畸形，如脊柱裂、下额前突、隐睾等。

（3）颅内钙化斑　约半数以上的病例可于颅骨 X 线上有特殊的脑内钙化斑，钙斑呈双层波形阴影，顺脑回轮廓排列，或呈多钙化斑点及无结构之钙斑。多见于顶枕部，有时也见于额颞部。

（四）辅助检查

（1）脑电图　可出现慢波，阵发性尖波等。

（2）脑血管造影　可在病变部位显示异常血管。

（3）气脑造影　可发现有脑萎缩、脑室扩大。

（五）诊断要点

根据有惊厥史，颜面血管痣，对侧肢体瘫痪及肌萎缩，精神障碍及眼部症状等临床表现，结合颅骨 X 线片、气脑及脑血管造影等改变，即可确诊。

（六）治疗原则

（1）皮肤病变可用冰冻、激光、放射等治疗。

（2）惊厥发作可用抗痉剂。如癫痫不能控制者或有反复出血情况时，可手术切除颅内血管瘤，但也有人主张做大脑半球切除术可能奏效。

（3）精神症状严重者，可在精神病院治疗。

（谢淑萍）

第十一节　脑膜黑色素瘤病

一、典型病例

【病例】

患者男性，55 岁。主因发作性意识丧失伴四肢抽搐 3 个月，加重伴右侧肢体无力 2 个月于 2009 年 2 月入院。3 个月前突发意识丧失、肢体抽搐，就诊于当地医院，住院后发现患者右侧肢体活动少，伴发热，体温最高达 39℃，并出现记忆力、定向力差，及幻视、欣快、恐惧等精神症状。当地医院查脑脊液常规、生化均正常；脑电图未见异常；曾 2 次查头 MRI 未见明确异常，颈椎 MRI 未见髓内异常信号。当地医院考虑为"病毒性脑炎、继发性癫痫"，经抗病毒及对症等治疗 3 周，患者记忆力、定向力明显恢复，但睡眠明显增多，18~20 h/d，并出现阵发性肢体抖动，每次持续数秒钟，每日发作 2~3 次。2 个月前患者记忆力减退加重，以近记忆力减退为主。肢体抖动亦逐渐加重，以右侧肢体抖动为主，活动时抖动明显，安静时减轻，睡眠后消失。并出现言语不利，自觉肢体无力，右侧重，右手不能持筷，行走困难。再次就诊于当地医院查脑电示：广泛 θ 波，枕区优势不明显。为进一步诊治来首都医科大学宣武医院。

查体：神清，反应慢，记忆力、定向力、计算力、理解力均减退，言语尚流利，双瞳等大等圆，对光反射灵敏，眼球各方运动正常，无复视及眼震，右侧鼻唇沟略浅，伸舌略右偏，余颅神经未见异常。颈软，脑膜刺激征阴性。右侧肌张力略高，四肢肌力Ⅴ级，右侧肢体腱反射活跃，左侧腱反射正常，深浅感觉正常，右侧病理征阳性，双侧 Laseque 征、Kernig 征阴性。患者背部有直径约为 4 cm×5 cm 斑片状黑色素痣。

入院后辅助检查：头颅 MRI 平扫＋增强：柔脑膜明显广泛强化，符合脑膜炎表现，两侧脑室旁多发斑点状病灶，脑白质变性可能。腰穿压力 100 mmH$_2$O；脑脊液：外观无色透明，白细胞 3×10^6/L，糖 34 mg/dl，氯 119 mmol/L，蛋白 225 mg/dl，脑脊液涂片找菌及病毒抗体均阴性；脑脊液病理检查：多量异形细胞，个别胞浆可见色素颗粒；免疫组化：部分细胞 HMB45 及 Melan A（+），大部分细胞 S-100（+），部分淋巴细胞 CD4SRO（+），少部分淋巴细胞 CD20（+），符合黑色素细胞增殖性疾病。

患者病情进行性加重，并出现癫痫持续状态、肺部感染、Ⅱ型呼吸衰竭等一系列并发症，经积极对症治疗无明显好转，家属放弃治疗。

诊断：脑膜（恶性）黑色素瘤病。

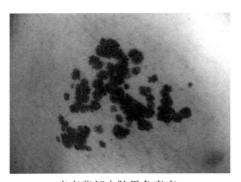

患者背部皮肤黑色素痣

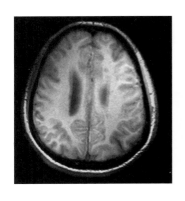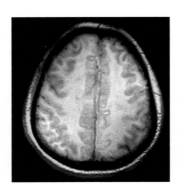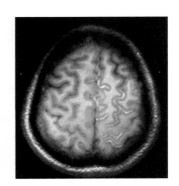

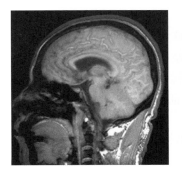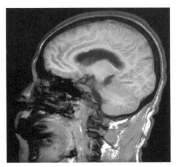

T₁WI 加权像

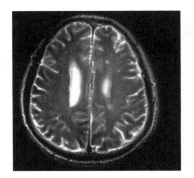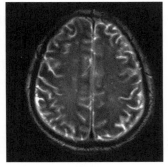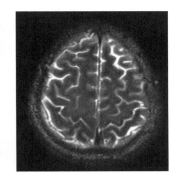

T₂WI 加权像

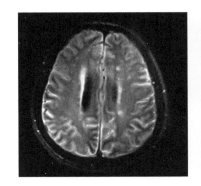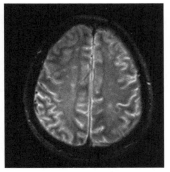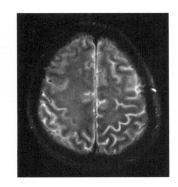

Flair 像

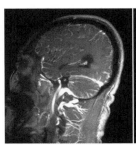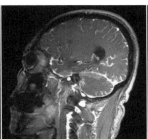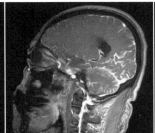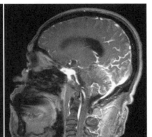

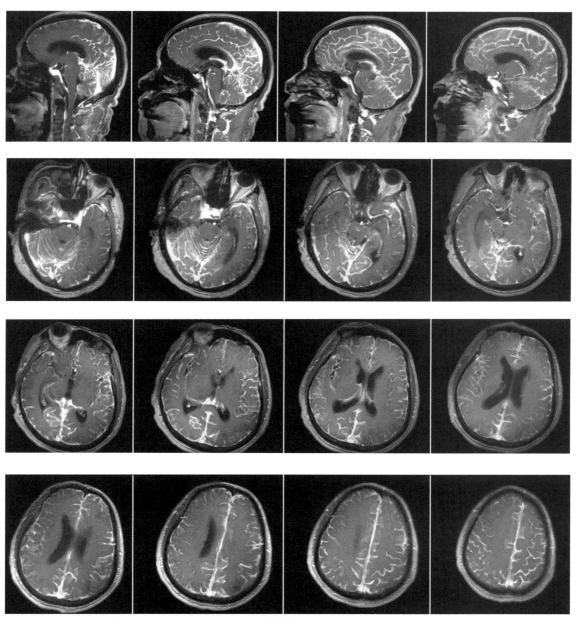

强化像

二、综合分析

中枢神经系统黑色素瘤非常少见，按肿瘤的生长方式的不同可分为三种：广泛侵犯脑膜并沿蛛网膜下腔播散；形成结节性肿瘤；或两者兼而有之。黑色素瘤通常容易累及软脑膜，广泛累及脑膜者常被称为脑膜黑色素瘤病。脑膜黑色素瘤病的诊断困难，误诊率高，预后不良。

按瘤细胞的来源，脑膜黑色素瘤病可分为原发性和转移性脑膜黑色素瘤病两种。原发性黑色素瘤来源于软脑脊膜的黑色素细胞，这种细胞在颅底、颈髓含量较多，故这些部位为原发性黑色素瘤的好发区。与原发性脑膜黑色素瘤相比，转移性要相对多见，转移性脑膜黑色素瘤病患者的原发灶主要是皮肤黑色素痣的恶变，有时即使黑色素痣外观正常，也可能已经发生了恶变。先天性黑色素痣发生恶变的几率为 0.8%~2.6%，先天性巨大黑色素痣发生黑色素瘤的终生发病率为 4.5%~8.5%，躯干部、有卫星痣、直径大的先天性巨大黑色素痣者，容易发生恶性黑色素瘤或神经皮肤黑色素瘤病。从另一个角度来讲，脑膜黑色素瘤病常合并黑色素痣，大约 25% 的患者合并巨大黑色素痣。由此可见，脑膜黑色素瘤病和皮肤黑色素痣关系密切。

（一）临床表现

脑膜黑色素瘤病在临床上常表现为颅内压增高（头痛为常见症状）、多颅神经损害（如复视、听力下降等）、癫痫、精神症状、认知损害、根性疼痛和腱反射减低等脊神经根受损症状和体征。该病脑脊膜、神经根受累的临床表现是由其病理基础所决定的，脑膜黑色素瘤病主要累及脑底部软脑膜和蛛网膜下腔，黑色素瘤细胞可沿蛛网膜下腔呈弥漫性生长，并产生播散，引起脑膜、脊膜和神经根的广泛受累，故而会出现上述脑脊膜、神经根受累的症状和体征。

（二）影像学特点

脑膜黑色素瘤病者的头颅 CT 可以无异常表现，少部分可以有局部脑膜增厚呈高密度表现，极少数甚至类似蛛网膜下腔出血的 CT 表现，部分患者可以合并脑积水。增强 CT 可表现为脑膜弥漫性或局灶性强化。典型的黑色素瘤由于肿瘤中黑色素的顺磁性，在 MRI 有特征性的表现，即 T_1WI 表现为高信号、T_2WI 低信号病灶，这与其他颅内肿瘤不同，有诊断意义。脑膜黑色素瘤病者在 T_1 像上也可见脑膜处高信号，但 T_2 像信号变化则不明显，增强 MRI 常表现为弥漫性或局灶性软脑膜或硬脑膜增强、脑积水，以及脑组织表面的小转移灶。有学者报道，头颅 MRI 偶尔可见受累颅神经（如听神经、视神经）的增粗、强化。

（三）脑脊液病理学

腰椎穿刺检查对脑膜黑色素瘤病的诊断有重要意义。由于弥漫性脑膜受累，患者常出现脑脊液压力增高，蛋白增高，糖降低。不过，这些脑脊液表现也可见于其他脑膜癌病。而血性脑脊液或脑脊液红细胞明显增多对该病的诊断有提示意义，这是因为黑色素瘤富含血管，其可出现自发性破裂，而且肿瘤可侵蚀脑表面的小血管，而表现为蛛网膜下腔出血。极少数患者脑脊液中黑色素较多，外观可呈黑色。该病的确诊依据靠病理学的支持：①在脑脊液中找到黑色素瘤细胞；②脑膜活体组织检查发现黑色素瘤细胞。由于脑膜活体组织检查风险较大，因此从脑脊液中找黑色素瘤细胞便成为该病确诊的主要方法。脑脊液中检出具有瘤细胞的特征，并且在细胞质内存在数量不等、大小不一、黑色的点状或片状黑色素瘤细胞即可确诊。黑色素数量多时甚至可以充满全部细胞质并覆盖整个细胞核，故识别黑色素瘤细胞一般并不困难，但应注意与含铁血黄素吞噬细胞相鉴别。但是，腰穿细胞学检查常常有假阴性结果，因此临床上疑似脑膜黑色素瘤病的患者应该反复进行腰穿检查，以寻求病理学证据。由于转移性脑膜黑色素瘤的发病率要高于原发性，并且恶性黑色素瘤发生脑膜转移时往往已经出现了淋巴结或内脏的转移。因此，在中枢神经系统内积极寻找黑色素瘤病理证据的同时，还应同时在外周寻找病理学证据，外周的病理结果对于转移性脑膜黑色素瘤病的诊断有重要意义。

在免疫组织化学分析方面，黑色素瘤相关抗原 HMB-45 是一种黑色素性肿瘤的生化标志物，具有较高的特异性。其他检查，如 S-100 蛋白（S-100）和波形蛋白（Vimentin）也可呈阳性反应，而上皮膜抗原（EMA）、细胞角蛋白（CK）及胶质纤维酸性蛋白（GFAP）呈阴性反应。这些免疫组化检查有助于黑色素瘤与脑膜瘤、神经鞘瘤和纤维肉瘤等肿瘤的黑色素型相鉴别。

（四）鉴别诊断

脑膜黑色素瘤病早期常常被误诊为结核性脑膜炎、脑囊虫病或其他病因的脑膜癌病。诊断此病时应注意以下几点：①患者临床上为脑脊膜、神经根受累等脑膜癌病表现，如果同时合并蛛网膜下腔出血，则提示脑膜黑色素瘤，因为脑膜癌病中容易引起蛛网膜下腔出血的并不多见，黑色素瘤便是其中之一。一旦怀疑脑膜黑色素瘤病，应反复行腰穿检查以寻找黑色素瘤细胞。②对于有脑膜癌病样表现的患者，应积极寻找是否有皮肤黑色素痣，如果患者有皮肤黑色素痣特别是先天性巨大色痣，则应高度怀疑黑色素瘤病。③由于恶性黑色素瘤发生脑膜转移时往往已经出现了内脏或淋巴结的转移，这时淋巴结活体组织检查对于恶性黑色素瘤的诊断有重要意义。

（五）治疗及预后

神经系统黑色素瘤恶性程度极高，脑膜黑色素瘤病由于广泛脑膜受累不能手术治疗。黑色素瘤对放疗不敏感，全脑放疗应用于转移性黑色素瘤其作用尚存在争议。氮烯咪胺是目前常用的治疗黑色素瘤的药物，其有效率在 20% 左右，可在术后或放疗后使用，也可对有脑脊液播散者行鞘内注射。替莫唑胺和福莫司汀对颅内外黑色素瘤均有效，有效率约为 25%。脑膜黑色素瘤病预后较差，平均生存期仅 3~6 个月。

（武力勇　徐迪　张倩　张津）

第十二节　非霍奇金恶性淋巴瘤（B 细胞型）

一、典型病例

【病例 1】

患者男性，48 岁。因睡眠增多、记忆力下降 4 个月，于 2010-8-2 以"颅内多发病变待查"收入首都医科大学宣武医院。4 个月前无明显诱因出现睡眠增多，每日约 10~12 h，可正常工作、进食，易疲劳。3 个月前出现记忆力下降，反应迟钝，易忘近事，伴有头晕、耳鸣，无视物成双，无视物模糊，无饮水呛咳，无吞咽困难，无肢体无力、麻木，无发热，无头痛，无二便障碍。2 个月前记忆力下降明显，听力下降，走失一次。于当地医院就诊，查头 MRI 示颅内多发病变，考虑脱髓鞘，给予每天甲强龙 500 mg 静脉点滴，连续 3 天，之后改为每天 250 mg 静脉点滴，连续8天，之后改为每天泼尼松60 mg，逐渐减量，症状无明显缓解。1个月前不能言语，双耳听力丧失，尚可用写字交流，出现二便失禁，于当地医院就诊查头MRI示：颅内多发病变较前增多，头MRA未见明确病变。PET：①扫描范围内未见明显恶性肿瘤征象；②双侧脑室体部及后角见多发大片状、对称性低密度影，代谢无明显异常增高，结合病史，考虑为良性病变（脱髓鞘病变），请结合临床；③右叶甲状腺内一类圆形稍低密度影，代谢无明显异常增高，考虑为良性病变（腺瘤可能性大）；④纵隔淋巴结钙化灶；⑤左侧肾盂结石；⑥部分肠管见高代谢病灶，CT于相应部位未见明显占位性病变，考虑为炎性病变或生理性摄取；⑦前列腺内钙化灶；⑧颈、胸、腰多处椎体轻度骨质增生。为进一步诊治收入院。发病以来，精神差，饮食减少，睡眠增多，二便失禁，体重无变化。既往史：磺胺药过敏，否认高血压、冠心病、糖尿病病史，否认手术、外伤史，否认输血史，半年前有流感疫苗接种史，甲状腺功能减退？个人史：久居原籍，否认疫地、疫水接触史，吸烟20余年，每天20支，饮酒不规律，每月2~3次，每次2~3两。育有一子，体健。查体：BP110/60 mmHg，嗜睡，不语，在家属陪同下可行走，查体欠配合，记忆力、计算力、定向力检查不配合。双侧瞳孔等大等圆，直径3mm，对光反射灵敏，有自主眼动，未见眼震，双侧鼻唇沟对称，伸舌居中，悬雍垂无偏斜，咽反射存在。颈软，无抵抗。四肢肌力Ⅴ级，肌张力正常，双侧腱反射对称（++），Babinski征（-），双侧无肌肉萎缩。感觉、共济运动检查不配合，脑膜刺激征（-）。

头MRI(2010-8-3本院)：脑内多发异常，性质？请结合临床（图1）。肿瘤全项(2010-8-3本院)、脑脊液(2010-8-3本院)、毒物筛查未见异常。PET(2010-8-16本院)：①体部PET显像目前未见明显恶性病变征象；②左后纵隔轻度增宽；左侧中后纵隔可见点状轻度葡萄糖代谢增高灶，建议行免疫学检查；③肝内散在点状轻度代谢增高灶，考虑为轻度脂肪肝所致；④前列腺体积轻度增大，代谢轻度增高，考虑为BPH所致；⑤近期MRI所示放射冠区、侧脑室旁、双侧尾状核头以及双侧丘脑等部位病变皆呈代谢轻度减低，考虑以良性病变（脱髓鞘等）可能性大，建议密切随诊观察（包括治疗后变化）。

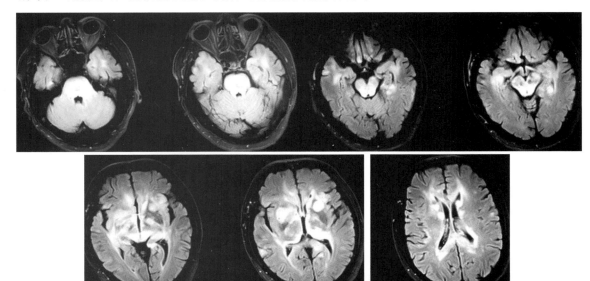

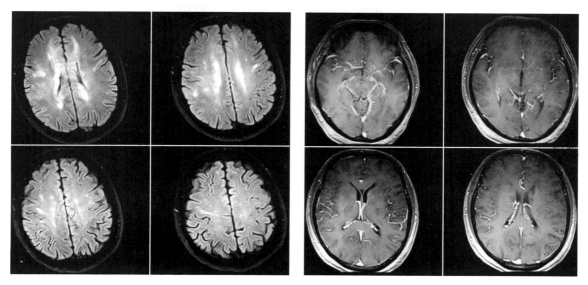

头颅 MRI(2010-8-3 FLAIR 增强)：颅内多发病变（脑干、基底节），病变无强化

入院后给予复合辅酶、醒脑静、七叶皂甙钠、神经节苷脂、甲强龙冲击治疗，病情无变化，转入神经外科行脑活检术。脑活检（2010-8-31 本院）：送检脑组织内可见多发小灶状异型细胞浸润，免疫组织化学染色：GFAP(－)、Olig-Ⅱ(－)、CK(－)、Vimentin(－)、NeuN(±)、CD20(+)、CD45RO(－)、Ki-67(+)＞80%。诊断为：非霍奇金恶性淋巴瘤（B 细胞型）。见下图。

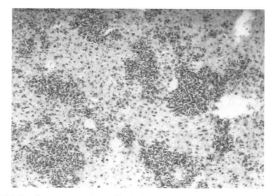

脑活检（2010-8-31）：非霍奇金恶性淋巴瘤（B 细胞型）

【病例 2】

患者男性，31 岁，音乐编辑。主因头痛、视物成双 1 年，饮水呛咳、走路不稳 1 周，于 2010 年 4 月 16 日以"脑干病变原因待查"收入首都医科大学宣武医院。1 年前患者晨起无任何诱因突发右侧头部针刺样疼痛，以右额顶部为著，伴右眼眶及眼球胀痛，无法忍受，持续约 2 h，无恶心、呕吐，自服止痛药后头痛消失。5 天后出现视物成双、模糊，未给予处置，10 天后上述症状完全恢复。于外院行头颅 MRI 检查提示"脑、桥脑内不规则异常信号影"，于首都医科大学宣武医院急诊复查头颅 MRI+强化提示"中脑、桥脑病灶有缩小并有强化"，

入神内住院治疗，诊断"脑干病变，炎性脱髓鞘病"，给予甲强龙（500 mg×3）后改泼尼松60mg后出院，出院时未述明显不适。8 个月前开始偶有头痛，同前。6 个月前又出现视物成双伴右眼视力下降、畏光、右眼睑下垂，再次入院，诊断"多发性硬化可能性大"，给予甲强龙（1000 mg×3，500 mg×3，240 mg×3）冲击治疗，2 天后症状略减轻，出院后给予甲强龙48 mg 减量治疗。2 个月前开始出现发作性右下肢麻木，不伴无力、疼痛，随后入 301 医院神经内科住院治疗，考虑"脑干病变待查，炎性肉芽肿可能性大，中枢神经系统肿瘤不除外"。1 周前出现饮食呛咳，走路不稳，无吞咽困难，未给予治疗。自发病以来，无发热，饮食睡眠欠佳，二便正常。既往史：生殖器疱疹病史 7 年，间断发作可自行恢复。10 岁行阑尾炎手术。否认糖尿病脑梗死、冠心病史。否认外伤史，否认输血史。否认药物过敏及食物过敏史。预防接种史不详。个人史：生于黑龙江，现久居北京。未婚，未育。偶饮酒，吸烟 30 支 /d，宠物（狗）接触史 2 年。无吸毒及冶游史。查体：BP 110/70 mmHg, T36.9℃，神清语利，高级皮层功能正常，眼底正常，双侧瞳孔不等大，右侧瞳孔 D=5 mm，光反射消失，左侧瞳孔 D=2.5 mm，光反射存在，右眼球固定，右眼睑下垂，左侧眼球各方向活动均受限。双侧额纹对称，左侧鼻唇沟浅，示齿右偏。双侧听力正常，Weber 居中。双侧软腭上抬对称有力，悬雍垂居中，咽反射存在，伸舌居中。四肢肌力Ⅴ级，右侧肢体肌张力略增高，指鼻 - 跟膝胫试验稳准，昂伯征（－），直线行走不能。深、浅感觉正常，双上肢腱反射（++），双下肢膝腱反射（+），跟腱反射（++），双侧病理征（+）。脑膜刺激征（－）。

头颅 MRI(2009-3-10, 北京医院): 中脑、桥脑内不规则条片状异常信号影，建议增强扫描检查。头颅 MRI+ 强化 （2009-3-13）：中脑、桥脑病灶有缩小并有强化。头 MRI(2009-11-6)：与 2009-3-13 日的对比，中脑、脑桥右侧病变范围有所扩大，左侧病变已吸收，右侧桥臂信号略高，余脑内未见新发病灶，强化后，脑桥、中脑病变明显强化。头 MRI(2010-3-3)：中脑右侧大脑脚增粗，中脑及部分桥脑可见斑片状异常信号，T_1WI 为低信号，T_2WI/FLAIR 为高信号，脚间池略窄，右侧大脑后动脉受压、移位。强化后，脑内病灶强化明显。腰穿脑脊液检查：白细胞 $60×10^6$/L，蛋白 378 mg/dl，糖 38 mg/dl，其他大致正常。

住院后给予更昔洛韦、β - 七叶皂甙钠、营养神经对症治疗。目前上述症状无改善，入院 8 天后逐渐出现言语欠清，左侧肢体无力。立体定向活检示非霍奇金恶性淋巴瘤（B 细胞型）。

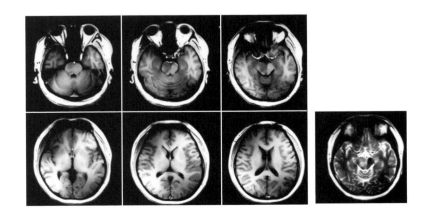

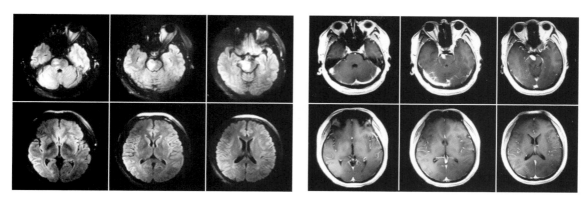

2010-3-3 MR T_1T_2FLAIR 增强：中脑右侧大脑脚增粗，中脑及部分桥脑可见斑片状异常信号，T_1WI 为低信号，T_2WI/FLAIR 为高信号，脚间池略窄，右侧大脑后动脉受压、移位。强化后，脑内病灶强化明显

二、综合分析

（一）肿瘤的发生

原发性中枢神经系统淋巴瘤 (primary central nervous system lymphoma，PCNSL) 是一种罕见的中枢神经系统肿瘤，一般是指发生在大脑、小脑、脑干、眼、软脑膜和脊髓等部位的非霍奇金淋巴瘤。本病占所有颅内原发性肿瘤的 0.3%~1.5%，在非霍奇金淋巴瘤中也是一种少见的特殊类型，占所有非霍奇金淋巴瘤的 1%~2%。以往资料显示 PCNSL 的发病率升高与器官移植的广泛开展、免疫移植剂和化疗药物应用的增多、获得性免疫缺陷综合征 (AIDS) 发病率的升高有关。近年来由于新的抗病毒药物的出现，美国的流行病学资料首次显示，PCNSL 发病率降低，但这主要在年轻患者和 AIDS 人群。相反，在免疫功能正常的人群，发病率上升了 2~4 倍，而其中原因仍未清楚。近年来发病率持续升高，上升速度居颅内各肿瘤之首。因为颅内中枢神经系统不含淋巴组织，大多数运输到中枢神经系统的免疫细胞是 CD_4 阳性的 T 淋巴细胞，反而只有极少数的 B 淋巴细胞，所以肿瘤发生的机制有待进一步探讨。目前主要有以下两种学说：一种是可能由病毒诱导。由感染或炎性过程导致非肿瘤性淋巴细胞在中枢神经系统反应性积聚，淋巴细胞表面具有中枢神经系统特异连接分子。因此，可进入中枢神经系统变成肿瘤。另一种认为淋巴细胞和淋巴结以外的 B 淋巴细胞被激活，并发生间变而成为肿瘤。这些瘤细胞在血液内发生迁移，进入中枢神经系统而成为淋巴瘤。

（二）病理

颅内非霍奇金淋巴瘤是一种罕见的、具有浸润性的且预后不良的肿瘤。临床及影像学表现缺乏特异性，术前诊断困难。本病发病年龄多为 40~70 岁。男女发病无明显差异。颅内原发性恶性淋巴瘤可能来源于脑膜或脑实质，后者相对较多。其好发部位为基底节、丘脑、脑室周围白质区和胼胝体、透明隔等。亦可发生于小脑半球、小脑蚓部、脑干和软脑膜等。病灶以单发常见，近一半有多发病灶，1/3 累及软脑膜，亦可表现为弥漫浸润、无明显肿块或结节，称之为大脑淋巴瘤病。

（三）临床表现

原发性颅内恶性淋巴瘤其临床表现与其他颅内占位病变一样，表现为颅内压增高及相应的定位体征，如头痛、嗜睡、肢体活动障碍、低热和精神异常。可发生在中枢神经系统任何部位，最多见的部位包括大脑半球和腔室周围。尤以额顶叶为好发，以头痛、呕吐等颅内压增高症状最多见，其次为肢体无力或麻木，再次为神经精神症状，均与肿瘤的生长部位和破坏脑神经功能有关。第一例患者则以睡眠增多、记忆力下降、听力丧失为主要症状，缺乏局灶性定位体征。

（四）影像学表现

影像学表现缺乏特异性，为深部脑白质的略长 T_1、等 T_2 信号结节或肿块，边界清楚，周围有轻、中度水肿，钙化、出血及囊变非常少见。静脉注射 GD-DTPA 增强扫描时，PCNSL 强化有一定特点，呈圆形、椭圆形、"握拳样"或"握指样"均匀强化，表明 PCNSL 大多数病灶呈均匀强化，与手术、病理发现 PCNSL 坏死及囊变少见一致。"握拳样"或"握指样"强化为 PCNSL 的特征之一。而第一例患者两次扫描病灶却没有强化。

就其影像学表现颅内原发性恶性淋巴瘤应与以下颅内病变相鉴别：①脑膜瘤以广基底紧贴颅骨内侧面或大脑镰中线区，可有白质受推挤移位征象。MR 上示 T_1 加权像肿块呈等或稍低信号，T_2 加权像肿块呈等信号或低信号，表面光整，肿瘤周围有假包膜征象。增强示肿瘤呈明显均匀强化。CT 平扫肿瘤呈等信号或稍高密度，边界清楚，周围有时可见水肿区，与颅骨内板以广基相贴，可见相邻颅骨增厚不光整，并见颅骨放射状骨针影。增强呈明显均匀强化，并见脑膜尾征现象。脑膜尾征并非脑膜瘤所特有，任何病变侵及脑膜均有出现尾征的可能。Deangelis 等强调，脑室周围的占位性病变伴有弥漫性明显强化者，为颅内恶性淋巴瘤 CT 和 MRI 检查的典型表现。并都有软脑膜受侵征象。做脑血管造影检查有助于鉴别，脑膜瘤染色常呈均匀雪团样染色，而淋巴瘤无此特征。且颅内恶性淋巴瘤外缘虽与颅骨内板紧贴，但其内缘与脑组织分界不清，周围脑组织未见受压移位征象，且可见明显水肿区，相应颅骨骨质显示完整，T_2WI 加权像肿块呈稍高或高信号。②转移瘤位于脑灰白质交界区，多为多发病灶，CT 平扫呈低密度，MRI 扫描 T_1WI 呈低信号，T_2WI 呈高信号，有明显病灶周水肿及占位效应。病灶中心坏死，增强扫描呈环形或不均匀强化。如为单发，若能提供原发病史，易于鉴别。一般转移灶呈环形增强，环完整没有缺损征象。若为多发淋巴瘤，如肿瘤有缺如的环形增强有利于恶性淋巴瘤的诊断。③胶质瘤呈浸润性生长明显，T_1 加权像呈稍低信号或低信号，边界不清，T_2 加权像呈稍高信号或高信号，周围见长 T_1 长 T_2 水肿信号区；其 CT 表现为低或稍低密度影，边界欠清。可有轻至中度占位效应，增强为轻度或不均匀强化；若为恶性胶质瘤，则占位效应明显，周边水肿较严重，表现为不规则较明显强化。若发生在脑深部的淋巴瘤应与间变型星形细胞瘤鉴别，前者 T_2 加权像边缘特别清楚。占位效应相对较轻是淋巴瘤的特点，且易侵犯室管膜。④多发性硬化多位于侧脑室周围白质区，斑块大小差异较大，活动期斑块占位效应轻，T_1 为等信号，T_2 为稍高信号至高信号，增强后斑块呈轻至中度强化。激素治疗可使斑块消失，但激素也可使恶性淋巴瘤团块效应减轻甚至消失。⑤与颅内感染性病变的鉴别：主要考虑发病年龄、病史、治疗等。颅内原发性恶性淋巴瘤的影像学及临床表现缺乏特征性，应结合其临床及影像学表现综合分析，并与颅内其他占位病变加以鉴别。以期提高对颅内原发性恶性淋巴瘤的诊断准确性，而要确诊颅内原发性恶性淋巴瘤仍需靠手术及病理检查。

（五）治疗

PCNSL 用肾上腺皮质激素治疗后 MRI 上可表现出"戏剧性"效果或称"鬼影瘤"表现，原因与激素类药物使破坏的血脑屏障恢复、肿瘤抑制消退或患者自身免疫功能改变有关。而目前 PCNSL 经典治疗为化疗联合放疗。

总之，PCNSL 的病理学基础决定其 MR 表现有一定特征性，选用正确的影像学检查方法和技术，多数病例术前可正确诊断。PCNSL 常常表现为幕上深部脑白质近中线部位的单个或多发占位病变，双额叶深部、胼胝体为最常见发病部位。其典型 MR 表现为 T_1WI 呈略低信号，T_2WI 为等信号或略高信号，增强检查呈单、多发的圆形、椭圆形、"握拳样"、"握指样"或形态各异的明显均匀强化肿块，有时可见邻接软脑膜、室管膜异常强化。病变的占位效应与自身大小不成比例，表现为病变大而出血、坏死、钙化少见，病变的占位效应及水肿程度相对于胶质母细胞瘤和脑转移瘤轻。动态增强显示为乏血供病变，肿瘤对放、化疗敏感，糖皮质激素治疗有效。

（陈　海　许二赫）

第六章

颅内炎性疾病

第一节　亚急性坏死性脑脊髓病（Leigh 综合征）

一、典型病例

【病例】

患者男性，32 岁。因行动笨拙 15 年，反应迟钝 10 余年，加重伴饮水发呛，言语不清 3 个月，于 2001 年 5 月 10 日入院。患者于 15 年前由家人发现其行动笨拙迟缓，无言语不利，无智能减退，可以正常参加工作、学习，未经治疗。10 年前出现反应迟钝，经常走路和骑车时摔倒，曾经在首都医科大学宣武医院及北京大学第一医院就诊，自诉腰穿脑脊液检查常规、生化均正常，头颅 CT 未见异常。服用左旋多巴（具体用法用量不详）、安坦（具体用法用量不详），上述症状未见好转，反而进行性加重，逐渐发展到工作、学习不能。3 个月前肢体笨拙无力，反应迟钝加重，精神状态差，且出现言语不清，饮水呛咳，卧床，情绪易激动，自服安坦 2mg/d 治疗，症状未见好转。

家族史：父母体健非近亲结婚。父母家族无类似病史。大哥体健（出生在邯郸），二哥 13 岁发病，症状与患者类似，27 岁死亡（诊断不详）。本人及其二哥、姐姐出生在承德，其姐姐 34 岁，有痴呆史。

神经系统检查：血压 160/120mmHg，神志清楚，言语不清，对答切题，表情呆板，记忆力、计算力减退，定向力及理解判断匀正常。双瞳孔等大等圆（D=2.0mm），对光反射灵敏，眼底未窥入，无眼震，双眼外展、内收均差，咽反射减弱，软腭上举力弱，颈无抵抗，四肢肌力Ⅳ级，肌张力低，四肢肌腱反射（+），双侧 Hoffmann（−），双侧 Babinski（+），双侧 Rossolimo（+）。指鼻轮替差，跟膝胫试验欠稳，无感觉障碍。

入院后检查：血常规 WBC 16.7×10^9/L，中性 89%。ESR 41mm/h。血清铜蓝蛋白 312mg/L，血清铜氧化酶吸光度 0.41 光密度，查 K-F 环（−）。血乳酸正常。脑电图示广泛轻度异常。头部 MRI 示双侧豆状核、丘脑、中脑红核、桥脑后部可见较明显对称分布长 T_1 长 T_2 信号灶，病灶边界清楚。入院后给予抗感染、降压等对症治疗，病情未见好转。10 天后突然呼吸、循环衰竭死亡。死后尸体解剖检查大体见双侧苍白球、中脑及桥脑被盖部可见界限清楚的坏死灶，质地软。镜下见：病变主要位于基底节区、中脑导水管周围以及桥脑被盖部。表现为局部组织解离，小血管增多，血管壁增厚伴玻璃样变性，星形细胞反应性增生，伴大量格子细胞浸润。病变部位神经元未见明显病变。CD68 显示病变区域大量吞噬细胞存在；LFB 染色显示病变区域髓鞘脱失，吞噬细胞胞浆内可见阳性着色的髓鞘碎片；Bodian 染色提示病变部位轴索减少，但相对髓鞘而言，保存尚可；VG 在玻璃样变的血管表达；血管内皮 F Ⅷ表达阳性；GFAP 在增生的胶质细胞表达；结构完整的神经元 NF 阳性。

　　病理诊断：Leigh 综合征，主要累及双侧基底节、中脑导水管周围、桥脑被盖部及第四脑室周围。

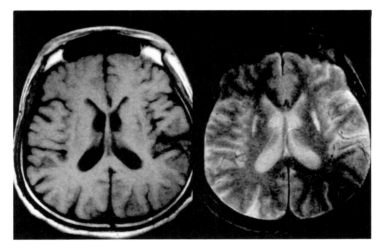

双侧基底节可见对称分布长 T_1 长 T_2 信号灶，脑实质未见其他异常信号

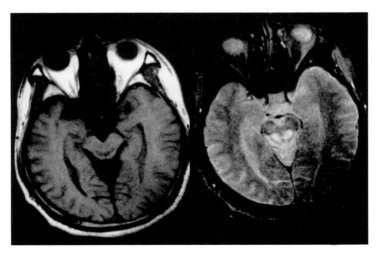

中脑顶盖部可见对称分布长 T_1 长 T_2 信号灶，病灶边界清楚

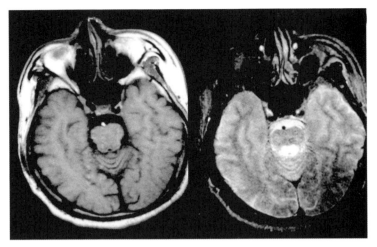

桥脑被盖部可见对称分布长 T_1 长 T_2 信号灶，病灶边界清楚

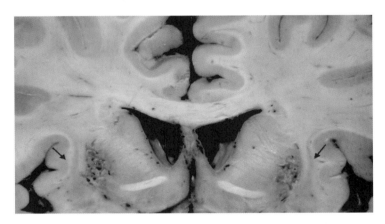

与影像学对应双侧苍白球可见界限清楚的坏死灶，质地软

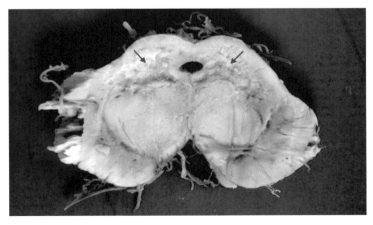

中脑顶盖部可见界限清楚的坏死灶

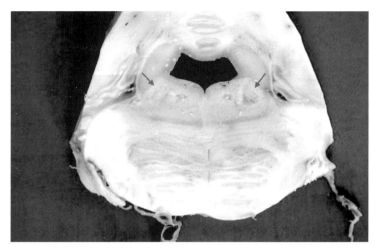

桥脑被盖部可见界限清楚的坏死灶

二、综合分析

Leigh 综合征（Leigh syndrome,LS）又称亚急性坏死性脑脊髓病（subacute necrotizing encephalomyelopathy,SNE），是线粒体脑肌病中的一种，亦是一种婴儿或儿童期进行性神经变性疾病。LS 由 Leigh 于 1951 年首先报道。目前已证实导致此病的遗传性生化缺陷至少有四种：丙酮酸脱氢酶复合物缺陷、呼吸链复合物 I 缺陷、呼吸链复合物 IV（细胞色素 C 氧化酶,COX）缺陷及呼吸链复合物 V（ATP 酶）缺陷。这些缺陷可以是散发的，也可以是遗传的，如 COX 缺陷是常染色体隐性遗传、丙酮酸脱氢酶 $E_{1\alpha}$ 缺陷是 X 连锁遗传，而复合物 V（ATP 酶）缺陷是母系遗传（线粒体 8993 位点突变），其中 COX 缺陷及 ATP 酶 6 缺陷最常见。主要累及脑、脊髓。本病发病率 1/40000，男性多于女性，多见于 1 岁以下婴儿，成人型 Leigh 综合征罕见。

（一）病理改变

LS 的特征性神经病理改变有：①病变呈多发性对称性不完全坏死（海绵样变性）。②病灶多位于基底节、脑干、丘脑、小脑、脊髓及视神经。③病灶中常有毛细血管增生，有时伴有扩张。LS 脑内病变的程度、分布变化较大，但总的来说是对称性的，脑干背侧、壳核几乎均受累，乳头体极少累及。此病与 Wernick 病具有类似的病理改变和分布特点，不同之处在于 LS 的乳头体一般不累及，而黑质病变常见。肌肉及皮肤活检常可明确 LS 的生化缺陷，如可以在组织成纤维细胞中测定丙酮酸脱氢酶活性。因此，肌活检时应同时进行光镜组织化学染色检查、电镜检查、氧化磷酸化酶学检测及线粒体 DNA 常见突变的检测。LS 中破碎样红纤维（RRF）很少见到，电镜下常常显示出散在的线粒体改变，如线粒体体积增大，形状怪异及嵴排列紊乱等。这例成人型 Leigh 综合征神经元保存相对完好。我们认为这可能是成人型预后较好的原因之一。

（二）分型与临床表现

LS 临床上根据起病年龄分为新生儿型、经典婴儿型、少年型及成人型。

（1）新生儿型最初多表现为吸吮、吞咽障碍及呼吸困难，随后逐渐出现脑干功能失调（异常眼运动、面肌无力）及严重运动发育落后，常早期死亡。

（2）经典婴儿型在 2 岁以前，常于 1 岁以内起病，发病前的精神运动发育多正常，起病后早期进展迅速，感染及高碳水化合物饮食可使症状加重，临床表现为进行性加重的精神运动发育落后、无力、共济失调、喂养及吞咽困难、呕吐、体重增长慢、警觉性降低、不能注视、肌阵挛或全身性惊厥，伴呼吸节律改变、眼球运动障碍及其他颅神经征是此症的特征。死亡年龄 5 个月 ~12 岁。

（3）少年型少见，常在儿童期隐匿起病，临床主要表现为患儿在智力及运动方面的发育迟缓，逐渐出现轻痉挛性截瘫、共济失调、运动不耐受、眼震、视觉受损及帕金森样表现，身高、体重常低于正常，亦可能有周围神经受累的表现，最特殊的症状是阵发性中枢性过度换气，见到这种症状应考虑该病的可能。本型常经过一段较长时间的静止期后，在 10 余岁时突然出现急性或亚急性恶化，迅速进展至昏迷及严重呼吸抑制，最终死亡。此型临床上容易误诊。

（4）成人型罕见，与婴儿型相比，成人型 Leigh 综合征主要有两个特点：视力下降更为常见；早期主要累及丘脑中部。

（三）影像学和其他辅助检查

神经影像学检查中，MRI 敏感性远高于 CT，CT 正常不能排除 LS。急性期或亚急性期，MRI 可表现为短 T_1、长 T_2。目前，多数学者认为典型的 MRI 表现可作为 LS 临床诊断依据之一。文献报道，双侧对称的壳核受累是 LS 必备的特征，尾状核、苍白球及丘脑可同时受累，但绝不会在壳核不受累的情况下单独出现。脑白质受累也可见到，可表现为额、颞叶受累，也可为弥漫性脑室旁白质病变，从后向前发展，可累及胼胝体和内囊，少数病例甚至仅有白质受累，而无基底节及脑干病变，类似脑白质营养不良，但增强 MRI 扫描可见受累白质呈多发囊性变是 LS 的特点。因此若无典型基底节、脑干 MRI 表现，尚不能轻易否定 LS 诊断。正是由于 LS 早期临床及神经影像学表现可以很不典型，所以对于所有婴儿早期不明原因的进行性脑病，尤其是伴有营养问题的，均应想到 LS 的可能性。间歇性代谢性酸中毒伴血及脑脊液乳酸水平及血乳酸/丙酮酸比值增高是 LS 的主要生化改变，但是发作间期无代谢性酸中毒也不能除外 LS。脑脊液蛋白可能轻度增高。

（四）分子生物学进展和基因检测方法

母系遗传的 LS（maternally inherited Leigh syndrome, MILS）是 LS 中的少见类型，其基因缺陷最常见的是 mtDNA8993 位点突变。但也有报道 mtDNA9176 位点突变。临床上可见色素性视网膜炎，而这在孟德尔遗传的 LS 中见不到。mtDNA8993 位点突变包括 T→G 和 T→C 两种突变，T→G 突变较 T→C 突变更常见，且临床症状常更重，mtDNA 9176 位点突变临床表现变异较大。T→G 突变导致的异常线粒体 DNA 比例的不同可导致不同的临床表型，突变率高时临床表现为早发型 MILS，而突变率低时临床表现为成年人的神经源性肌无力、共济失调及色素性视网膜炎（neuropathy ataxia, and retinitis pigmentosa, NARP）。文献报道容易获得的组织（血淋巴细胞及皮肤成纤维细胞）mtDNA 突变率与 LS 的临床表现有良好的相关性，因此临床上可直接检测这些组织的 mtDNA 突变来诊断 MILS 及 NARP。目前已有利用

mtDNA 分析成功进行产前诊断的报道。

（五）临床诊断

当患者具有家族史、典型临床表现、神经影像学检查见到以基底节及（或）脑干对称性长 T_1 长 T_2 病变，血、脑脊液乳酸水平升高，可临床诊断 Leigh 综合征。如果再有以下证据即可确诊：①典型的神经病理改变，神经毡疏松坏死，毛细血管增多，星形胶质细胞和吞噬细胞增生。中枢神经系统不同灰质中心出现对称性的海绵样改变伴随毛细血管增多。②肌活检可有肌纤维异常，但无破碎红纤维，肌膜下线粒体可有形态改变。③基因检测方面最多是在血液和组织中均发现 mtDNA 的 T8933G 突变，也有报道 mtDNA9176 位点突变。本病例其二哥 13 岁发病，症状同患者类似，27 岁死亡，所以考虑该患者发病具有遗传性，但很遗憾我们没有做基因方面的检测。

诊断思路：

（1）临床主要表现智力及运动方面的发育迟缓、视力下降、眼外肌瘫痪、肌张力可能下降、深反射可能减低或亢进，亦可能有周围神经受累的表现。

（2）MRI 检查见到以基底节及（或）脑干对称性长 T_1 长 T_2 异常信号。

（3）血、脑脊液乳酸水平升高。

（4）肌活检可有肌纤维异常，但无破碎红纤维，肌膜下线粒体可有形态改变。

（5）基因检测可发现 mtDNA 的突变。

（六）治疗

目前尚无特效治疗方法，大剂量维生素 B_1 对部分病例有效，预后差，少有存活 10 余岁者。

（许二赫　张士勇　韩崇玉　陈　军）

第二节　脱髓鞘疾病

脱髓鞘病

一、典型病例

【病例 1】

患者男性，20 岁。因右侧偏瘫，视力下降 1 个月，于 2000 年 4 月住院。患者于 1 个月前右侧肢体无力，行走困难，并逐渐加重。几天后感双眼视物不清。病程中没有头痛及发热。行头颅 MRI 检查显示多发病灶，以左侧基底节旁为主，病灶为长 T_1 长 T_2 信号，病灶周围有明显水肿区，占位效应不明显，呈不规则强化。考虑脑肿瘤。神经系统检查：神志清楚，不全混合性失语，右侧面纹变浅，伸舌右偏，右侧肢体肌力为Ⅲ级，Babinski（+）。经立体定向手术，病理检查证实为脱髓鞘病。用激素治疗病情好转。

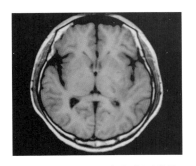

MRI 显示：T$_1$WI 左底节区片状低信号区，没有占位效应

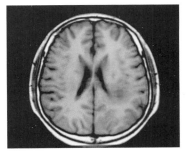

MRI 显示：T$_1$WI 左侧脑室旁片状低信号区，没有占位效应

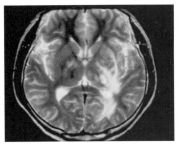

MRI 显示：T$_2$WI 左底节区斑片状高信号区，周围有水肿区，没有占位效应

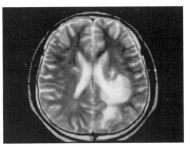

MRI 显示：T$_2$WI 左侧脑室旁片状高信号区，周围有水肿区，没有占位效应

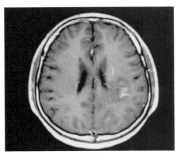

强化 MRI 显示：左侧脑室旁病灶呈不规则轻度强化

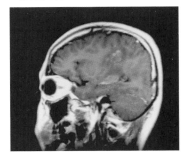

强化 MRI（矢状位）显示：脑室旁病灶呈不规则轻度强化

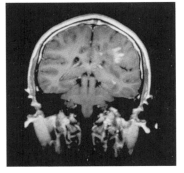

强化 MRI（冠状位）显示：脑室旁病灶呈不规则轻度强化

【病例2】

患者男性，29岁。因头晕，视物不清，左侧肢体无力3个月，于2000年4月住院。患者于3个月前突然感到头晕，视物不清，没有视物旋转、呕吐。1周后出现左侧肢体无力，行走困难，遂到医院就诊。神经系统检查：神志清楚，语言欠流利，计算力、记忆力减退。左侧视野缺损，示齿左侧面纹变浅，伸舌偏向左侧，左侧肢体肌力Ⅳ级，腱反射增高，Hoffmann（+），Babinski（+），左侧半身感觉减退。头颅CT、MRI显示右侧半球以枕颞叶为主的片状异常信号，病灶周围有明显水肿区，占位效应不明显，呈不规则强化。血清囊虫抗体（-），为明确诊断请神经外科立体定向脑组织活检，证实为脱髓鞘病。

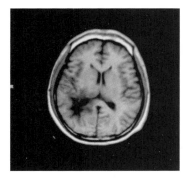

MRI 显示：T_1WI 右侧脑室枕角片状低信号，周围有水肿区，没有占位效应

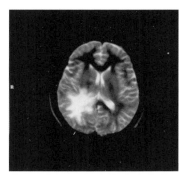

MRI 显示：T_2WI 右侧脑室枕角片状低信号，周围有水肿区，没有占位效应

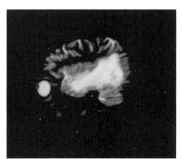

MRI（矢状位）显示：T_2WI 右侧颞枕区片状高信号

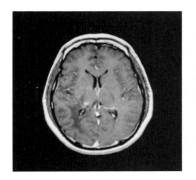

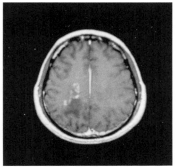

强化 MRI 显示：病灶呈不规则小片状轻度强化

【病例 3】

患者女性，37 岁。因记忆力减退、智能障碍 10 个月，于 1999 年 3 月住院。患者于 10 个月前出现近事记忆力减退，工作能力下降，并逐渐发现患者幼稚，分析能力下降，以至不能做家务而到医院就诊。当时行头颅 CT、MRI 检查显示双侧脑室旁多发病灶，病灶显示不清，在 T_2WI 可见明显片状病灶，周围有明显水肿区，占位效应不明显，性质难以确定。腰穿脑脊液压力 170 mmH$_2$O，生化常规正常。患者没有高血压、糖尿病史。神经系统检查：神志清楚，能回答简单问题，行为幼稚，分析、理解能力差，计算力差，自知力尚可，近记忆力明显减退。示齿时双侧面纹基本对称，伸舌居中，四肢肌力为IV级，腱反射亢进，双侧 Babinski（+），感觉系统正常。为明确诊断请神经外科立体定向脑组织活检，证实为脱髓鞘病。

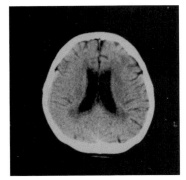

CT 显示：双侧脑室旁多发低密度区，病灶界限不清，没有占位效应

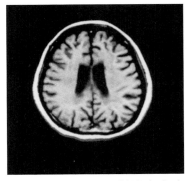

MRI 显示：T_1WI 双侧脑室旁多发低信号，没有占位效应

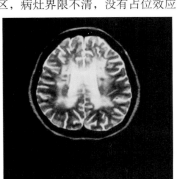

MRI 显示：T_2WI 双侧脑室旁斑片状高信号病灶

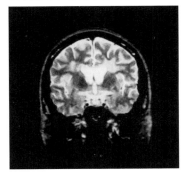

MRI（冠状位）显示：T_2WI 双侧脑室旁斑片状高信号病灶

【病例 4】

患者女性，33 岁。因头晕，右侧肢体无力 1 年，于 2000 年 3 月收入院。患者于 1 年前感到头晕，没有视物旋转，没有呕吐。数天后右侧肢体无力，进行性加重，行走困难到医院就诊。神经系统检查：神志清楚，不全混合性失语，示齿右侧面纹变浅，伸舌偏向右侧，右侧上下肢肌力为IV级，腱反射增高，右侧 Hofmann（+），Babinski（−），感觉系统正常。头颅 MRI 显示左侧大脑半球皮层下多发圆形异常信号病灶，周围有水肿区，占位效应不明显，呈环状强化。患者曾被诊断为脑脓肿及脑囊虫病。囊虫抗体（−），为明确诊断请神经外科立体定向手术证实为脱髓鞘病。

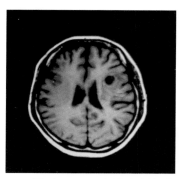

MRI 显示：T₁WI 左脑室额角旁圆形低信号病灶，边界清楚，周围有水肿区，没有占位效应

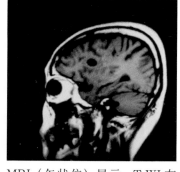

MRI（矢状位）显示：T₁WI 左脑室额角旁圆形低信号病灶，病灶边界清楚

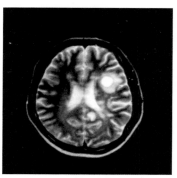

MRI 显示：T₂WI 左脑室额角旁，枕角后圆形高信号病灶，病灶边界清楚

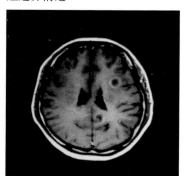

强化 MRI 显示：病灶呈环形强化

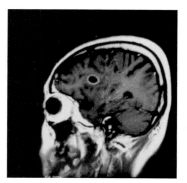

强化 MRI（矢状位）显示：病灶呈环形强化

【病例 5】

患者女性，28 岁。于 1 年前逐渐感到四肢无力，双下肢明显，1 周后行走困难，2 周后生活难以自理，没有括约肌障碍。行颈髓 MRI 未见异常，头颅 MRI 显示颅内多发小片状病灶，呈长 T₁ 长 T₂ 异常信号，病灶周围没有水肿区，没有占位效应，病灶多在脑室周围。诊断为炎性脱髓鞘，经激素等治疗患者病情逐渐好转，可承担轻工作。6 个月前，患者再次出现四肢无力，行走困难，经治疗没有明显好转，此次发病仍没有括约肌障碍。于 2004 年 11 月到

首都医科大学宣武医院就诊，复查头颅 MRI 显示颅内多发小片状病灶，呈长 T_1 长 T_2 异常信号，与 1 年前头颅 MRI 相比病灶明显增多。神经系统体检：神志清楚，语言流利，计算力、定向力等智能情况稍差；双瞳孔等大等圆，光反应正常，眼球活动自如，面纹对称，伸舌居中；四肢腱反射亢进，双下肢明显，呈痉挛步态，双侧 Hoffmann、Babinske（+），上肢肌力 Ⅴ⁻ 级，下肢肌力 Ⅳ 级，感觉系统正常。诊断为多发硬化。

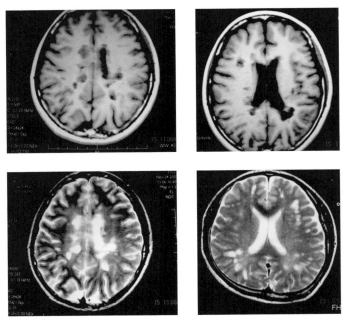

（2003-11-24）MRI 显示：颅内多发小片状病灶，呈长 T_1 长 T_2 异常信号，病灶周围没有水肿区，没有占位效应

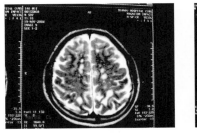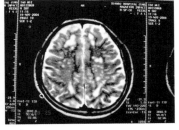

（2004-11-19）MRI 显示：颅内多发小片状病灶，呈长 T_1 长 T_2 异常信号，与 1 年前相比病灶明显增多

【病例 6】

患者男性，50 岁。因头痛 6 年于 2006 年就诊于首都医科大学宣武医院，患者于 6 年前酒后出现剧烈头痛，伴呕吐，2 天后逐渐好转。以后出现数次酒后头痛而不敢饮酒，但仍有间断头痛，每次发作数小时至数天不等，头痛发作似与睡眠不足、过度劳累有关。于 2 年前行头颅 MRI 检查显示两侧大脑半球白质内多发斑片状异常信号，T_1WI 为稍低信号，T_2WI 为高信号，异常信号边缘模糊，没有占位效应。印象：两侧大脑半球白质内多发斑片状异常信号，

脱鞘病可能性大。患者曾在多家医院就诊，不少医院建议住院按脱鞘病治疗，但患者除了头痛外没有任何其他不适始终没有住院。近 2 个月头痛次数较前有所增加到首都医科大学宣武医院就诊，神经系统体检正常，复查头颅 MRI 显示两侧大脑半球白质内多发斑片状异常信号没有变化。患者家族中没有类似病人，父母及姐弟均健在。

本例患者以头痛为唯一主诉，病史 6 年，神经系统体检没有异常，头颅 MRI 显示两侧大脑半球白质内多发斑片状异常信号酷似脱鞘病，但 2 年头颅 MRI 没有明显变化，脱鞘病可除外，可为什么脑内有如此多的异常信号尚不清楚，它提醒医生不能见到颅内有多发斑片状异常信号就诊断为脱鞘病，不少医院对此类患者给予大剂量激素治疗，给患者带来不少痛苦。

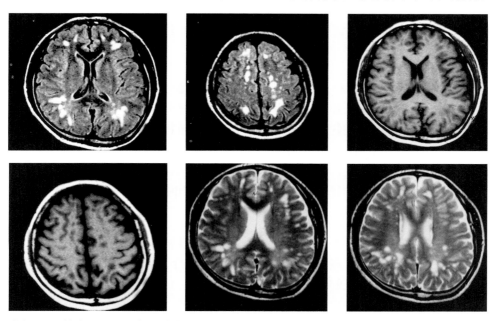

头颅 MRI 检查显示：两侧大脑半球白质内多发斑片状异常信号，T_1WI 为稍低信号，T_2WI 为高信号，异常信号边缘模糊，没有占位效应

二、综合分析

脱髓鞘病是因各种原因所致的髓鞘脱失性疾病，病变多发生在白质。在以往诊断脱髓鞘病主要根据临床表现及仅供参考的检验、诱发电位等，目前头颅 CT 和 MRI 能清晰显示出多数患者的病灶位置、大小、是否处在活动期等情况。病灶没有特异性，多呈不规则团块状，病灶周围没有明显水肿，或仅有轻度水肿，占位效应不明显，发作期可有轻度强化，与脑囊虫病、脑炎、肿瘤等易混淆。以上 5 例均为经病理活检或治疗后转归而明确诊断的脱髓鞘病，在没有做活检之前曾被诊断为脑囊虫病、脑肿瘤等。这 5 例患者临床表现、影像学改变与脱髓鞘病有符合之处，也有不同之处，介绍给大家注意鉴别。

在多数神经纤维的表面都有一层起到保护神经纤维，帮助传导神经冲动，并具有绝缘作用的结构，称之为髓鞘。神经髓鞘常因各种原因而变性或坏死，从而引起神经纤维功能缺损，使患者出现各种临床病症，称之为脱髓鞘。脱髓鞘病是一类病因不相同、临床表现各异、然而又有共同的病理过程，以神经的髓鞘脱失、轴突相对完好为特征的获得性自身免疫性疾病的统称，累及周围神经称为炎性脱髓鞘性多发性神经根神经病，累及中枢神经称为脱髓鞘病。髓鞘的破坏、脱失病灶常分布在小血管周围，多伴有血管炎性细胞的袖套性浸润，故又称为炎性脱髓鞘病。脱髓鞘病主要分为两大类。

髓鞘破坏性疾病：多发性硬化、视神经脊髓炎、急性播散性脑脊髓炎、急性坏死性出血性脑脊髓炎、弥散性硬化、亚急性硬化性全脑炎。

脱鞘形成障碍性疾病：异染性脑白质营养不良、肾上腺脑白质营养不良、纤维型脑白质营养不良、海绵状变性脑白质营养不良、嗜苏丹脑白质营养不良。

脱髓鞘病中以多发性硬化多见，常以多发性硬化为代表病。

（一）病理

CNS 中多发的脱髓鞘斑

部位：视神经、视交叉、脊髓、脑干、小脑、脑室周围、脑实质等部位，灰白质交界处多见，一般不超越颅神经和脊神经根以外区域。病灶多在中小静脉周围。

镜下：新鲜病灶中有淋巴细胞、浆细胞、巨嗜细胞、单核细胞等炎性细胞浸润，有水肿、充血。病灶内有髓鞘崩解和轴突相对保存较好，病理切片厚薄不一，如胶片称为"影斑"。陈旧病灶内纤维及胶质细胞增生，呈灰白色，触之较硬，故称"硬化"。

近年陆续报道同时有周围神经损害，认为靶点为周围和中枢神经髓鞘中的 P_1 蛋白。

（二）临床表现

好发年龄 20~40 岁，<10 岁占 3%，>50 岁占 4%；女性稍多于男性，约为 1 ∶ 1.5。多数患者亚急性起病，10~20 天达到高峰，部分病人发病后进行性加重，少数急性发病后数小时内死亡。病变可发生在中枢神经的任何部位白质内。

脊髓：受损以胸段多见，表现节段性传导束性感觉障碍、截瘫、括约肌障碍、痛性痉挛、Lhermitte 征（颈髓后索受刺激）。

脑干：表现有交叉瘫、核间麻痹、眼震、眩晕。

小脑：以共济失调、语言障碍、意向性震颤、眼震等症状常见。

半球：偏瘫、偏身感觉障碍、语言障碍、情感障碍，偶发癫痫。

颅神经：视神经常见，外展、动眼、三叉神经偶见。

（三）病程

（1）良性型 占 10%~15%，仅有 1~2 次轻微发作不留后遗症。

（2）复发 - 缓解型（relapsing remitting，R-R） 缓解复发交替病程，占 70%~80%，第一次发作之后，可以完全恢复或留有一定程度的后遗症，第二次发病还是原部位，则神经功能的恢复较困难，即一次比一次病情加重，功能损害严重，缓解期可长可短，长者可达十几年，短则 1 年发作数次。

（3）继发进展型（secondary-progressive，SP） R-R 型可转为此型，多次发作后病情进行性加重，不再缓解。

（4）原发进展型（primary-progressive，PP） 约占 10%，起病年龄偏大（40~60 岁），病

情一般没有缓解，缓慢进展。

（5）进展复发型（primary-relapsing, PR）　罕见，在 PP 型病程基础上出现急性复发。

（四）辅助检查

1. 实验室检查

脑脊液：大部分患者压力正常，白细胞轻度增高，蛋白可中、轻度升高，其中 90% 患者脑脊液中 IgG 增高，80%IgG 指数增高（CSFIgG/ 血清 IgG ÷ CSF 白蛋白 / 血清白蛋白）。

2. 影像学检查

（1）CT　急性期或复发加重期，CT 平扫显示侧脑室周围，尤其是前角和后角旁，皮质下显示边界清楚或不清楚、散在多发、大小不一的低密度斑，小者仅数毫米，大者可达 4~5cm。CT 值较周围正常脑组织平均低 10Hu。一般认为低密度斑即为脱髓鞘病灶。大多数病灶无占位效应，少数低密度灶周围有水肿，也可有轻度的占位表现（少数患者的病灶周围脑组织水肿明显，有占位效应及强化，有假性肿瘤之称），注射造影剂后低密度斑均有强化，大部分呈均匀强化，少数可为环状强化。强化的原因在于活动性病灶周围血管充血，血脑屏障破坏，血管通透性增加使造影剂外渗。在多发硬化的静止期和经皮质类固醇治疗后，临床症状缓解，但低密度病变仍能显示，无占位效应，亦无强化。这与血脑屏障、血管通透性恢复至正常有关。少数患者平扫时可无阳性发现，但经大剂量滴注造影剂延迟扫描后仍可见小的强化斑。这与 CT 的分辨率因病灶太小而不能显示，以及血脑屏障和血管通透性尚未完全恢复有关。晚期病例，CT 显示低密度病变边界清楚、不强化。有 35%~50% 的病例伴有脑室系统扩大，脑沟增宽，脑回变平等脑萎缩改变。多发硬化常表现为缓解与复发交替进行，病灶常散在多发，可同时发现低密度病灶和等密度病灶，注射造影剂后有强化或无强化及脑萎缩 3 种表现，是多发性硬化的 CT 特征性表现。多发硬化病变具有多灶性，累及范围广泛。当病变累及小脑、脑干时，由于骨质伪影干扰，病变难以显示。病灶位于脑室周围时，因部分容积效应也会使部分小病变漏诊；这就降低了 CT 显示多发硬化病变的敏感性。

（2）MRI　MRI 是目前检测脱髓鞘病灶最敏感的影像学方法，报道其敏感性高达 90% 以上，其他一些研究亦有类似的结果。MRI 能清晰显示病灶分布的范围、大小和形态。在 T_1 加权像上病灶多见于两侧侧脑室旁，与脑室周围白质内小血管的走行方向一致。陈旧性硬化斑块显示为等信号。其次，病变还可位于大脑白质的边缘区、胼胝体、内囊、中脑大脑脚、脑干、小脑和脑髓（多在颈段）。由于病灶是少突神经胶质—血管髓磷脂复合疾病，因此有 5% 的病变可以在皮质和基底节中发现。多发硬化病灶大小不一，小者为几个毫米，大者可顺沿整个侧脑室旁，偶尔斑块可累及大脑半球全部半卵圆中心，此时有占位效应。大脑半球的斑块可呈圆形、椭圆形或杏仁形，脑干的斑块呈斑点状或小圆形，脊髓的病变呈长条形，与脊髓长轴走行一致，可有几厘米之长，而脊髓本身不增粗。在 T_2 加权像上，病变显示为高信号，随着回波增加，信号强度亦增高，病灶边缘变清晰。往往 T_2 加权像显示病灶较 T_1 加权像更为清晰。质子密度加权像有利于显示靠近脑室边缘、脑干及小脑的多发硬化病变。GD-DTPA 增强扫描 T_1 加权像显示，急性脱髓鞘病变有强化，而陈旧瘢痕性病变无强化。MRI 显示病灶较 CT 增强扫描更敏感。

多发硬化缓解与复发交替进行，在系列 MRI 检查中，强化或未强化病灶均有变化。如 MRI 显示病灶的大小不变、病灶变小或数目减少，提示患者处于临床缓解期。病灶增大或数目增多，则提示病情加剧。MRI 表现不总是与临床表现相关，当脑脊液检查阴性时，对临床疑有多发硬化患者，应行 MRI 检查。MRI 检查也可用来随访临床治疗效果。本文中的例 6 以头痛为临床主要症状；神经系统检查正常，病史 6 年。头 MRI：两侧半球多发斑块状异常信号，白质似脱髓鞘，且现阶段头 MRI 无明显变化，诊断脱髓鞘证据不足，应动态观察，不应用激素治疗。

诊断思路：发病年龄多在 20~40 岁；有明确神经系统受损体征，病程中有缓解复发；影像学可见多发病灶，占位效应不明显（部分患者影像学没有异常改变）；免疫抑制剂治疗可缓解病情。

（谢淑萍）

同心圆性硬化

一、典型病例

【病例】

患者女性，47 岁。左侧肢体无力 13 天。13 天前患者感到左侧肢体无力，但能正常活动，没有发热、头痛、头晕等情况；6 天前左侧肢体无力加重，不能行走，出现胡言乱语等精神症状，答非所问、自言自语、重复语言，并出现记忆力、计算力明显减退。在当地医院行头颅 CT 显示双侧额叶多发低密度病灶，没有明显占位效应；头颅 MRI T_1 显示双侧额、颞、枕叶多发环形异常信号，T_2 显示环形层状同心圆高低异常信号，没有占位效应；考虑为颅内多发转移瘤，转诊至首都医科大学宣武医院。神经系统体检：神志清楚，语言稍慢，欣快，能回答简单问题，记忆力及计算力均差，左侧面纹浅，伸舌偏向左侧，左侧肢体肌力Ⅲ级，腱反射亢进，Babinski（+），Pussep's（+）。腰穿脑脊液压力 170mmH$_2$O，细胞总数 $14×10^6$/L，白细胞 $2×10^6$/L，生化正常。肿瘤五项正常。患者经用激素（甲基强的松龙 1g/d×3，500mg/d×2，20mg/d×15，之后逐渐减量）、维生素等治疗后 10 天患者病情稳定，30 天后基本痊愈，神经系统体检仅有左侧肢体腱反射稍高于对侧，病理反射阴性。本例患者为一例较少见的同心圆性硬化，其头颅 MRI 显示出清晰的环形层状同心圆病灶，又如玫瑰花样，与病理所见很相似；影像学的改变使医师看到同心圆性硬化患者颅内病灶，增加了感性认识，从而也打破了同心圆性硬化患者预后差，仅在死亡后尸解才能明确诊断的论点。本例患者出院时基本治愈。

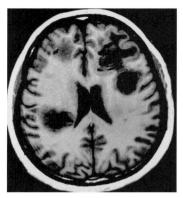

头颅 MRI　T$_1$ 显示双侧额、颞、枕叶多发环形异常信号

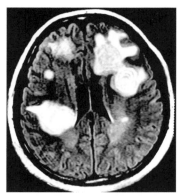

头颅 MRI　T$_2$ 显示环形层状同心圆高低异常信号，没有占位效应

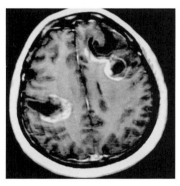

头颅 MRI 强化后，病灶边缘呈不规则环状强化

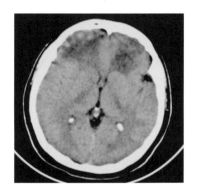

头颅 CT 显示双侧额叶多发低密度病灶，没有明显占位效应

二、综合分析

同心圆硬化又称Balos病，是一种原发大脑白质的脱髓鞘性疾病，其病理上有特征性改变：病变区髓鞘脱失层与髓鞘相对正常层呈同心圆性层状交替排列，尤如树木的年轮、大理石的花纹或洋葱样排列，这种同心圆病灶仅仅累及深浅白质，不影响灰质。临床上青壮年多见，急性或亚急性进展型起病，病程短存活时间多几周至数年。可以出现各种各样的脑部症状和体征，其中以精神症状多见。由此可见本病的临床表现无特异性，故以往患者生前难以诊断，往往只有通过死后尸解才能从病理确诊。但是目前磁共振技术突飞猛进地发展，不仅从形态上能够显示出与其病理组织改变一致的同心圆病灶，而且通过磁共振波谱分析（MRS）及其代谢影像（MRSI）能测定（magnetic resonanse spectroscopy and metabolite imaging）病灶区的化学物质，进一步证实病变为一脱髓鞘病灶。目前磁共振检查是生前诊断本病的唯一重要手段。

1906 年 Marburg 首先报道了一例 30 岁女性的病人，称之为轴周性硬化性脑炎（encephalitis periaxiallis sclerotiocans），1928 年 Balo 报道一例 23 岁男性病人，根据病理所见称之为同心圆轴周性硬化性脑炎（encephalitis periaxiallis concetric）。他描述道："这是一种选择性独立的脑白质疾病，病理特点是为大小不一的同心圆病灶，小如小扁豆，大如鸽子蛋；在这种同心圆病灶中，正常白质层和髓鞘脱失的白质层均匀一致环状交替排列，髓鞘破坏脱失区，轴索保持完整，随着髓鞘的破坏神经胶质增生，血管周围有炎症性改变"。以后 1933 年 Hallervordom 和 Spatz 相继报道了 2 例，正式命名为同心圆硬化。

（一）病因与发病机制

以往所有的报道一致认为 Balo's 病的这种同心圆病灶是一种特殊类型的脱髓鞘病变，但关于解释本病同心圆病灶的病因与发病机制，目前仍不清楚，早期许多学者通过尸解后的病理得出一些假说：① Balo（1928 年）认为可能存在一种溶髓磷脂物质，经过血管和脑室液侵犯中枢神经系统的白质，引起脱髓鞘反应。② Campbell（1938 年）发现在脑内小动脉阻塞造成的软化灶旁出现这种脱髓鞘病变，因此推测与软化灶的皱缩引起的循环障碍有关。③ Courville（1970 年）认为这种同心圆病灶是多发性硬化的病灶产生的脂质颗粒栓塞微血管，引起微血管坏死所致。④ Hallervordom、Spatz 和 Behr（1950 年）认为可能与病毒感染有关，这种病毒的活性被抗体周期性抑制，所以产生同心圆病灶。

近年来，许多学者用 MRI 来研究同心圆病灶，1994 年 Gharagozloo 和 Coworker 对 Balo's 病的 MRI 和病理相关性进行研究，发现同心圆病灶在 T_1 加权像上是低密度和等密度交互排列的环，T_2 加权像上是高密度和等密度交互排列的环；这种低密度和高密度环与苍白的脱髓鞘白质区域是一致的，等密度环代表髓鞘相对保存的白质。1999 年 CJ Chen 等进一步用 MRI 来研究同心圆的演变规律，发现增强扫描时，在 T_1 和 T_2 加权像上的等密度区会出现增强带，增强代表一种炎症性反应，于是 CJ Chen 等推测一种新的同心圆硬化的机制，在疾病的最早先有同心圆中心的苍白脱髓鞘病灶，以后其周围出现炎症性的环（T_1 和 T_2 加权像上的等密度区）并在一定程度上能限制病变的发展，然而这种炎症性屏障并不能阻止病变的发展，病变逐步向外发展形成新的脱髓鞘带和炎症带，从而产生脱髓鞘和相对髓鞘保存交替的同心圆病灶，并进一步推测穿透这种炎症性屏障的原因可能与不同人种的免疫机制有关。

Sekijima 等（1997 年）对 MRI 诊断的 Balo's 病进行研究，发现病人脑脊液白介素 -6 和 α- 肿瘤坏死因子增高，通过免疫吸附血浆置换病情有好转，因此认为本病与体液免疫和细胞介导的免疫有关。

以往许多研究发现，解剖上这种同心圆病灶往往和其他多发性硬化病灶同时并存，最近（G Iannucci 2000 年）一篇文章也显示 Balo's 样病灶和多发性硬化的病灶在同一病人同时存在，并且 Balo's 样病灶随着时间改变会转变为典型的多发性硬化的改变，因此 G Iannucci 等认为 Balo's 病和多发性硬化是同一疾病的不同表现，而不是两个独立的疾病实体。

（二）病理

本病特征性病理改变是同心圆病灶，它主要位于大脑白质，脑干、小脑和脊髓很少受累。S Singh CJ Chen（1999 年）研究发现 82% 在额、顶叶和半卵圆中心，11% 在颞叶，7% 在枕叶；大体标本上这种同心圆病灶触之发软，但没有充血和出血，为多个散在、大小不一的圆形或不规则形浅灰或灰黄色软化灶，直径 0.2~5cm，呈灰白相间的多层同心圆排列，似树木的年轮、大理石的花纹。镜下，大脑白质中的同心圆样病灶可见髓鞘脱失区与髓鞘相对正常区呈同心圆性层状交互排列；髓鞘脱失区髓鞘崩解、脱失，少突神经胶质细胞明显减少脱失，伴有大量的吞噬细胞和散在的肥胖星形细胞，小血管周围淋巴细胞浸润；这种同心圆病灶中髓鞘保存区初看髓鞘似乎正常，实际上电镜下髓鞘均有轻度改变，所以说同心圆的灰白相间排列只不过是髓鞘坏变的程度不同而已。有些病例还可在脑室周围、脑干和小脑同时存在均质性脱髓鞘病灶，因此许多学者认为 Balo's 病是一种多发性硬化的变异型。

（三）临床表现

青壮年发病较多，没有明显性别差异。

急性或亚急性发病，多以精神、行为异常起病，也可先有沉默寡言、头疼、头晕、疲乏无力后，才出现精神、行为异常症状；也有的病人先表现进行性偏瘫、吞咽困难。

本病可以出现各种各样的脑部症状和体征，如进行性偏瘫、吞咽困难、构音不清、缄默、反应迟顿、重复语言及幻觉等，但主要为器质性精神病和肢体瘫痪。查体可见精神症状、失语、偏瘫或四肢瘫，肌张力增高、腱反射亢进和病理征，严重者可以有去皮层状态，晚期常合并肺部感染、泌尿系感染及褥疮等。

（四）相关检查

1. 实验室检查

尿、便常规检查均正常；血沉正常或轻度增快；脑脊液常规、生化检查基本正常，个别病例压力稍高，脑脊液中可以有髓鞘蛋白增高，白介素 -6、α - 肿瘤坏死因子等炎症性因子增高以及单克隆区带阳性。

2. 影像学检查

脑电图可以中、高度弥漫性异常。

CT 扫描显示大脑白质中多个、散在类圆形低密度，但看不见同心圆、大理石或洋葱头状结构，急性活动期病灶在增强扫描时可见强化。

MRI 诊断 Balo's 病明显优于 CT。在 T_1 加权像上是低密度和等密度交互排列的环，层次分明，共 3~5 个环；T_2 加权像上是高密度和等密度交互排列的环；这些等密度环代表髓鞘相对保存的白质，增强扫描时，在 T_1 和 T_2 加权像上的等密度都会出现强化，使得同心圆样改变更加分明；质子密度加权像上类似 T_2 加权像上病灶的改变，但不如 T_2 加权像上密度高。弥散加权像 MRI 显示这种同心圆病灶不同层次有不同的弥散值；G Iannucci 等（2000年）研究弥散加权像 MRI 显示同心圆的内环弥散值最高 $=1.295 \times 10^{-3} mm^2/s$，其次中心灶弥散值 $=1.234 \times 10^{-3} mm^2/s$，外环弥散值 $=1.146 \times 10^{-3} mm^2/s$，内、外环之间的环弥散值最低 $=1.099 \times 10^{-3} mm^2/s$。

（五）诊断与鉴别诊断

本病的临床表现无特异性，可以出现各种各样的脑部症状和体征，其中以精神症状多见；因此本病临床上难以与急性脱髓鞘性脑病和病毒性脑炎鉴别，但临床上后者伴体温增高，脑脊液中细胞、蛋白增高及 CT 和 MRI 显示灰、白质均有病变的多见；曾经 20 世纪 80 年代国内饶明俐总结全国剖检 90 例散发性脑炎中有 10 例为同心圆硬化；本病的确定诊断需要借助头颅核磁共振的全面检查或脑活检。

（六）治疗

目前对本病治疗方面的研究主要集中在调整体内免疫状态上，类固醇激素合并使用神经细胞活化剂，在一定程度上能够很好地稳定病情，缓解症状。

（谢淑萍　张新卿）

脱髓鞘假瘤

一、典型病例

【病例】

患者女性，16 岁。主因"右侧肢体无力伴言语欠流利 1 年余"，门诊以"颅内病变性质待定"于 2004-8-17 收入首都医科大学宣武医院神内病房。患者于 1 年前无明显诱因出现右侧肢体无力、写字笨拙、行走不稳伴头晕、恶心、呕吐，呕吐物为胃内容物。5 天后出现视物成双，以左视时为著，言语欠流利。无头痛、发热、饮水呛咳、意识障碍等。遂至当地医院就诊，行头颅 MRI 等检查，考虑"感染性疾病"，给予"甘露醇、地塞米松、尤尼泰（脑保护剂）、无环鸟苷"等治疗，症状缓解，于 2003-9-10 出院。7 个月前无明显诱因出现反应迟钝、右侧手足不自主甩动、无故发笑、呕吐，呕吐物为胃内容物，伴二便失禁。再次入院行头颅 MRI 等检查，考虑"多发性硬化"给予"甲基强的松龙、地塞米松、营养神经、脑保护剂"等治疗，症状缓解，于 2004-1-27 出院。20 天前出现右侧肢体无力、右手持物不稳，伴言语欠流利、头晕，洗衣时曾跌入水中，否认呛水，救出后有意识丧失约 1h，体温一过性升高达 39℃，当地给予退热针（具体不详）降至正常。为进一步诊治来首都医科大学宣武医院。患者发病来无头痛、饮水呛咳、吞咽困难。否认食物、药物过敏史，否认外伤史、毒物接触史，否认遗传病家族史，否认家族中类似疾病史。神经系统体检：BP110/75mmHg，心肺腹未及明显异常。神志清楚，言语欠流利，记忆力、理解判断力、计算力正常。示齿右口角略低，右侧鼻唇沟略浅，咽反射正常，余颅神经检查未见明显异常。四肢肌容积、肌张力正常，右上肢肌力Ⅲ级，右下肢Ⅳ级。左侧肢体肌力Ⅴ级。右侧肱二头肌反射（++）、右侧膝腱反射（++），左侧腱反射（+）；Babinski（+）。右下肢痛觉较左侧敏感，双侧关节位置觉正常。Romberg 征（-），共济运动左侧正常，右侧力弱欠准确，跛行步态，颈软。辅助检查：头颅 MRI（2003-8-25）：左额叶、左基底节区、右丘脑、右颞叶及双侧小脑半球大片状长 T_1、长 T_2 信号伴周围水肿。增强后提示：病灶内散在点状、斑片状强化，小脑内部分结节状强化。头颅 MRI（2004-1-6）：双侧额叶、左颞叶及右顶叶见大片状长 T_1、长 T_2 信号，胼胝体、右侧丘脑及双侧小脑半球可见片状异常信号。头颅 MRI（2004-4-7）：双额叶、小脑半球斑片状稍长 T_1、稍长 T_2 信号，脑室轻度扩大。头颅 MRI（2004-8-12）：左额叶后部及颞叶下部，右侧额叶前部多发病变，无明显强化。腰穿：无色清亮，压力205mmH$_2$O，GLU 60mg/dl, CL 126 mmol/L, 蛋白 40 mg/

dl 细胞总数 80×10^6/L，白细胞 0×10^6/L，涂片找菌未见细菌、隐球菌、抗酸杆菌，免疫球蛋白正常，脑脊液 ANCA（−），CSF 病理偶见淋巴细胞，脑脊液 OB（−）。胸正侧位片：未见明确病变。为明确诊断于 2004-8-27 经神经外科行脑活检术，证实为脱髓鞘病。

二、综合分析

脱髓鞘假瘤又称肿瘤样炎性脱髓鞘病，是炎性脱髓鞘病的一种特殊类型，表现为貌似胶质瘤的单个病灶，不易与胶质瘤鉴别。脱髓鞘假瘤是在 20 世纪 70 年代末至 80 年代初才被人们所认识的一类中枢神经系统脱髓鞘病，Vander Velden 1979 年首次报道之后不断有文献报道，由于其临床表现往往以脑实质占位及严重的神经系统功能缺损为主，加之临床医生对此病认识尚不足而经常将其误诊为脑原发或继发肿瘤。而脱髓鞘假瘤具有独特的临床病理特点，大多经激素治疗有效，预后良好。因此正确认识这一疾病十分必要。

（一）病理改变

肉眼可见病灶常位于一侧或两侧大脑半球，呈圆形、类圆形或不规则形，病灶大小不等，灰白色，质中等，境界不清。

急性期光镜下可见大量密集的淋巴细胞在血管周围呈套袖状浸润（HE 染色），LCA 呈弥漫阳性，CD45RO 大部分阳性，CD20 少数散在阳性，而白质髓鞘破坏区内有大量单核及巨噬细胞弥漫浸润，其胞质内为被吞噬的髓鞘组织（LFB 染色），同时伴有较多的肥胖型星形细胞增生，病变区髓鞘脱失而轴索相对保留，此时易被误诊为肥胖型星形细胞瘤。随病程延长，巨噬细胞及肥胖型星形细胞均明显减少，纤维型星形细胞明显增生，巨噬细胞内髓鞘残屑多已降解为中性脂肪，故胞浆多为泡沫状或颗粒状，α_1-AT、溶菌酶及 CD68 均为弥漫阳性，LBF 染色已难找见蓝染的髓鞘残屑，但增生的星形细胞中仍不乏增生活跃，核大深染欠规则，还偶见核分裂象，GFAP 呈弥漫阳性，此时可能误诊为纤维型星形细胞瘤。

（二）临床特点

发病年龄 10~80 岁，20~50 岁为多发，女性多于男性。急性或亚急性起病，逐渐进展无缓解复发史，发病前多无明确诱因。大部分为脑或脊髓的单发病灶，病变多位于大脑半球皮层下白质，发生于典型多发硬化常发部位（视神经、室旁白质、脑干）之外。有头痛、恶心、呕吐、视乳头水肿等颅压高症状，同时伴有单瘫、偏瘫、截瘫，尿失禁，语言障碍，感觉障碍，局灶癫痫等症状体征。

（三）相关检查

1. 影像学特点

中枢神经系统脱髓鞘病变的典型 CT 和 MRI 表现，多为脑室旁皮质下白质内多发弥散的异常密度 / 信号，通常无占位效应。而脱髓鞘假瘤 CT 和 MRI 可有肿瘤样占位效应，环形强化水肿，病灶多为单发。

（1）CT

表现为单发圆形或片状影，多呈低密度，少数呈等、低混杂密度或高密度，周围有低密度水肿带、轻至中度占位效应。

（2）MRI

表现为局灶性肿物边界不清或较清，T_1加权像多为均匀长T_1信号，少为短、长T_1混杂信号，T_2加权像多为均匀长T_2信号。增强扫描大多明显强化，急性或亚急性起病的早期病灶多为均匀强化，慢性起病的晚期病灶多呈周边花环状强化，少部分病灶内可见更低信号区（囊变）。

多数脱髓鞘假瘤环形强化为非闭合性环形增强（半月征），而肿瘤炎症强化较少出现半月征。脱髓鞘假瘤病灶的水肿带会随病程的推移而减轻或消失，胶质瘤则无此改变。脊髓胶质瘤通常明显强化且边界较清，但多位于脊髓中央区域且易合并脊髓空洞，而脱髓鞘假瘤多位于脊髓周边白质区，邻近无继发空洞。

2．实验室检查

脑脊液检验：脱髓鞘假瘤患者如病变较大，出现颅内压增高情况较常见，蛋白轻、中度升高，其他检验基本同脱髓鞘。

（四）治疗

主要应用皮质类固醇激素治疗，大多预后良好，很少复发。

（马青峰　谢淑萍）

桥脑中央髓鞘溶解症

一、典型病例

【病例】

患者男性，69岁。主因反复"咳嗽、咳痰1个月，加重伴嗜睡5天"于2004年10月14日收入院。患者1个月前因腰椎外伤卧床后逐渐出现咳嗽、咳痰，厌食，未特殊治疗。5天前上述症状加重，咳嗽、咳痰明显，咳大量黄黏痰，伴气短、低热、嗜睡。急诊以"肺炎"收入院。既往史：1个月前腰$_1$压缩性骨折，卧床至今。20年前因心悸于北京协和医院就诊，诊为"弥漫性甲状腺肿伴甲亢"，予放射性碘剂治疗。随后4年监测甲功正常。半年来出现淡漠，少语，进食少，怕冷。入院查体：T37.7℃，BP 146／72mmHg，HR82次／min，律齐。R 26次／min，嗜睡，呼之能应，检查欠合作，口唇发绀，消瘦，皮肤弹性差，全身黏液性水肿。双侧瞳孔等大等圆，对光反射存在，刺激肢体可见活动，没有引出病理征。双肺呼吸音粗，双下肺可闻及湿啰音以左肺为主。辅助检查：血气分析：pH7.44，P CO_2 22mmHg，PaO_2 53mmHg，Na 118mmol/L，K 3.1mmol／L；血常规：WBC 10.3×10^9／L，N 85.9%，Hb：93g／L。胸片：左肺斑片影，纹理重，左肺感染可能性大。入院诊断：肺炎，I型呼吸衰竭，低钠血症，胃大部切除术后，腰$_1$压缩性骨折。入院后予抗感染、祛痰及补钠治疗。患者入院第2天痰多不易咳出，呼吸困难加重，面罩高流量吸氧情况下氧分压51mmHg，血压升高达200／110mmHg，予气管插管，呼吸机辅助呼吸，抗感染等治疗呼吸衰竭得到缓解。患者逐渐出现全身水肿加重，甲状腺功能检查示：T_3 0，FT_3 0.530 pg／ml，T_4 0.560 µg／dl，FT_4 0，TSH 20.36 µu／ml，诊为"甲状腺功能减低"。开始予优甲乐 25 µg 每日一次，后渐增至 50 µg 每日一次，25 µg 每晚一次，同时给予营养支持、补钠、补蛋白、大量利尿等治疗，肺部感染控制、水肿消失、甲状腺素水平上升，病情渐平稳于 2004 年 11 月 2 日顺利脱机，面罩吸氧治疗。但患者仍呼之不应，可睁眼，刺激四肢没有活动，双侧病理征阳性。

10 月 18 日头颅 CT：正常；11 月 2 日复查 CT：桥脑低密度；MRI：双侧桥脑异常信号，T_1 低信号，T_2 高信号，边界清楚，无占位效应（如图 1～图 3）。MRA：正常（图 4）。

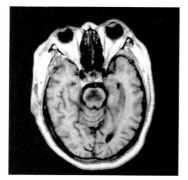

图1　桥脑中央双侧对称性的低信号，边界清楚，没有占位效应

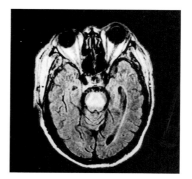

图2　桥脑中央双侧对称性的高信号，边界清楚，没有占位效应

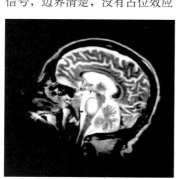

图3　矢状位显示桥脑病变，边界清楚

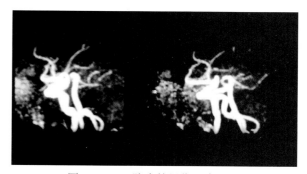

图4　MRA 脑血管显像正常

给予血栓通、弥可保、激素及减轻脑水肿等药物治疗，患者病情有所好转，神志转清，四肢肌力恢复到Ⅳ级，病理反射仍阳性。诊断为脑桥中央型髓鞘溶解症。本例患者的脑桥中央型髓鞘溶解是发生在患者低钠后补钠过程中，符合本病的常见病因之一。

二、综合分析

脑桥中央型髓鞘溶解症（central pontine myelinalysis，CPM）是一种少见的脱髓鞘疾病，常发生在快速纠正低钠血症的情况下。由于多发生在桥脑，故被称之为"脑桥中央髓鞘溶解症"。但据后来的报道，也可以发生在桥脑以外的结构。1949 年美国波士顿两个神经科医生 Adams 及 Victor 首次报道 1 例 38 岁的慢性酗酒者由于大叶性肺炎及精神症状住院，在最初的治疗好转后，于第 9 天逐渐出现四肢瘫痪，面部肌肉无力，言语及吞咽不能。尸解发现桥脑中央部位有边界清楚、双侧对称的脱髓鞘病灶，累及了所有的纤维束，但是神经细胞及轴索未受影响。在以后的几年中，他们又发现了几个相同的病例，其中 2 人是慢性酗酒者，1 人是慢性营养不良。这些患者具有相同的神经科临床特征及尸解结果。在以后的报道中，发现多数 CPM 有相似的特点：有严重的基础疾病，如慢性酗酒、慢性肾功能衰竭、肝功能衰竭、营养不良、肿瘤全身转移、HIV 感染等各种原因造成的恶病质基础上伴有任何原因造成的电解质紊乱，特别是在长期慢性低钠血症被快速纠正的情况下。

CPM 的确切病理机制并不十分清楚。绝大多数的 CPM 的发生容易出现在纠正低钠血症过快的情况下（>12 mmol/（L·24 h））。在动物实验中，通过快速纠正低钠血症，可以复制脱髓鞘的病理学变化及临床特征。这可能是由于低钠血症纠正过快，血清钠的迅速改变使脑组织承受较大梯度的渗透压，出现渗透性损伤，造成髓鞘脱失。但是，也有报道 CPM 可出现在低血钾而血钠正常的人中。因此，有另一种观点解释这种 CPM 出现的原因：胶质细胞能量供应的耗竭可能限制了它们的 Na^+/K^+ ATP 酶泵的功能，这就损害了它们对于血清钠微小改变所引起的渗透压变化的适应能力，最终造成凋亡（apoptosis）。

（一）临床表现

本病呈散发性发病，急性或亚急性起病，典型的 CPM 临床表现为上运动神经元性四肢瘫痪；皮质延髓束受损的咀嚼、吞咽、语言障碍等假性球麻痹症状；精神异常；可有不同的意识障碍、昏迷，甚至死亡。若病变发展累及中脑，可以出现瞳孔及眼球运动障碍；累计桥脑被盖，可出现颅神经功能损害。部分病人可以累及脑桥外结构，则为脑桥外髓鞘溶解。根据病变部位不同而症状不同。若病变累及了桥脑以外的部位，根据受损的部位可以出现帕金森样症状、共济失调及肌张力障碍。有的还可伴有抽搐，一般无感觉异常。多数病人病情呈进行性发展，常于发病后 3~4 周内死亡。存活病人常常遗留假性球麻痹及四肢瘫。部分病人可完全恢复正常。

（二）影像表现

影像学检查是最有助于临床诊断的检查方法。早期常常没有影像学变化；随着病情进展，CT 可以显示桥脑中央的低密度。MRI 的敏感性高于 CT，T_1 加权像显示脑桥中央低信号、T_2 加权像高信号的异常变化，双侧对称，增强扫描没有明显增强。常见的脑桥中央髓鞘溶解症病变主要位于桥脑的中央。矢状位显示病变更清晰、定位准确。桥脑前池及第四脑室不受影响。脑膜没有强化，半球一般没有异常病变（图1~图3）。

（三）鉴别诊断

脑干梗死：脑血管病的患者一般有脑血管病的危险因素，发病突然，常有颅神经的损害，病灶符合脑血管分布，一般不出现桥脑中央对称性病灶。对于基底动脉血栓形成，其临床症状有与 CPM 相似的地方，但基底动脉血栓应该有中脑、丘脑、小脑等范围更广的损害，老年人多见，起病突然，多有脑动脉硬化的基础。

多发性硬化：CPM 与其他脑干脱髓鞘病鉴别有时较困难，因为桥脑也是多发性硬化的常见病变部位。但多发性硬化可累及脑干被盖和顶盖部，而不局限于脑桥中央。此外，多发性硬化一般不会仅侵犯一个部位，在大脑半球的白质中常有脱髓鞘病灶，具有病灶的多发性及病程的反复性等临床特征。

Wernicke 脑病：可因长期酗酒、营养缺乏，慢性消耗性疾病和胃肠道疾病等引起。主要是由于维生素 B_1 缺乏所致。临床表现为眼部症状、共济失调和精神障碍，部分病人还有多发性神经病的症状。与 CPM 不同，Wernicke 脑病的病变部位包括丘脑、丘脑下部、乳头体和第三脑室、中脑导水管周围灰质、第四脑室底部和小脑等。

脑干肿瘤：肿瘤多见于青年人，常常侵犯颅神经。影像上有占位效应。

（四）脑桥中央型髓鞘溶解症的诊断

患者在有严重的电解质紊乱或全身营养不良等基础疾病的基础上，表现为构音障碍、吞咽困难等假性球麻痹综合征，并很快出现双下肢瘫或四肢瘫的临床表现，脑 MRI 检查显示脑桥中央双侧对称性的长 T_1、长 T_2 信号，边界清楚、没有明显的占位效应，可以帮助确诊。

（五）脑桥中央型髓鞘溶解症治疗与预后

本病无特殊治疗。急性期可试用 20% 甘露醇、皮质激素，但治疗效果不肯定。由于低钠血症纠正过快均可激发 CPM，因此应该缓慢矫正电解质紊乱，动物实验及临床经验提示，慢性低钠血症患者的补钠速度应小于 10 mmol/（L·24h）。使用生理盐水或高渗盐水应慎重，注意不要造成高钠血症。应加强营养和注意护理。

（谢淑萍 张新卿）

第三节 非特异性脑炎、脊髓炎

一、典型病例

【病例 1】

患者女性，9 岁。2 个月前出现发热，体温在 38~39℃，持续 5 天，5 天后感到四肢无力，行动困难，并进行性加重；神经系统体检：颅神经大致正常，四肢肌力Ⅳ级，腱反射亢进，双侧 Babinski（+），没有明确感觉障碍。行头颅 MRI 检查显示脑干片状长 T_1 长 T_2 异常信号，病灶周围水肿不明显，没有占位效应。经用激素治疗 20 天后病情逐渐好转。于 2004 年 5 月到首都医科大学宣武医院就诊，复查头颅 MRI 病灶明显好转，神经系统体检没有阳性体征，脑干炎已恢复。

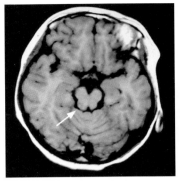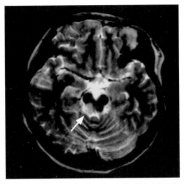

治疗前头 MRI 检查显示：脑干片状长 T$_1$ 长 T$_2$ 异常信号，病灶周围水
肿不明显，没有占位效应

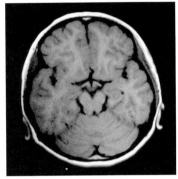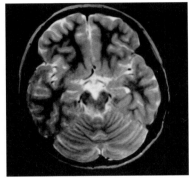

治疗后复查头颅 MRI 显示：病灶明显好转

【病例 2】

患者女性，20 岁。3 个月前发热，体温在 39~40℃，持续 4 天，并出现糊涂及烦躁，不认亲人，
胡言乱语，没有阵发性抽搐及意识障碍；神经系统体检：意识模糊，答非所问，乱喊乱叫，
对检查不配合；颅神经大致正常，四肢均可活动，腱反射亢进，双侧 Babinski（+），没有明
确感觉障碍。脑电图显示广泛中度异常；头颅 MRI 检查显示以右侧为主的双颞叶片状异常信
号。经按脑炎治疗病情在 10 天后好转，仅记忆力较前稍差。于 2004 年 6 月到首都医科大学
宣武医院复诊，神经系统体检未见异常。复查头颅 MRI 检查显示：病灶周围水肿消失，脑电
图正常。

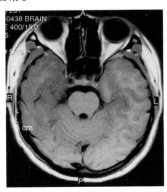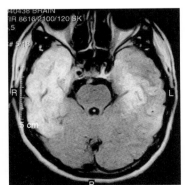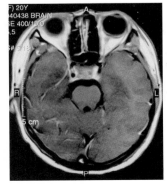

治疗前头颅 MRI 检查显示：以右侧为主的双颞叶片状异常信号，可见明显水肿，无明显强化

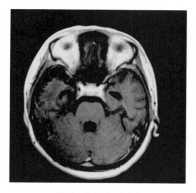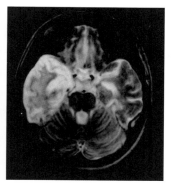

治疗后复查头颅 MRI 检查显示：病灶周围水肿消失

【病例 3】

患者女性，30 岁。于 2004 年 2 月 24 日在没有任何原因情况下感到双下肢无力，但仍能坚持上班，发病 2 天后右上肢也感无力，同时右下肢无力加重，行走困难；患者在发病前 2 周曾有"感冒"症状，无发热。行头颅 CT 检查显示：以左侧为主双侧底节区片状低密度灶，颞叶也可见有类似病灶，注入 Gd-DTPA 强化剂后，病灶呈片状强化考虑：颅内病变性质待定。因诊断不清到首都医科大学宣武医院就诊。神经系统体检：神志清楚，语言欠流利，右侧面纹浅，伸舌居中，四肢腱反射增高，右上下肢肌力Ⅲ级，左下肢肌力Ⅳ级，右侧 Babinski 阳性，感觉系统正常；其他内科检查及实验室检查均正常，经给予抗病毒、激素、脑保护剂等治疗后患者病情逐渐好转，于治疗 3 个月后病灶消失、症状消失，神经系统体检正常。

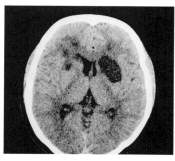

头颅 CT 显示：以左侧为主双侧底节区片状低密度灶，颞叶也可见有类似病灶

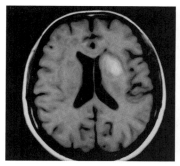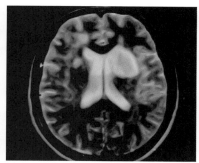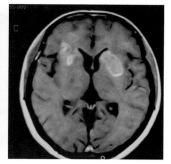

头颅 MRI 显示：以左侧为主双侧底节区片状长 T1、长 T2 信号，颞叶也可见有类似病灶，注入 Gd-DTPA 强化剂后，病灶呈片状强化

【病例 4】

患者男性，23 岁。1 年前因过度劳累后感全身疲乏无力，并出现发热，体温达 38~39℃，有时说胡话；2 天后突然癫痫大发作后昏迷，行头颅 MRI 检查显示：颅内多发性长 T_1 长 T_2 异常信号，边界清楚光滑，多呈圆形，少数病灶中心可见软化，病灶呈明显强化，病灶周围水肿不明显，没有占位效应。当时神经系统检查：中度昏迷，压眶有痛苦表情，双侧瞳孔等大等圆，光反应存在。面纹对称，颈无抵抗；四肢针刺可移动，腱反射亢进，双侧 Babinski（+）。脑电图广泛中度异常。经按脑炎治疗病情好转，可生活自理，但行走仍困难，病后 1 年于 2004 年 7 月 23 日到首都医科大学宣武医院就诊，希望明确诊断、恢复正常，根据病史、体征、影像及脑电图改变、治疗过程仍诊断为脑炎。

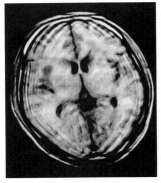 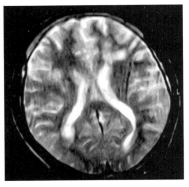

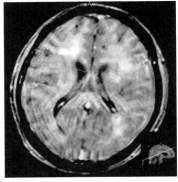

治疗前头颅 MRI 检查显示：颅内多发性长 T_1 长 T_2 异常信号，边界清楚光滑，多呈圆形，少数病灶中心可见软化，病灶呈明显强化，病灶周围水肿不明显，没有占位效应（当时因患者不配合，图像欠清晰）

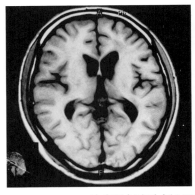 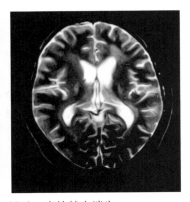

治疗后复查头颅 MRI 显示：病灶基本消失

【病例 5】

患者男性，18 岁。因头痛、发热、视力减退 1 个月于 2003 年 12 月收住首都医科大学宣武医院。患者于 1 个月前突然发热，体温高达 39℃，同时伴头痛、呕吐，7 天后体温逐渐降至正常，但感到左侧肢体无力，并进行性加重不能独立行走；同时出现双眼视力下降。行头颅 MRI 检查显示：右侧丘脑圆形长 T_1、长 T_2 异常信号，病灶周围没有水肿区，没有占位效应。因诊断困难于病后 1 个月到首都医科大学宣武医院就诊。神经系统体检：神志清楚，眼前数指，双侧瞳孔等大等圆，对光反应正常，眼球各方向活动自如；左侧面纹变浅，伸舌偏向左侧，左侧上下肢肌力Ⅲ级，腱反射亢进，左侧 Babinski（+），Pussep's（+），感觉较右侧差。腰穿检查：脑脊液压力正常，常规及生化检验正常。眼科检查：左眼视力 0.2、右眼视力 0.1，球结膜没有充血、水肿；视乳头边界不清，色红，考虑为视神经炎。经给予激素、维生素等治疗，患者病情逐渐好转，于治疗后 1.5 个月左侧肢体肌力基本恢复正常，左眼视力 0.9，右眼视力 0.7，复查头颅 MRI 显示右侧丘脑圆形长 T_1、长 T_2 病灶缩小，呈柱形。患者出院后继续服药。于病后 8 个月到首都医科大学宣武医院复查，眼科检查视力为左眼视力 1.2、右眼视力 1.0，已经达到病前视力。神经系统体检除左侧肢体腱反射稍高外其他均正常。复查头颅 MRI 显示右侧丘脑病灶基本消失。

本例为变态反应性丘脑炎合并视神经炎，较为少见，但从发病机制角度可以解释病程，患者左侧肢体偏瘫、双眼视力下降均在发热后 1 周相继出现，激素治疗完全好转也支持为变态反应性、非特异性炎性疾病。

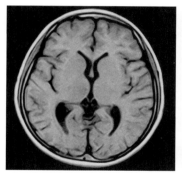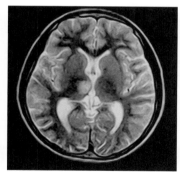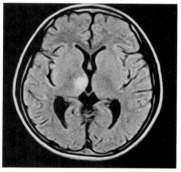

治疗前头颅 MRI 显示：右侧丘脑圆形长 T_1、长 T_2 异常信号，病灶周围没有水肿区，没有占位效应

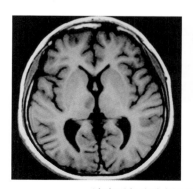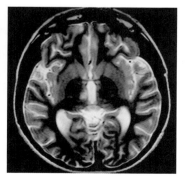

治疗后复查头颅 MRI 显示：病灶好转

【病例 6】

患者女性，66 岁。患者于 2004 年 3 月 26 日在没有任何原因情况下感到双下肢麻木，逐渐感到双下肢无力，但始终能行走，没有大、小便障碍，发病过程中没有感染史及外伤史。于发病后 20 天就诊，行脊髓 MRI 检查显示：颈 7～胸 5 椎体水平脊髓局部增粗，髓内可见异常信号，T1WI 为等信号，T2WI 以高信号为主，病变中央为等信号；注入 Gd-DTPA 后，胸 3 椎体水平髓内可见明显强化病灶，边界尚清，体积约 0.6 cm×0.7 cm×1.1 cm；印象：胸 3 椎体水平髓内病变，炎症可能性大。于发病后 1 个月收入首都医科大学宣武医院神经内科病房。神经系统体检：神志清楚，语言流利，双侧瞳孔等大等圆，对光反应正常，眼球各方活动自如；双侧面纹对称，伸舌居中；四肢肌张力正常，腱反射对称增高，右侧明显，右侧肢体肌力Ⅲ级，左侧肢体肌力Ⅳ级，双侧胸 2 以下浅感觉减退，左侧明显。双侧 Babinski 阳性。腰穿脑脊液压力、常规、生化检验均正常。按脊髓炎给予激素、神经营养等药物治疗病情逐渐好转。于病后 4 个月复查脊髓 MRI 检查显示：胸 2～4 椎体水平脊髓局部略增粗，髓内可见异常信号，T1WI 为等信号，T2WI 为高信号，与 4 月 26 日颈胸段 MRI 比较，病变范围明显缩小；印象：脊髓炎恢复期。神经系统体检：除胸 4 以下浅感觉稍差外，其他均正常。

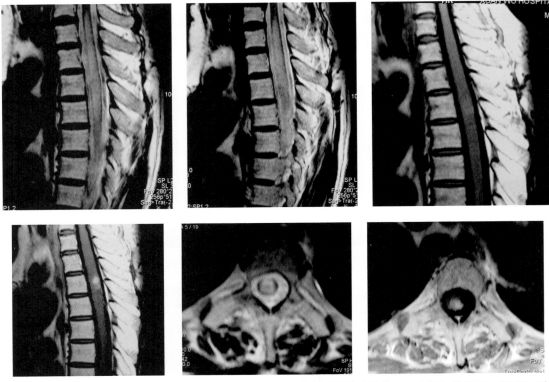

脊髓 MRI 显示：颈 7～胸 5 椎体水平脊髓局部增粗，髓内可见异常信号，T1WI 为等信号，T2WI 以高信号为主，病变中央为等信号；注入 Gd-DTPA 后，胸 3 椎体水平髓内可见明显强化病灶，边界尚清，约 0.6 cm×0.7 cm×1.1 cm

二、综合分析

非特异性脑炎、脊髓炎是原因不十分明确的一组疾病，病因比较复杂，似与病毒感染、免疫接种及自身免疫疾病有关，引起脊髓、脑部的非特异性炎性改变。这类患者有着共同的临床、病理、检验特点。

临床表现：一般为急性或亚急性起病，发病前部分患者有感染史，可伴有发热、头痛、倦怠，体温一般不超过 38℃。因病损部位不同出现不同的临床表现及神经系统局灶体征。

病理特点：病灶区静脉广泛瘀血，神经元有坏死、变性、缺失，神经纤维有髓鞘脱失、炎性细胞浸润、胶质细胞增生等。

脑脊液检验：压力正常或轻度升高，一般没有炎性细胞增多及各种免疫、生物原性异常所见。病变在脊髓时，如造成脑脊液完全或不完全梗阻时，蛋白可不同程度升高。

影像学特点

CT：病灶局部呈低密度区，边界不清，如病灶较大可有轻度占位效应，注入 Gd-DTPA 后可有不规则强化表现。脊髓病变有时可见脊髓增粗，易于与肿瘤混淆。

MRI：T1WI 呈低信号，边界不清，T2WI 呈高信号，病灶周围可见水肿区（较病灶信号稍高），注入 Gd-DTPA 后可有不规则强化表现。

（一）脊髓炎

病因尚不十分明确，为神经科较为常见疾病，四季均可发病。多数患者在出现肢体无力之前，有 1~3 周的上感、上呼吸道炎症、腹泻等感染史，并有轻、中度发热，体温常在 37.5~38℃。

1.病理

病变多侵及胸段，其次为颈段；病变以横贯性损害为主，也可有局灶性病变；可累及灰质、白质以及脊膜和脊神经。肉眼见脊髓轻度或明显肿胀，软脊膜充血，炎性渗出，灰白质界限模糊；镜下软脊膜及脊髓血管充血、扩张，血管周围淋巴及浆细胞浸润；神经细胞肿胀、胞核偏位，严重病例细胞溶解、消失；白质神经纤维髓鞘肿胀、脱失，常伴以小胶质细胞增生并在灶内见到格子细胞。随着病情好转，以上情况逐渐减轻好转，轻者可完全恢复正常，严重患者可出现脊髓萎缩。

2.临床表现

多数患者肢体功能障碍出现在感染（上呼吸道、胃肠道、外伤等）之后 2 周，呈急性或亚急性起病，进行性加重，1 周内达高峰。患者常首先感到颈肩部、胸腰部串刺痛以及束带感。随之逐渐出现四肢、双下肢呈不同程度瘫痪、括约肌障碍、阶段性感觉障碍、出汗异常等表现，并进行性加重。严重者可表现脊髓休克状态，肢体呈软瘫，一般持续 2~3 周，个别患者达 1~2 个月，脊髓休克状态时间越长表示病情越严重。脊髓休克之后腱反射逐渐增高，肌张力增高，病理反射阳性。颈髓病变可累及呼吸肌，造成患者呼吸困难。

3.辅助检查

腰穿脑脊液压力正常或轻度升高，一般没有炎性细胞，当病灶造成脑脊液完全或不完梗阻时，蛋白可不同程度升高。CT/MRI显示局部病灶呈异常密度/信号，病灶周围有水肿区，脊髓可呈现出增粗，注入Gd-DTPA后可有不规则强化表现。少数患者脊髓CT/MRI显示正常。

4．治疗

本病及时给予恰当治疗可痊愈。主要用激素、维生素等治疗，协助患者康复训练，注意避免褥疮形成，防止各种感染，尽快使患者康复。

（二）脑炎

1．病理

病变常侵及脑干、脑叶，多为较局灶性病变。肉眼见病变处轻度或明显肿胀，灰白质界限模糊；镜下可见血管充血、扩张，血管周围淋巴及浆细胞浸润；神经细胞肿胀、胞核偏位，严重病例细胞溶解、消失；白质神经纤维髓鞘肿胀、脱失等情况与脊髓炎相似。

2．临床表现

多数患者在发病之前有感染史，呈急性或亚急性起病，进行性加重，1周内达高峰。脑部病灶可引起精神症状，失语、偏瘫、癫痫等症状及体征；小脑病变表现小脑性共计失调；脑干病变则造成病灶侧颅神经麻痹，病灶对侧中枢性偏瘫以及小脑症状。

3．辅助检查

腰穿脑脊液压力正常或轻度升高，一般没有炎性细胞。CT/MRI显示局部病灶呈异常密度/信号，病灶周围有水肿区，注入Gd-DTPA后可有不规则强化表现。少数患者脊髓CT/MRI显示正常。

4．治疗

本病及时给予恰当治疗可痊愈。主要用激素、维生素等治疗，协助患者康复训练，注意避免褥疮形成，防止各种感染，尽快使患者康复。

（三）鉴别诊断

1．特异性脊髓炎

由各种细菌、病毒、真菌等病原体所致炎性疾病；包括急性感染性脊髓炎、中毒性脊髓炎、变态反应性脊髓炎，各种代谢、血液病性脊髓炎以及接种后脊髓炎等。临床表现与非特异性脊髓炎相似，但可找出明确病因。

2．感染后脑炎

由各种细菌、病毒、真菌、螺旋体、立克次体、寄生虫等病原体所致炎性反应；各种因素所致超敏反应，以及全身疾病所致脑炎样改变。包括乙型脑炎、森林脑炎、疱疹病毒脑炎、巨细胞脑炎、病毒性脑炎（肠道、狂犬等病毒）、亚急性硬化性全脑炎。

脑炎有共同特点

病原体：由媒介传播病毒或病原体感染。

病理：多灶性或弥漫性炎性改变，病灶处肿胀、充血，镜下可见淋巴细胞、中性粒细胞浸润，严重者有神经细胞坏死，并可见出血、组织软化。疱疹病毒脑炎对额、颞叶有亲和力，细胞内可找到单纯疱疹病毒包涵体。

症状：类似呼吸道感染症状：发热、全身不适等；癫痫、意识障碍及精神症状。

体征：脑实质受损体征，常有双侧锥体束受损，出现 Babinski 病理反射阳性。

检验：类似病毒性脑膜炎脑脊液改变。血清及脑脊液特殊抗体阳性。

EEG：特异性异常或广泛异常。

影像学：CT/MRI 可显示出病灶，没有特异性，疱疹病毒脑炎常显示以一侧颞叶为主的大片状病灶。

治疗：针对病原体及对症治疗（降低颅内压，抗癫痫、保护脑细胞等）

3. 多发性硬化

病变仅侵及中枢神经系统白质，并有多处病灶，临床以脑部、脊髓受损症状为主，一般不伴有周围神经受损表现；CT/MRI 可显示出病灶，常呈多发散在。本病复发率高，反复发作后病情难以恢复。

4. 其他

脊髓梅毒：有冶游史，有性病表现，血清梅毒检验阳性。

脊髓灰质炎：常见于儿童，夏秋季流行，在发热之后逐渐出现肢体不对称性弛缓性瘫痪，以单侧下肢受累多见，患者不伴有感觉及括约肌障碍。血清学检验可协助确诊。

格林 - 巴利综合征：急性发病，四肢呈弛缓性瘫痪，与脊髓炎脊髓休克期症状类似，但感觉障碍为末梢型，脑脊液检验有蛋白细胞分离。

（谢淑萍）

第四节　脑囊虫病、脑结核瘤、脑转移瘤鉴别诊断

脑囊虫病

一、典型病例

【病例 1】

患者男性，14 岁。患者因癫痫发作 2 个月于 1998 年 9 月收入院。2 个月前患者夜间突发抽搐，发作时双眼上翻，口吐白沫，咬破舌头，意识丧失数秒钟，伴尿失禁；清醒后对发作没有记忆。以前从未有类似发作；此后又发作数次，发作情况类似第一次。行头颅 CT 检查显示颅内多发性病变，左侧额叶为主，病灶呈片状不规则低密度，没有占位效应。头部 MRI 检查显示左侧额叶、双侧脑室旁呈片状不规则病灶，大小不等，形状各异，注射增强剂后呈小圆形不规则或环形强化，占位效应不明显，性质难以明确。神经系统检查：神志清楚，

语言流利，双侧瞳孔等大等圆，示齿时双侧面纹对称，伸舌居中，四肢肌力、肌张力正常，腱反射适中，病理反射阴性。为明确诊断行开颅手术，病理证实为脑囊虫病。

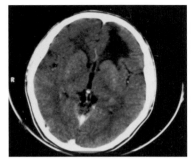

CT 显示：左侧额叶片状低密度病灶，周围脑组织水肿区不明显

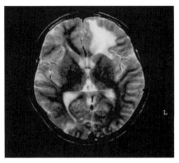

MRI 显示：T₂WI 左侧额片状高信号病灶

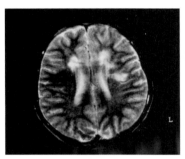

MRI 显示：T₂WI 双侧脑室旁多发小片状高信号病灶

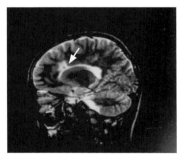

MRI（矢状位）显示：T₂WI 胼胝体前方片状高信号，中心点状低信号

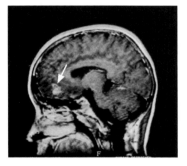

强化 MRI（矢状位）显示：左侧额叶不规则强化病灶

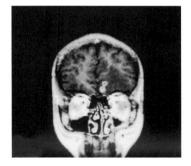

强化 MRI（冠状位）显示：左侧额叶多发环状强化病灶

【病例 2】

患者男性，57 岁。患者因头痛、呕吐伴癫痫发作 3 个月，于 1999 年 2 月收治入院。患者于 3 个月前突发抽搐，发作时双眼上翻，口吐白沫，咬破舌头，意识丧失数秒钟，没有尿失禁，清醒后对发作没有记忆。以前从没有类似发作，之后又发作数次。发作后患者逐渐感到头痛，严重时伴呕吐。行头颅 CT 检查显示颅内多发低密度小病灶，右顶叶可见较大囊性病灶，病灶周围没有水肿区；行头部 MRI 显示颅内多发性病变，大小不等，形状不一，右顶叶可见较

大囊性病灶，右小脑大囊性病灶，病灶周围没有水肿，占位效应不明显，注射增强剂后没有明显强化，性质难以明确。神经系统体检：神志清楚，嗜睡，回答问题切题。双侧瞳孔等大等圆，示齿时双侧面纹对称，伸舌居中，四肢肌力、肌张力正常，腱反射适中，病理反射阴性。复查头颅 MRI 显示颅内多发性病变没有变化。为明确诊断神经外科行开颅手术，病理证实为脑囊虫病。

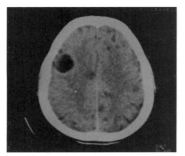

CT 显示：颅内多发低密度小病灶，右侧顶叶囊状病灶，周围脑组织水肿区不明显

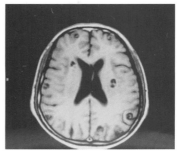

MRI 显示：T_1WI 多发低信号小病灶，中心可见小点状高信号

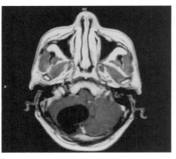

MRI 显示：T_1WI 右小脑大囊性低信号病灶

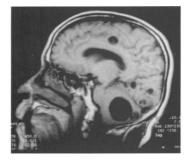

MRI（矢状位）显示：T_1WI 多发低信号小病灶，右小脑大囊性低信号病灶

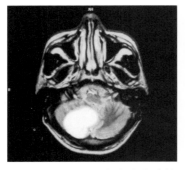

MRI 显示：T_2WI 右小脑大囊性高信号病灶

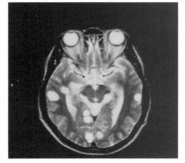

MRI 显示：T_2WI 多发小圆形低信号病灶

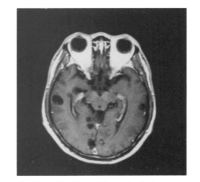

病灶没有明显强化（生存期）

【病例 3】

患者女性，15 岁。患儿因发作性意识丧失，伴四肢抽搐 3 天于 2000 年 2 月收入院。患者于 3 天前没有任何诱因情况下突然意识丧失，双眼上翻，口吐白沫，四肢抽搐，约 1min

后抽搐停止，2 h 后再次发作后进入昏睡状态，8 h 后患者清醒。行头颅 MRI 检查显示左侧额叶圆形异常信号病灶，周围有水肿区，没有占位效应，病灶呈环状强化，因诊断困难而到首都医科大学宣武医院就诊。神经系统检查：神志清楚，语言流利，双侧瞳孔等大等圆，示齿时双侧面纹对称，伸舌居中，四肢肌力、肌张力正常，腱反射适中，病理反射阴性。经神经外科开颅手术证实为脑囊虫病。

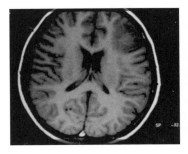

MRI 显示：T$_1$WI 左额叶圆形低信号病灶

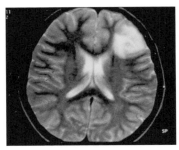

MRI 显示：T$_2$WI 左额叶圆形高信号水肿区

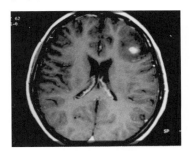

强化 MRI 显示：病灶呈圆形强化

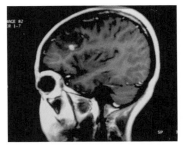

强化 MRI（矢状位）显示：病灶呈小圆形环状强化

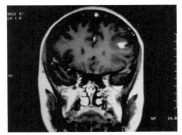

强化 MRI（冠状位）显示：病灶呈小圆形强化

【病例 4】

患者男性，44 岁。因头痛四肢无力 3 个月于 1999 年 5 月收入院。3 个月前患者逐渐感到全头痛，进行性加重，严重时伴呕吐。发病后 1 个月出现四肢无力，行走困难。患病过程中曾有间断发热，体温在 37.5~38℃。行头颅 MRI 检查显示颅内多发性病变，大小不等，形状不一，病灶周围有明显水肿区，占位效应不明显，注射增强剂后病灶呈较大的环状不均匀强化，颈髓也可见到类似的病灶，性质难以确定，到首都医科大学宣武医院就诊。神经系体检：神志清楚，回答问题切题，双侧瞳孔等大等圆，示齿时双侧面纹对称，伸舌居中，四肢肌力、肌张力正常，腱反射亢进，双侧 Hofumman（－），Babinski（＋），颈₃和颈₇以下有两个感觉减退平面。腰穿脑脊液压力正常，生化、常规检验均未见异常，囊虫 Elisa（＋）；血清囊虫 Elisa（＋）。按脑囊虫病治疗 3 个月后，复查头颅 CT：病灶已钙化。

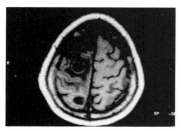
MRI 显示：T₁WI 右侧额顶叶多发圆形低信号水肿区，中心可见小圆形更低信号病灶，边界为稍高信号。没有占位效应

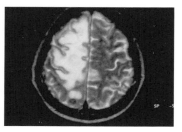
MRI 显示：T₂WI 右侧额顶叶多发圆形高信号水肿区，中心可见小圆形更高信号病灶边界为稍低信号

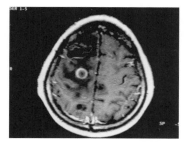
强化 MRI 显示：右顶叶病灶圆形环状强化

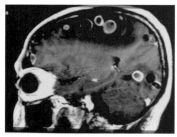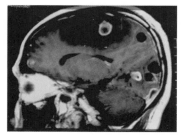
强化 MRI（矢状位）显示：多个圆形环状强化病灶。病灶大小不一

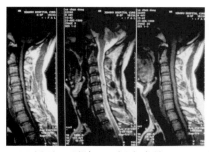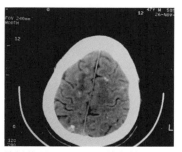
MRI 显示：颈髓₄₋₅间小病灶，T₁WI 呈稍低信号，T₂WI 呈稍高信号
治疗后 CT 显示：病灶钙化

【病例 5】

患者男性，44 岁。因头痛伴癫痫发作 3 个月于 1999 年 2 月收入院。3 个月前患者突发抽搐，发作时双眼上翻，口吐白沫，意识丧失数秒钟后抽搐停止；发作过程中伴尿失禁。此次发作之后又发作数次。发作后逐渐感到头痛，严重时伴呕吐。患者 10 年前曾便过绦虫。行头颅 CT 检查显示左额、颞叶囊性病灶，病灶中心可见正常脑组织，病灶周围没有水肿区；行 MRI 检查显示左额、颞、枕叶，中脑多发囊性异常信号，病灶大小不等，形状不一，周围没有水肿区，没有占位效应。腰穿脑脊液压力正常，生化、常规检验正常，囊虫 Elisa（+）；血清囊虫 Elisa（+）。神经系统体检：神志清楚，回答问题切题。双侧瞳孔等大等圆，示齿时双侧面纹对称，伸舌居中，四肢肌力、肌张力正常，腱反射适中，病理征阴性。按脑囊虫病治疗 6 个月后，复查头颅 MRI 及 CT 显示病灶大部分钙化。

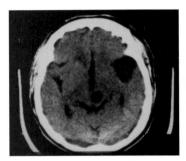

CT 显示：左侧颞叶、中脑囊性病灶，周围脑组织水肿区不明显

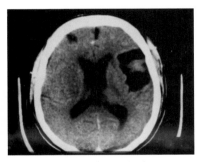

CT 显示：左额叶大囊性病灶

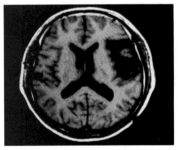

MRI 显示：T_1WI 左额颞叶、中脑枕叶低信号病灶，病灶中可见正常脑组织

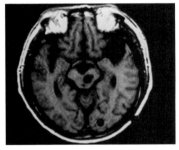

MRI 显示：T_1WI 左中脑，颞叶低信号病灶

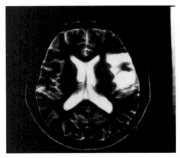

MRI 显示：T_2WI 左额颞叶高信号病灶，病灶中可见正常脑组织

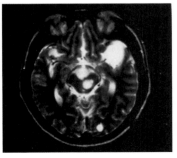

MRI 显示：T_2WI 左中脑，颞叶，枕叶高信号病灶

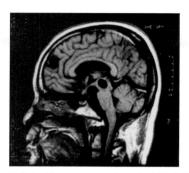

MRI（矢状位）显示：T$_2$WI 左中脑囊性高信号病灶

【病例 6】

患者男性，17 岁。因头痛、癫痫发作伴左侧肢体无力 5 个月于 1999 年 5 月收入院。5 个月前患者突然意识障碍、抽搐、双眼上翻、牙关紧闭、咬破舌头，约 1min 后缓解，没有尿失禁。此次发病后患者逐渐出现左侧肢体无力，并感到头痛，尚能忍受，不伴呕吐。以往没有食"豆猪肉"史，没有便绦虫史。头颅 CT 显示右侧顶叶圆形病灶，周围有水肿区，占位效应不明显，呈环状强化。腰穿脑脊液压力正常，生化、常规均正常，囊虫 Elisa（+）；血清囊虫 Elisa（+）。神经系统体检：神志清楚，回答问题切题。颅神经正常，左侧肢体肌力 V 级弱、肌张力正常，左侧腱反射高于右侧，Babinski 征阳性。按脑囊虫病治疗 3 个月后，复查头颅 CT 病灶大部分钙化，左侧肢体肌力恢复正常，病理反射消失。

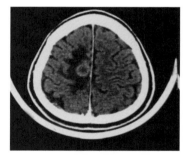

CT 显示：右侧顶叶圆形低密度病灶，边界清楚呈高密度，周围脑组织水肿区明显，没有占位效应

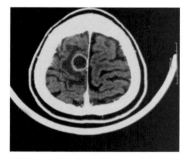

强化 CT 显示：病灶呈环形强化

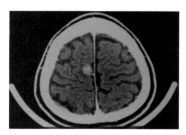

治疗后复查 CT 显示：病灶缩小呈高密度，周围水肿区消失

【病例 7】

患者女性，15 岁。因癫痫发作 3 个月于 1999 年 5 月收入院。3 个月前患者突发意识障碍、抽搐、双眼上翻、牙关紧闭、咬破舌头并有尿失禁，约 1min 后缓解。之后又发作数次。发病后患者逐渐感到头痛，严重时伴呕吐。病史中没有食"豆猪肉"及便绦虫史。头颅 MRI 显示左顶叶异常信号，可见靶型病灶，周围有水肿区，占位效应不明显，环状强化。腰穿脑脊液压力正常，生化、常规均正常，囊虫 Elisa（+）；血清囊虫 Elisa（+）。神经系统体检：神志清楚，回答问题切题。颅神经正常，肢体活动好，没有病理征。按脑囊虫病治疗 3 个月后，复查头颅 MRI 及 CT 显示病灶大部分消失。

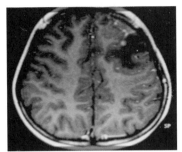

MRI 显示：T$_1$WI 左顶叶片状不规则低信号病灶，周围脑组织水肿区不明显

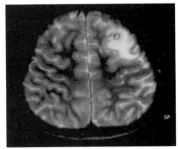

MRI 显示：T$_2$WI 左顶叶片状不规则高信号病灶，呈靶形病灶

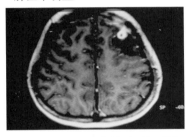

强化 MRI 显示：病灶呈环行强化

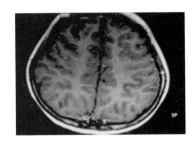

强化 MRI 显示：病灶消失

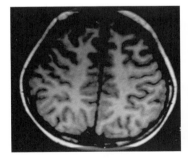

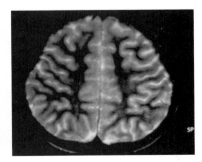

复查 MRI 显示：T$_1$WI、T$_2$WI 病灶消失

【病例 8】

患者女性，18 岁。因头痛及癫痫发作 6 个月于 1995 年 3 月收入院。患者 6 个月前突然意识障碍、抽搐、双眼上翻、牙关紧闭、咬破舌头，约数秒钟后缓解。此次发作后又出现多

次发作，约每月发作 3~4 次。癫痫发作后逐渐出现头痛，尚能忍受，不伴呕吐；当地医院曾做腰穿检查，脑脊液压力为 210mmH₂O，白细胞 21×10⁶/L，生化检验正常。按病毒性脑膜炎治疗效果不明显。病后 5 个月患者体温升高，38~39℃，用抗生素治疗没有明显效果，转首都医科大学宣武医院诊治。神经系统检查：体温 39℃，神志清楚，语言流利，热病容，脑膜刺激征阳性，四肢肌力、腱反射均正常，没有引出病理反射。行头颅 CT 检查显示右侧额顶叶，左侧顶叶多发病灶，有环状强化，脑膜也有强化，周围脑组织水肿明显，没有占位效应，考虑为脑囊虫病。血清囊虫 PHA 为 1：256，腰穿检查脑脊液压力为 220 mmH₂O，白细胞 97×10⁶/L，其中单核细胞占 70%；生化检验蛋白为 150 mg/dl，糖 30 mg/dl，氯化物 100 mg/dl，囊虫 PHA 为 1：64。按脑膜炎性脑囊虫病治疗病情仍没有好转，体温有上升趋势，脑膜刺激征逐渐明显，考虑为脑膜炎性脑囊虫病合并结核性脑膜炎。加用抗痨药物后病情很快得到控制。6 个月后病情基本好转，1 年后脑脊液压力、常规及生化检验均恢复正常。血清囊虫 PHA 为 1：128。诊断为脑囊虫病合并结核性脑膜炎。

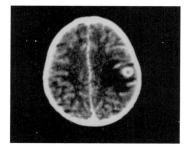
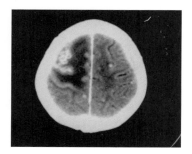

强化 CT 显示：左侧顶叶厚壁环行强化病灶，周围脑组织水肿区明显，没有占位效应

强化 CT 显示：右额、顶叶病灶呈多发小结节状强化

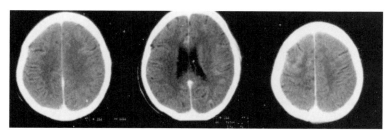

治疗后复查 CT 显示：左侧顶叶病灶消失，右额、顶叶病灶散在不规则钙化，周围水肿区消失

【病例 9】

患者男性，72 岁。因癫痫发作 3 个月于 1999 年 5 月收入院。3 个月前患者突发抽搐，意识丧失、双眼上翻、牙关紧闭、咬破舌头，并有尿失禁，数秒钟后缓解，清醒后对发作没有记忆。之后几天又发作数次，发作情况与第一次类似。患者并逐渐感到头痛，严重时伴呕吐。病史中没有便绦虫史。行头颅 MRI 检查，显示左额顶叶、右颞叶多发性病变，大小不等，形状不一，圆形不规则强化，周围脑组织有水肿区，占位效应不明显。腰穿脑脊液压力正常，生化、常规均正常，囊虫 Elisa（+）；血清囊虫 Elisa（+）。神经系统体检：神志清楚，回答问题切题。颅神经正常，肢体活动好，没有病理征。按脑囊虫病治疗 3 个月后，复查头颅 MRI 及 CT 显

示病灶大部分钙化。

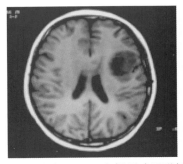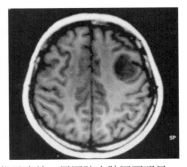

MRI 显示：T₁WI 左额顶叶圆形低信号病灶，周围脑水肿区不明显，没有占位效应

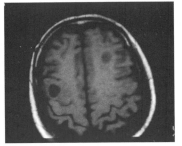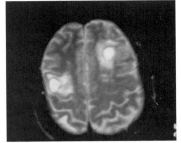

MRI 显示：T₁WI 左额右顶小圆形低信号病灶，周围脑水肿区不明显，没有占位效应

MRI 显示：T₂WI 左额右顶小圆形高信号病灶

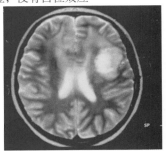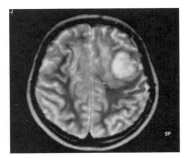

MRI 显示：T₂WI 左额顶叶圆形混杂信号，病灶以高信号为主

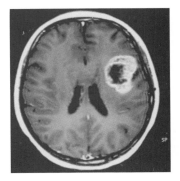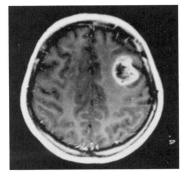

强化 MRI 显示：病灶呈不规则圆形强化

【病例10】

患者男性，30岁。因癫痫、头痛2个月于2002年1月收住院。2个月前患者没有任何原因突然出现抽搐，意识丧失、双眼上翻、牙关紧闭、咬破舌头并有尿失禁，数秒钟后缓解，清醒后对发作没有记忆。癫痫发作后感头痛难忍，呕吐数次。行头颅CT检查显示双侧半球多发病灶，右脑室旁大片低密度，占位效应明显；呈环状不规则强化，疑为转移瘤转至首都医科大学宣武医院诊治。神经系统体检：神志清楚，回答问题切题。颅神经正常，肢体活动好，没有病理征。复查头颅CT显示病灶没有明显变化。追问病史12年前患者曾有便绦虫史，服用过驱绦虫药物，已经有10年没有便过节片。腰穿检查脑脊液压力为300 mmH$_2$O，白细胞2×10^6/L，生化检验正常，囊虫抗体阳性。经按囊虫治疗后4个月复查头颅CT病灶大部分钙化。

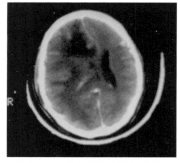

CT显示：右侧脑室旁大片低密度病区，占位效应明显，将中线向左推移

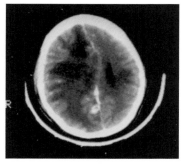

强化CT显示：右侧脑室旁病灶呈圆形强化

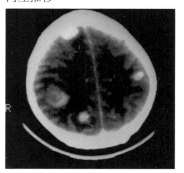

强化CT显示：右侧脑室旁病灶呈圆形结节状强化，病灶大小不一

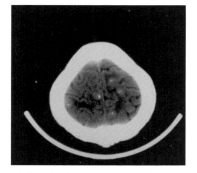

治疗后复查CT显示：右侧脑室旁病灶钙化

【病例11】

患者女性，35岁。因头痛、呕吐2个月于1999年8月收住院。2个月前患者出现较严重的头痛，伴呕吐，进行性加重。病程中没有发热。行头颅MRI检查显示侧脑室、第四脑室囊性病灶，导水管等处多发小囊性病灶，可见头节。住院后做脑室囊虫摘除术。术后服用杀虫药物。

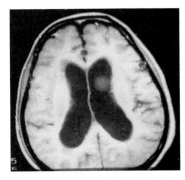

MRI 显示：T_1WI 左侧脑室内圆形稍高于信号脑脊液的囊性病灶

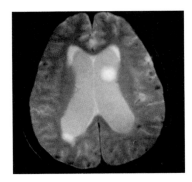

MRI 显示：T_2WI 左侧脑室内圆形稍高于脑脊液信号的囊性病灶

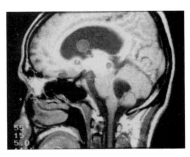

MRI（矢状位）显示：T_1WI 侧脑室内圆形囊性病灶，第四脑室扩大，导水管等处多发小囊性低信号病灶，中间可见点状高信号

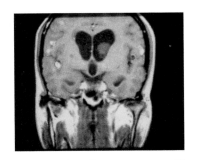

MRI（冠状位）显示：T_1WI 侧脑室内圆形囊性病灶

【病例 12】

患者男性，37 岁。因发热、头痛 15 天，加重 2 天于 2002 年 9 月 25 日入院。15 天前患者无明显诱因出现发冷发热，体温 38℃，伴头痛，呈阵发性胀痛，无恶心呕吐。在当地医院查血象高，给予抗炎治疗，具体不详，2 天后缓解。2 天前头痛加重，伴恶心呕吐，为胃内容物，喷射状。来首都医科大学宣武医院查头 CT 示右颞底低密度灶。外院头 MRI 示右颞异常信号，以右额脑脓肿收入院。既往史：体健。个人史、家族史无特殊。入院查体：血压 120/75 mmHg，心肺腹体检正常。

神经系统：神清语利，瞳孔正常，视野检查左外上象限、右内上象限部分缺失。面纹对称，伸舌居中。四肢肌力Ⅴ级，腱反射适中、对称，共济运动正常，病理征未引出。辅助检查：腰穿：压力 195 mmH$_2$O，细胞数 1100×10^9/L，白细胞 940×10^6/L，糖 37 mg/dl，氯化物 120 mmol/L，蛋白 268 mg/dl，脑脊液囊虫抗体阳性。胸片正常。经神经外科手术证实为脑囊虫病。

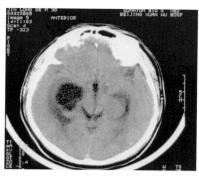

头 CT：右颞底低密度灶，周围有水肿区，占位效应不明显

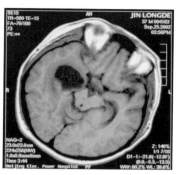

MRI：右侧脑室颞角内囊性低密度灶，周围没有明显水肿，占位效应不明显

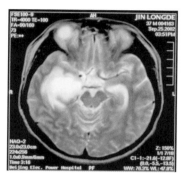

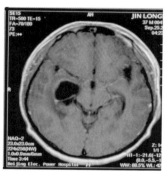

MRI：右侧脑室颞角内囊性高信号病灶；右侧脑室颞角内囊性病灶，囊壁有增强

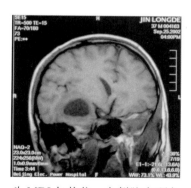

头 MRI 矢状位：右侧脑室颞角内囊性病灶。囊壁有增强

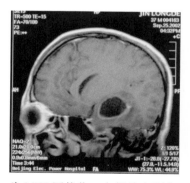

头 MRI 冠状位：右侧脑室颞角内囊性占位

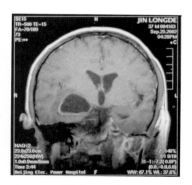

头 MRI 冠状位：右侧脑室颞角内囊性占位。囊壁有增强

【病例 13】

患者女性，57 岁。主因进行性头痛 4 年，发作性意识丧失 2 年余，加重 2 个月，双下肢无力伴二便障碍 1 月余。于 2004 年 10 月 22 日入院。

患者于 4 年前无明显诱因出现头部胀痛，以前额为主，不伴恶心呕吐，予去痛片口服后好转，上述症状反复出现，间隔数天、数周不等，频率及程度进行性加重。2 年前患者突然出现四肢抽搐伴意识丧失，无舌咬伤，无流涎，10 min 左右自行缓解，未予特殊处理，1 个月前患者无明显诱因感双下肢无力，5~6天后不能行走，感觉丧失，同时出现小便不能，大便失禁，急到当地医院查头颅CT颅内多发低密度影，头颅MRI示颅内多发囊性病变，重度脑积水，颈胸MRI显示T_1胸$_{11}$腰$_1$水平2个囊性低信号灶，内可见点状高信号，T_2为囊性高信号灶，内可见点状低信号；背部软组织内可见多个囊性占位，诊断为脑囊虫、脊髓囊虫，10天前出现精神异常，由急诊收入神经内科。

即往史：甲亢病史5年，幼年有食米猪肉史。无家族遗传史。

查体：T36.9℃　P68次/min　R19次/min　BP120/70mmHg，营养中等，发育正常，平车推入病房，四肢头颈前胸后背多发大小不等皮下结节，心肺腹（-），双下肢不肿。

神经系统体检：神志欠清，嗜睡，答非所问，不认识家人，智能差，计算力减退100-7=？颅神经（-）无脑膜刺激征，双上肢肌力Ⅴ级，双下肢肌力Ⅳ级，L_1以下痛温及音叉关节位置觉完全消失，双上肢腱反射（++），双下肢腱反射（+），未引出病理征。

辅助检查：X线报告，双小腿软组织内见多个钙化影，血囊虫酶标阳性，血生化大致正常，腹部B超脂肪肝。入院以后给予吡喹酮、丙硫咪唑杀虫、抗癫痫等治疗，病情好转，双下肢肌力恢复正常好转出院。确定诊断为：脑囊虫病，症状性癫痫，脊髓内囊虫，皮下囊虫。

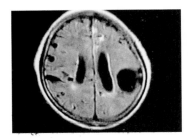

头颅MRI：T_1WI见颅内多发囊性病变

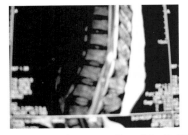

胸MRI显示：T_2WI胸$_{12}$腰$_1$为囊性高信号灶，内可见点状低信号

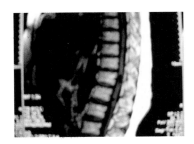

MRI显示：胸$_{11}$~腰$_1$水平T_1见2个囊性低信号灶

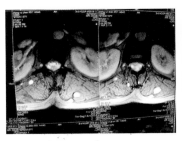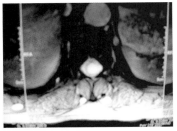

胸MRI显示：轴位胸$_{11}$水平见T_2囊性高信号灶

【病例14】

　　患者男性，54岁。头痛左眼视力下降2年于2004年7月到首都医科大学宣武医院就诊，病程中没有恶心、呕吐，没有癫痫发作。6年前曾有便绦虫史，经驱虫治疗，头节排出后未再发现绦虫节片。行头颅MRI检查显示：左眼眶肌锥内视神经外上方可见2个类圆形长 T_1 长 T_2 异常信号，边界清楚光滑，信号均匀，病灶为 $1\,mm \times 0.8\,mm \times 0.8\,mm$（$AP \times RL \times SI$），视神经没有明显受压、变形，眼球没有明显前移。腰穿检查：脑脊液压力为 $120\,mmH_2O$，常规、生化检验正常，脑脊液囊虫抗体检验呈阴性，血清囊虫抗体检验呈阳性。眼科检查后将病灶摘除，病理证实为囊虫。

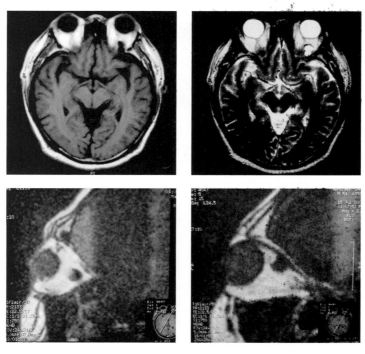

　　头颅MRI检查显示：左眼眶肌锥内视神经外上方可见2个类圆形长 T_1 长 T_2 异常信号，边界清楚光滑，信号均匀，病灶为 $1mm \times 0.8mm \times 0.8mm$（$AP \times RL \times SI$），视神经没有明显受压、变形，眼球没有明显前移

【病例15】

　　患者男性，40岁。因左侧肢体无力、麻木4个月于2003年12月就诊，患者于4个月前没有任何原因情况下感到左侧肢体无力、麻木，但一直能行走，经治疗没有好转，也无明显加重，病程中没有癫痫发作，没有囊虫病史，否认其他疾病。行头颅MRI检查显示：圆形大囊状异常信号，并见囊中有囊，T_1WI 呈低信号，T_2WI 呈高信号，病灶周围没有水肿，没有占位效应。神经系统体检：神志清楚、语言流利，左侧中枢性面瘫，左侧肢体无力Ⅳ级，腱反射稍高于右侧，Babinski阴性，感觉系统正常。腰穿：脑脊液压力、常规、生化检验均正常，囊虫抗体阴性。为明确诊断，经神经外科手术证实为脑囊虫病。

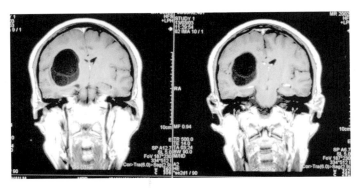

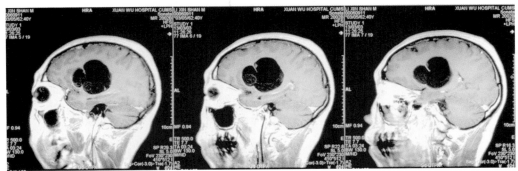

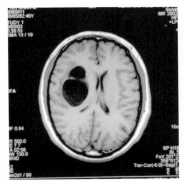
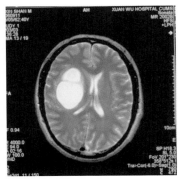

头颅MRI显示：圆形大囊状异常信号，并见囊中有囊，T_1WI呈低信号，T_2WI呈高信号，病灶周围没有水肿，没有占位效应

【病例16】

患者男性，28岁。癫痫发作2周，共发作5~6次，以大发作为主。有食用"豆猪肉"史，有便绦虫史，没有皮下结节。神经系统检查没有发现异常。头颅MRI显示右外侧裂、环池、纵裂、透明隔、左侧脑室内可见多个圆形呈蜂窝状长T_1长T_2病灶，病灶边界清楚，脑室扩大，脑干受压变形；病灶有不规则强化。

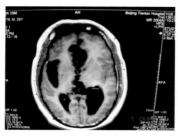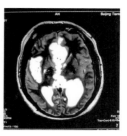

MRI 示右外侧裂、环池、纵裂、透明隔、左侧脑室内可见多个圆形呈蜂窝状长 T_1 长 T_2 病灶，病灶边界清楚，脑室扩大

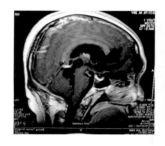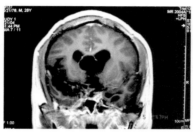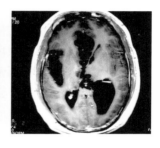

MRI 病灶有不规则强化

以上 16 例患者均经脑组织活检或治疗后好转确诊为脑囊虫病，其中一些病例影像学改变不符合脑囊虫病特点。

二、综合分析

脑囊虫病是中枢神经系统最常见的寄生虫感染性疾病，以多发、广泛寄生为特点。单从脑部 CT/MRI 所显示出的病灶与结核瘤及转移瘤等脑内结节性病变易混淆，不少患者从全国各地以脑囊虫病到首都医科大学宣武医院就诊，其中约有 50% 不是脑囊虫病。

（一）感染方式和病理

1558 年 Gesinet 首先报道了在人体发现有囊虫寄生，1855 年 Kuchnmeister 等证明猪组织内的囊虫是人体感染的来源。1922 年 Barnes 报道了我国的第一例囊虫病。以后报道逐年增加。

1. 感染方式

人是猪肉绦虫唯一的终宿主，也是中间宿主。人类囊虫病的感染方式有三种。

（1）内源性自身感染　肠内有猪肉绦虫寄生的患者由于呕吐或肠道逆蠕动，使绦虫成熟妊娠节片逆流到胃内。虫卵在十二指肠内孵化成六钩蚴，钻进肠壁进入血液被送至全身，多数进入脑组织内。六钩蚴进入人脑组织后约 10 周发育成囊尾蚴，在这个过程中宿主反应性地形成一层膜将其包围在内，这层由宿主产生的膜即为囊尾蚴壁。

（2）外源性自身感染　患有猪肉绦虫的患者大便后手被虫卵污染，在进食时虫卵经口而进入消化道感染囊虫病。

（3）外来感染　患者没有猪肉绦虫寄生在肠内，因食入了污染绦虫卵的未煮熟食物，未洗净的蔬菜和水果等而感染。

2．病理学改变

人脑是囊虫好寄生的部位，据报道脑囊虫占人体囊虫的 60%~80%，其次是皮下肌肉内（70%），眼（12%），口腔（2%）。其他脏器内偶可见到。根据囊尾蚴的生活状态可将其相应的病理变化分为三期：

（1）共存期　此期从囊尾蚴到达所寄生的部位开始，一直到因某种原因被破坏走向死亡为止。在此时期内，当囊尾蚴进入脑组织后，由于宿主对异体组织反应性进行包绕，产生轻度免疫反应，患者一般没有明显的临床症状。如果一次寄生的虫体较多，或寄生在较重要组织部位，如脑组织，也可出现颅内压增高（头痛、呕吐、视力下降等）、癫痫发作等临床症状。

（2）退变死亡期　此期从囊尾蚴被破坏开始，直到完全死亡为止。这个过程可以是自然衰老死亡，也可以是药物或其他原因所致的蜕变死亡。自然衰老死亡宿主与虫体之间的免疫反应一般不明显，一是因为虫体死亡过程较缓慢；二是虫体多分批死亡，通常不会引起强烈的免疫反应。应用杀虫药物所致的虫体死亡过程可致成批同时死亡，将释放出大量的异体蛋白引起宿主强烈的免疫反应，致使颅内压力增高，频繁癫痫发作，病情加重。患者往往在退变死亡期到医院就诊。

（3）钙化期　虫体被破坏死亡后，或被溶解吸收，或钙化，周围脑组织免疫反应消失，患者恢复正常或症状体征减轻，或留有一些后遗症（癫痫、智能减退等）。

（二）临床表现

1．临床症状

脑囊虫病任何年龄均可患病，但青壮年期多见。国内报道发病最大年龄 69 岁，最小 3 岁。14 岁以上，50 岁以下者约占 80%。国外报道 0~9 岁患者约占 8%，70 岁以上患者约占 2%，20~60 岁患者约占 73%。从国内外情况看儿童发病率都比较低，原因有两个：一是儿童活动范围比较小，交叉感染机会相对比较少；二是因为儿童的胃液不足以融化虫卵的包膜，虫卵不易被释放出来。

多数学者报道男性患者多于女性，男：女约为 2.5：1，似与男性活动范围大，外出机会多有关，而并非囊尾蚴对男性有特殊亲和力。本病可发生于任何民族。回族也可见患病者，为外来感染，即食用了污染绦虫虫卵的食物所致。

脑囊虫病的临床表现复杂多变，主要取决于虫体寄生的部位、数量及囊尾蚴的生存状态、周围脑组织炎性免疫反应程度、脑脊液循环受阻情况等因素。由于囊虫的虫体是一小的囊性物，对周围脑组织损害和压迫小，一般不会造成组织移位，少数成堆寄生形成团块时才对周围组织产生挤压。因而临床以刺激性症状多见，如头痛、癫痫等，而肢体瘫痪、失语等破坏性症状极少见。当虫体处于退变死亡期时，释放出大量异体蛋白，周围组织产生强烈的免疫反应，水肿严重，颅内压力增高，患者临床症状才出现或加重。现将本病主要临床表现分述如下：

（1）头痛　是比较常见的症状之一，但疼痛的程度可有很大差别。脑囊虫引起头痛的机制为：一是脑膜或颅内疼痛敏感组织（血管、神经根等）受到刺激，二是颅内压力增高使脑组织受挤压移位所致。头痛的程度轻重不一，随病情而变化，无特异性。部分患者仅有皮下肌肉内囊虫，也有头痛感觉，主要是囊虫感染后引起的非特异性血管舒缩功能紊乱所致。

（2）癫痫发作　大脑半球的皮层灰质，皮层下灰白质交界处是囊尾蚴好寄生的部位，而且多在皮质运动区。因此本病临床多表现为刺激症状——癫痫发作。脑囊虫病的癫痫发作约占60%~70%，这与囊虫的寄生部位有直接关系。癫痫发作常常是脑囊虫病的首发症状，也可以是唯一的症状。

一般来说，脑囊虫病的癫痫发作频率，强度、持续时间与数量及病程有关。在病程的退变死亡期，如果虫体数量多，周围脑组织反应大，则癫痫发作的次数就多些，持续时间也长些，部分患者还可以出现癫痫持续状态。因此在临床工作中用杀虫药物时，一定要同时服用抗癫痫药物，以往没有癫痫发作史的患者在服用杀虫药物期间也应该服用抗癫痫药物。

囊虫在死亡钙化后，似一个异物存在于脑组织内仍然能引起癫痫发作，但发作频率会明显减少。其中有10%的患者发作停止。癫痫发作的有无或频度并不与脑组织受损程度完全一致，原来没有癫痫发作的患者出现癫痫发作也并不代表病情加重，癫痫发作只说明患者邻近皮层部位有囊虫寄生（生存期、退变死亡期、钙化期）。

脑囊虫病患者的癫痫发作形式也是多种多样，与囊虫在颅内多部位寄生有关。由于大脑皮层运动区是囊虫好寄生部位，全身强直阵挛发作最多见；囊虫寄生在颞叶、顶叶部位则可引起简单部分性或复杂部分性发作及失神小发作。脑囊虫病患者的癫痫发作有多样性和易变性的特点，即在同一位患者可以有两种以上发作形式，可从局灶性发作开始，很快转变为全身强直阵挛发作；也可在全身强直阵挛发作后出现局灶性发作；或在简单部分性发作后出现复杂部分性发作或失神小发作。或者这次是一种形式发作，下次为另一种形式发作。这种癫痫发作的多样性和易变性为脑囊虫病的特征。

（3）颅内压力增高和脑积水　颅内压力增高也是脑囊虫病的常见症状之一，据报道约占脑囊虫病的47.4%。主要表现为剧烈头痛、恶心、呕吐，视物不清，视力下降，以至失明。检查时可见视乳头边界不清，静脉增粗，动脉搏动消失，视网膜可有片状出血，其中有8%的病例发展成继发性视神经萎缩，视力难以恢复正常。脑囊虫病患者的颅内压增高多为慢性过程，患者有一定的耐受性，颅内压力虽然已高达300 mmH$_2$O以上，但患者仍可生活自理或承担轻工作，这一点与脑血管病、肿瘤等疾病引起的急性颅内压增高有明显的区别。慢性颅内压力增高一般出现在囊虫生存期的早期及退变死亡期的早期，而在退变死亡期的晚期可表现出急性颅内压力增高，患者一般情况差，表现剧烈头痛、频繁呕吐、视力下降，严重时出现不同程度的意识障碍，患者表情淡漠、少语，或意识呈朦胧状态，甚至出现昏迷，提示有脑疝形成，危及生命，必须及时给予有效地降低颅内压的药物。长时间颅内压增高可造成脑室扩大、脑脊液循环受阻，造成交通性或梗阻性脑积水，影响患者的神经功能及智能。

（4）精神症状和智能减退　脑囊虫病可引起患者精神症状和智能减退。1901年由Gomez，Lzquierdo首先报道了一例墨西哥的古巴移民出现精神错乱、恐怖、幻觉、失眠等症状，住院后经多种治疗，病情一直得不到控制，不久患者昏迷死亡，经尸解证实为脑囊虫病。1949年Stepien和Chorobski报道脑囊虫病伴发精神症状者约为0.6%，首都医科大学宣武医院的资料显示出脑囊虫病伴发精神症状者约为3%，主要表现为幻觉、妄想、焦躁、失眠等。1961年Tuenles提出脑囊虫病伴发精神症状的机制为脑脊液压力改变的机械刺激所致，而不是虫体的直接作用，也有学者认为与虫体死亡过程中释放出的异体蛋白有关。脑囊虫病的智能减退常和精神症状同时出现，也可有单纯智能障碍。进行性智能减退多见于颅内压增高及频繁癫痫发作患者。颅内压增高及频繁癫痫发作使皮层神经细胞受损。

（5）脑部局灶功能损害症状　囊尾蚴可寄生于脑组织内任何部位，一般都是多部位寄生，寄生在不同的部位可表现出不同的临床症状。如寄生于第四脑室可出现 Brun's 征；寄生在桥小脑角部位可出现听神经瘤的症状；寄生在小脑可出现共济失调，语言障碍等。

（6）颅内炎性免疫反应症状　囊虫寄生于蛛网膜下腔、皮层表浅部位，或囊虫的退变死亡期，脑组织反应严重时都可以表现为非特异性免疫反应性脑膜炎及脑炎样改变。患者可有发热、头痛、呕吐、意识障碍等症状，由于没有因细菌、病毒感染所致的炎症性渗出，脑膜刺激征罕见。在腰穿时有白细胞增多，脑脊液改变与病毒性脑膜炎改变类似，压力中等偏高，白细胞增多，一般不超过每立方毫米 100 个，以淋巴细胞为主，蛋白轻度升高，不超过 100 mg/L。氯化物轻度降低，糖含量轻度下降，无特异性。脑脊液的炎性反应可以持续时间较长，为 1~2 年，甚至达 3~4 年，时好时坏，病人的临床症状常与脑脊液变化不相符合，这是脑囊虫病的又一特点。

（7）血管炎性反应　由于宿主对囊虫异体蛋白免疫反应，可引起脑血管内皮非特异性炎性改变，使管壁变厚，管腔变窄，影响血流速度，造成动脉供血障碍或血栓形成。临床上表现出缺血性脑血管病的症状，如偏瘫、失语、眩晕等，头颅 CT 或 MRI 可显示出梗死病灶。脑囊虫性脑血管炎性病变多发生在中小动脉，程度较轻，很少造成完全性偏瘫。

（8）颅神经症状

1）视神经受损最常见，主要是颅内压增高造成视乳头水肿，导致视神经脱髓鞘、胶质细胞增生，继发视神经萎缩，使视力下降。可表现为急性的损害，视力在几天内急剧下降，以至失明，但脑囊虫病患者的视神经受损多为慢性过程。先有阵发性视物不清，继而视力逐渐减退，视力下降程度和颅内压力增高的情况有直接关系，颅内压力越高视力下降越明显。囊尾蚴直接寄生在鞍上压迫视交叉也可以造成原发性视神经萎缩，使视力下降及视野缺损。枕区囊虫或枕区血管受损也可以引起皮层盲。眼内囊虫寄生可直接造成视网膜损害使视力下降，囊虫可由检眼镜直接窥视。

2）第Ⅲ、Ⅳ、Ⅵ脑神经即动眼神经，滑车神经，外展神经也常受到损害，或单独出现，或联合出现。动眼神经受损常见于急性颅内压增高形成颞叶沟回疝时，动眼神经受压迫所致，常为单侧受损，伴有意识障碍及锥体束受损体征，是病情危重的征象。颅内压力增高也可引起双侧外展神经和滑车神经麻痹。由于蛛网膜粘连还可造成其他颅神经受损，如面神经、三叉神经、听神经等，但较罕见。

2．分型

脑囊虫病临床表现极为复杂，变化也较多，目前国内外有关脑囊虫病的分型种类较多，各有不同侧重，有从临床表现分型，如癫痫型、脑膜炎型、颅内压增高型、痴呆型等；有从寄生部位分型，如脑室型、脑实质型、蛛网膜下腔型等；有从影像学改变分型，如粟粒型、脑炎型、巨囊型、肉芽肿型、小囊肿型等；还有急性型和慢性型之分。以上几种分型多侧重于某一方面情况，脑囊虫病的临床分型应结合囊虫的寄生部位、病理过程、临床表现、影像学改变等方面资料，以求简便、实用，有助于对病情的掌握、对病情的转归和预后进行判断。根据以上情况将脑囊虫病分为 6 型，每一型又分为 3 期。

（1）软脑膜型（蛛网膜下腔型）　此型囊虫主要寄生在蛛网膜下腔内（脑池、脑裂）、皮层的表浅部位、软脑膜等部位，以脑膜炎、蛛网膜粘连、交通性和梗阻性脑积水为主要表现。可伴有脑神经受累的症状。脑实质性损害症状不明显，根据病情可再分为 2 型。

1）脑膜炎型　急性或亚急性起病，有头痛、恶心、呕吐、发热（体温一般不超过38℃），多数患者没有脑膜刺激征。脑脊液改变类似病毒性脑膜炎，脑脊液的炎性改变时重时轻，部分病人迁延时间较长，经治疗脑脊液的炎性改变可以完全恢复正常。

2）颅底粘连型　病人除了有脑膜炎型的症状体征和脑脊液的变化外，因蛛网膜粘连阻碍了脑脊液的循环，使颅内压升高，造成交通性或非交通性脑积水，脑室扩大。因颅底蛛网膜炎、蛛网膜粘连，还可造成颅神经受累、锥体束征等局灶性体征，脑脊液蛋白升高较明显。

（2）脑实质型　囊虫常寄生于脑实质内的灰质、灰白质交界区，丘脑、底节等区域也可见到，囊虫在脑实质内常散在单个寄生，以病灶小、数量多、分布广泛为其特点。

1）癫痫型　此型患者囊虫主要寄生在大脑皮层，临床以癫痫发作为突出的症状。约40%囊虫病患者癫痫发作为唯一的症状。此型病人没有颅内压力增高，没有精神症状及智能减退，一般没有明确的神经系统局灶体征，此型病人为脑囊虫病中最常见的一种类型，约占脑囊虫病的50%。癫痫发作呈多形式。国内外文献报道各种发作形式中以全身强直阵挛发作最多，约占癫痫发作34.5%，简单部分性发作约占27%，复杂部分性发作约占6%，失神小发作约占5%，多种形式发作约占40%。脑囊虫病人的癫痫发作频率和程度与脑囊虫病的生活状态有关。在脑囊虫的生存期癫痫发作一般间隔时间较长，形式基本固定，而在囊虫的退变死亡期则频率明显增多，甚至出现癫痫持续状态，且发作形式也可多变。进入钙化期则癫痫发作次数减少，约10%的病人可自行停止。此型患者中，头颅CT扫描有阳性发现者可达90%左右，脑电图表现为局灶性或多灶慢波，棘慢波，弥漫波慢波者约为56%。

2）颅内压力增高型　本型以颅内压力增高为突出症状。囊虫寄生数量多，周围脑组织炎症性免疫反应大，水肿严重，使颅内压力不同程度升高，早期脑室变小，后期扩大。本型颅内压力增高多为慢性过程，但在囊虫退变死亡过程中颅内压力可急剧升高，随时危及生命。本型患者是脑囊虫病中比较严重的一种类型，约占脑囊虫病的47.4%。本型的治疗也是关键问题，治疗得当90%以上患者可痊愈，恢复正常工作，不遗留后遗症；如果治疗不得当，患者有可能死于治疗过程中。

3）脑室型　患者的囊虫寄生在脑室内，主要临床症状为颅压高。脑室囊虫约占脑囊虫的7%。其中第四脑室囊虫最多，占脑室囊虫的60%~80%；侧脑室囊虫次之，占脑室囊虫的20%~30%；第三脑室及导水管囊虫较罕见，可能与地方狭小有关。脑室囊虫一般为单个寄生，多个寄生也不少见，个别情况脑室内可见数十个囊虫成堆葡萄状寄生，多个囊虫共同拥有一个大囊，其中可分为多个小囊，呈圆形、卵圆形，大小不等。脑室囊虫由于直接寄生在营养液中，周围没有其他组织压迫，使之直径较大、囊壁较薄。脑室内囊虫多浮游在脑室液中，或附着在脑室壁及脉络丛上，刺激脉络丛分泌脑脊液增多，使脑室扩大。囊虫性蛛网膜炎可造成蛛网膜粘连阻碍脑脊液回吸收及循环，均可使颅内压增高及脑积水出现。因此本型患者临床上除了有颅内压增高症状外，一般没有明显的神经系统局灶体征。寄生在第四脑室囊虫多伴有 Brun's 征，脑室内囊虫的诊断可依据头颅 CT，磁共振和脑室 Conray 造影。

4）巨囊型　囊虫寄生在蛛网膜下腔或脑实质内，由于渗透压等因素使囊液增多形成大囊，或数个囊虫成堆寄生也可形成大囊，直径能达 5~10 cm，或更大，成为巨囊，临床症状和体征同脑实质型，因囊较大使周围组织移位，但不损害周围组织。

5）混合型　为上述四种不同类型的组合。较常见是脑实质内囊虫和软脑膜型囊虫混合。主要临床表现为癫痫发作，精神症状，智力减退及局灶体征，又因颅底蛛网膜粘连引起颅内压力增高，脑积水，脑室扩大，病情严重，处理也常远较其他类型困难。

6）亚临床型　此型患者无任何临床症状或体征，仅在血或脑脊液免疫检验中有阳性发现，或头颅 CT、MRI、脑室 Conray 造影中发现囊虫病灶。此型患者囊虫的寄生部位可能在脑实质内的亚区。

（三）辅助检查

1. 免疫学检验

血和脑脊液中的各种免疫学检验是必不可少的检查手段，是诊断囊虫的重要依据。目前国内外用于诊断囊虫的检验有数种，最简单的为皮内实验，但准确率低，一般不作为常规检验。下面介绍几种免疫学检验方法。

（1）补体结合试验（complement fixation test，CF）；

（2）乳胶凝集试验（latex agglutination test，LA）；

（3）间接血凝试验（indirect hemagglutination test IHA）；

（4）酶联免疫吸附试验（enzyme-linked immunosorbent assay，ELISA）。

2. 脑脊液检验

脑脊液的检查所提供的数据对脑囊虫的诊断很有价值。脑囊虫患者脑脊液的改变主要取决于囊虫寄生的部位，数量，生活状态。

（1）压力　约47%的脑实质囊虫病人压力高于正常，多为慢性颅内压升高过程，使一些患者能适应颅内压力增高，一般没有明显不适。脑室系统囊虫压力均有升高，尤其是第三、第四脑室内囊虫颅内压力更高，可达 $500\,mmH_2O$ 以上。当脑室内囊虫阻塞脑脊液循环通路时，颅内压力急剧上升。脑囊虫病患者颅内压力增高时常合并有交通性或梗阻性脑积水。

（2）细胞数　囊虫数量少，或位于脑实质内，脑脊液白细胞多数正常。囊虫位于大脑皮层表浅部位，脑膜或脑室系统引起了局部炎症性免疫反应，白细胞增加，一般不超过 $100\times10^6/L$，淋巴细胞占优势。有时可见浆细胞，少数脑膜炎反应严重的患者可以是中性粒细胞占优势。脑脊液中白细胞增多在囊虫的退变死亡期明显，由于宿主的免疫反应所致。钙化期消失。

（3）生化　脑囊虫病患者脑脊液中蛋白基本正常，脑膜炎和蛛网膜炎型患者有不同程度升高，一般在 100mg/L 以下，个别达 1g/L。脑脊液中蛋白以球蛋白为主。颅内压增高型和脑膜炎、蛛网膜炎型患者蛋白升高明显。脑囊虫病患者脑脊液中糖、氯化物多数在正常范围，少数低于正常水平，见于脑膜炎型患者。

3．影像学检查

自 CT 和 MRI 问世以来大大提高了囊虫病的诊断水平，这两种影像学检查可以直接显示出囊虫寄生的部位、病理演变过程、虫体的生活状态，对诊断和治疗有相当大的指导意义。按囊虫的生活状态可分为共存期、退变死亡期、钙化期（静止期）。

（1）共存期　囊尾蚴存活着，周围脑组织没有明显的免疫反应，囊虫与所寄生的脑组织处于共存状态。CT 和 MRI 显示为　①脑实质囊虫：头颅 CT 为多个散在或单个的圆形低密度病灶，不强化，头节为偏在一侧小点状高密度灶。囊虫直径一般为 0.5~1.5cm，少数患者有大囊病灶，直径可达 4~10cm，CT 值为 4~10Hu，与脑脊液相似。大囊型病灶因囊液多，一般看不到头节。头颅 MRI 的 T_1 加权像显示为圆形低信号病灶，头节呈点状高信号，T_2 加权像显示为圆形高信号病灶，头节呈点状低信号。②脑室囊虫：CT 显示脑室扩大、变形，可见单个或多个圆形、卵圆形囊性病灶，CT 值与脑脊液相似，病灶显示不清楚。70% 患者伴有交通性或梗阻性脑积水。MRI 的 T_1 加权像显示囊虫略高于脑脊液的低信号病灶，囊虫壁呈线状略高信号。T_2 加权像显示囊虫略高信号病灶，囊虫壁呈线状略低信号。③蛛网膜下腔、脑池及脑底部囊虫：CT 显示分叶葡萄状或大囊性低密度病灶，脑池、脑裂增宽，部分病人有交通性或梗阻性脑积水。MRI 的 T_1 加权像显示葡萄状或大囊性低信号病灶，脑池、脑裂增宽，有脑积水征。T_2 加权像显示葡萄状或大囊性高信号病灶。

（2）退变死亡期　为囊虫自然衰老逐渐死亡或用杀虫药物后死亡过程，由于虫体被破坏，其异体蛋白进入周围脑组织内，产生免疫反应，使原有的共存状态遭到破坏，非特异性炎性细胞浸润脑组织或脑膜，周围脑组织出现反应性水肿。囊尾蚴的囊液混浊，囊壁被破坏，头节变大不清。CT 显示虫体周围脑组织水肿明显，可连成片，呈类似脑炎改变。虫体增大呈不规则形状，囊壁环状强化或呈结节状强化，不少情况与肿瘤及转移瘤难以区别。MRI 的 T_1 加权像显示水肿区呈现低信号，囊虫壁呈不规则环状或结节状略高信号，虫体呈低信号；T_2 加权像显示水肿区呈高信号，囊虫壁呈不规则环状或结节状低信号，虫体呈高信号，呈现出靶型病灶，为囊虫病特异性改变。病灶强化明显，结节状或不规则环状强化。在退变死亡期中可看到囊虫特异性改变——壁结节：CT 显示头节变大偏在一侧，呈高密度；MRI 的 T_1 加权像呈高信号，T_2 加权像显示呈低信号，壁结节为囊虫死亡的标志。在蛛网膜下腔及脑室、脑池、脑裂内囊虫退变死亡期 CT 显示葡萄状或大囊性病灶，与周围脑组织界限不清，脑室扩大、变形；脑池、脑裂变宽，脑积水征更明显，病灶有强化。MRI 有同样的改变。退变死亡期是一个较长的过程，自然死亡为 1~2 年，药物所致为数月。因此在影像学的改变早期与晚期也有明显差异，早期周围脑组织反应明显，病灶强化突出；晚期周围脑组织反应逐渐减轻，病灶强化逐渐减弱，趋于稳定。

（3）钙化期（静止期）　此期囊虫已死亡，头颅 CT 显示多发或单发点状高密度或钙化灶，CT 值近似颅骨的 CT 值。直径为 0.2~0.3 cm，周围没有水肿，脑室和中线结构无移位，无增强。MRI 各序列成点状无信号或略低信号，且图像不清楚。在这期间内，观察囊虫病灶的钙化现象 CT 明显优于 MRI。

4．其他检查

（1）脑电图　脑囊虫病患者脑电图多数显示为正常范围，癫痫发作频繁或颅内压增高伴不同程度意识障碍患者，脑电图可显示局灶性慢波、棘波、棘慢波，表示患者皮层功能受损。脑囊虫病患者脑电图改变缺乏特异性。

（2）粪便中绦虫虫卵检查　脑囊虫病患者肠道内常有绦虫寄生，成熟的含有数千个虫卵绦虫节片随粪便排出，因此粪便中绦虫虫卵检查对囊虫病的诊断有一定帮助。

（3）X线片检查　在头颅CT广泛应用之前，颅骨及肢体尤其小腿的X线片显示有点状钙化，提示皮下肌肉内曾寄生囊虫，并已死亡钙化，易于诊断，但阳性率不高。

（四）诊断要点

1. 确诊标准

具备下列三项中的两项便可确诊为脑囊虫病。

（1）弥散性脑部损害症状和体征为主，如头痛、癫痫发作、颅内压增高等症状并排除了其他病因所造成的脑组织损害，极少数患者有局灶体征，如椎体征等。

（2）脑脊液囊虫免疫学检验阳性。

（3）头颅CT／MRI检查显示有典型囊虫寄生改变。

2. 拟诊标准

不具备确诊标准中第2、3项，但具备下列三项中的两项可拟诊本病。

（1）病理活检证实皮下、肌肉内有囊虫寄生，或手术证实眼内有囊虫。血清囊虫免疫学检验阳性。

（2）脑脊液中白细胞增多，蛋白增高，糖降低，或找到嗜酸细胞。

（3）颅骨及肢体平片发现多个点状钙化。

合理的诊断主要依据第2、3项，但考虑到脑脊液及CT或MRI在一些医院不能检查，才提出第4~6项补充条件，有利于基层医院的医生诊断本病。

（五）治疗

1. 杀囊虫治疗

（1）适应证

1）癫痫频繁发作者　癫痫发作为脑囊虫病的主要临床症状之一，其发作频率与病情有关，在共存期和钙化期发作次数较少，或者没有发作，在退变死亡期发作次数最多，频繁地发作使脑细胞缺氧、变性、坏死，使患者智力下降。癫痫持续状态还可造成脑组织缺氧、水肿危及患者生命。因此需要给予合适的杀虫药物治疗。

2）脑膜炎型患者　本型患者由于囊虫多寄生脑组织表浅部位，使脑膜及蛛网膜下腔出现非特异性炎性免疫反应，患者表现头痛、呕吐、发热等症状，如不用杀虫药物治疗，脑膜炎长期迁延，影响患者的生活与工作，经杀虫治疗患者可治愈。

3）颅内压力增高型脑实质囊虫　本型患者由于颅内压增高，患者头痛、呕吐，视力下降，痛苦万分，生命随时受到威胁，采取适当的杀虫药物治疗可减轻患者痛苦，挽救生命。

（2）各种治疗方法　20世纪70年代以前，对本病没有特效的治疗方法，仅有一些中草药方剂；80年代初，吡喹酮和丙硫咪唑的应用给脑囊虫病的治疗开创了新路，改变了脑囊虫病的治疗现状，将一种医生束手无策的疾病成为完全可治愈的疾病。现将几种治疗方法介绍如下。

1）一般性治疗 适用于颅内压正常的脑囊虫病及皮下肌肉内囊虫病患者。目前公认吡喹酮和丙硫咪唑为治疗囊虫病有效的药物。Sotelo（1985 年）报道单用丙硫咪唑治疗脑囊虫病患者，治疗一个疗程后复查囊包减少 76%。单用吡喹酮治疗脑囊虫病患者，治疗一个疗程后复查囊包减少 73%。对照组囊包没有减少。证实这两种药对囊虫病均有可靠的疗效。

吡喹酮（Praziquantel）系异喹啉吡嗪衍生物，为一种广谱抗寄生虫药，药代动力学研究证实吡喹酮口服后自肠胃道迅速吸收，由于吡喹酮的高度脂溶性，能很快分布在人体各组织内。用药后 50~60 min 血液浓度达高峰，24 h 后 90% 代谢产物经肾脏从尿中排泄出。家兔实验表明吡喹酮口服后可通过血脑屏障，并能穿过囊尾蚴的囊壁进入其体内。吡喹酮因能增加细胞膜对 Ca 离子的通透性而导致虫体挛缩，并破坏头节结构使虫体死亡。

研究表明吡喹酮对脑实质囊虫疗效明显（长期随访），对眼部囊虫蚴疗效差，对于脑室囊尾蚴的疗效尚没有对比研究的报道。

人体对吡喹酮有很好的耐受性，但因杀虫作用迅速使囊尾蚴被破坏后释放出抗原引起炎症免疫反应，病灶周围水肿明显，引发颅内压增高使患者头痛、恶心、呕吐、癫痫发作，通常见于囊尾蚴治疗开始后的 1~2 天，持续 2~3 天（激素能有效控制这些反应），吡喹酮其他副反应为对肝脏轻度损害、低热、皮疹、厌食和胃肠道反应均较轻微短暂；孕妇和哺乳期妇女不推荐使用此药。

用量：总量为 180~200 mg/kg 体重。皮下肌肉内囊虫可 1g/d，分 2~3 次服用，直至达到总量为止。脑囊虫病为避免治疗过程中强烈免疫反应，须先从小剂量开始，100~200 mg/d，如没有头痛、呕吐等颅压增高反应，可逐渐增加剂量，但每日不得超过 1g，达总量为止。3~4 个月后再服用第 2 个疗程，一般 2~3 个疗程可痊愈。

丙硫咪唑（Albendazole，阿苯哒唑）丙硫咪唑是一种广谱高效、安全抗蠕虫药，口服后自肠胃道吸收良好。服药后 60~90 min 血液浓度达高峰。丙硫咪唑及其代谢产物 3~4 天后被排除。动物实验证明丙硫咪唑可通过血脑屏障。本品在肝脏内迅速代谢为氧硫基（ALBSO）和磺基两部分，这两个重要的代谢物属于硫氧化合物。ALBSO 为直接或间接起作用的主要成分，可抑制虫体对葡萄糖的摄取，导致糖原耗竭，并可抑制延胡索酸还原酶系统，阻碍 ATP 的生成，致使虫体丧失能量供应而不能生存。Rossignol（1981 年）认为丙硫咪唑和吡喹酮对虫体的作用不同，吡喹酮能迅速破坏囊尾蚴头节使其丧失生活能力而死亡，由于死亡迅速使周围脑组织免疫反应强烈，可造成急性颅内压力增高。而丙硫咪唑可抑制囊尾蚴葡萄糖的摄取，囊虫死亡较为缓慢，一般在 3 周后开始死亡，安全性较大。

丙硫咪唑对脑实质、眼部及脑室囊尾蚴均有效，ALBSO 较吡喹酮更能透过蛛网膜下腔，这一特性使丙硫咪唑对蛛网膜下腔的大囊型囊尾蚴和脊髓囊尾蚴有较好的治疗效果。

用量：治疗囊尾蚴的总剂量为 180~200 mg/kg 体重。皮下肌肉内囊虫 1g ／ d，分 2~3 次服用，直至达到总量为上。脑囊虫病为避免治疗过程中强烈免疫反应，须先从小剂量开始，100~200 mg ／ d，如没有头痛、呕吐等颅内压力增高反应，可逐渐增加剂量，但每日不得超过 1g，达总量为止。3~4 个月后再服用第 2 个疗程，一般 2~3 个疗程可痊愈。

患者对丙硫咪唑和吡喹酮一样有较好的耐受性。副作用为头痛、呕吐，常发生在治疗的最初几天，这是由于囊尾蚴迅速坏死继发急性炎性免疫反应所致。激素治疗可以显著减轻此反应，在治疗过程中也有因严重颅内压增高导致脑疝而死亡的报道。

2）颅内压增高型脑实质囊虫病的治疗　对本型患者治疗的关键问题是在治疗过程中同时注意颅压高问题。鉴于这种情况可根据颅内压力增高程度选择治疗方法。

颅内压在 180~230 mmH$_2$O，可采用小剂量长疗程方法，先用 3 天颅内脱水剂（20% 甘露醇 250 ml，8h 一次），同时合并用小量激素（泼尼松 10 mg，每日 3 次），以减轻周围脑组织的免疫反应，降低颅内压，保护脑细胞。3 天后颅内压力基本降至正常，开始服用杀虫药物吡喹酮或丙硫咪唑。在服用杀虫药物期间甘露醇及小量激素一直同时应用，抗癫痫药物也必须同时应用。服药方法：吡喹酮或丙硫咪唑均从 100 mg／d 开始，在密切观察颅内压力变化及生命体征的情况下，逐步加大药量，2~3 天增加 100 mg，一般不超过 1000 mg／d。总剂量为 200 mg/kg 体重。3~4 个月后再进行第 2 个疗程，3~4 个疗程可痊愈。

颅内压在 230 mmH$_2$O 以上，因患者颅内压力较高，头痛、呕吐、视力下降等颅内压增高症状突出，一般状况较差，承受治疗中药物副反应能力下降，在这种情况下，为避免直接应用作用较强的杀虫药物，先服用首都医科大学宣武医院研制的中药——囊虫丸。组方原则为杀虫、软坚、调节脑组织免疫功能。西医理论为杀虫、降低颅内压、增加脑细胞功能。首都医科大学宣武医院制剂室采用先进方法将囊虫丸制作成崩解度强，易吸收的水蜜丸。囊虫丸虽为中药，但不需辨证施治。服用方法：囊虫丸 8g/d，分 2 次服用，小儿酌减。在囊虫丸服用 3~6 个月后，经腰穿证实颅压降至 200mmH$_2$O 以下，再采用第一种治疗方法，同样可使本病痊愈。

部分颅内压在 230mmH$_2$O 以上患者，可只服用囊虫丸 1~1.5 年，疾病仍能痊愈。仅用囊虫丸治疗，因安全性大，副作用小，患者不需要住院，可在家中服用药物，既方便患者及家属，也为患者节约许多开支。

3）鸡尾酒疗法　吡喹酮和丙硫咪唑都是较好的杀囊虫药物，但作用机制有所不同，实践中发现，不同个体对这两种药的敏感程度不同。仅用一种药物治疗效果较差。国内外文献报道将吡喹酮和丙硫咪唑交替使用（第 1 个疗程用吡喹酮，第 2 个疗程则用丙硫咪唑）疗效优于单用一种药物。我们将这种交替方法又进行改进，在一个疗程中同时应用这两种药物：单日用吡喹酮，双日用丙硫咪唑，每种药物总剂量为 100 mg／(kg 体重)，此方法称为鸡尾酒疗法。经 2 年实践证实，多数患者经 1 个疗程鸡尾酒疗法疾病即痊愈，少数患者需服用第 2 个疗程。

以上方法是我们在长期对数千例颅内压力增高型脑实质囊虫患者的治疗中取得的经验，并经多年的实践检验总结得出，有一定的实用价值。甲氧哒唑对囊尾蚴的实验治疗表明，疗效明显优于吡喹酮和丙硫咪唑，且未见明显的副作用，目前正在谨慎观察下进行药理和临床试验。

2．对症治疗

(1) 抗癫痫治疗　癫痫发作是脑囊虫患者的主要临床症状，甚至是一些患者的唯一症状。因此抗癫痫治疗是脑囊虫病治疗的主要措施之一，甚至是贯彻始终的。有癫痫发作的患者，应及时服用抗癫痫药物。根据发作类型不同选择不同药物，全身强直阵挛发作可选择丙戊酸类药物，抗癫痫效果可靠，毒副作用小，治疗量与中毒量距离宽，使用安全系数大，可长期服用。苯妥英钠和鲁米那也是全身强直阵挛发作的首选药，但前者齿龈增生和后者影响患者醒觉状态以及可降低吡喹酮生物利用度等副作用，使之临床应用减少。局灶性发作、精神运动性发作应首选卡马西平，其副作用主要为眩晕及锥体外系症状，也应密切观察。失神小发作应首选氯硝安定。各类型发作如一种药物控制不理想，可加用另一种抗癫痫药物有望较好地控制发作。对于有癫痫发作史的患者，在服用杀虫药物时必须同时服用抗癫痫药物；没有癫痫发作史的患者，在服用杀虫药物时，如果寄生虫体较多，或囊尾蚴寄生在皮层区，也需同时服用抗癫痫药物，以免出现癫痫发作，加重病情。另外当囊尾蚴死亡钙化后，仍是一种异物存在于脑组织中可造成异常放电，引起癫痫发作，因此仍须服用抗癫痫药物，待2~3年后没有发作时可逐渐减药，多数患者最终可停止服用抗癫痫药物。

（2）保护脑细胞治疗　囊尾蚴在脑组织中寄生所引起的炎性免疫反应、癫痫发作、颅内压增高均可影响脑细胞功能，造成患者智力下降，在脑囊虫病的治疗过程中保护脑细胞药物应注意配合使用，以保护脑细胞功能。目前较常用的药物有钙离子拮抗剂、阿尼西坦类、赖氨酸等药物。

（3）降低颅内压及抗炎治疗　颅内压增高是脑囊虫病主要症状之一，严重威胁着患者的生命，也是治疗过程能否顺利进行的关键。因此降低颅内压力及抗炎（免疫反应）是脑囊虫病治疗的重要部分，降低颅内压及抗炎治疗必须根据神经影像学、血液和脑脊液免疫检验结果综合分析决定。免疫反应性炎症过程可维持数年使脑囊虫病患者长期颅内压力增高。皮质类固醇是抗炎治疗的关键，使用皮质类固醇（主要应用泼尼松）及口服降低颅内压力药物（50%甘油盐水 150 ml/d，呋塞米 20~60 mg/d 等），可使颅内压力维持在正常范围，并能预防继发性颅神经、血管、脑膜和脑组织持续炎症性反应。颅内压力高于 300 mmH$_2$O 时需静脉给脱水药物（甘露醇 250ml，每天 3~4 次）。

在杀虫治疗过程中囊虫的退变死亡期可出现急性颅内压增高，意识障碍，甚至出现脑疝，进行性加重导致患者昏迷死亡。病理机制是脑实质内多发囊虫迅速死亡引起的高免疫反应所致。对于这种情况首先要用强脱水药物（甘露醇、呋塞米等），必要时可用静脉滴注地塞米松（20~30mg/d）或甲基泼尼松龙（20~40 mg/kg·d）将颅内压力控制在 230 mmH$_2$O 以下才可以试用杀囊虫治疗。当脑炎和颅内压增高的临床表现经以上处理后，颅内压力仍不能得到控制时，可根据颅内压增高程度行一侧或双侧去颞骨骨片减压术，以求有效降低颅内压力。

3．外科手术治疗

脑室内囊虫适合于手术取虫治疗。囊虫生长在侧脑室内，刺激脉络丛使脑脊液生成增多，并阻碍脑脊液的回吸收，可造成严重的脑积水。囊虫生长在第三、第四脑室内及导水管内阻碍脑脊液循环，同样造成严重的脑积水，当囊虫阻塞脑室孔，尤其是第四脑室侧孔，引起急性颅内压增高，危及患者生命。手术取虫后病情好转。若不合并脑实质及其他部位囊虫（必须经影像学证实）不再服用杀虫药物，若同时合并脑实质及其他部位囊虫，手术取虫后可按以上方法正规服用杀虫药物。脑积水严重时需做分流手术。

综上所述，脑囊虫病的治疗应该结合神经影像学和脑脊液检测结果综合分析决定。囊虫病灶的数量，部位及病变不同时期及不同的生活状态为一个复杂的病理过程，临床表现差异较大，可以从无症状到危及生命。因此，治疗方案必须因人而异。另外，对于较重患者，治疗过程中应密切观察患者心、肺、肝、肾功能，水和电解质是否正常，以及患者的全身情况，出现问题随时调整治疗，以确保囊虫病患者治疗顺利进行。

三、总结

（一）临床特点

（1）患病年龄多在 20~40 岁，农村多于城市。

（2）慢性病程，50% 病程在 5 年以上，30% 在 2~5 年，20% 在 2 年以内。

（3）癫痫发作　最常见症状，70% 患者有癫痫病史。各种类型发作均可见到，其中全身强直发作占 70%，单纯部分发作占 10%，精神运动发作占 10%，失神小发作占 5%，其他类型占 5%。共存期发作次数较少；退变死亡期发作次数明显增多；钙化期发作次数减少，约 70% 患者停止发作。多种形式发作在脑囊虫病患者中很常见。

（4）颅内压力增高　也是本病的主要症状，约占 45%。80% 呈慢性颅内压力增高，使患者逐渐耐受，虽颅内压力很高，但没有意识障碍，头痛、呕吐不明显，可正常工作与生活。20% 表现急性颅内压力增高，可同时出现不同程度意识障碍。头痛为主要症状，严重时伴呕吐，视力逐渐下降常不引起注意。颅内压力增高很难控制，需长期用降低颅内压力的药物。

（5）精神症状及智力减退　约占 30%，多见于有颅内压力增高患者，精神症状以烦躁不安、多语、疑心失眠等症状为主。智力减退以中、轻度多见，很少见到有重度智力障碍患者。

（6）缺乏脑部受损的局灶体征　偏瘫、失语、共济失调等症状极罕见（可见于囊虫性脉管炎所致的脑梗死），脑膜炎型脑囊虫病患者脑膜刺激征罕见。

（7）60% 的患者有食"豆猪肉"、便绦虫历史。

（8）60% 的患者同时合并有皮下、肌肉、眼部囊虫病史。

（9）极少数患者伴发热，体温一般不超过 38℃。

（二）影像学特点

（1）以散在多个寄生为主，常寄生在皮层及皮层下灰白质交接区脑实质内，白质内较少见。蛛网膜下腔、脑室、脑池、脑沟内常寄生，但常多个葡萄状成堆寄生。

（2）病灶为囊性，90% 病灶直径为 2~3 mm，10% 呈大囊型，直径可达 10~20 cm。

（3）20% 患者合并脑积水，多出现在后期，因囊虫所致蛛网膜粘连造成脑脊液循环受阻。

（4）60% 患者为多个虫体寄生，周围脑组织反应性水肿常不明显。40% 为单虫或少数虫体（＜5 个）寄生，病灶周围脑组织反应性水肿明显。

（5）虫体在脑组织中寄生呈不同生存状态期，CT/MRI 可清晰地显示出。

1）生存期（共存期）　虫体被人体反应性产生的膜包绕在内，膜壁很薄，且呈透明状。

CT：直径为 2~3 mm 囊性病灶（部分大囊型病灶直径可达 10~20 cm），与周围脑组织界限明显，靠小囊的一边有一极小的高密度点为囊虫的头节，不强化。MRI：T_1WI 显示小囊性低信号病灶，头节呈高信号。T_2WI 显示囊虫的头节呈低信号，囊液呈高信号病灶，边界为底信号，周围组织水肿区呈高信号，这几层异常信号形成靶形病灶，许多学者认为是脑囊虫病特征性改变，病灶不强化。

2）退变死亡期 病灶增大，囊壁变厚变混浊，头节也增大（壁结节出现），周围脑组织水肿明显。CT：直径为 4~5 mm 囊性病灶，与周围脑组织界限逐渐不清，可见壁结节（头节），环状强化，部分病人呈不规则强化没有脑膜刺激征。MRI：T1 WI 显示囊性低信号病灶，边界欠清，头节增大。T$_2$WI 显示囊性高信号病灶，头节呈低信号，环状强化。

3）钙化期 虫体死亡骨化，CT 显示约 1 mm 的钙化点。

4）已钙化的病灶引起癫痫发作时，可造成一时性周围脑组织水肿，约在 20 天后消失。

脑结核瘤

一、典型病例

【病例 1】

患者男性，19 岁。因头痛、癫痫发作半个月于 1998 年 7 月收入院。患者于半个月前癫痫发作一次，数秒钟缓解，清醒后对发作没有记忆。病程中没有发热。10 天前患者连续发作数次后出现左侧肢体无力，体温升高，高达 39℃，经治疗体温逐渐降至正常，但患者病情逐渐发展，出现意识障碍，从嗜睡进入浅昏迷状态，转首都医科大学宣武医院就诊。神经系统检查：体温正常，嗜睡，示齿左侧面纹变浅，伸舌居中，左侧肢体肌力Ⅳ级，腱反射增高，Babinski（+）；脑膜刺激征（+）。行腰穿检查，脑脊液压力 300 mmH$_2$O，细胞总数为 150×10^6/L，白细胞 140×10^6/L，其中单核细胞占 70%；蛋白 350 mg/dl 糖及氯化物均正常。头颅 CT 及 MRI 显示右侧额顶叶大片病灶，右侧颞叶，脑室旁多发病灶，病灶周围有水肿区，占位效应不明显，病灶呈结节状、圆形、片状强化。胸片正常。血尿常规、血清生化检查均正常。试按结核性脑膜脑炎治疗后 7 天病情好转，意识转清；15 天后左侧肢体肌力有好转，20 天后肌力基本恢复正常。1 个月后复查腰穿，脑脊液压力 160 mmH$_2$O，白细胞 12×10^6/L，蛋白 65 mg/dl，其他各项检验均为正常。2 个月后复查头 MRI 显示病灶明显减少。诊断为结核性脑膜脑炎。

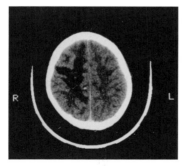

CT 显示：右侧额、顶叶片状低密度，周围脑组织有水肿区，占位效应不明显

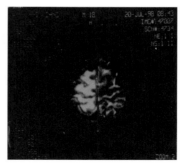

MRI 显示：T$_2$WI 右侧额、顶叶片状高信号病灶，周围组织有水肿区，占位效应不明显

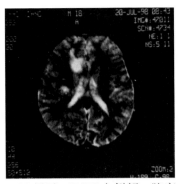

MRI 显示：T$_2$WI 右侧额、脑室旁片状高信号病灶

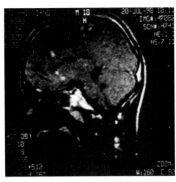

强化 MRI 显示：病灶呈结节状强化

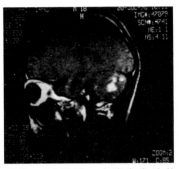

强化 MRI 显示：小脑多发片状强化

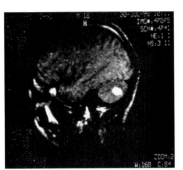

强化 MRI 显示：小脑圆形强化

【病例2】

患者女性，18 岁。因头痛、恶心、呕吐 10 天于 1994 年 8 月收治入院。12 天前患者感到全身发冷，体温升高，最高达 38℃，伴头痛、恶心、呕吐，经按感冒治疗病情有所好转体温降至 37.5℃。5 天前患者出现头晕、头痛，频繁呕吐，病情进行性加重到医院就诊。神经系统检查：体温 37.5℃，嗜睡，唤醒后能回答简单问题；脑膜刺激征（＋），面纹对称，伸舌居中，其他颅神经正常；四肢肌力正常，腱反射适中，病理反射没有引出。行腰穿检查，脑脊液压力 240 mmH$_2$O，白细胞 30×10^6/L，其中单核细胞占 60%；蛋白 75 mg/dl，糖及氯化物均正常。头颅 CT 正常。收住院后诊为结核性脑膜炎，经治疗病情好转出院，嘱继续服用抗结核药物，3 个月复查一次。出院后 2 个月患者自动停服用抗结核药。出院后 4 个月患者再次出现头晕，伴复视，并逐渐感到左侧肢体无力。头颅 MRI 显示右侧脑干圆形异常信号，周围水肿区不明显，没有占位效应。腰穿检查，脑脊液压力 200 mmH$_2$O，白细胞 23×10^6/L，其中单核细胞占 55%；蛋白 65mg/dl，糖及氯化物均正常。神经系统检查：体温 37℃，双侧瞳孔等大等圆，右眼球外展不能，右侧面纹变浅，伸舌居中，左侧肢体肌力Ⅳ级，腱反射增高，Babinski（＋）；经当地医院手术证实为结核瘤。

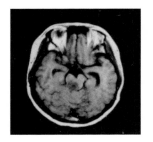

MRI 显示：T₁WI 右侧脑干稍低信号病灶，周围组织水肿区不明显

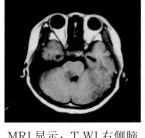

MRI 显示：T₁WI 右侧脑干稍低信号病灶

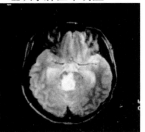

MRI 显示：T₂WI 右侧脑干高信号病灶

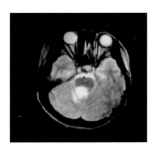

MRI 显示：T₂WI 右侧脑干高信号病灶

【病例3】

患者男性，27岁。因头痛、癫痫发作11天于1998年7月收治入院。患者11天前癫痫发作一次，有意识丧失及尿失禁，没有发热。第2天患者连续发作数次后左侧肢体无力，发热2天，体温高达39℃，并出现意识障碍，转首都医科大学宣武医院就诊。神经系统检查：体温正常，嗜睡，左侧面纹变浅，伸舌居中，左侧肢体肌力Ⅳ级，腱反射增高，Babinski（＋）；脑膜刺激征（＋）。行腰穿检查，脑脊液压力300mmH₂O，白细胞140×10⁶/L，其中单核细胞占70%；蛋白350mg/dl，糖及氯化物均正常。头颅CT显示底节区多发病灶，病灶周围有水肿区，占位效应不明显，结核瘤不能除外。胸片正常。血尿常规、血清生化检查均正常。按结核性脑膜炎治疗1周后意识障碍好转，神志转清，20天后肌力基本恢复正常。1个月后复查腰穿，脑脊液压力160 mmH₂O，蛋白70 mg/dl，其他各项检验均为正常。2个月后复查头颅MRI显示病灶明显减少。诊断为结核性脑膜炎。

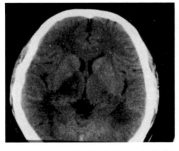

CT 显示：双侧基底节区片状低密度病灶，周围脑组织有水肿区，占位效应不明显

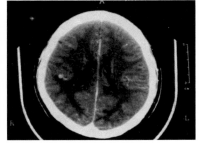

强化 CT 显示：右侧脑室旁点状强化病灶

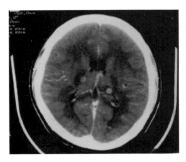

强化 CT 显示：双侧基底节区小
环状强化病灶

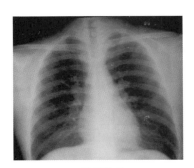

正常胸片

【病例 4】

患者女性，25 岁。7 个月前突然出现抽搐，有意识丧失、双眼上翻、牙关紧闭、咬破舌头，并有尿失禁，数秒钟后缓解，清醒后对发作没有记忆。发作后出现严重头痛、呕吐，并出现低热。当地行腰穿检查，脑脊液压力 210 mmH$_2$O，白细胞 84×10^6/L，其中单核细胞占 70%；蛋白 150 mg/dl，糖及氯化物检验均正常。经抗结核治疗病情好转，体温恢复正常，头痛消失。仅癫痫发作控制不理想，每个月均有几次发作，且患者智能逐渐下降，记忆力明显减退，经常丢三落四而到首都医科大学宣武医院就诊。患者于 3 年前曾患肺结核，治疗后好转；1.5 年前患肠结核，抗结核治疗后病情平稳；结婚 2 年不孕。头颅 CT 显示多发钙化灶。体检：体温正常，极度消瘦。神经系统检查：神志清楚，语言流利，双侧面纹对称，伸舌居中，四肢肌力属于正常范围，腱反射减低，没有引出病理反射，脑膜刺激征阴性。诊断为结核性脑膜脑炎治疗后钙化。

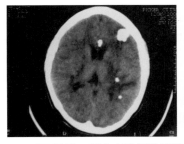
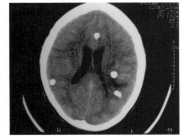

CT 显示：颅内多发钙化病灶，左侧额叶、侧脑室旁为主

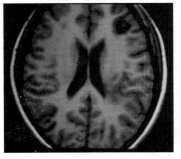

MRI 显示：T$_1$WI 左侧额叶圆形混杂信号病灶（钙化），以低信号为主

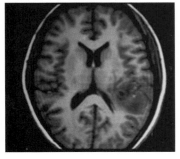

MRI 显示：T$_1$WI 左侧顶、枕叶片状混杂信号，可见小圆形低信号

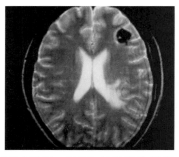

MRI 显示：T_2WI 左侧额叶圆形极低信号（钙化）

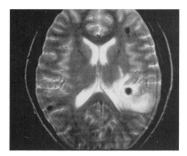

MRI 显示：T_2WI 左侧额叶圆形混杂信号病灶，中心极低信号（钙化）

【病例5】

患者女性， 16岁。因头痛、呕吐、间断发热（38~39℃）1个月于2000年1月住院。患者于1个月前出现头痛，2天后体温上升，高达39℃，应用抗生素后体温有所下降，但几天后又升高，一直没有完全恢复正常。随着病情发展头痛也加重，并出现呕吐，体温也有上升趋势。到首都医科大学宣武医院就诊，行头颅CT检查显示多发片状低密度灶，以底节区、右枕叶为主，有轻度占位效应，病灶呈环状、小圆形强化，考虑为炎性病灶。腰穿脑脊液压力320mmH₂O，白细胞216×10⁶/L，其中单核细胞96%，蛋白150 mg/dl，糖28 mg/dl，氯化物正常。患者1年前有肺结核史、肠结核史，抗痨治疗不规范。神经系统检查：神志清楚，语言流利，除有脑膜刺激征外没有其他局灶体征。规范性抗结核治疗后1个月体温正常，2个月复查腰穿脑脊液压力、生化、常规恢复正常。诊断为结核性脑膜脑炎。

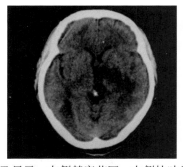

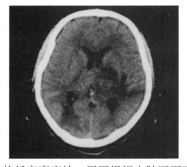

CT 显示：左侧基底节区、右侧枕叶片状低密度病灶，周围组织水肿区不明显

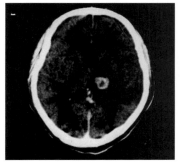

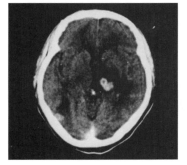

强化 CT 显示：左基底节区病灶呈圆形及环状强化

强化 CT 显示：左侧基底节区右枕叶多发结节状强化

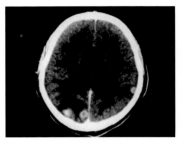

强化 CT 显示：右枕叶多发环状
强化

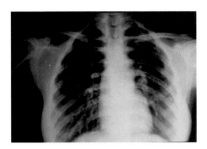

胸片显示：肺结核

【病例 6】

患者女性，16 岁。因头痛、发热伴癫痫发作 3 个月于 1999 年 3 月收入院。患者于 3 个月前出现全头胀痛，4 天后开始发热，体温 38~39℃，当日癫痫发作一次，突发四肢抽搐、意识丧失、数秒钟后停止发作，发现有尿失禁。当地医院行腰穿检查，脑脊液压力 300~400 mmH$_2$O，白细胞数为（100~150）×10^6/L，其中单核细胞占 65%~70%；蛋白 80~150mg/dl，糖及氯化物均正常。行头颅 MRI 检查显示右侧中脑旁多发异常信号，病灶周围有水肿区，占位效应不明显。胸片正常。曾按脑膜脑炎给予一般抗生素及不规则抗结核治疗（用药不详）效果不明显，体温不能恢复正常，仍有癫痫发作，并出现意识障碍，转首都医科大学宣武医院就诊。神经系统检查：体温 38℃，嗜睡，能回答问题，脑膜刺激征（+），颅神经检查未见异常，四肢肌力、腱反射正常，没有引出病理反射，也没有发现神经系统其他局灶体征。行腰穿检查，脑脊液压力 300mmH$_2$O，白细胞 140×10^6/L，其中单核细胞占 70%；蛋白 350 mg/dl，糖及氯化物均正常，未找到隐球菌及抗酸杆菌，囊虫 Elisa（－），血清囊虫 Elisa（－）。复查头颅 CT 及 MRI 显示颅内病灶有加重趋势，病灶周围有明显水肿区。胸片正常。血尿常规、血清生化检查均正常，血沉为 90mm/h。分析患者情况，考虑为结核性脑膜脑炎，给予足量的颅内抗结核治疗半个月后病情得到控制，1 个月后病情明显好转；6 个月后复查腰穿恢复正常。

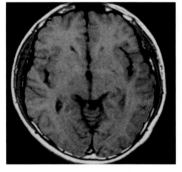

MRI 显示：T$_1$WI 右枕角旁稍低
信号病灶，病灶显示不明显，周
围组织没有明显水肿区

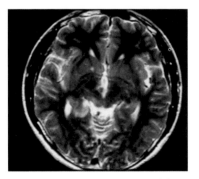

MRI 显示：T$_2$WI 右枕角旁稍高信
号病灶，周围组织没有明显水肿区

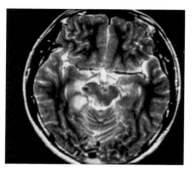

MRI 显示：T_2WI 右中脑旁圆形高信号病灶，周围组织没有明显水肿区

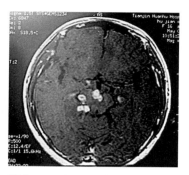

强化 MRI 显示：右中脑旁多发小圆形环状强化病灶

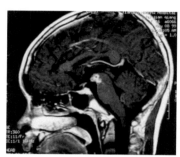

强化 MRI（矢状位）显示：右中脑旁多发小圆形环状强化病灶

【病例 7】

患者男性，12 岁。因头痛、发热 4 个月，于 1999 年 3 月收入院。患者 4 个月前出现全头胀痛，不伴呕吐，几天后出现发热，体温 38~39℃，7 天后左侧肢体无力。当地医院行腰穿检查，脑脊液压力 200~300 mm H_2O，白细胞数为 $(50~100) \times 10^6/L$，其中单核细胞占 60%~70%；蛋白 80~100mg/dl，糖及氯化物均正常。行头颅 MRI 检查显示以双侧颞叶为主的颅内多发病灶，病灶周围水肿区明显，占位效应不明显，病灶呈不规则条状强化。胸片正常。曾按结核性脑膜脑炎治疗效果不明显。转首都医科大学宣武医院就诊。神经系统检查：体温 38℃，神志清楚，语言欠流利，脑膜刺激征（+），左侧面纹变浅，伸舌偏向左侧，左侧肢体肌力 V ⁻ 级，腱反射高于右侧，病理反射阳性，感觉正常。再次行腰穿检查，脑脊液压力 200 mmH₂O，白细胞 $95 \times 10^6/L$，其中单核细胞占 70%；蛋白 80 mg/dl，糖 35 mg/dl 氯化物正常，未找到隐球菌及抗酸酐菌，囊虫 Elisa（－），血清囊虫 Elisa（－）。复查头颅 MRI 显示颅内病灶有加重趋势，病灶周围水肿明显。胸片正常。血尿常规，血清生化检查均正常，血沉 40 mm/h。按结核性脑膜炎给予足量的抗结核治疗后半个月患者病情得到控制，1 个月后病情明显好转，3 个月后复查头 MRI 显示病灶明显减少。1 年后患者腰穿检验、影像学检查均恢复正常。诊断为结核性脑膜脑炎。

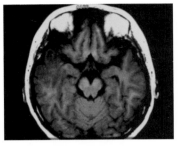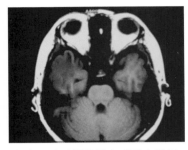

MRI 显示：T$_1$WI 右颞叶大片低信号病灶，周围组织没有明显水肿区

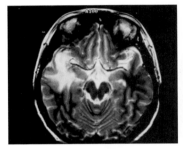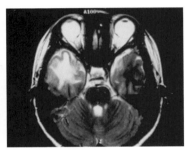

MRI 显示：T$_2$WI 双颞叶大片高信号病灶，右侧病灶范围较大

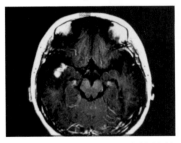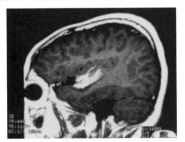

强化 MRI 显示：右颞叶结节状　　　强化 MRI（矢状位）显示：右
强化病灶　　　　　　　　　　　　颞叶长条状强化病灶

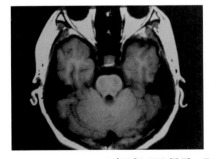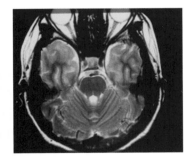

1 年后 MRI 显示：T$_1$WI、T$_2$WI 正常

【病例 8】

患者男性，23 岁。因头痛、间断发热 3 个月于 2001 年 11 月收入院。患者于 3 个月前出现全头胀痛，不伴呕吐，4 天后体温升高达 38~39℃，以后逐渐感到左侧肢体无力。腰穿检查，脑脊液压力 200 mmH$_2$O，白细胞数为 150×10^6/L，其中单核细胞占 80%；蛋白 110 mg/dl，糖

及氯化物均正常。经按脑膜炎给予抗生素治疗（用药不详）病情有所减轻，但数天后体温再次升高，病情加重，头痛难忍，并出现呕吐。行头颅 MRI 检查显示右侧额叶、颞极多发异常信号，边界清楚，病灶周围有水肿区，占位效应不明显，病灶呈不规则结节状、环状明显强化，颞叶脑膜局限性强化，胸片正常，因诊断不清转至首都医科大学宣武医院诊治。神经系统检查：体温 38℃，神志清楚，脑膜刺激征（+），左侧面纹变浅，伸舌偏向左侧，左侧肢体肌力Ⅴ⁻级，腱反射高于右侧，病理反射阳性，感觉正常。复查腰穿检查，脑脊液压力 320 mmH₂O，白细胞 95×10⁶/L，其中单核细胞占 70%；蛋白 80 mg/dl，糖 35 mg/dl 氯化物正常，未找到隐球菌。抗结核治疗后 7 个月复查 MRI 病变明显好转。

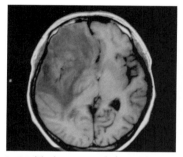
MRI 显示：T₁WI 右额颞叶以低信号为主混杂信号区，周围有水肿区，占位效应明显

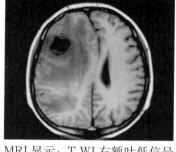
MRI 显示：T₁WI 右额叶低信号囊性病灶，边界清楚；周围有水肿区，占位效应明显

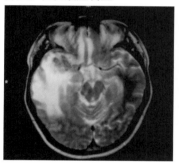
MRI 显示：T₂WI 右颞叶片状高信号

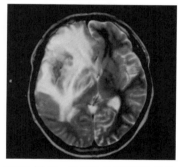
MRI 显示：T₂WI 右额颞以高信号为主混杂信号区

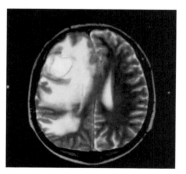
MRI 显示：T₂WI 右额颞大片高信号，中心有囊性高信号区，边界清楚为低信号区

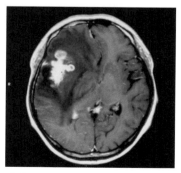
强化 MRI 显示：多发结节状强化

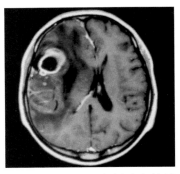
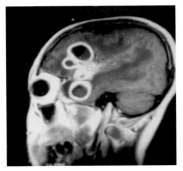

强化 MRI 显示：右额叶病灶呈圆形强化

强化 MRI（矢状位）显示：右额叶颞病灶多发结节状环状强化

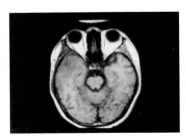
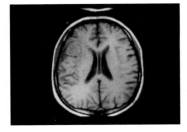

复查 MRI 显示：T_1WI 病灶明显好转

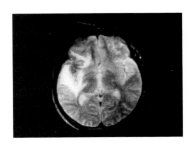
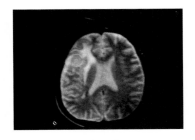

复查 MRI 显示：T_2WI 病灶明显好转，但仍有高信号区

【病例 9】

患者男性，15 岁。2004 年 5 月 28 日就诊。2 个月前出现发热、咳嗽，体温高达 39℃，胸片显示为粟粒性肺结核，经抗痨治疗病情好转。1 周前患者头痛、恶心，没有发热；行头颅 CT 检查显示颅内多发低密度病灶，没有占位效应；头颅 MRI 检查显示皮层、左侧中脑及桥脑、小脑多发小片状长 T_1 长 T_2 异常信号，病灶呈结节状实性强化，极少数病灶呈厚壁环状强化，内壁不光滑。腰穿压力 330 mmH$_2$O，蛋白 350 mg/dl，糖 29 mg/dl，氯化物 90 mg/dl，细胞总数 800×10^6/L，白细胞 600×10^6/L，其中单核细胞占 75%。神经系统体检：神清，语利；双侧瞳孔等大，对光反射正常，面纹对称，伸舌居中；颈抵抗，下颌距胸 3 横指，Kernig 征阳性，四肢肌力、肌张力正常，腱反射适中，病理反射阴性。给予雷米封等抗结核药物、激素治疗后，患者病情控制，逐渐好转，6 个月后复查腰穿，脑脊液压力、常规、生化检验恢复正常。

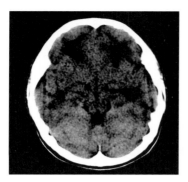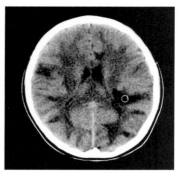

头颅 CT 检查显示：颅内多发低密度病灶，没有占位效应

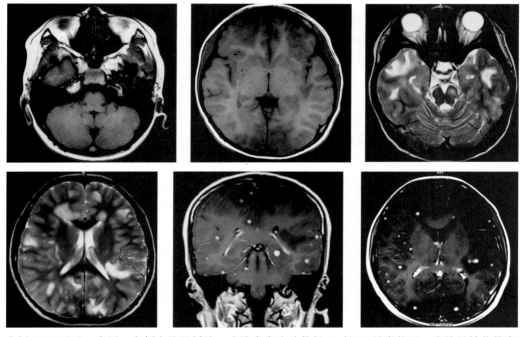

头颅 MRI 显示：皮层、左侧中脑及桥脑、小脑多发小片状长 T_1 长 T_2 异常信号，病灶呈结节状实性强化，极少数病灶呈厚壁环状强化，内壁不光滑

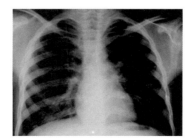

胸片显示为粟粒性肺结核

　　以上为 9 例脑结核瘤患者，1 例经手术证实，8 例经抗结核治疗好转；其中 1 例为治疗后多发钙化。

二、综合分析

脑结核瘤（小灶性多发脑结核瘤）文献报道，单一感染导致死亡的第一疾病是结核，5%~10% 的结核病累及中枢神经系统，脑结核常表现为结核性脑膜炎、结核瘤、结核性脑脓肿。结核瘤被认为是微小病灶融合的结果。结核瘤的发展常见于结核性脑膜炎治疗期间。往往找不到脑外结核史，给诊断带来困难。脑结核瘤占脑肿瘤的 10%~20%，任何年龄均可患病。由于不规则的治疗使病程演变为不典型结核的过程，发热时间短且低，中毒症状不突出，脑脊液变化不典型使之与其他颅内肉芽肿及转移瘤难以鉴别。

（一）病理和发病机制

脑部结核主要由原发结核（通常是肺结核）经血行播散所致，脑结核中以慢性脑膜炎最常见，次为弥漫性脑炎和结核瘤。

脑结核瘤的发病机制与结核性脑膜炎相同。结核菌经血行途径播散至脑内，由于细胞免疫作用形成小结核结节。结核瘤常表现为实性肉芽肿，由许多结核结节组成，中心有干酪样坏死，外围由上皮细胞、多核巨细胞和单核炎性细胞所构成，结核瘤的周围可见脑水肿。

脑结核瘤好发于大脑半球的脑室周围，或皮髓质交界区、小脑、蛛网膜下腔、硬膜下或硬膜外，间脑和脑室较少见。成人结核绝大多数位于幕上，儿童结核 60% 位于幕下。大多数结核瘤为单发，10%~35% 为多发。结核瘤通常无分叶，直径小于 1 cm，病灶内主要为干酪性物质。极少数结核瘤的内部有空洞形成，洞内含有干酪坏死组织形成的黏稠脓液，脓液中有大量结核菌，又称结核性脑脓肿，典型病例的病灶常单发，直径大于 1 cm。

（二）临床特点

（1）任何年龄均可患病。

（2）80% 急性（数小时）起病，20% 亚急性（1~6 周）起病，有明显发热情况，体温在 38~39℃。由于不规则应用抗生素，可表现为慢性进行性加重病程。

（3）头痛、呕吐、视力下降等颅内压力增高症状，常伴有不同程度意识障碍。

（4）全身中毒症状明显。

（5）脑膜刺激征明显。

（6）患者常并发偏瘫、失语、截瘫、颅神经麻痹等临床体征。

（7）15% 的患者有癫痫史。

（8）50% 患者同时可找到脑外结核史。

（三）检验

脑脊液压力增高，白细胞增高 $(500~1000) \times 10^6/L$，单核细胞占优势；蛋白增高（100~500mg/dl），糖及氯化物降低。40% 结核抗体阳性。

（四）影像学特点

（1）70% 的患者为多发性，20% 有 3~5 个病灶，单发约为 10%。

（2）为大小不一、形状不规则的实质性病灶，可见囊性病灶。

（3）病灶强化明显，可伴脑膜强化。

（4）40% 脑积水（后期明显）。

（5）病变不同时期显示病灶不同

1）未成熟期　疾病早期炎性反应重，炎性渗出明显，呈实质性病灶，周围水肿区明显，未强化时可分不出病灶与水肿区，注入造影剂后呈整体均匀结节状、团块状或串珠状强化，病灶不规则。CT 显示片状、结节状等或低密度病灶，直径 2~20 mm；MRI T₁WI 显示低或等信号，T₂WI 显示略高或等信号。

2）成熟期　随着结核瘤的发展，炎性反应逐渐减轻，有大量的纤维组织和胶质增生，出现不规则实质性及囊性病灶（干酪样坏死脓肿），周围水肿区仍明显，CT 显示病灶的周边高密度，中心低密度或等密度；注入造影剂后呈整体均匀强化或环状强化。MRI T₁WI 显示病灶的周边等信号，中心低信号或等信号，T₂WI 显示病灶的周边等信号，中心高信号。

3）钙化期　病灶周围水肿消失，多数病灶呈大小不一形状各异钙化。CT 优于 MRI。

（6）根据病变部位可分为三型

1）脑膜型　病灶多侵及脑池、脑裂、脑沟，团块状或串珠状病灶居多。脑膜强化明显，脑实质内可有结节状病灶。

2）脑膜脑实质型：脑池、脑裂、脑沟及脑实质均有病灶，以脑实质内较多。

3）粟粒型　脑实质凸面及沟裂内广泛多发小结节病灶，直径为 2~3 mm，病灶周围水肿不明显。

（五）预后

系统治疗 1~4 个月病灶缩小，3~12 个月病灶消失。异烟肼和吡嗪酰胺属杀菌剂，无论有无脑膜炎均可透过血脑屏障；链霉素和乙胺丁醇、利福平在脑膜有炎症时可透过血脑屏障。建议在中枢神经系统结核诊断初期，乙胺丁醇应考虑作为第四种治疗药物。

脑转移瘤

一、典型病例

【病例 1】

患者男性，49 岁。因头痛、癫痫发作 3 个月，于 1998 年 8 月收入院。患者 3 个月前感到头痛，进行性加重，不伴呕吐，头痛 2 天后癫痫发作一次，有意识丧失、双眼上翻、牙关紧闭、咬破舌头，没有尿失禁，数秒钟后缓解，清醒后对发作没有记忆。近半个月头痛加重伴频繁呕吐，癫痫发作次数增多；行头颅 CT 及 MRI 检查显示颅内多发囊性病灶，病灶周围没有水肿区，占位效应不明显，病灶呈不规则环状、圆形强化。因诊断不清转首都医科大学宣武医院就诊。神经系统检查：神志清楚，语言流利，双侧面纹对称，伸舌居中，四肢肌力正常，腱反射对称，没有病理反射，神经系统没有发现局灶体征。胸片正常。血、尿常规，血清生化检查均正常。因颅内病变性质难以确定，请神经外科行脑组织立体定向活检，证实为肺癌脑转移瘤。

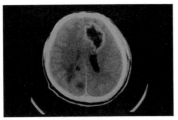

CT 显示：左侧额叶片状低密度病灶，呈囊性改变，边界清楚为高密度，不规则，周围组织水肿区不明显

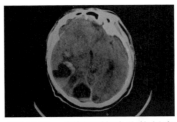

CT 显示：右侧顶枕叶片状低密度病灶，呈囊性改变，边界清楚为高密度，不规则，周围组织水肿区不明显

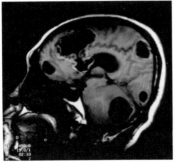

MRI（矢状位）显示：T_1WI 多发囊性低信号病灶，边界呈略高信号，不规则，病灶大小不一，周围组织水肿区不明显

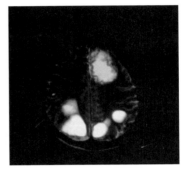

MRI 显示：T_2WI 多发囊性高信号病灶

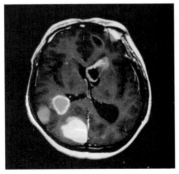

强化 MRI 显示：病灶呈环状及结节状强化，病灶不规则

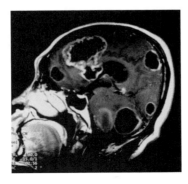

强化 MRI（矢状位）显示：病灶呈环状不规则强化，囊壁薄厚不一

【病例 2】

患者男性，45 岁。因头痛 6 个月，于 2000 年 1 月收入院。患者于 6 个月前没有明显诱因出现头痛，为中等程度钝痛，不伴呕吐，没有发热。行头颅 MRI 检查显示脑室旁、顶枕颞叶颅内多发病灶，病灶周围有水肿区，轻度占位效应，病灶呈小环状强化。考虑为炎性病灶。当地曾用抗生素治疗 20 天病情无好转，转至首都医科大学宣武医院诊治。神经系统检查：神志清楚，语言流利，双侧面纹对称，伸舌居中，四肢肌力正常，腱反射对称，没有病理反射，神经系统没有发现局灶体征。腰穿脑脊液压力 190 mmH_2O，常规，血生化检查均正常。根据头颅 MRI 检查显示病灶占位效应明显，并呈环状增强，颅内转移瘤不能除外。行胸片检查，显示为肺癌。结合胸片及病程考虑为肺癌脑转移。患者自动出院，经随诊得知出院后 3 个月死亡。

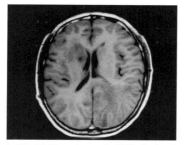

MRI 显示：T_1WI 右侧脑室旁圆形低信号病灶，周围有水肿区，有轻度占位效应

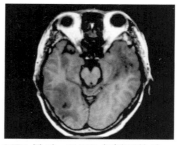

MRI 显示：T_1WI 右侧颞枕叶、左颞叶片状低信号病灶，周围有水肿区，有轻度占位效应

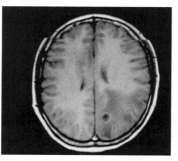

MRI 显示：T_1WI 左侧顶叶小圆形低信号病灶，边界呈稍高信号

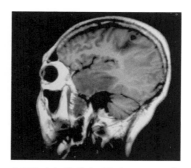

MRI（矢状位）显示：T_1WI 左侧顶叶小圆形低信号病灶，边界呈稍高信号

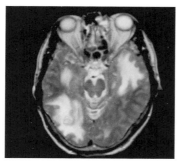

MRI 显示：T_2WI 右颞枕、左颞叶片状高信号病灶

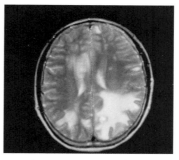

MRI 显示：T_2WI 以左侧为主双顶叶片状高信号病灶

263

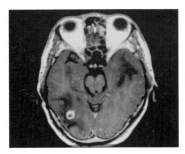
强化 MRI 显示：右枕病灶呈环状强化

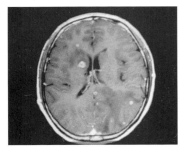
强化 MRI 显示：右脑室旁病灶呈小环状强化

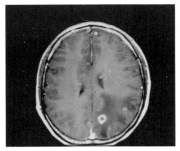
强化 MRI 显示：左侧顶叶病灶呈小环形强化

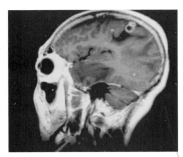
强化 MRI（矢状位）显示：左侧顶叶病灶呈小环形强化

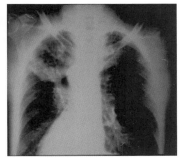
胸片：肺癌

【病例 3】

患者男性，62 岁。因癫痫发作伴右侧肢体无力 3 个月，于 2000 年 2 月收入院。患者于 3 个月前突然出现癫痫发作，先出现右侧肢体抖动数秒钟后意识丧失、双眼上翻、牙关紧闭、咬破舌头并有尿失禁，数秒钟后缓解，清醒后对发作没有记忆，发作后没有肢体无力。之后又反复发作数次，逐渐感到右侧肢体无力，进行性加重，行走困难。行头颅 MRI 检查显示双侧顶叶多发大小片状长 T_1 长 T_2 异常信号，病灶周围有水肿区，占位效应不明显，部分呈环状强化。左侧病灶内见有混杂信号，边界不清，左侧脑室受压，考虑为占位性病变。胸 CT 显示右肺中叶可见肿块，形态不规则，呈分叶状可见空洞。纵隔内多个肿大的淋巴结，左侧肋骨骨质破坏。考虑为右肺中叶区周围型肺癌，左侧纵隔肋骨骨转移。神经系统检查：神志清楚，不全混合性失语，右侧面纹变浅，伸舌右偏，右侧肢体肌力Ⅲ级，腱反射亢进，

Babinski（+），Pussep（+），感觉系统正常。根据临床及影像学改变及临床情况，诊断为肺癌脑部转移。

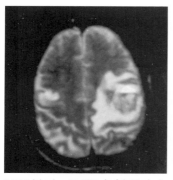

MRI 显示：T$_2$WI 左侧顶叶大片状、右侧顶叶小片状混杂信号病灶，周围没有明显水肿区

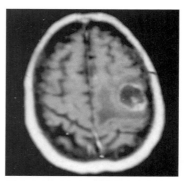

强化 MRI 显示：左侧顶叶病灶呈环状不规则强化

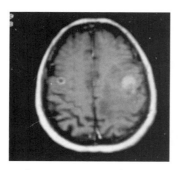

强化 MRI 显示：左侧顶叶病灶呈实质性不规则强化，右侧顶叶病灶呈小环形强化

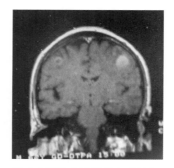

强化 MRI（冠状位）显示：左侧顶叶病灶呈不规则强化，右侧顶叶病灶呈小环形强化

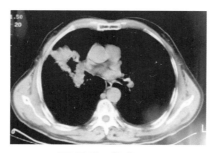

CT 显示：肺癌

【病例 4】

患者男性，42 岁。因头痛、癫痫发作 2 个月，于 1997 年 2 月收入院。患者近 4 个月来没有明显诱因食欲欠佳，日渐消瘦，并感疲乏无力，但仍能坚持工作。2 个月前感到头部胀痛，不伴呕吐，几天后出现癫痫发作，有意识丧失，数秒钟后缓解。癫痫发作后头痛加重。行头颅 CT 检查显示颅内多发圆形病灶，病灶周围有水肿，占位效应不明显，考虑为脑囊虫病，

到首都医科大学宣武医院就诊。检查中发现患者极度消瘦，贫血貌，心、肺检查正常，腹部膨隆，肝大于肋缘下 5 横指，质地坚硬，可触及结节。神经系统检查：神志清楚，语言基本正常，双侧面纹对称，伸舌居中，四肢肌力正常，腱反射对称，没有病理反射，神经系统没有发现局灶体征。腹部超声波检查：肝肿大，多发结节。血生化检验肝功能异常。结合临床症状、头颅 CT 检查、腹部超声波检查及肝功能异常等情况诊断为肝癌脑部转移。患者出院后 2 个月死亡，尸解证实为肝癌脑转移。

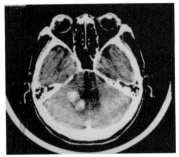

CT 显示：右小脑多发圆形病灶，周围组织没有明显水肿区

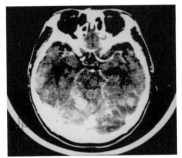

CT 显示：双侧小脑、枕叶多发圆形病灶，周围组织没有明显水肿区

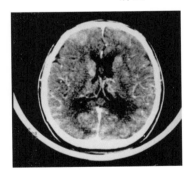

CT 显示：双侧脑室旁、枕叶多发圆形病灶，周围组织没有明显水肿区

【病例 5】

患者男性，45 岁。因头痛、癫痫发作伴左侧肢体无力 4 个月，于 1996 年 3 月收入院。患者近 4 个月来经常头痛，不伴呕吐，同时左侧肢体逐渐无力，行走困难，病程中曾有 3 次癫痫发作，有意识丧失、清醒后对发作没有记忆。病情进行性加重，行头颅 MRI 检查显示额、颞、顶、枕多发异常信号，病灶大小不一，周围有水肿区，占位效应不明显，病灶呈不规则强化。考虑为脑囊虫病。腰穿脑脊液压力 300 mmH$_2$O，血生化、血尿常规均正常，囊虫 Elisa（+）。以脑囊虫病到首都医科大学宣武医院就诊。体检：心肺检查正常。神经系统检查：神志清楚，语言基本正常，双侧面纹对称，伸舌居中，四肢肌力正常，腱反射对称，没有病理反射，神经系统没有发现局灶体征。胸片：肺癌。血生化检验正常。诊断为肺癌脑部转移。

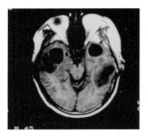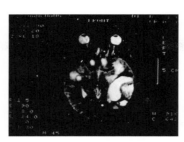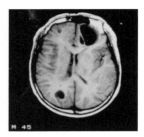

MRI 显示：T₁WI 双侧颞、枕叶多发圆形不规则低信号病灶，周围组织没有明显水肿区

MRI 显示：T₂WI 双侧颞、枕叶多发圆形不规则高信号病灶

MRI 显示：T₁WI 左额、右顶叶多发圆形不规则低信号病灶，周围没有明显水肿区

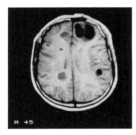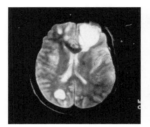

MRI 显示：T₂WI 双侧颞、枕叶多发圆形不规则高信号病灶

MRI 显示：T₂WI 左额、右顶叶多发圆形不规则高信号病灶

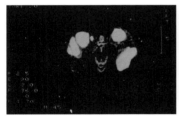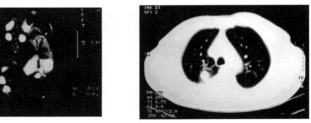

强化 MRI 显示：病灶呈圆形不规则实质性强化

胸部 CT 显示：肺癌

【病例 6】

患者女性，35 岁。因头痛、癫痫发作 3 个月，于 1997 年 3 月收入院。患者近 3 个月来出现头痛，不伴呕吐，没有引起注意，几天后癫痫发作一次，有意识丧失、尿失禁，数秒钟后缓解。癫痫发作后头痛加重。行头颅 MRI 检查显示颅内多发圆形病灶，病灶周围有水肿区，占位效应不明显，病灶呈不规则、圆形、环形强化。腰穿脑脊液压力 240 mmH₂O，血生化、血尿常规均正常，囊虫 Elisa（－）。体检：心肺检查正常。神经系统检查：神志清楚，语言基本正常，双侧面纹对称，伸舌居中，四肢肌力正常，腱反射对称，没有病理反射，神经系统没有发现局灶体征。胸片：肺癌。血生化检验正常。诊断为肺癌脑转移。

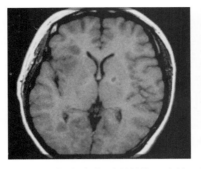 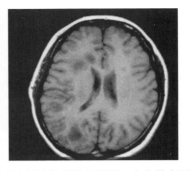

MRI 显示：T₁WI 颅内多发圆形低信号病灶，周围有轻度明显水肿区，占位效应不明显

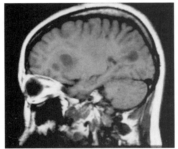 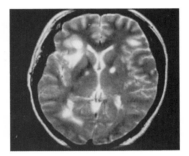

MRI（矢状位）显示：T₁WI 颅内多发圆形低信号病灶，周围有轻度明显水肿区

MRI 显示：T₂WI 颅内多发圆形高信号病灶

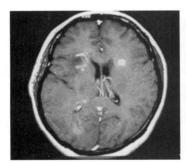 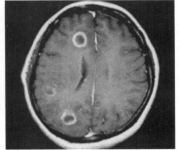

强化 MRI 显示：病灶呈环形、实质性强化

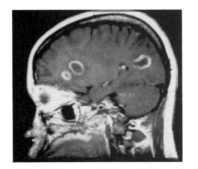 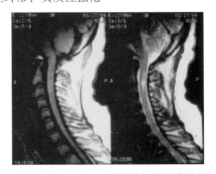

强化 MRI（矢状位）显示：病灶呈环形、不规则强化

颈髓 MRI 显示：不规则小的异常信号

【病例 7】

患者女性，41 岁。患者因头痛、癫痫发作、复视 4 个月，于 1998 年 6 月收入院。患者近 4 个月前突发癫痫一次，发作时有意识丧失、双眼上翻、牙关紧闭、咬破舌头并有尿失禁，数秒钟后缓解，清醒后对发作没有记忆。癫痫发作后出现头痛，不伴呕吐，数小时后减轻，但发现视物成双伴头晕。10 天后右侧肢体无力，头痛、头晕加重，病情进行性发展。患者半年前上感之后经常咳嗽，时轻时重，没有引起注意。行头颅 MRI 检查显示左侧顶叶、左侧桥脑多发圆形异常信号，病灶周围有水肿区，占位效应不明显，病灶呈圆形、环形强化。腰穿脑脊液压力 360 mmH$_2$O，血生化、血尿常规均正常。胸片显示纵隔转移瘤。体检：呼吸粗，未闻干湿啰音，心脏检查正常。神经系统检查：患者神志清楚，不全混合性失语，双侧瞳孔等大、等圆，左侧眼球外展不能，其他各方活动均可，右侧面纹变浅，伸舌右偏，右侧肢体肌力Ⅲ级，腱反射亢进，Babinski（+），Pussep（+），感觉系统正常。血生化检验正常。诊断为纵隔恶性肿瘤，脑部转移瘤。自动出院，随访患者出院后 2 个月死亡。

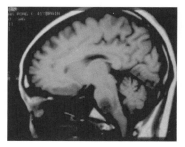

MRI（矢状位）显示：T$_1$WI 左桥脑圆形低信号病灶，周围组织没有明显水肿区

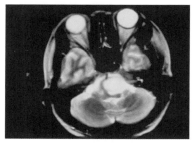

MRI 显示：T$_2$WI 左桥脑圆形高信号病灶，周围组织没有明显水肿区

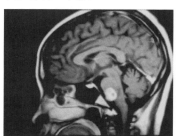

强化 MRI（矢状位）显示：左桥脑圆形实性强化

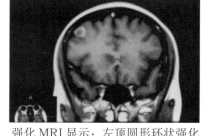

强化 MRI 显示：左顶圆形环状强化病灶

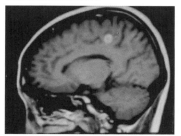

强化 MRI（矢状位）显示：左顶圆形环状强化病灶

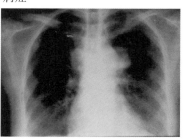

胸片：肺癌

【病例 8】

患者女性， 56 岁。因饮水呛咳伴右侧肢体无力 2 个月，于 1999 年 3 月收治入院。患者于 2 个月前开始出现饮水呛咳，进食困难；10 天后右侧肢体无力，进行性加重，不能行走，并出现头胀痛，不伴呕吐。患者 3 个月来感胸闷、心悸，并伴有咳嗽，时轻时重，检查心电图基本正常，胸透未见异常。行头颅 MRI 检查显示右侧中脑、双侧基底节区、颞枕叶多发异常信号，病灶周围有水肿区，轻度占位效应，病灶呈环形强化。腰穿脑脊液压力 300 mmH$_2$O，血生化、常规均正常。心脏多普勒超声显示心包积液。胸片显示肺癌。体检：呼吸粗，未闻干湿啰音，心率快，110 次/min，律不整，心界稍扩大。神经系统检查：患者神志清楚，不全混合性失语，伸舌右偏，可见舌肌萎缩，咽反射消失，右侧肢体肌力Ⅲ级，腱反射亢进，Babinski（+），Pussep（+），感觉系统正常。血生化检验正常。诊断为肺癌，心包、脑部转移瘤。

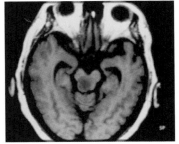

MRI 显示：T$_1$WI 右侧中脑圆形低信号病灶，周围有水肿区，轻度占位效应

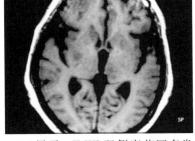

MRI 显示：T$_1$WI 双侧底节区多发低信号病灶，周围有水肿区，轻度占位效应

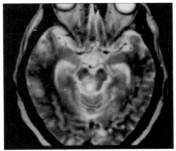

MRI 显示：T$_2$WI 右侧中脑圆形高信号病灶

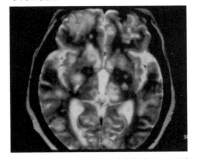

MRI 显示：T$_2$WI 双侧底节区、颞叶、枕叶、小脑多发低信号病灶

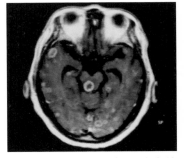

强化 MRI 显示：右侧中脑病灶呈环行强化，内壁不光滑

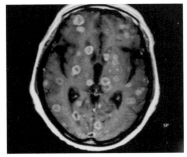

强化 MRI 显示：颅内病灶呈多发环行强化

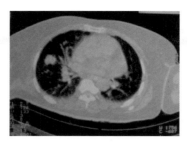

CT 显示：肺癌

【病例 9】
　　患者女性，45 岁。因头痛、呕吐 3 个月，于 1999 年 1 月收入院。患者 3 个月前开始出现全头胀痛，没有发热，不伴呕吐；10 天后头痛加重伴呕吐，并出现癫痫发作，3 个月来共发作 5 次。患者有肝病 1 年，肝功能检验异常；近半年感疲乏无力。行头颅 MRI 检查显示颅内多发小圆形异常信号，病灶周围没有水肿区，占位效应不明显，病灶呈小圆形强化。腰穿脑脊液压力 350 mmH$_2$O，血生化、血尿常规检验均正常。心肺未见异常，腹柔软，肝大，肋缘下四横指，质硬，可触及结节，腹部 B 超肝有结节状肿物考虑为肝癌。神经系统检查：患者神志清楚，极度消瘦，语言正常，双侧面纹对称，伸舌居中，四肢肌力大致正常，病理征阴性。血生化检验正常。诊断为肝癌脑部转移瘤。

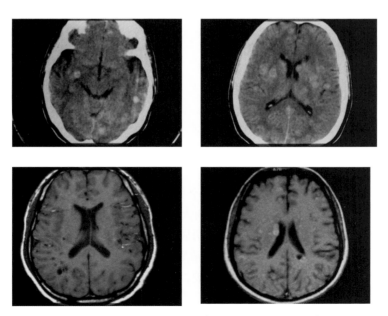

MRI 显示：T$_1$WI 颅内多发小圆形混杂信号病灶，周围水肿区不明显

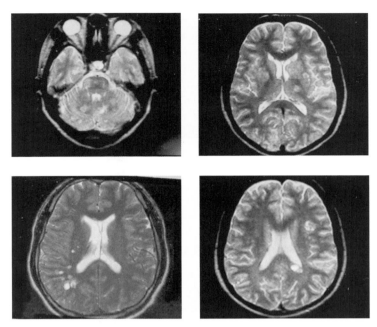

MRI 显示：T$_2$WI 颅内多发小圆形以高信号为主混杂信号病灶

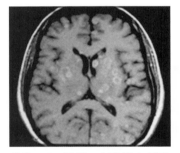

强化 MRI 显示：病灶呈小环形、实性强化

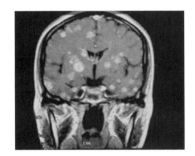

强化 MRI（冠状位）显示：病灶呈小环形、实性强化

【病例 10】

患者女性，61 岁。因头痛、癫痫发作 5 个月，于 1998 年 3 月收入院。患者近 5 个月来出现不明原因的头痛，不伴呕吐；几天后癫痫大发作一次。5 个月来共发作 6 次。行头颅 CT 检查显示右侧顶叶低密度病灶，病灶周围有明显水肿，占位效应不明显，病灶呈圆形强化。腰穿脑脊液压力 270 mmH$_2$O，血生化、血尿常规均正常，囊虫 Elisa（−）。体检：内科系统查体未见异常。神经系统检查：患者神志清楚，语言正常，双侧面纹对称，伸舌居中，四肢肌力大致正常，病理征阴性。住院期间患者经常胸闷、气短，检查胸片：肺癌。血生化检验正常。诊断为肺癌脑部转移。

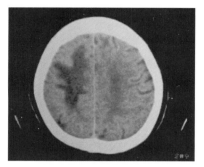

CT 显示：右顶叶片状低密度病灶，周围水肿区不明显，没有占位效应

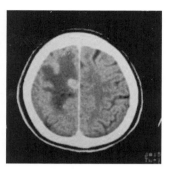

强化 CT 显示：右顶叶病灶呈圆形结节状强化

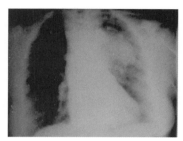

胸片：肺癌

【病例 11】

患者男性，54 岁。因头痛、左侧肢体无力 1 个月，于 1998 年 12 月收入院。患者近 1 个月来经常感到头痛，时轻时重，不伴呕吐，同时伴有视物不清。7 天后左侧肢体感到无力，行走困难，病情有加重趋势。患者半年前上呼吸道感染之后经常咳嗽，时轻时重，没有引起注意。行头颅 MRI 检查显示颅内多发病灶，以右侧为主，额、顶、颞叶，小脑均可见到病灶。病灶周围水肿区不明显，没有占位效应。腰穿脑脊液压力 300 mmH$_2$O，血生化、血尿常规均正常。胸片显示右侧纵隔型肺癌，右侧肺门淋巴结肿大。体检：呼吸粗，未闻干湿啰音，心脏检查正常。神经系统检查：患者神志清楚，左侧面纹变浅，伸舌左偏，左侧肢体肌力Ⅲ级，腱反射亢进，Babinski（+），Pussep（+），感觉系统正常。血生化检验正常。诊断为肺癌脑部转移瘤。

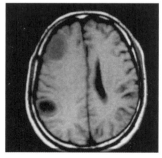

MRI 显示：T$_1$WI 右额、顶叶多发低信号病灶，边界呈高信号。周围水肿区不明显

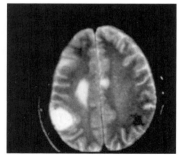

MRI 显示：T$_2$WI 右额、双顶叶多发高信号病灶，边界呈低信号

273

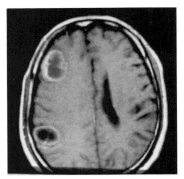

强化 MRI 显示：右额、顶叶病灶呈不规则环状强化

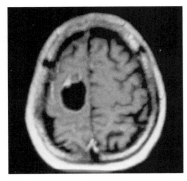

强化 MRI 显示：左顶叶病灶呈薄壁环状强化

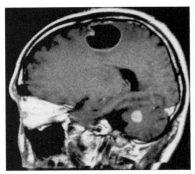

强化 MRI（矢状位）显示：右顶叶病灶呈环状强化，小脑病灶呈实性强化

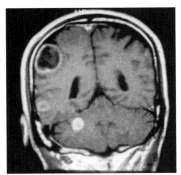

强化 MRI（冠状位）显示：右顶叶病灶呈环状强化，右颞叶病灶呈小圆环形强化

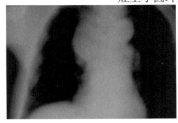

胸片：肺癌

【病例 12】

患者男性，75 岁。因头痛、癫痫发作 3 个月，于 1998 年 10 月收入院。患者近 3 个月来感到头痛，时轻时重，不伴呕吐，数天后出现癫痫发作，发作时有意识丧失、尿失禁，数秒钟后缓解，连续发作数次，患者清醒之后反应迟钝，头痛加重。患者自述半个月前开始咳嗽，有少量白痰。行头颅 CT、MRI 检查显示颅内多发病灶，病灶周围水肿区不明显，没有占位效应，病灶呈均匀一致及环形强化，诊断为转移瘤。腰穿脑脊液压力 360 mmH$_2$O，生化、常规检验均正常。体检：呼吸粗，未闻干湿啰音，心脏检查正常。神经系统检查：患者神志清楚，双侧瞳孔等大等圆，左侧外展不能，眼球向各方向运动正常。双侧面纹对称，伸舌居中，四肢肌力、腱反射、肌张力均正常，没有引出病理反射。血生化检验正常。胸片为肺癌。诊断为肺癌脑部转移瘤。

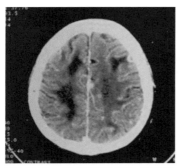

CT 显示：双侧半球多发片状低密度病灶，周围水肿区不明显，没有占位效应

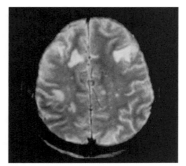

MRI 显示：T$_2$WI 双侧半球多发高信号病灶

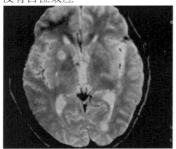
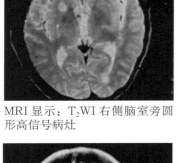

MRI 显示：T$_2$WI 右侧脑室旁圆形高信号病灶

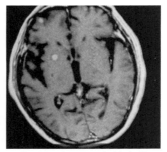

强化 MRI 显示：右基底节、额叶病灶呈小圆形实性强化

强化 MRI 显示：双侧顶叶病灶呈小圆形强化

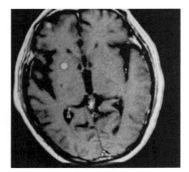

强化 MRI（矢状位）显示：顶叶病灶呈小圆形强化

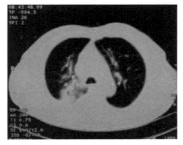

胸片：肺癌

【病例 13】

患者男性，45 岁。因间断头痛伴癫痫发作半年，于 1994 年 5 月收入院。患者于半年前感到头痛，呈持续性钝痛，不伴呕吐。1 个月后头痛加重，并出现癫痫发作，发作时有意识丧失、尿失禁，数秒钟后缓解。4~5 天发作一次，服用抗癫痫药物仍难以控制发作。当地医院头颅 CT 显示双侧枕叶、左额叶、右侧脑室旁多发小圆形病灶，病灶周围有水肿区，占位效应不明显，病灶呈均匀一致圆形强化。行腰穿检查，脑脊液压力、血尿常规及血生化检验均正常，囊虫免疫检验阳性，血清囊虫免疫检验阴性。患者病史中没有食过"豆猪肉"，没有便过绦虫。曾按囊虫病给予杀虫、抗癫痫及激素治疗，病情没有明显好转，并有加重趋势，癫痫发作次数仍频繁，头痛加重伴呕吐。复查头颅 CT 颅内多发小圆形病灶没有显著改变，因诊断不明确转到首都医科大学宣武医院就诊。神经系统体检：意识呈朦胧状态，双侧瞳孔等大等圆，光反应存在，视乳头水肿，脑膜刺激征阴性。双侧面纹对称，伸舌居中，四肢肌力、腱反射、肌张力均正常，没有引出病理反射。住院后病情进行性加重，家属放弃治疗死亡，尸解证实为肺癌颅内多发转移。

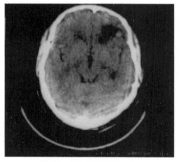 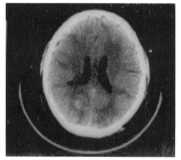

CT 显示：左额小圆形低密度病灶，周围水肿区明显，没有明显占位效应

CT 显示：双侧枕叶多发小圆形低密度病灶，周围水肿区明显，没有明显占位效应

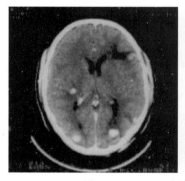 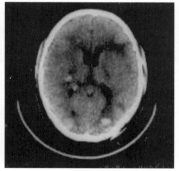 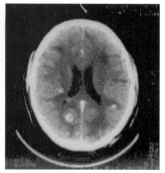

强化 CT 显示：双侧枕叶，左额叶，右脑室旁病灶呈小斑片状实质性强化

【病例 14】

患者女性，15 岁。因间断头痛 6 个月，复视 4 个月，于 1996 年 5 月收入院。患者于半年前无明显诱因出现头痛，阵发性加重，伴非喷射性呕吐。病程中没有发热。4 个月前出现视物成双，视物不清伴头晕，没有视物旋转。当地腰穿脑脊液压力 290 mmH$_2$O，血尿常规及

血生化检验均正常。行头颅 MRI 显示双侧皮层广泛斑片状混杂异常信号，病灶周围有水肿区，占位效应不明显。按非特异性脑炎治疗没有效果转至首都医科大学宣武医院。神经系统体检：神志清楚，语言流利，双侧瞳孔等大等圆，光反应存在，视乳头边界不清，静脉增粗，静脉搏动消失。双侧面纹对称，伸舌居中，四肢肌力、腱反射、肌张力均正常，没有引出病理反射。复查头颅 MRI 显示颅内病灶增多，周围组织水肿加重，检查胸片为肺癌。考虑为转移瘤。

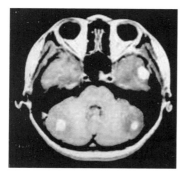

MRI 显示：T_1WI 双侧小脑，左顶叶圆形稍高信号病灶，周围有水肿区，占位效应不明显

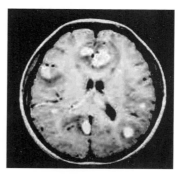

MRI 显示：T_1WI 双侧额、顶、枕叶多发稍高信号病灶，周围有水肿区，占位效应不明显

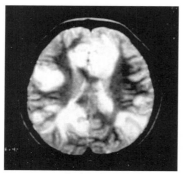

MRI 显示：T_2WI 双侧额、顶、枕叶多发混杂信号病灶，以高信号为主

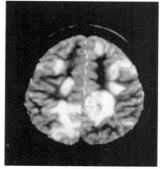

MRI 显示：T_2WI 双侧额、顶叶多发混杂信号病灶，以高信号为主

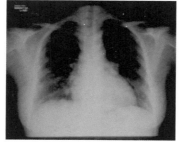

胸片：肺癌

【病例 15】

患者女性，34 岁。因间断头痛 4 个月，癫痫发作 3 个月，于 1997 年 4 月收入院。患者

于 4 个月前无明显诱因出现头痛，呈钝痛，不伴呕吐，时轻时重，病程中没有发热。3 个月前出现癫痫发作一次，发作时有意识丧失、尿失禁，数秒钟后缓解，清醒后对发作没有记忆。此次发作之后每隔 5~6 天发作一次，用抗癫痫药物控制不理想，病情进行性加重。当地医院行腰穿检查，脑脊液压力 200 mmH$_2$O，血尿常规及血生化检验均正常。头颅 CT 显示双侧皮层广泛斑片状低密度病灶，以左侧额顶叶为主，病灶周围有明显水肿区，占位效应不显著，病灶呈点状强化。按非特异性脑炎治疗没有效果转至首都医科大学宣武医院。神经系统体检：意识呈朦胧状态，可回答简单问题，双侧瞳孔等大等圆，光反应存在，视乳头边界不清，静脉增粗，静脉搏动消失。双侧面纹对称，伸舌居中，四肢肌力、腱反射、肌张力均正常，没有引出病理反射。胸片为肺部恶性肿瘤。复查头颅 MRI 显示颅内增多，周围组织水肿加重，考虑为肺癌脑部转移瘤。

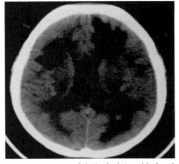
CT 显示：双侧脑室额、枕角片状低密度病灶，周围水肿区明显，占位效应不明显

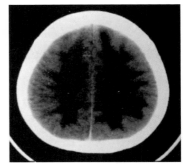
CT 显示：双侧顶叶片状低密度病灶，周围有水肿区，占位效应不明显

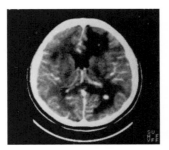
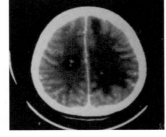
强化 CT 显示：病灶呈片状实质性强化

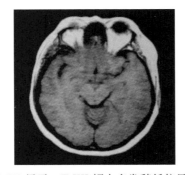
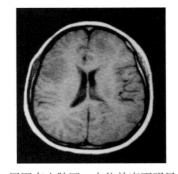
MRI 显示：T$_1$WI 颅内多发稍低信号病灶，周围有水肿区，占位效应不明显

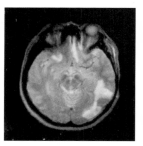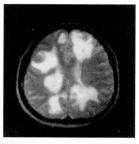

MRI 显示：T_2WI 颅内多发稍高信号病灶，周围有大片水肿区，占位效应不明显

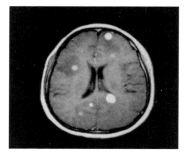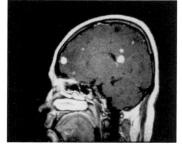

强化 MRI 显示：病灶呈片状实质性强化，病灶大小不一

强化 MRI（矢状位）显示：病灶呈片状实质性强化，病灶大小不一

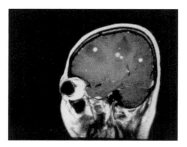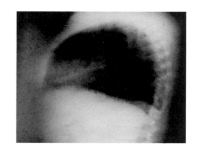

强化 MRI（矢状位）显示：病灶呈片状实质性强化，病灶大小不一

胸片：肺癌

【病例 16】

患者女性，50 岁。因头痛 4 个月，于 1998 年 1 月收入院。患者于 4 个月前无明显诱因出现头痛，阵发性加重，伴恶心，未吐。病程中没有发热，病情进行性加重。当地医院腰穿脑脊液压力 210 mmH_2O，白细胞 $10 \times 10^6/L$，蛋白 80 mg/dl，其他检验均正常。头颅 MRI 显示双侧脑室旁多发圆形混杂信号，病灶周围有水肿区，占位效应不显著，病灶呈小圆形强化。曾按脑囊虫病给予肠虫清治疗，病情无好转，并出现精神症状，随转至首都医科大学宣武医院。神经系统检查：神志清楚，语言流利，双侧瞳孔等大等圆，光反应存在，视乳头边界不清，静脉增粗，静脉搏动消失。双侧面纹对称，伸舌居中，四肢肌力、腱反射、肌张力均正常，没有引出病理反射。肺 CT 显示右上肺占位性病变，根据肺 CT 显示有肺癌，脑部为转移瘤。

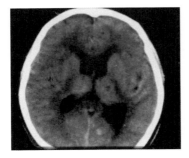 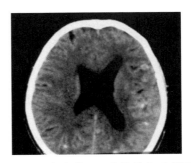

CT 显示：双侧脑室旁多发低密度病灶，周围有水肿区，占位效应不明显

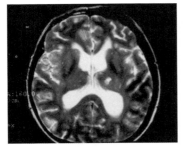 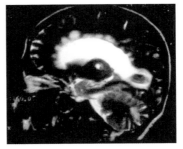

MRI 显示：T₂WI 左侧基底节区可见小高信号病灶，周围水肿区不明显

MRI（矢状位）显示：T₂WI 胼胝体上方可见小高信号病灶，周围水肿区不明显

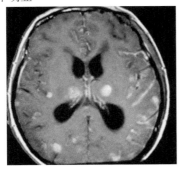 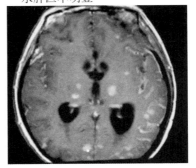

强化 MRI 显示：双侧脑室旁多发病灶呈圆形强化，病灶大小不一

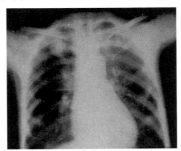

胸片：肺癌

【病例 17】

患者男性，74 岁。4 个月前没有明显诱因出现头痛，呈进行性加重趋势，严重时伴呕吐。

1 个月癫痫发作一次，发作时有意识丧失、双眼上翻、牙关紧闭、咬破舌头，并有尿失禁，数秒钟后缓解，清醒后对发作没有记忆。此次发作之后每隔 3~4 天发作一次，用抗癫痫药物控制不理想，病情进行性加重。6 个月前曾做前列腺癌切除手术。头颅 MRI 显示双侧皮层广泛斑片状异常信号，以右侧小脑、双侧额颞叶为主，病灶周围有水肿区，占位效应不显著。因诊断不清转至首都医科大学宣武医院诊治。神经系统检查：神志清楚，重病容，语言流利，双侧瞳孔等大等圆，光反应存在，视乳头边界不清，静脉增粗，静脉搏动消失。双侧面纹对称，伸舌居中，四肢肌力、腱反射、肌张力均正常，没有引出病理反射。根据病头颅 MRI 及临床表现考虑为脑转移瘤，回当地治疗，于发病 7 个月后死亡。当地医院尸体解剖证实为前列腺癌脑转移。

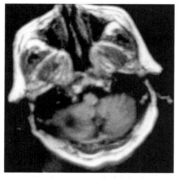

MRI 显示：T$_1$WI 右侧小脑圆形低信号病灶，周围有水肿区，占位效应不明显

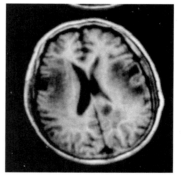

MRI 显示：T$_1$WI 左侧脑室旁多发混杂信号病灶，右外侧裂低信号病灶，周围有水肿区，占位效应不明显

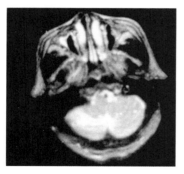

MRI 显示：T$_2$WI 右侧小脑圆形高信号病灶

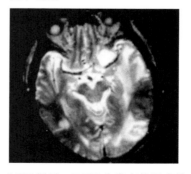

MRI 显示：T$_2$WI 多发高信号病灶

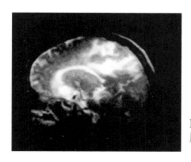

MRI（矢状位）显示：T$_2$WI 胼胝体上方，顶叶多发高信号病灶

【病例 18】

患者女性，34 岁。因头痛 2 个月就诊。患者于 2 个月前没有明显诱因出现头痛，不伴呕吐，头痛呈进行性加重趋势，用各种止痛药物没有明显效果。患者于 3 年前患乳腺癌，行乳腺癌根治手术。行头颅 CT 及 MRI 检查显示双侧顶叶、小脑多发大囊性病灶，大小不一，病灶周围水肿区不明显，注入 Gd-DTPA 后病灶呈薄壁环状强化，诊断为颅内多发转移瘤。神经系统检查：神志清楚，重病容，语言流利，双侧瞳孔等大等圆，光反应存在，视乳头边界不清，静脉增粗，静脉搏动消失。双侧面纹对称，伸舌居中，四肢肌力、腱反射、肌张力均正常，没有引出病理反射。患者拒绝住院及腰椎穿刺检查，经随访患病后半年死亡，当地医院尸解证实为乳腺癌颅内多发转移瘤。

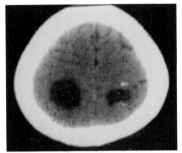

CT 显示：双侧顶叶大囊性低密度病灶，边界清楚，左侧病灶壁上有不规则钙化，周围没有水肿区，没有占位效应

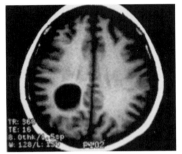

MRI 显示：T₁WI 左侧顶叶大囊性低信号病灶，边界清楚，周围没有水肿区

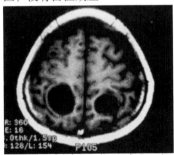

MRI 显示：T₁WI 双侧顶叶大囊性低信号病灶，边界清楚，周围没有水肿区

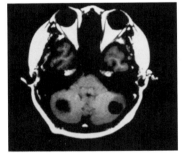

MRI 显示：T₁WI 双侧小脑大囊性低信号病灶，边界清楚

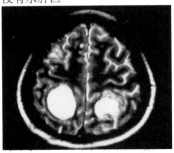

MRI 显示：T₂WI 双侧顶叶大囊性低信号病灶，边界清楚

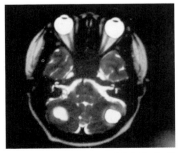

MRI 显示：T₂WI 双侧小脑大囊性高信号病灶，边界清楚

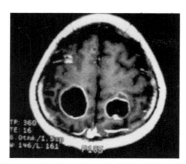

强化 MRI 显示：病灶呈薄壁强化，壁完整

【病例 19】

患者女性，52 岁。因头痛、头晕行走不稳 2 个月，于 2000 年 4 月收入院。患者于 2 个月前感到头痛、头晕，不伴呕吐，自觉行走不稳，病情呈进行性加重趋势。行头颅 CT 及 MRI 检查显示右侧小脑囊性病灶，病灶周围有水肿区，轻度占位效应。注入 Gd-DTPA 后病灶呈薄壁环状强化，考虑为占位性病变。神经系统检查：神志清楚，重病容，小脑语言，视乳头边界不清，静脉增粗，静脉搏动消失。双侧瞳孔等大等圆，光反应存在，有旋转性眼球震颤，指鼻、轮替、跟膝等共济试验均差。双侧面纹对称，伸舌居中，四肢肌力、腱反射、肌张力均正常，没有引出病理反射。经神经外科手术证实为未分化性小细胞转移癌。手术后 1 个月患者到神经内科复查，追问其经常干咳，胸CT显示右下肺癌，诊断为小细胞肺癌脑转移。

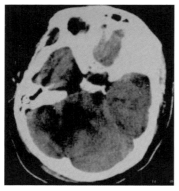

CT 显示：右侧小脑圆形低密度病灶，周围有水肿区，有轻度占位效应

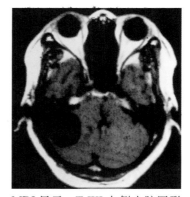

MRI 显示：T_1WI 右侧小脑圆形低信号病灶，周围有水肿区，有轻度占位效应

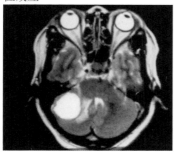

MRI 显示：T_2WI 右侧小脑圆形高信号病灶

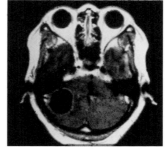

强化 MRI 显示：病灶呈囊性薄壁强化

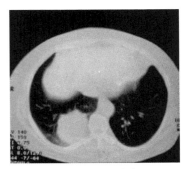

肺 CT 显示：肺癌

【病例 20】

患者男性，50 岁。因头痛，发热 1 月余，伴神志、言语不清 2 天，于 2002 年 10 月 5 日入院。患者 1 个月前无明显诱因出现发热，体温不详。伴有头痛，较剧烈，有恶心、呕吐。头晕、乏力，在当地医院诊治情况不详，头痛有缓解。近 2 天出现右侧肢体无力，伴言语、神志不清，在当地医院检查，考虑中枢性神经系统疾病转来首都医科大学宣武医院。

既往史：体健，否认外伤肿瘤史。

入院查体：血压 126/90 mmHg，心肺腹体检正常。

神经检查：意识朦胧，精神差，混合性失语，查体不合作。瞳孔直径 2.5 mm，光反应正常。面纹对称，不伸舌，右侧肢体肌力 II ～ III 级，腱反射亢进，左侧肢体肌力 V 级。右侧巴氏征阳性。

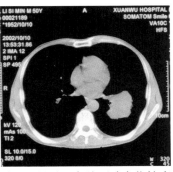

肺 CT 显示：左肺下叶占位性病变，考虑肺癌，右上肺钙化

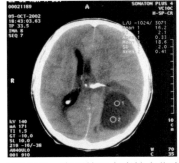

CT 显示：左顶枕巨大囊性占位病变，周围有水肿区，有占位效应

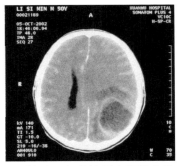

CT 显示：左顶枕巨大囊性占位病变，囊肿壁薄层强化

【病例 21】

患者男性，50 岁。于入院前 10 天无明显诱因出现头痛，以头顶及双颞侧为著，表现为胀痛并有紧缩感。3 天前又出现头部及右上肢抽动，发作时意识清楚，无二便障碍，无舌咬伤。3 天来类似症状共出现 3 次，每次发作前均无先兆，发作时间 1~10 min 不等，外院就诊行头颅 MRI 示颅内多发长 T_1 长 T_2 异常信号，因诊断不清前来首都医科大学宣武医院就诊。患者平日有大量吸烟史，有冶游史。

神经系统查体：神清，语利，血压 120/70 mmHg，定向力、计算力、记忆力好，双瞳孔等大等圆，对光反射灵敏，双眼各方向运动不受限，无眼震。面纹对称，伸舌居中，软腭上抬有力，悬雍垂居中，咽反射存在，咀嚼有力，转头耸肩有力。四肢肌力、肌张力正常，腱反射对称，双侧病理征（+）。深浅感觉正常对称，共济运动正常。颈软，无抵抗，Kernig 征（-），Lasegue 征（-）。

辅助检查：肿瘤四项、抗体三项正常。脑脊液压力 120 cmH$_2$O，无色透明，白细胞 2 个；GLU 49 mg/dl；CL 115 mmol/L，Pro 60 mg/dl，囊虫抗体（-）。胸片（2004-09-03）左肺门阴影增大，建议 CT 进一步检查；肺 CT：左舌叶肺癌伴左肺门及纵隔淋巴结转移；腹部 B 超：肝胆胰脾双肾未见明显异常。请神经外科会诊后行脑组织定位活检证实为肺癌脑转移。

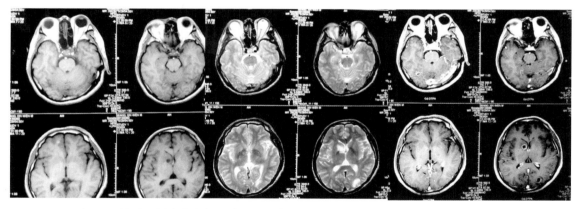

头 MRI 显示：颅内多发长 T_1 长 T_2 异常信号，病灶可见不规则环状强化

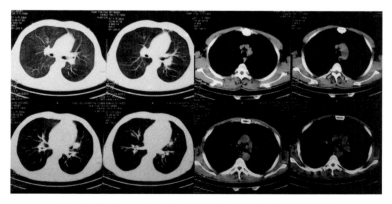

肺 CT 显示：左舌叶肺癌伴左肺门及纵隔淋巴结转移

二、综合分析

以上21例脑转移瘤患者中有15例为肺癌脑转移，1例为乳腺癌脑转移，2例为肝癌脑转移，1例为前列腺癌脑转移，1例为纵隔恶性肿瘤脑转移。均经活检、B超、尸检等证实。

转移性脑肿瘤：是脑肿瘤中较常见的恶性肿瘤，国外报道占15.0%~20.0%，国内报道脑转移瘤占全部颅内肿瘤的4.7%~12.0%，占脑肿瘤的20%。约有45%的颅脑转移瘤病人，神经系统的临床体征先于原发肿瘤，25%~45%找不到原发灶，加大了正确诊断颅内转移瘤的难度。尽管影像学技术的发展，特别是MRI的增强扫描，极大地提高了颅内转移瘤的检测，但是颅内转移瘤的明确诊断仍然是神经科临床医师面临的一个重要课题。了解颅内转移瘤的临床与影像学的特点，有助于提高颅内转移瘤诊断的准确性。

（一）转移方式

脑转移瘤绝大多数来自脑外原发肿瘤，经血行转移而来；少数可从脑组织邻近部位直接侵袭发生，例如鼻咽癌、副鼻窦恶性肿瘤向颅内扩展等。脑原发肿瘤的脑内或经脑脊液在脑室或/和蛛网膜下腔播散种植转移，则属脑转移的一种特殊类型。

（二）转移来源

国内多数资料显示80%以上脑转移瘤来自于肺内转移瘤。肺脏是一个特殊的具有丰富血管结构并不停运动的器官，肺组织起了一种捕捉静脉内肿瘤栓子存贮器的作用，这种作用被称为转移瘤的"栅隔"机制，即对原发肿瘤的脑转移起了某种阻隔作用。但是由于生理上肺的运动及压力不断改变，又促使脑瘤主要经血行发生远隔部位的转移。乳腺癌为第二位易发生脑转移的原发肿瘤，约占脑转移瘤18%，其他原发肿瘤包括消化道肿瘤、绒癌、黑色素瘤、甲状腺癌和肾癌等。

（三）好发部位

一般资料综合分析，转移瘤大多数位于幕上，以大脑半球多见，约占80%，幕下以小脑为主，占10%~15%，脑干仅占2%~3%。幕上、下同时受累者较少见，约占11%。

因大脑中动脉供应大脑半球外侧近2/3区域的脑组织，幕上转移瘤主要见于大脑中动脉分布区，以优势半球（多为左侧）较多。具体发生部位依次为额、顶、颞叶及其交界区。幕下转移瘤主要发生于小脑，但是无论幕上还是幕下，均好发于皮-髓质的交界区。

（四）转移瘤数量

颅内转移瘤以多发为主，占70%~80%，单发占20%~30%。据分析，转移瘤的数量与原发肿瘤及其组织学类型存在某种相关性，一组资料报告认为：在单发脑转移瘤中，乳腺癌占56%，肺癌占46%。

（五）病理表现

脑转移瘤的大体病理表现可分为三类：结节型、弥散型及混合型。

（1）结节型　结节型转移瘤最多见（占80%），小的转移灶先发生于皮质区，以后随体积增大向皮质下扩展。不论原发肿瘤来自何处，转移瘤大多呈球状，与周围脑组织密切接触，但是与原发脑胶质瘤相比，转移瘤有一个相对清楚的边界。新鲜标本切面观，瘤灶多呈粉灰色或鲜肉样，质软。瘤体内可见坏死灶，可形成较大液化坏死腔，腔内容可为清亮液体、黏稠坏死组织或黏液状物质。瘤体内还可见点状或大片状出血。广泛出血多见于绒癌及黑色素瘤，但是肺癌也可有类似表现。

（2）弥散型　弥散型转移瘤主要指发生于脑外硬膜下软脑膜及硬膜外的肿瘤转移。常见原发肿瘤为乳腺癌、肺癌、前列腺癌及神经母细胞瘤。转移瘤可以扩展至很大范围，主要压迫周围的脑组织，产生临床症状。若病灶累及颅底，患者可出现脑膜癌的临床表现。

（3）混合型　为以上两种类型的转移同时存在。

（六）临床表现

颅内转移瘤（包括颅骨及脑神经组织）的临床表现是复杂多样的，其中最常见的症状是颅内压增高，患者有头痛、恶心、呕吐、心率减慢、血压增高，视神经乳头水肿等。未经治疗者，症状进一步加重，可出现意识障碍及脑疝等症状，定位体征主要取决于病灶所在的部位，病变若累及颅底，可侵及多组颅神经范围。主要有以下特点：

（1）中年以上多见。

（2）亚急性起病，进行性加重。

（3）80%~90%的患者有颅内压增高表现，进行性加重的意识障碍。

（4）60%~70%的患者有偏瘫等局灶体征。

（5）2%的患者有精神症状。

（6）10%的患者癫痫发作。

（7）可找到原发病病灶的患者仅占60%，其中肺癌占68%，消化道恶性肿瘤占15%，乳腺癌占10%，其他恶性肿瘤占7%。

（8）本病不伴发热，患者合并感染时体温可上升。

（七）影像学诊断

CT平扫显示转移瘤呈均匀或不均匀稍低或等密度，少数为高密度，边缘清楚；位于脑表面者，有时类似脑膜瘤的表现。瘤内若有小量出血，可以部分分解而形成高密度液平，以绒癌、黑色素瘤及某些肺癌脑转移瘤发生出血的机会较多。转移瘤偶见钙化，有时呈整体性密度增高。MRI显示 T_1 像略低信号，T_2 像略高信号，病灶多呈明显实性、囊性强化。

脑转移瘤的伴随改变主要是肿瘤周围脑水肿。大多数转移瘤的周围脑水肿较明显。转移瘤的水肿范围与肿瘤大小并无相关性，即小转移灶可有较大范围水肿，而较大的转移瘤可以仅见轻度水肿，甚至无水肿。肿瘤引起的占位效应是另一种继发改变，与胶质瘤相比，脑转移瘤的占位效应较轻。单发脑转移瘤虽然体积可以较大，但是好发于脑表面，距中线结构较远，即使水肿范围较大，引起中线结构移位的程度相应较轻。大转移瘤易发生坏死、囊变，相应内部的压力减低，占位效应也减轻。另外，多发转移瘤的病灶多数较小，而且分散，产生占位效应不明显，并有相互抵消的作用。根据病灶形状可分为下面四种类型。

（1）结节团块型　多数为实性病变，CT平扫多为低或等密度，少数为稍高密度。低密度的病灶常与肿瘤周围脑水肿难以区分，故有时仅见低密度局灶性水肿而看不到具体病灶；但是可以显示某种程度的占位征象，这一点为转移瘤与脑梗死等低密度病变进行鉴别的要点之一。增强扫描病灶常有中等度以上的强化，病灶可整体强化，但一般强化的程度不均匀。肿瘤可呈分叶状，边缘不十分规则，边界相对较清楚。这类肿瘤常为多发，大多数直径为2~3 cm以下。

（2）环状病灶型 这种类型较为多见，是脑内转移瘤的主要类型。其特点是团块或节结病灶内有大小不等、形态不规则的低密度区。瘤灶一般较大，直径多在3 cm以上。肿瘤壁的厚度不均匀，轮廓不规则，但是境界相对清楚。文献报道此类转移瘤最多见，约占总数的90%。CT平扫显示肿瘤的实性部分多为等或稍高密度，坏死区呈低密度。增强扫描瘤壁呈中等以上强化。

（3）类囊肿型 实际上属于环状病灶型中的一个特殊类型，较少见。病理及影像学表现为囊性病变，囊壁很薄，而且较均匀，囊内含有黄色清亮液体，若有出血则为褐色。CT平扫囊壁为等密度，中心为均匀低密度；增强扫描囊壁有中等以上强化。这类病变多较大，有不同程度的肿瘤周围脑水肿，但是水肿较轻，所以占位效应亦相对较轻。从CT表现上看，此类病灶酷似脑脓肿。

（4）弥漫型或局部侵蚀型 转移瘤弥漫发生于硬膜内、外，并侵及脑内，本型较少见，CT一般难以确定诊断。来自颅面或颈咽区的恶性肿瘤，可经颅骨各种孔道、裂隙或直接侵蚀骨质进入颅内，大部分病变位于硬膜外，CT可以判定骨质破坏的部位、范围及程度，也可评价原发肿瘤。颅骨转移瘤侵及颅内，可视为局部侵蚀型的一种表现，CT对判断骨质破坏较敏感。大多数转移瘤实体部分在MRI平扫 T_1 加权像上呈等信号或低信号，T_2 加权像呈等信号或高信号。

多数转移瘤行Gd-DTPA增强扫描病灶实体明显强化，这有助于确定瘤灶的境界，区分肿瘤周围的脑水肿。转移团块状病灶多为均匀强化，坏死囊变呈环状强化或小结节样强化，与平扫相比，增强扫描能更清楚地显示肿瘤的轮廓及瘤体内部的结构特征。MRI增强扫描最大优点还在于它可以检出位于脑组织不同部位小于0.5 cm的病灶。小的转移灶有时可呈粟粒样改变，或呈中心为低信号周围强化的微小环形病灶。

影像学特点：

（1）90%多发病灶，10%单发或少发病灶。有占位效应，单发病灶周围水肿更明显。

（2）大脑半球占80%，其他脑叶也可见到。没有特定的发病部位，有别于其他原发性肿瘤常发生于特定部位的特点。

（3）病灶多呈结节状，直径大小不一（0.3~15 cm），形状各异。可同时见到实质性、囊性病灶，囊壁薄厚不一。

（4）迅速增加的肿瘤细胞挤压血管及正常组织，使之缺血、出血、坏死、液化，此种病理变化在CT/MRI显示病灶为边界不清的混杂（高、低、等）密度/信号，或病灶显示不清，往往在增强扫描后才能显示出。

（5）转移瘤细胞代谢旺盛，生长速度快，血供丰富，强化效应明显，增强扫描可以分为均匀强化、环状强化、多房状强化和脑膜增厚四型。脑膜转移是MRI平扫的另一个盲区，尤其是癌性脑膜炎，只有MRI增强扫描能显示。脑膜转移早期以癌性脑膜炎为主，呈不规则增厚，可有小节结状改变，但病灶小，在平扫上被脑脊液的高信号掩盖。呈均匀整体、环状多房增强。可伴有脑膜强化。

（6）影像的改变是进行性加重变化。

（7）脑积水少见。

（八）检验

脑脊液生化和常规检验没有特异性改变。中枢神经系统转移瘤常见于原发癌发现之前，因此脑脊液细胞学检查更显得重要。在脑脊液中一次明确地查到癌细胞，即可以对中枢神经系统转移瘤进行确诊。瘤细胞检出率约 60%。部分病例脑脊液未查到癌细胞，可能与癌肿本身的特性、癌细胞不易脱落到脑脊液中或送检脑脊液次数和数量较少等因素有关。因此脑脊液瘤细胞检查阴性亦不能完全排除癌细胞已向中枢神经系统转移的可能性。

（九）预后

预后极差，死亡率高。

部分脑内转移瘤呈囊性病灶，称为脑囊性转移瘤。囊肿形成机制，以往公认的说法是因为肿瘤液化、坏死所致。近年来有人对脑内原发性肿瘤和转移癌伴有囊肿形成的囊液及血清中的白蛋白等进行测定，作对比观察，提出与肿瘤有关的囊肿形成是由于血－脑屏障破坏，伴有血浆蛋白渗出物在脑实质中的积聚（水肿），最后导致囊肿出现，而不是源于细胞坏死。囊性转移瘤与脑脓肿、脑囊虫病、脑包虫病常混淆，可依表 6-1 进行鉴别。

表 6-1　脑内多发性囊性病变的影像学特点

病变名称	部位	特点	CT	MRI
转移瘤	幕上多见，常见于灰白质交界区	多发或单个病灶可伴实性病灶	平扫等密度或混杂密度周围水肿，不规则强化	T_1 加权像为略低信号，T_2 加权像为略高信号
脑脓肿	多见于大脑半球	多发或单发	低密度；增强后可显示均一、薄壁、环状强化增强后囊壁明显强化	T_1 加权像呈低信号，T_2 加权像中心明显高信号
脑囊虫病	皮层及皮层下	多发、散在小囊直径 0.5～1.0cm	平扫为低密度，CT 值近似脑脊液，可见头节	T_1 加权像低信号，头节呈等信号结节 T_2 加权像呈靶形病灶
脑包虫病	多见于额、顶叶	常为单发巨大囊肿，周围可有子囊	平扫与脑脊液相似低密度区，边界清，无强化	T_1 加权像低信号，T_2 加权像高信号，增强后囊壁无强化

（十）脑囊虫病、脑结核瘤、脑转移瘤鉴别诊断思路

从影像学改变脑囊虫病、脑结核瘤、脑转移瘤有不少相似之处，如临床表现不典型，特异性检验不能提供可靠的帮助时难以做出明确诊断，现将脑囊虫病、脑结核瘤、脑转移瘤的临床、检验、影像学改变进行对比，从中找出不同点，以提高诊断的准确性（表 6-2～表 6-7）。

表 6-2　临床特点（1）

	囊虫病	结核瘤	转移瘤
年龄	20 ～ 40 岁	任何年龄	>45 岁
病史	长，绦虫	短，脑外结核	较长，肿瘤
起病	慢性	急性	亚急性
预后	良好	良好	差

表 6-3　临床特点（2）

	囊虫病	结核瘤	转移瘤
颅压高（%）	40 ～ 50%	>80	>60
意识障碍（%）	<10	>60	>30
发热（%）	<3	>80	<3
癫痫（%）	60 ～ 70	15 ～ 25	>30

表 6-4　临床特点（3）

	囊虫病	结核瘤	转移瘤
脑膜征	罕见	均有	没有
颅神经麻痹	没有	常见	少见
偏瘫失语	罕见	常见	多见
智能障碍（%）	20 ～ 30	10	30

特异性临床特点：

囊虫病：癫痫，绦虫病史，皮下肌肉内囊虫；

结核瘤：脑膜刺激征，发热，颅压高，结核病史；

转移瘤：NS 局灶体征，颅压高，恶性肿瘤史。

表 6-5　影像特点（1）

	囊虫病	结核瘤	转移瘤
少于 5 个（%）	40	30	10
多发（%）	60	70	90
直径 mm	2 ～ 3	2 ～ 20	3 ～ 20
形状	圆形	圆形、不规则	圆形、不规则
大囊病灶	常见	少见	可见

表 6-6　影像特点（2）

	囊虫病	结核瘤	转移瘤
部位	皮层	实质、脑池	脑实质
性质	小囊性	实质、囊性	实质、囊性
脑积水	常见	常见	少见
强化	环状	环状、实性	不规则
出血	无	无	常有

特征性特点：

　　囊虫病：病灶大小基本一致，形状基本规则，有头节；

　　结核瘤：病灶大小不一，形状不规则，脑膜强化明显；

　　转移瘤：混杂异常密度 / 信号，可见灶内出血。

表 6-7　检验（脑脊液）

	囊虫病	结核瘤	转移瘤
白细胞	正常、略多	明显增多	正常、略多
蛋白	正常、略高	明显增高	可增高
糖、氯化物	正常、略低	明显降低	大致正常
特异性	免疫检验 +	免疫检验 +-	瘤细胞 60%

（谢淑萍）

第五节　脑弓形虫病

一、典型病例

【病例】

　　患者男性，7 岁。因头痛、呕吐 15 天，左侧肢体无力 8 天，意识障碍 5 天于 1999 年 1 月 18 日收入院。患儿 1 个月前高热，体温达 39.5℃，经治疗 2 天后好转。15 天前无明显诱因感全身乏力，并出现头痛，恶心伴有非喷射性呕吐，7 天前左侧肢体无力，进行性加重，行走困难，患儿逐渐意识混浊，嗜睡；经当地医院按脑炎给予抗生素治疗效果不好，病情仍进行性加重，行头颅 CT 检查显示颅内多发大片环形、结节状低密度病灶，边界不清，病灶总面积大约占脑组织的 1/3，双额叶为著，病灶内可见组织坏死及出血。因难以明确诊断及治疗转至首都医科大学宣武医院。神经系统体检：嗜睡，能回答简单问题，双侧瞳孔等大等圆，光反应存在，示齿左侧面纹变浅，伸舌偏向左侧，左侧上下肢体肌力Ⅲ级，腱反射亢进，左侧 Chaddock 及 Babinski 征阳性，没有感觉障碍。行头颅 MRI 检查，T_1WI 加权像显示为边界不清的广泛环形大片低信号区，T_2 加权像显示为高信号为主的混杂信号病灶，病灶周围环绕有高信号水肿区，占位效应明显。病灶呈不规则结节状、环状增强。住院后腰穿脑脊液压力 300 mmH$_2$O，细胞数 40×10^6/L，白细胞数 6×10^6/L，蛋白 96.9 mg/dl，糖、氯化物检验正常。血及脑脊液囊虫 ELISA 阴性，血 IgA、IgG、IgM 均正常。弓形虫血 IgA、IgG、IgM、CoY 正常（结果在手术后 7 天）。血沉及血常规正常。为明确诊断急请神经外科会诊，做定向脑组织活检，送检组织病理证实为炎性病变，血管周围有淋巴细胞和单核细胞浸润，部分组织坏死，散在成堆的微小菌落样结构，有孤立出现的、有包裹出现的，并有胶质结节形成，PAS 及六胺银染色阳性符合弓形体虫病。随给予磺胺嘧啶、泼尼松及碳酸氢钠等治疗，经治疗患儿于第 3 天病情稳定，意识转清；1 周后病情明显好转，左侧肢体功能逐渐恢复，复查头颅 MRI 病灶明显好转。20 天后患者自己可行走出院。这是我院经病理证实系统治疗后痊愈的第一例弓形体虫病。本例患者于 9 年后（2008 年）出现声音嘶哑，吞咽困难，并逐渐出现头痛、恶心、呕吐等颅内压增高症状，行头颅 MRI 检查，显示左侧延髓病变，因病情危重抢救无效死亡，经尸体解剖证实为弓形体病复发（首都医科大学宣武医院）。

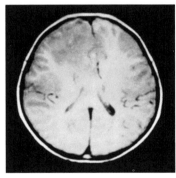

MRI 显示：T$_1$WI 双侧半球多发混杂信号，病灶显示不清，周围有水肿区，有占位效应

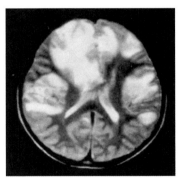

MRI 显示：T$_2$WI 双侧半球多发混杂信号，以高信号为主，周围有水肿区，有占位效应

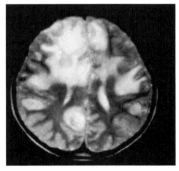

MRI 显示：T$_2$WI 双侧半球多发混杂信号，以高信号为主，周围有水肿区，有占位效应

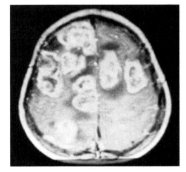

强化 MRI 显示：病灶呈不规则结节状、环状、片状强化

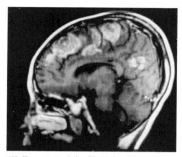

强化 MRI（矢状位）显示：病灶呈不规则结节状、环状、片状强化

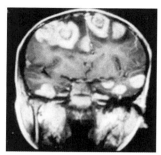

强化 MRI（冠状位）显示：病灶呈不规则结节状、环状、片状强化

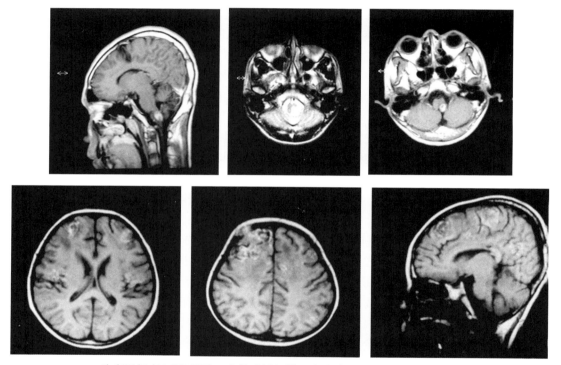

治疗后复查 MRI 显示：病灶明显好转，病灶缩小，周围水肿区消失

二、综合分析

弓形体虫病是由刚地弓形虫原虫引起的一种人畜共患寄生虫病，在全球范围内，它是引起潜伏性感染和机遇性感染的最常见疾病之一。人类感染率为 0.1%~30%，目前全球约有 5 亿~10 亿人感染此病。

感染途径：弓形虫是一种专性寄生在细胞内的原虫，其终宿主为猫科动物，中间宿主为哺乳动物（包括人类）、鸟类、鱼类和爬行动物。弓形虫在发育过程中有三种形态：滋养体（形状为弓形因而得名为弓形虫），包囊（内含有被称为缓殖子或裂殖体的囊内生物）和卵囊（囊合子）。

从猫体排出的卵囊（含有 1 个孢子）在外界环境中发育成含有 2 个孢子的卵囊，卵囊一旦被吞入中间宿主或猫的体内，卵囊中的子孢子将会在消化系统的作用下释放出来，破坏肠壁进入血液循环，并在宿主体内广泛播散。这些孢子可在许多组织中形成包囊。包囊在适合条件下（宿主机体免疫功能下降时）快速二芽增殖出大量滋养体，滋养体对细胞有极大的破坏性。约有 25% 的羊肉及猪肉标本终被检出含有组织包囊，然而牛肉标本中却很少检出包囊。

在猫体内除了有在其他动物的二芽增殖出大量滋养体外，包囊还能发育成雌、雄配子体有性繁殖大量卵囊，排出体外成为最重要的传染源。随着饲养业的发展和城市玩养宠物的增多，以及人类获得性免疫缺陷疾病——AIDS 在世界范围的广泛传播，弓形虫病发病率不断增加。人群对此病普遍易感，儿童易感性强，恶性肿瘤、慢性消耗性疾病，接受器官移植等免疫力低下人群易并发此病。主要分为胎盘垂直传播所致的先天感染（多于 4 岁前发病）及直接经消化道、皮肤破口处或注射器等途径感染的后天获得性两大类。可侵入宿主的所有细胞，引起宿主的多系统损害。

发病机制：滋养体经血液进入网状内皮细胞及各组织内实质细胞，以二芽增强形式增殖出许多滋养体，能迅速破坏细胞结构使其丧失功能。同时释放出可溶性抗原，使细胞坏死周围组织炎性细胞浸润，并有渗出，凝固坏死，肉芽组织增生。弓形虫死后形成钙化灶。弓形虫感染还可引起迟发变态反应，早期引起血管内膜炎、血管栓塞、血管周围淋巴细胞浸润出现炎性改变，晚期出现坏死灶。好侵犯部位为中枢神经系统：脑实质、脑室、脊髓；全身器官如心脏、肺、肝脏、脾脏、视网膜、淋巴系统、横纹肌、关节等处。

经药物治疗虫体大部分死亡，也可能一部分裂殖体不再进行快速增殖为滋养体，而是分泌物质形成囊壁，形成包囊。组织包囊直径 10~200 μm，含缓殖体可达数千，可见于所有脏器，但以中枢神经系统和心肌、横纹肌、平滑肌等处最易发现。在人体内似能持续终生。成为潜伏性感染，但并未彻底消除体内的弓形虫。故当人处于免疫功能低下的状态时，包囊破裂释放出缓殖体，使潜伏性感染复发，导致严重的全身性播散性感染。临床上典型的复发性弓形虫病主要见于中枢神经系统，脑内出现大面积病变或脑膜脑炎。

本患者虽曾系统治疗弓形虫病，但是体内仍存有弓形虫的包囊，处于潜伏感染状态。患者于第二次发病前在网吧长时间停留，未规律进食及充分休息，机体免疫力下降导致体内包囊破裂，感染复发。主要表现为颅内感染的症状。

弓形虫病有五个临床亚型：脑病、淋巴结病、脉络膜视网膜炎、播散性弓形虫病及先天性弓形虫病。先天性：经胎盘由母体传给胎儿，病情重，预后差。出生时没有明显异常，日后逐渐表现出听力、视力下降等症状，可伴发热、头痛、抽搐、意识障碍，偏瘫；伴肝脾肿大，皮疹，关节红肿，心、肺功能不全，视力下降等症状。脑脊液压力增高，有炎性细胞浸润，蛋白不同程度增高，可找到滋养体。死亡率高，如能幸存，常遗留不同程度的残疾。后天性：病情轻重不一，从亚临床到暴发性重型感染均可见到。

中枢神经系统是弓形虫感染最常见也是最严重的受累部位。其临床表现复杂、多样，无特异性。脑细胞体外培养实验证实，弓形虫感染的潜伏期包囊可同时存在于星形细胞和神经元细胞内。弓形虫侵及脑组织可引起局限性脑炎、脑软化和钙化、脑积水。临床表现：倦怠、肌疼、疲劳、精神症状，以及头痛、头晕、发热、呕吐等颅内压增高症状，检查可见眼球震颤、眼底视乳头水肿、颈项强直、巴宾斯基征、后组颅神经麻痹、皮疹、淋巴结肿大（颈部、胸部、下颌及全身）。

血清学检查：实验室从血液及体液中分离出弓形虫可诊断急性感染，血清学检查也常用于检测抗体和抗原。许多血清学和脑脊液检验方法，如酶联免疫吸附试验（ELISA）、间接凝集试验（IHA）、间接荧光抗体检测（IFA）、补体结合试验（CF）和Sabin-Feldman染色试验已被用于检测弓形虫抗体（IgM,IgG和IgA）和抗原。于第1周开始出现阳性，第6~8周强阳性，抗体滴度可达1：1024~4096，可持续半年之久。间接荧光抗体实验阳性率较高。

影像学检查：头CT平扫表现为脑实质内大小不一环形、线样、结节样低密度病灶，可见出血现象呈不规则高密度，还有钙化灶，病灶周围水肿明显。增强后病灶呈不规则结节状或环形增强。头MRI T_1加权像病灶表现为边界不清、散在多发高低混杂信号，以低信号为主，病灶内可见坏死、出血征象；T_2加权像表现为高或等信号区。周围环绕有高信号水肿区，可见占位效应。增强扫描T_1加权像不规则结节状环状增强，头MRI对于明确脑弓形虫病和评估疗效有较高的准确性，其影像学及临床表现均在治疗1周后迅速改善，并在第2周后处于相对稳定状态。三者之间存在着近似线性关系。特别是T_2加权像，高信号表明脑组织坏死，等信号表明脑组织脓肿，而由高信号向等信号的转变证实对抗弓形虫治疗有效。本病最终确定诊断须在病理切片上找到弓形虫。治疗弓形体感染最有效的药物包括磺胺嘧啶：75~100 mg/（kg·d），分4次服用；乙胺嘧啶：第1日100 mg，分2次服用；从第2日起每日1 mg/kg，但不超过50 mg/d，以上两种药联合应用1个月。

最近，阿奇霉素被用于治疗该病，并且临床观察显示出该药比以往所使用的药物更为有效。成人服用阿奇霉素，首日剂量为500 mg，以后每日服用维持剂量250 mg，持续4天。如有必要，可在1周后重复上述治疗方法一次。

诊断思路：①易感人群：吸毒、有长期慢性病史使机体抵抗力下降、有获得性免疫缺陷疾病史、有经常接触猫的情况人群。②临床特点：急性起病，伴有发热、颅内压增高、抽搐、意识障碍，偏瘫等神经系统局灶体征；伴肝脾肿大，皮疹，关节红肿，心，肺功能不全，视力下降等症状。③检验：脑脊液压力增高，有炎性细胞浸润，蛋白不同程度增高，可找到滋养体，弓形虫抗体阳性。④影像：头CT/MRI显示脑实质内大小不一环形、线样、结节样病灶，边界不清、可见出血现象呈不规则病灶，还可见钙化灶，病灶周围水肿明显；增强后病灶呈不规则结节状或环形增强。

（谢淑萍　贾　茜　韩崇玉）

第六节　脑脓肿

一、典型病例

【病例 1】

患者男性，70 岁。因右侧肢体无力、发热 7 天于 1999 年 3 月收住院。患者于 7 天前感到右侧肢体无力，发病后 2 天体温升高，达 38.5℃，用抗生素治疗没有明显效果，检查头颅 CT 显示左侧脑室旁片状低密度病灶，周围有水肿区，有占位效应。腰穿脑脊液压力 170 mmH₂O，生化常规检验正常。因高热不退，肢体无力进行性加重到首都医科大学宣武医院就诊。行头部 MRI 检查 T₁ 加权像显示左侧脑室旁片状低信号病灶，T₂ 加权像为高信号，有占位效应，病灶呈不规则厚壁强化。可疑转移瘤。神经系统体检：神志清楚，不全混合性失语，示齿右侧面纹变浅，伸舌向右，右侧肢体肌力为Ⅲ级，腱反射增高，Babinskin（+），感觉系统正常。住院后根据急性起病，有发热，颅内病灶较大，周围脑组织水肿明显，考虑炎症性病变可能性大，给予抗生素治疗半个月患者临床症状明显好转，1 个月后复查头颅 CT 显示病灶明显缩小。诊断为脑脓肿。

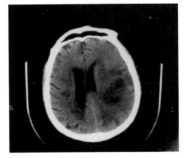

CT 显示：左侧脑室旁片状低密度，周围脑组织有水肿区，轻度占位效应

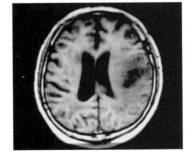

MRI 显示：T₁WI 左侧脑室旁片状低信号病灶，周围脑组织有水肿区，轻度占位效应

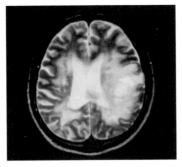

MRI 显示：T₂WI 左侧脑室旁片状高信号病灶，周围脑组织有水肿区，轻度占位效应

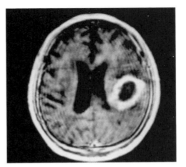

强化 MRI 显示：病灶呈厚壁环状强化

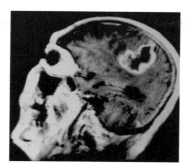

强化 MRI 显示（矢状位）：病灶呈厚壁环状强化

【病例 2】

患者男性，9 岁。因头痛 40 天，发热 20 天伴左侧肢体无力于 2000 年 7 月收住院。40 天前患者感到全头痛，但不重，不影响饮食及工作。20 天前体温上升，高达 40℃，持续 4 天后恢复正常，但出现左侧肢体无力，进行性加重，行走困难。行头颅 CT 检查显示右侧额顶叶片状低密度，病灶呈团块状强化，MRI 显示右侧额顶叶片状异常信号，中间有结节状病灶，周围水肿明显，有占位效应，病灶呈团块状、环状强化。考虑为脑脓肿。腰穿脑脊液压力正常，白细胞 25×10^6/L，蛋白 60 mg/dl，糖及氯化物检验正常，结核及囊虫抗体均阴性。神经系统检查：神志清楚，语言流利，示齿左侧面纹变浅，伸舌向左，左侧肢体肌力 II 级，腱反射增高，Babinski（+），感觉系统正常。用青霉素等抗生素治疗 1 个月后病情明显好转，3 个月后复查头颅 CT 显示病灶缩小，周围水肿消失，诊为脑脓肿。

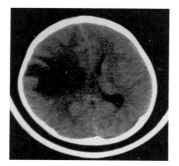

CT 显示：右侧额、顶叶片状低密度，周围脑组织有水肿区，占位效应不明显

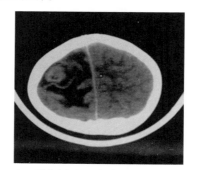

CT 强化显示：病灶呈团块状强化

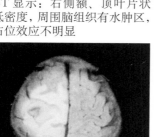

MRI 显示：T_1WI 右侧额、顶叶片状低信号病灶，脑回肿胀呈稍高信号，有占位效应

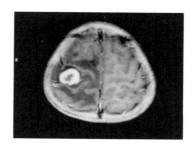

强化 MRI 显示：病灶呈厚壁环状强化及实性强化

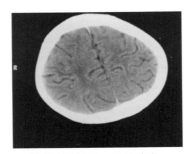

复查 CT 显示：病灶消失

【病例 3】

患者女性，60 岁。因发热、头痛 15 天，伴右侧肢体无力于 2001 年 1 月住院。15 天前患者感到乏力，头昏，体温升高达 38~39℃，2 天后出现右侧肢体无力，行走困难。头颅 MRI 显示：颅内多发小圆形异常信号病灶，左侧脑室旁病灶明显，周围没有明显水肿区，没有占位效应，病灶呈小圆形强化。腰穿脑脊液压力 200 mmH$_2$O，白细胞 30×10^6/L，蛋白 50 mg/dl，糖及氯化物检验正常，结核及囊虫抗体均阴性。神经系统检查：神志清楚，不全混合性失语，示齿时右侧面纹变浅，伸舌向右，右侧肢体肌力Ⅳ级，腱反射增高，Babinski（+），感觉系统正常。用青霉素等抗生素治疗病情明显好转，6 个月后复查头颅 MRI 显示病灶，诊为脑脓肿。

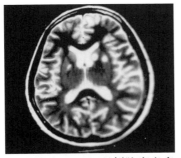

MRI 显示：T$_2$WI 双侧脑室旁多发小圆形高信号病灶，周围脑组织没有水肿区

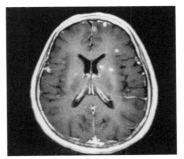

强化 MRI 显示：病灶呈小圆形实性强化

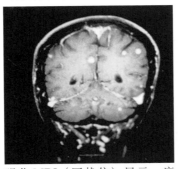

强化 MRI（冠状位）显示：病灶呈小圆形实性强化。左小脑半球可见强化病灶

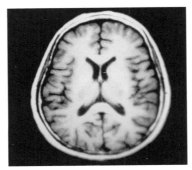

复查 MRI 显示：T$_1$WI 病灶消失

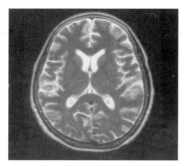

复查 MRI 显示：T_2WI 病灶消失

二、综合分析

脑脓肿为颅内感染性疾病，细菌或病毒侵入颅内引起局限性化脓性炎症，继而形成脓腔者称脑脓肿。

（一）病因分类

1. 根据病原菌的来源分类

根据病原菌的来源可分为耳源性、鼻源性、损伤性、血源性及隐源性五种。

（1）耳源性 是化脓性耳部炎症的常见并发症，约占脑脓肿的半数，大多继发于急慢性中耳炎、中耳乳突炎、副鼻窦炎、扁桃腺炎、慢性胆脂瘤性中耳炎。其中以慢性胆脂瘤性中耳炎并发脑脓肿者最多，常发生在急性期。

（2）鼻源性 多继发于额窦炎，也可发生于颌窦炎、蝶窦炎、筛窦炎，但较少见。

（3）损伤性 为颅脑损伤继发感染引起，开放性颅脑损伤更容易继发。

（4）血源性 全身感染细菌也可从血液循环到达颅内，引起脓肿。远隔部位的感染经血行将感染播散至脑内引起。

（5）隐源性 一部分脑脓肿病源来源不明，可能为原发感染灶很轻，经用抗生素或自行消散，而已有病原体潜伏在脑内，在适当条件下形成局部脓肿。

2. 根据病原体分类

根据病原体可分为细菌性、真菌性、寄生虫性三种。

（1）细菌性 可引起脑脓肿常见细菌有葡萄球菌、链球菌（可嗜氧和厌氧）、肺炎双球菌、厌氧菌、变形杆菌、大肠杆菌、绿脓杆菌、结核杆菌等，还可有混合性感染。细菌性脑脓肿病灶常较大，病灶周围组织反应较重。

（2）真菌性 由真菌引起的颅内感染所致，以隐球菌及放线菌较常见，多由血行感染或颅腔邻近结构的感染直接蔓延而来。

（3）寄生虫性 一些寄生虫可伴有脓液生成，出现脓肿样改变，如阿米巴病，常合并有阿米巴脓肿。

通常不同部位及人群感染的致病菌不同。来源于副鼻窦的感染，由类杆菌和链球菌引起；来源于乳突的感染，由肠道杆菌和链球菌引起；源于牙齿的感染，由链球菌和类杆菌引起；脑穿通伤或手术引起的感染，致病菌为葡萄球菌、链球菌和革兰阴性菌；肺炎所致的感染由链球菌和革兰阴性菌引起。

（二）病理

根据发生发展过程可分为三个阶段。

脓肿可位于脑部任何部位，但好发于大脑皮层下灰白质交界处。脑内脓肿形成的部位与原发感染的部位密切相关：副鼻窦炎引起的感染通常见于额叶；乳突炎引起的感染常位于颞叶和小脑；由外伤引起的感染位于受伤的邻近部位。脑脓肿可单发或多发，以单发更常见，占全部病例的85%~95%。

（1）急性阶段　脑脓肿常在感染后2周左右形成，在病原体侵入的部位引起局部大小不一、不规则的发炎区。由于该部位小血管产生脓毒性静脉炎或被感染性栓子阻塞，使局部脑组织软化、坏死。此阶段中头颅CT显示多发小病灶，以低密度为主，周围有水肿区不明显，没有占位效应。MRI显示小片状异常信号，呈长 T_1 长 T_2 信号。

（2）化脓阶段　上述化脓炎症继续扩散，脑部的软化坏死逐渐扩大而汇合，形成较大脓腔，其周围有新生血管、大量结缔组织增生，围绕着脓腔渐渐由胶原和网状组织形成一层不明显和不规则很薄的肉芽组织，其中有大量中性粒细胞浸润，包绕液化坏死组织和炎性渗出物。脑脓肿的早期包膜很薄，周围有较大范围的水肿。此阶段中头颅CT显示多发小病灶逐渐形成较大病灶，低密度更低，病灶周围出现较高密度的边界，周围有水肿区出现，有占位效应。MRI显示大片状异常信号，并可见与病灶信号不同的边界，T_1WI 为高信号，T_2WI 为低信号。

（3）包膜形成阶段　脓腔及炎症区周围来自血管及软脑膜的结缔组织明显增多，神经胶质细胞尤其是小胶质细胞增加，逐渐使脓腔壁不断增厚，明显形成包膜。脑脓肿周围的脑组织内开始出现胶质增生，周围的水肿和占位效应不再进一步加重，或有所减轻。头颅CT显示病灶中心低密度，囊壁稍高密度，周围有水肿区，有占位效应，但病情较重时脓肿可以挤压周围组织。MRI显示中心脓液区为明显长 T_1 长 T_2 信号，周围有水肿区为长 T_1 长 T_2 信号。脓肿的直径大小不一，脓壁薄厚不一，可有环状强化。

（三）影像学诊断

1.X线平片诊断

X线平片可以显示本病颅内压增高的征象，表现为患者的颅缝增宽或鞍背模糊等。

2.CT诊断

（1）CT平扫显示在大脑皮层下、皮髓质交界区或基底节有不规则的低密度区，在低密度病灶内，有时可见等密度或稍高密度影，通常CT平扫的上述所见常不能明确诊断为脑脓肿。

（2）CT增强扫描显示在不规则低密度区，脓肿壁呈环形强化。早期脑脓肿的壁较薄，边缘可规则或不规则，周边有明显的脑水肿包绕。晚期脑脓肿壁为不规则较厚的环形强化，周围脑水肿和脓肿病灶所致的占位效应相对较轻。脓肿的内侧壁较外侧壁薄。

（3）CT可用于脑脓肿的随访，脓肿的环形强化的消失落后于临床症状的改善，在临床症状完全消失后，CT仍显示环形强化，并可持续存在数月。

3.MRI 的诊断

（1）MRI 显示脑脓肿比 CT 更敏感。在 T_1 加权像上，脑脓肿的中央坏死表现为均匀低信号，在 T_2 加权像上呈高信号。在 T_1 加权像上脓肿壁表现为等信号和稍高信号，在 T_2 加权像上为低信号和等信号。注入造影剂行增强扫描，可见明显的脓肿壁环形强化。因免疫抑制而引起的脑脓肿，其周围的脑水肿较轻，增强后仅有轻度强化或无强化。

（2）MRI 可以较好地显示脑脓肿的并发症　①子脓肿形成，表现为脓肿周围多发的小脓肿；②脑室炎及室管膜炎，可见脑室边缘强化；③脉络丛炎，可见脉络丛增大，并明显强化；④化脓性脑膜炎，可见弥漫性脑膜增强。

（四）临床表现

没有特异性临床表现，主要为全身感染症状，头痛、呕吐等颅内压力增高症状及脑局灶性症状（癫痫发作、偏瘫、失语等）。真菌性脓肿临床症状较轻。发病期有发热、乏力等全身症状，以后随病程的进展上述症状逐渐减退。脑脓肿形成后，则仅有颅内压增高的表现，常造成视神经乳头水肿，影响患者视力。患者的头痛部位常与脑脓肿部位相一致，位于大脑半球浅区域的脓肿可引起癫痫发作。根据脑脓肿所在的部位不同，患者还可有相应的局灶定位体征。急性期脑脓肿外周血检查可有白细胞总数增多，以中性粒细胞为主，以后则以淋巴细胞为主。

（五）治疗与预后

1. 治疗

对于小脓肿、多发脓肿或大脑半球脓肿可以应用抗生素治疗。而以下情况可采取手术治疗：诊断不清楚，行手术探查确诊者。应用抗生素治疗效果不佳者。占位效应明显的脓肿。

2. 预后

脑脓肿可并发子脓肿形成、脑室炎、室管膜炎、脉络丛炎及化脓性脑膜炎等并发症。目前，随着影像学技术的不断进步，诊断较前更加准确、及时，加之应用有效的抗生素治疗和外科监护水平的不断提高，脑脓肿的死亡率已经由既往的 40%~50% 下降至低于 5%，但是高龄患者、多发脓肿及小脑脓肿的死亡率仍然较高。

诊断思路：临床症状以发热、头痛、呕吐等颅内压增高为主要症状，可伴有癫痫、偏瘫、失语等神经系统局灶体征。影像学改变随病程发展而不同，病灶中心为囊性改变，边界明显，有强化及占位效应。抗生素治疗有效。

（谢淑萍）

第七节　神经白塞病

一、典型病例

【病例】

患者男性，31岁。反复出现右侧肢体无力、复视、黏膜溃疡2年，加重7天。患者2年前无明显诱因出现右侧肢体力弱伴视物成双，逐渐加重，外院查头颅MRI显示脑干、基底节区长T_1、T_2异常信号，脑干肿胀明显，注入Gd-DTPA后病灶呈实性不规则强化。按脑干脑炎予激素治疗1个月缓解，病后1年进行复查头颅MRI显示病灶基本好转；1年半以前患者再次出现右侧肢体力弱，口腔疼痛性溃疡、生殖器溃疡，溃疡反复出现不易好转，再次入院复诊，经口腔溃疡病理提示白塞病，考虑神经白塞病再次给予激素和环磷酰胺治疗后1个月病情明显好转。1年前停用激素和环磷酰胺服用中药治疗，口腔及生殖器溃疡无复发。7天前又出现右侧肢体力弱伴言语不清，复查头颅MRI显示脑干、基底节区长T_1、T_2异常信号范围增大，病灶周围没有明显水肿区，没有占位效应。为明确诊断而收住院。入院查体：神清构音不清，右侧鼻唇沟浅，咽反射弱，右上下肢反射活跃，右上肢肌力近端IV级、远端II级，右下肢肌力近端IV级、远端III级，右侧霍夫曼阳性，右侧巴宾斯基征阳性。辅助检查：抗核抗体阳性，血沉正常、腰穿压力正常、脑脊液常规生化正常、免疫球蛋白正常，OB（+），经用激素治疗病人情况有所好转，诊断白塞病伴神经系统损害。

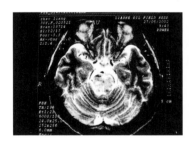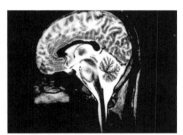

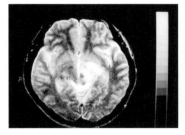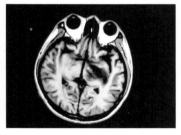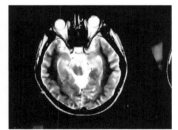

头颅MRI显示脑干、基底节区长T_1、T_2异常信号，脑干肿胀明显

二、综合分析

白塞病（Bechet's disease, BD），又称为眼-口腔-生殖器综合征，是一种慢性血管炎症性疾病，主要临床表现为复发性口腔溃疡、生殖器溃疡、眼炎及皮肤损害，也可累及血管、神经系统，消化道、关节、肺、肾、附睾等器官，为一系统性疾病，大部分患者预后良好。眼、

中枢神经及大血管受累者预后不佳。EB 病毒、单纯疱疹病毒、链球菌、结核菌感染，以及免疫遗传因素（HLA-B$_{51}$）可能与本病发病有关。约半数患者抗人口腔黏膜抗体阳性及循环免疫复合物存在。患者外周血淋巴细胞亚群比例失调，CD$_4^+$/CD$_8^+$ 比例倒置，CD$_{45}$RA$^+$ 细胞缺乏，淋巴细胞自分泌 TNF-α、IL-6、IL-8 以及 IL-1β 可溶性 IL-2 受体增加，均表明本病有自体免疫和细胞免疫异常。与其他血管炎疾病不同，它累及全身各大、中、小血管，其中以静脉受累最多。

组织病理学改变是血管周围淋巴、单核细胞浸润，血管壁可有 IgG、IgM 和 C$_3$ 沉积，大静脉血栓形成，大动脉由于变性、坏死而形成的血管瘤。血管炎有渗出和增生两种病变，渗出性改变为血管腔出血，管壁水肿，内皮细胞肿胀，纤维蛋白沉积等，增生性病变是内皮细胞和外膜细胞增生，管壁增厚，有时有肉芽肿形成。

本病在东亚、中东和地中海地区发病率较高，被称为丝绸之路病。我国发病率无确切资料，任何年龄均可患病，发病高峰年龄为 16~40 岁。我国以女性居多，男性患者血管、神经系统及眼受累较女性多且病情重。

（一）临床表现

本病全身各系统均可受累，但多种临床表现较少同时出现，有时须经历数年甚至更长的时间才相继出现。

（1）口腔溃疡　几乎所有的患者均有类似口疮性口炎的复发性、疼痛性口腔溃疡（Aphthous ulceration，阿弗他溃疡），多数患者以此征为首发症状。溃疡可以发生在口腔的任何部位，多位于舌缘、颊、唇、软腭、咽、扁桃体等处。可为单发，也可成批出现，米粒或黄豆大小，圆形或椭圆形，边缘清楚，深浅不一，底部有黄色覆盖物，周围为一边缘清晰的红晕伴有疼痛。约 1~2 周可自行消退不留瘢痕。重症者溃疡深大愈合慢，偶可遗有瘢痕。复发性口腔溃疡为本病的最基本必备症状。

（2）生殖器溃疡　约 75% 患者出现生殖器溃疡，病变与口腔溃疡基本相似。但出现次数少。溃疡深大，疼痛剧、愈合慢。受累部位为外阴、阴道、肛周、宫颈、阴囊、阴茎等处。阴道溃疡可无疼痛仅有分泌物增多。有患者可因溃疡深而致大出血或阴囊静脉壁坏死破裂出血。

（3）眼炎　约 50% 的病人受累。眼炎可以在起病后数月甚至几年后出现。眼部病变表现为视物模糊，视力减退，眼球充血，眼球痛，畏光流泪，异物感，飞蚊症和头痛等。通常表现为慢性、复发性、进行性病程，双眼均可累及，眼受累致盲率可达 25%，是本症致残的主要原因。最常见的眼部病变为色素膜炎（uveitis）。眼球其余各组织均可受累。角膜炎、疱疹性结膜炎、巩膜炎、脉络膜炎、视网膜炎、视神经乳头炎、坏死性视网膜血管炎、眼底出血等。前房积脓是色素膜炎的最严重形式。色素膜炎及视网膜血管炎为眼损害的特征性表现。此外可有晶状体出血或萎缩、青光眼、视网膜脱落。单独视盘水肿提示脑静脉血栓、颅内病变可导致视野缺损。

（4）皮肤病变　皮损发病率高，可达 80%，表现多种多样，有结节性红斑、疱疹、丘疹、痤疮样皮疹，多形红斑、环行红斑、坏死性结核疹样损害、大疱性坏死性血管炎、Sweet 病样皮损、脓皮病等。一个患者可有一种以上的皮损。而特别有诊断价值的体征是结节红斑样皮损和对微小创伤（针刺）后的炎症反应。

（5）关节损害　25%~60%的患者有关节症状。表现为相对轻微的局限性、非对称性关节炎。主要累及膝关节和其他大关节。本病有时在 HLA-B$_{27}$ 阳性病人中可累及骶髂关节，与强直性脊柱炎表现相似。

（6）神经系统损害　又称神经白塞病（neuro-Bechet's disease），发病率约为 5%~50%。常于病后数月至数年出现，少数（5%）可为首发症状。临床表现依受累部位不同而各异。中枢神经系统受累较多见，可有头痛、头晕，Horner 综合征、假性球麻痹、呼吸障碍、癫痫、共济失调、无菌性脑膜炎，视乳头水肿，偏瘫、失语、不同程度截瘫、尿失禁、双下肢无力、感觉障碍、意识障碍、精神异常等。周围神经受累较少见，约为中枢病变的 10%，表现较轻，仅有四肢麻木无力，周围型感觉障碍等。此外，当出现非脑膜炎型的头痛、呕吐、颅压增高的表现时，应考虑到有脑血栓的形成。

神经系统损害亦有发作与缓解交替的倾向，可同时有多部位受累，神经系统受累者多数预后不佳，尤其是脑干和脊髓病损是本病致残及死亡的主要原因之一。

（7）消化道损害　又称肠白塞病（intestinal Bechet's disease）。发病率为 10%~50%。从口腔到肛门的全消化道均可受累，溃疡可为单发或多发，深浅不一，可见于食管下端、胃部、回肠远端、回盲部、升结肠，但以回盲部多见。临床可表现为上腹饱胀、嗳气、吞咽困难、中下腹胀满、隐痛、阵发性绞痛、腹泻、黑便、便秘等。严重者可有溃疡穿孔，甚至可因大出血等并发症而死亡。肠白塞病应注意与炎性肠病及 NSAIDs 所致黏膜病变相鉴别，右下腹疼痛应注意与阑尾炎相鉴别，临床上常常有因手术后伤口不愈合的病例。

（8）血管损害　本病的基本病变为血管炎，全身大小血管均可累及，约 10%~20% 患者合并大中血管炎，是致死致残的主要原因。动脉系统被累及时，动脉壁的弹力纤维破坏及动脉管壁内膜纤维增生，造成动脉狭窄、扩张或产生动脉瘤，临床出现相应表现，可有头晕、头痛、晕厥、无脉。主动脉弓及其分支上的动脉瘤有高度破裂的危险性。静脉系统较动脉系统受累多见。25% 左右患者发生表浅或深部的迁移性血栓性静脉炎及静脉血栓形成，造成狭窄与栓塞。下腔静脉及下肢静脉受累较多。可出现 Budd-Chiari 综合征、腹水、下肢浮肿。上腔静脉梗阻可有颌面、颈部肿胀、上肢静脉压升高。浅表静脉炎可引起远端肢体的结节。

（9）肺部损害　肺部损害发生率较低，占约 5%~10%，但大多病情严重。肺血管受累时可有肺动脉瘤形成，瘤体破裂时可形成肺血管 - 支气管瘘，致肺内出血；肺静脉血栓形成可致肺梗死；肺泡毛细血管周围炎可使内皮增生纤维化，影响换气功能。肺受累时患者有咳嗽、咯血、胸痛、呼吸困难等。大量咯血可致死亡。

（10）其他　肾脏损害较少见，可有间歇性或持续性蛋白尿或血尿，肾性高血压，肾病理检查可有 IgA 肾小球系膜增殖性病变或淀粉样变。

心脏受累较少。可有心肌梗死、瓣膜病变、传导系统受累、心包炎等。心腔内可有附壁血栓形成，少数病人心脏呈扩心样改变、缩窄性心包炎样表现，心脏病变与局部血管炎有关。

附睾炎发生率约为 4%~10%，较具特异性。急性起病，表现为单侧或双侧附睾肿大疼痛和压痛，1~2 周可缓解，易复发。

妊娠期可使多数病人病情加重，也有眼色素膜炎缓解的报道。可有胎儿宫内发育迟缓，产后病情大多加重。近 10% 的病人出现纤维肌痛综合征样表现，女性多见。

（二）诊断标准

本病无特异性血清学及病理学特点，诊断主要根据临床症状，故应注意详尽的病史采集及典型的临床表现。为便于本病的诊断，国际白塞病研究组于 1989 年制定了白塞病国际分类标准，见表 6-8。

表 6-8　白塞病国际分类标准

1. 反复口腔溃疡：1 年内反复发作 3 次。有医生观察到或有患者诉说有阿弗他溃疡
2. 反复外阴溃疡：有医生观察到或有患者诉说外阴部有阿弗他溃疡或瘢痕
3. 眼病变：前和（或）后色素膜炎、裂隙灯检查时玻璃体内有细胞出现或由眼科医生观察到视网膜血管炎
4. 皮肤病变：由医生观察到或患者诉说的结节性红斑、假性毛囊炎或丘疹性脓疱；或未服用糖皮质激素的青春期后患者出现痤疮样结节
5. 针刺试验阳性：试验后 24 ～ 48 h 由医生看结果有反复口腔溃疡并有其他 4 项中 2 项以上者，可诊断为本病，但需除外其他疾病其他与本病密切相关并有利于诊断的症状有：关节痛或关节炎、皮下栓塞性静脉炎、深部静脉栓塞、动脉栓塞和（或）动脉瘤、中枢神经病变、消化道溃疡、附睾炎和家族史

应用标准时注意：国际研究组的标准并不能取代对个别患者的临床判断；对血管及神经系统病变的关注应成为进行疾病评价的一部分；患者的多种表现可以在几年内陆续出现，应有医生的记录作为诊断依据。

（三）诊断要点

1. 临床表现

病程中有医生观察和记录到的复发性口腔溃疡、眼炎、生殖器溃疡以及特征性皮肤损害，另外出现大血管或神经系统损害高度提示 BD 的诊断，有神经系统受损症状及体征。

2. 实验室检查

本病无特异性实验室异常。活动期可有血沉增快、C 反应蛋白升高；部分患者冷球蛋白阳性。血小板凝集功能增强。HLA-B$_{51}$ 阳性率 57% ~88%，与眼、消化道病变相关。

3. 特殊检查

神经白塞病常有脑脊液压力增高，白细胞数轻度升高。脑 CT 及磁共振（MRI）检查对脑、脑干及脊髓病变有一定帮助，急性期 MRI 的检查敏感性高达 96.5%，可以发现在脑干、脑室旁白质和基底节处的增高信号。慢性期行 MRI 检查应注意与多发性硬化相鉴别。MRI 可用于神经白塞病诊断及治疗效果随访观察。

胃肠钡剂造影及内窥镜检查、血管造影、彩色 Doppler 有助诊断病变部位及范围。

肺 X 线片可表现为单侧或双侧大小不一的弥漫性渗出或圆形结节状阴影，肺栓塞时可表现为肺门周围密度增高的模糊影。高分辨率的 CT 或肺血管造影、同位素肺通气 / 灌注扫描等均有助于肺部病变诊断。

针刺反应试验（pathergy test）：用 20 号无菌针头在前臂屈面中部垂直刺入约 0.5 cm 沿纵向稍作捻转后退出，24~48 h 后局部出现直径>2 mm 的毛囊炎样小红点或脓疱疹样改变为阳性。

此试验特异性较高且与疾病活动性相关。静脉穿刺或皮肤创伤后出现的类似皮损具有同等价值。

4. 鉴别诊断

本病以某一系统症状为突出表现者，易误诊为其他疾病。以关节症状为主要表现者，应注意与类风湿关节炎、赖特综合征（Reiter's Syndrome）、强直性脊柱炎相鉴别；皮肤黏膜损害应与多形红斑、结节红斑、梅毒、Sweet 病、Stevens-Johnson 综合征、寻常性痤疮、单纯疱疹感染、热带口疮（sprue）、系统性红斑狼疮、周期性粒细胞减少、AIDS 病相鉴别；胃肠道受累应与局限性肠炎（Crohn 病）和溃疡性结肠炎相鉴别。神经系统损害与感染性、变态反应性脑脊髓膜炎、脑脊髓肿瘤、多发性硬化、精神病相鉴别；附睾炎与附睾结核相鉴别。

（四）治疗方案及原则

本病目前尚无公认的有效根治办法。多种药物均有效，但停药后大多易复发。治疗的目的在于控制现有症状，防治重要脏器损害，减缓疾病进展。

1. 一般治疗

急性活动期，应卧床休息。发作间歇期应注意预防复发。如控制口、咽部感染，避免进刺激性食物。伴感染者可行相应的治疗。

2. 局部治疗

口腔溃疡可局部用糖皮质激素膏、冰硼散、锡类散等，生殖器溃疡用 1 ∶ 5000 高锰酸钾清洗后加用抗生素软膏；眼结、角膜炎可应用皮质激素眼膏或滴眼液，眼色素膜炎须应用散瞳剂以防止炎症后粘连，重症眼炎者可在球结膜下注射肾上腺皮质激素。

3. 全身治疗

（1）非甾类抗炎药　具消炎镇痛作用。对缓解发热、皮肤结节红斑、生殖器溃疡疼痛及关节炎症状有一定疗效，常用药物有布洛芬 0.4~0.6 g，每日 3 次；萘普生，0.2~0.4g，每日 2 次；双氯酚酸钠，25 mg，每日 3 次等，或其他 COX-2 选择性抑制剂（见类风湿关节炎治疗）。

（2）秋水仙碱　可抑制中性粒细胞趋化，对关节病变，结节红斑，口、阴溃疡，眼色素膜炎均有一定的治疗作用，0.5mg，每日 3 次。应注意肝肾等不良反应。

（3）酞胺哌啶酮（thalidomide）　用于治疗严重的口腔、生殖器溃疡。宜从小剂量开始，逐渐增加至 50mg，每日 3 次。注意妊娠妇女禁用，以免引起胎儿畸形，另外有引起神经轴索变性的副作用。

（4）肾上腺糖皮质激素　对控制急性症状有效，停药后易复发。故主要用于全身症状重，有中枢神经系统病变，内脏系统的血管炎，口、阴巨大溃疡及急性眼部病变。疗程不宜过长，一般 2 周内症状控制即可逐渐减量后停药。有大静脉炎时，皮质激素可能促进血栓形成。长期应用可加速视网膜血管的闭塞。常用量为泼尼松 40~60mg/d，重症患者如严重眼炎、中枢神经系统病变、严重血管炎患者，可考虑采用静脉应用大剂量甲基泼尼松龙冲击，1000mg/d，3 天为一疗程，同时配合免疫抑制剂效果更好。

（5）免疫抑制剂　重要脏器损害时应选用此类药。常与肾上腺皮质激素联用。此类药物副作用较大，用药时间应注意严密监测。

1）苯丁酸氮芥（chlorambucil, CB1348） 用于治疗视网膜、中枢神经系统及血管病变。用法为 2mg，每日 3 次。持续使用数月直至病情控制至稳定，然后逐渐减量至小量维持。病情完全缓解半年后可考虑停药 。但眼损害应考虑用药 2 年以上，以免复发。用药期间应定期眼科就诊检查。副作用有继发感染，长期应用有可能停经或精子减少、无精。

2）硫唑嘌呤（azathioprine） 效果较苯丁酸氮芥差。用量 0.1g，每日 2 次。可抑制口腔、眼睛的病变，关节炎。停药后易复发。可与环孢素 A 联用。

3）甲氨蝶呤（methotrexate） 低剂量（每周 7.5~15 mg，口服或静注）可用于治疗神经系统病变及皮肤黏膜病变。停药数月后病情可复发，故需要长时间治疗。副作用有消化道及骨髓抑制、肝损害等。

4）环磷酰胺（cyclophosphamide） 在急性中枢神经系统损害或肺血管炎、眼炎时，与泼尼松配合使用，采用大剂量静脉冲击疗法，每次用量 0.5~1.0g/m^2 体表面积。3~4 周后重复使用。使用时嘱病人大量饮水，以避免出血性膀胱炎的发生，此外可有消化道反应及白细胞减少。对慢性病变作用有限。

5）环孢素 A（cyclosporine A） 治疗对秋水仙碱或其他免疫抑制剂有抵抗的眼白塞病效果较好。剂量为每天 3~5mg/kg。应用时注意监测血压和肝肾功能，避免不良反应。

（6）其他

1）α 干扰素 治疗口腔损害、皮肤病及关节症状有一定疗效，也可用于眼部病变的急性期治疗。

2）Infliximab 用于治疗复发性色素膜炎疗效肯定，无明显著副作用。

3）中药雷公藤制剂对口腔溃疡、皮下结节、关节病、眼炎有肯定疗效。对肠道症状疗效较差。

4）抗凝剂（阿司匹林、双嘧达莫）及纤维蛋白疗法（尿激酶、链激酶） 亦可用于治疗血栓疾病，但不宜骤然停药，以免反跳。

5）如患者有结核病或有结核病史，如上述治疗效果不满意，可试行抗结核治疗，三联抗痨至少半年以上，观察疗效。

4．手术治疗

重症肠白塞病并发肠穿孔时可行手术治疗，但肠白塞病术后复发率可高达 50%。复发与手术方式及原发部位无关，故选择手术时应慎重。血管病变手术后也可于术后吻合处再次形成动脉瘤，故一般不主张手术治疗，采用介入治疗可减少手术并发症。眼失明伴持续疼痛者可手术摘除。手术后应继续应用免疫抑制剂治疗可减少复发。

（五）预后

本病一般呈慢性，易治疗。缓解与复发可持续数周或数年，甚至长达数十年。在病程中可发生失明，腔静脉阻塞及瘫痪等。本病由于神经系统、血管、胃肠道受累，偶有致死。

诊断思路：①有明确白塞病病史；②有神经系统症状及体征；③ MRI 及 CT 可显示出病灶。

（张士勇 韩崇玉 许二赫 陈 军 郭海明 李 艳 马红梅 彭丽华）

第八节　神经梅毒

一、典型病例

【病例1】

患者男性，38岁。无明显诱因突发言语不利5天，以脑血管病收住院。无肢体活动障碍；无意识丧失及肢体抽搐。追问病史，2年来病人情绪低落、性格改变、睡眠障碍。曾在外院诊断为抑郁症。神经系统查体：反应迟钝，认知功能全面下降，双瞳孔等大正圆，光反应迟钝，调节反射正常。脑膜刺激征（－），四肢肌力、肌张力正常，深浅感觉无异常，病理征（－）。心脏彩超心内结构未见异常。入院后检查快速梅毒血清反应素实验(RPR)阳性，梅毒特异性抗体(FTA-ABS)阳性，腰穿颅内压正常范围，脑脊液 WBC 165×10^6/L；单核细胞为主；脑脊液蛋白79mg/dl；糖和氯化物正常范围；脑脊液免疫球蛋白升高，脑脊液 RPR(+)、FTA-ABS（+）。诊断为神经系统梅毒，经专科医院抗梅毒治疗症状好转。

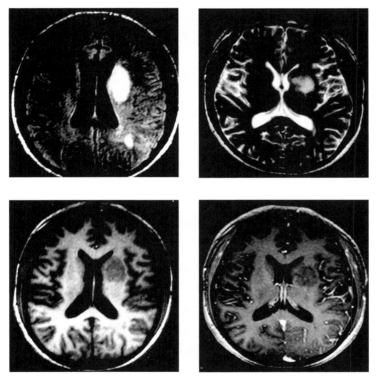

头颅MRI显示左基底节、左颞、枕、顶交界处长 T_1 长 T_2 信号

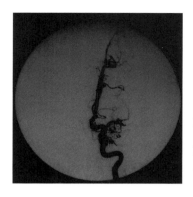

MRA 提示左大脑中动脉 M_1 段闭塞，DSA 显示左大脑中动脉 M_1 段完全闭塞；左大脑前动脉及左大脑后动脉通过皮层支向左大脑中动脉供血区代偿供血

【病例 2】

患者女性，53 岁。因反应迟钝、精神异常 15 个月，加重伴言语不利 4 月余收住院。患者于 15 个月前被家人发现反应迟钝、表情淡漠不爱与人交流，经常独处家里发呆，生活不规律，夜间上网，白天睡觉，未引起家人重视，未诊治。11 个月前，患者出现烦躁、常与家人争吵，经常自言自语，曾在当地医院就诊，考虑"抑郁症"，给予口服药物治疗症状略有好转。8 个月前，患者出现言语增多，时有幻觉，看见怪兽等。再次就诊，诊断为"双向情感障碍"，建议心理治疗，奥氮平 5 mg/d 口服，效果不明显；2 周后奥氮平加至 10 mg/d，并加用碳酸锂缓释片，症状无改善，时有行为异常，不洗脸、不剪指甲。4 个月前，症状加重，出现言语不流利，行动缓慢，穿衣服颠倒，时间概念不清等，在神经内科就诊行头颅 MRI 检查提示脑内多发缺血灶，脑萎缩。为进一步诊治收住院。神经系统查体：神志清楚，语速慢，定向力、理解判断力均差，双瞳孔等大正圆，光反应灵敏，调节反射正常。脑膜刺激征（－），四肢肌力、

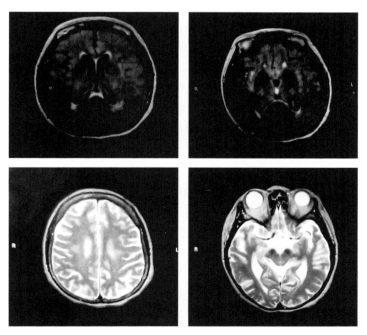

头颅 MRI 检查提示脑内多发缺血灶，脑萎缩

肌张力正常，深浅感觉无异常，病理征（-）。入院后检查快速梅毒血清反应素实验（RPR）阳性，梅毒特异性抗体（FTA-ABS）阳性，腰穿颅内压正常范围，WBC $20 \times 10^6/L$；单核细胞为主；脑脊液蛋白 202 mg/dl；糖和氯化物正常范围；脑脊液 RPR（+）、FTA-ABS（+）。诊断为神经系统梅毒，麻痹性痴呆，经专科医院抗梅毒治疗症状好转。

二、综合分析

神经梅毒为苍白密螺旋体（梅毒螺旋体）感染神经系统引起的疾病。有 10%~25% 的梅毒患者发生神经系统梅毒，梅毒螺旋体侵入神经系统的时间大约在初期感染后的 3 个月到 1 年半之间，大部分神经梅毒患者为梅毒早期未经彻底治疗的患者。神经梅毒可分为：二期梅毒包括各型脑脊膜和血管梅毒；三期梅毒主要为神经实质受损，包括有麻痹性痴呆、脊髓痨、视神经萎缩等。

（一）病理改变

可分为间质损害与实质损害两类病理改变。间质改变主要为脑膜、脊膜和小动脉的淋巴细胞、浆细胞等炎性细胞浸润，脑膜、脊膜变厚，小动脉管腔窄甚至闭塞，引起脑软化、脊髓炎和神经炎。实质改变常见脑、脊髓神经细胞变性，数量减少，胶质细胞增生，大脑皮质、脊髓后索及后根萎缩，原发性视神经萎缩颇为常见。

（二）临床表现

梅毒病原感染机体数月后即可侵入神经系统，但多数患者常迟至数年至数十年后方出现神经系统损害的表现。常见的神经梅毒类型有：

（1）脑膜血管梅毒　以脑膜损害为主，或以脑血管损害为主。以脑膜损害为主者为梅毒性脑膜炎，起病可急可缓，常见的症状有头痛、呕吐、颈强直、脑膜刺激征阳性、颅神经麻痹和癫痫发作等；脑脊液循环受阻可出现视乳头水肿及颅内压增高。梅毒性动脉炎可致梭状动脉瘤及脑血栓形成。

（2）麻痹痴呆　梅毒病原进入中枢神经系统后，无症状期为 3~45 年，平均 15 年，出现症状的年龄范围为 30~60 岁，35~45 岁尤为多见。隐袭发病，常以精神障碍为首发症状，早期为性格改变，焦虑不安、易激动或抑制退缩，不修边幅，记忆力、计算力、认知力减退日趋严重，时间及空间定向力障碍，欣快和夸大妄想常较突出。随着精神障碍加重的同时，可见阿 - 罗瞳孔（Argyll-Robertson 瞳孔），双侧瞳孔不等大，瞳孔小如针尖、边缘不整齐、对光反应极迟钝或消失及调视反应存在）。细小或粗大的震颤累及面部、唇、舌和肢体肌肉时，即导致言语不清、书写困难、行动不便，此外还可并发缺血性脑卒中和癫痫发作。如症状继续进展，结局为痴呆状态、痉挛性瘫痪或去皮质状态。

（3）脊髓痨　病变以脊髓后索和后根为主。下肢深感觉减退甚至消失导致踩棉样感觉、感觉性共济失调、跨阈步态、腱反射引不出、充溢性尿失禁，多数患者有阿 - 罗瞳孔、肢体闪击性剧烈疼痛，男性患者阳痿常见，部分患者可有夏科（Charcot）关节（肿胀、无痛、关节内积液与活动过度）及内脏危象（以胃危象为多见，表现为阵发性腹剧痛、持续性呕吐，需与急腹症鉴别）。

（4）先天性神经梅毒多见于 4 岁以前出现症状的早期先天性梅毒患儿。常见的神经损害有梅毒瘤及脑血栓形成。

（三）诊断与鉴别诊断

根据梅毒接触史、临床表现和梅毒的血清学试验进行诊断。阿 - 罗瞳孔、肢体闪击样疼痛和内脏危象等临床表现对诊断均有一定意义。血清学检查中，康氏反应及华氏反应较常用，但可出现假阳性，胶状金试验特异性较差，唯荧光梅毒螺旋体吸附试验和梅毒螺旋止动试验的敏感性及特异性均高，有重要诊断价值。

（四）治疗

目前尚无一种药物比青霉素的效果更确切、更有效。根据 2006 年国际疾病防治和控制中心的性疾病治疗规范，神经梅毒首选水剂青霉素 G 为 1200 万 ~2400 万 u/d，分 4~6 次静脉滴注，连续滴注 10~14 天，继以苄星青霉素 G 肌内注射 240 万 u，1 次 / 周，连续注射 3 次。首次驱梅治疗时应注意吉海反应（Jarish-Herxheimerreaction），主要表现为流感样症状，体温升高，梅毒性损害暂时加重。这是由于大量的梅毒螺旋体被杀死，释放出异性蛋白质所致，为避免治疗过程中的不良反应，在应用青霉素的 3 日前口服泼尼松 30 mg，每日 1 次，或地塞米松 10 mg，静脉滴注，每日 1 次，至青霉素治疗开始时停用。如患者对青霉素过敏，可改用强力霉素（100 mg，每日 3 次，口服）或红霉素（500 mg，每日 4 次，口服），需连用 1 个月。治疗结束后每 3 个月应重复梅毒血清学检查，如仍为阳性，应重复治疗，并随访至恢复正常为止。

神经梅毒发病率高，未经治疗的早期梅毒患者，中枢神经系统较易受到侵犯。有报道 13% 的一期梅毒和 25%~40% 的二期梅毒患者脑脊液发现异常。在未经治疗的晚期梅毒患者中，神经梅毒是常见的临床表现，发病率可达 9.5%~30%，在神经系统、心血管系统和骨骼系统严重器质性损害中占第一位，仅次于皮肤黏膜的损害。且神经梅毒多发于中年和壮年，一旦发病，损及健康、致残或致死，对个人、家庭和社会造成重大危害。应加强卫生健康教育力度，预防为主。

（郭冬梅）

第九节　神经系统 Whipple 病

一、典型病例

【病例】

患者男性，30 岁。右利手，因发作性意识丧失伴肢体抽动 7 个月，反应迟钝 5 月余，视物不清、听力下降 3 个月，于 2005 年 9 月 20 日入院。患者 7 个月前夜间去厕所时突发意识不清，伴四肢抽搐，持续 1~2 min 好转，自觉无任何不适，次日患者到当地医院查头 MRI 示：

颅内多发性病灶，诊断脑囊虫病，口服肠虫清共 120 片。6 个月前因头痛呕吐及右膝关节肿胀疼痛再次就诊当地医院，复查头 MRI 颅内病灶较前增大，膝关节 MRI 示右侧髌上囊少量积液，诊断脑囊虫病、右膝关节滑囊炎，予以脱水降颅压并再次口服肠虫清等治疗，头痛缓解、右膝关节肿胀消失而出院。5 个月前患者夜间睡眠中突然从床上摔到地上，双眼紧闭，上肢屈曲，下肢伸直，四肢抽搐，意识丧失，持续 1~2 min 后患者意识恢复。但后来家属发现其语言减少，言语表达差，语言理解尚可，不会读书看报。4 个月前于上海某医院行立体定向穿刺脑活检，病理提示炎性改变，应用甲基泼尼松龙（1000 mg×5 天，半量递减 2 个月）及丙种球蛋白（30 g×11 天），病情进行性加重，语言越来越少，反应迟钝，叫不出物体的名字。3 个月前患者出现视力下降，当地诊断眼底出血，视力有波动，视力好时可辨别眼前人，严重时完全失明，并出现听力下降，生活逐渐不能自理，于当地再次应用甲基泼尼松龙（1000 mg×5 次，隔日用，共 5 次）及环磷酰胺（0.2 g/d，总量 4 g）症状仍无改善，以后改为口服泼尼松 30 mg/d。近半月来已失聪。自发病以来，体温正常，饮食睡眠可，体重无下降，大小便正常。

既往史：关节炎病史 5 年，每年发作 2~3 次，每次持续 1 周左右，表现为右膝关节肿胀，疼痛，对症治疗能好转。慢性腹泻病史 10 年，为稀便，有时有泡沫，每天腹泻 2~4 次，时好时坏，未曾系统诊治。久居安徽合肥，无疫区牧区居住史。家中养狗。否认毒品接触史。家族史无特殊。

查体 T 36.6℃，BP 140/90 mmHg。神清，表情淡漠，混合性失语，言语少，查体不合作，双瞳孔等大等圆，直径 3 mm，光反射灵敏，眼前有光感，眼球居中，各方向运动充分，无眼震，双侧眼底视乳头水肿，有眼底出血。面纹对称，双耳失聪。四肢肌张力稍高，四肢肌力 V 级，四肢腱反射对称（++），双侧病理征未引出。感觉检查不合作。颈稍抵抗，双侧克氏征（－），共济不合作。

辅助检查：血尿便常规、血沉、C 反应蛋白、抗 ENA 抗体、抗 ANA 抗体、抗中性粒细胞抗体（ANCA）、血病毒全套、肿瘤全项均正常；血 HIV 筛查、梅毒血清学检查均阴性；血囊虫抗体、血肺吸虫、曼氏裂头蚴、弓形体、血吸虫抗体均阴性。淋巴细胞亚群：正常。生化全项除甘油三酯（TG 655 mg/dl）、总胆固醇（TCH 254 mg/dl）高于正常外，其余均在正常范围。血乳酸：6.7 mmol/L（0.3~2.4 mmol/L）。腹部 B 超：轻度脂肪肝，胆胰、脾、肾、输尿管未见异常。心电图正常。骨穿：增生性骨髓相，粒系左移，部分伴退行性变，巨核系有轻度成熟障碍。肌电图：未见特征性改变。肌活检：未见 RRF 纤维，部分肌纤维内脂滴增多，II 型肌纤维萎缩。脑电图：基本节律 25 c/s，各导联混有较多低中波幅 5~6 c/s 慢波，中度异常脑电图。腰椎穿刺（2005-5-30）：压力大于 300 mmH$_2$O，细胞总数 6×10^6/L，白细胞 1×10^6/L，糖 72 mg/dl，氯化物 125 mmol/L，蛋白 2.03 g/L，涂片找菌（－），病理未见肿瘤细胞，隐球菌乳胶凝集试验阴性，真菌涂片（－），真菌培养（－）；腰椎穿刺（2005-9-23）：压力大于 300 mmH$_2$O，细胞总数 2×10^6/L，白细胞 0，糖 92mg/dl，氯化物 126mmol/L，蛋白 141mg/dl，涂片找菌（－），培养（－），巨细胞病毒 IgM 抗体（＋），单疱 II 病毒 IgM 抗体（＋），寡克隆区带（＋），髓鞘碱性蛋白（MBP）7.22 nmol/L（正常值 ≤ 0.55 nmol/L），病理学检查偶见淋巴细胞，腺苷脱氨酶（ADA）4.9u/L，结核杆菌 PCR 阴性。影像学（图 1-8）头颅 MRI（2005-2-16）：双侧颞枕叶皮层及皮层下等 T$_1$ 长 T$_2$ 信号，以右侧为著，可见斑片状强化；头颅 MRI（2005-3-28）：

双侧颞枕叶皮层及皮层下稍长 T_1 长 T_2 信号，病灶较 1 个月前扩大，左侧额叶皮层下长 T_2 信号，病灶呈斑片状或不规则强化；头颅 MRI (2005-6-3)：双侧额顶枕叶多发斑片状异常信号，T_1 略低信号、少许高信号，T_2 及 FLAIR 高信号，周围大片水肿；头颅 CT(2005-6-17)：双侧额颞顶枕叶多发异常信号，双侧颞叶少许出血；头颅 MRI(2005-8-23)：双侧额颞顶枕叶多发异常信号，T_1 像高低混杂信号，FLAIR 高信号为主，病灶大小不一，见明显水肿。可见明显片状或不规则环状强化；头颅 MRI（2005-10-14）：病变范围更加扩大，累及双侧颞枕叶全部、双侧顶叶前部和右侧额叶，T_1 像高低混杂信号，T_2 及 FLAIR 相以高信号为主，有混杂信号，水肿明显，病灶呈斑片状或不规则增强。头 PET(2005-7-6)：病灶轻度摄取增高，考虑炎症或寄生虫可能性大；全身 PET：正常。立体定向脑组织活检病理报告（2005-5-16 外院）肉眼：灰白破碎组织；镜下：组织极少，见脑实质内有 UCHL$_1$ 标记阳性，T 淋巴细胞散在浸润及围绕血管排列，部分区域见泡沫细胞形成，L26 标记阴性，CD79a 少数有阳性表达，MIB-IL$_1$ 0.5%；病理诊断：（左枕）倾向炎性病变。

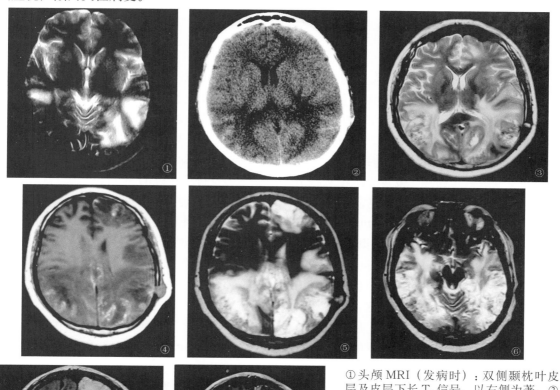

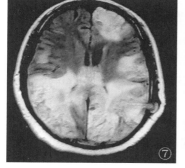
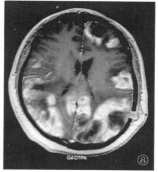

①头颅 MRI（发病时）：双侧颞枕叶皮层及皮层下长 T_2 信号，以右侧为著；②头颅 CT（发病 2 个月后）：双侧顶枕叶及右侧顶叶皮层下低密度病变，皮层有少许出血；③头颅 MRI（发病 2 个月后）：双侧顶枕叶及右侧顶叶皮层下长 T_2 信号，皮层高低密度混杂信号，提示有出血；④～⑧（发病后 8 个月）：累及双侧颞枕叶全部、双侧顶叶前部和右侧额叶，T_1 像高低混杂信号，T_2 及 FLAIR 像以高信号为主，有混杂信号，水肿明显，病灶呈斑片状或不规则增强

入院后给予甘露醇、甘油果糖脱水降颅压，继续使用泼尼松及德巴金等药物，患者病情进行性加重，颅内压持续增高，脑组织经立体定向活检的颅骨孔膨出，于入院1月后转神经外科行双额颞叶开颅去骨瓣减压，术中可见硬脑膜压力极高，静推甘露醇后剪开硬脑膜见沟回消失，行左额叶病变切除及额极部分切除术。病理回报：送检脑组织5cm×5cm×3cm，肉眼局部可见出血、坏死。镜下病灶弥漫，以皮质深层及灰白质交界为著，脑组织原有结构破坏，代之以大量泡沫细胞。CD68$^+$以及星形细胞反应性增生，泡沫细胞内和坏死区内可见PAS(+)、六键银（+）的杆状、粒状物质，可疑为病原体，另可见灶状小钙化球，脑组织及蛛网膜内血管增生、扩张，考虑为感染性病变，Whipple病可能性大。

诊断及治疗 结合患者临床表现及病理回报，诊断为Whipple病累及中枢神经系统。术后患者因肺部感染、高热一直处于昏迷状态，除脱水降颅压及针对肺部感染应用抗生素外，还加用氯霉素（0.5 g静脉点滴，每12h 1次）及磺胺嘧啶（2g静脉点滴，每日2次），治疗2个月以后患者病情逐渐稳定，出现睡眠觉醒周期，能被唤醒，头部能随声音转动，但不能与外界交流，双上肢屈曲痉挛，双下肢伸直，四肢肌张力增高。

二、综合分析

1907年，约翰·霍普金斯大学的病理学讲师Whipple报道了首例Whipple病，到目前为止全世界范围内只报道了不到1000例，绝大多数来自欧洲和北美的白种人。亚洲的报道很少，日本于1976年首次报道了该病，2004年报道了第2例患者。我国首例Whipple病报道是在1982年，到目前为止已有5例。Sieracki于1958年最早描述了Whipple病累及中枢神经系统，有10%~20% Whipple病累及神经系统，称为神经系统Whipple病。Gerard对1962—2000年发表的文献进行了回顾，发现文献中只报道了122例累及神经系统的Whipple病。目前我国尚无神经系统Whipple病的报道。据笔者所知，本例是国内的首例神经系统Whipple病报道。

Whipple病是由于 *Tropheryma whippleii* 菌感染而致的一种累及多系统的感染性疾病，男性较女性容易患Whipple病，在既往报道的病例中有80%是男性。尽管各个年龄段均可发病，但40~60岁最容易患病。Whipple病常表现为消化道症状（如腹部疼痛、脂肪泻、吸收不良、体重下降等）、关节疼痛或关节炎，还可出现淋巴结肿大、皮肤色素沉着、不明原因发热，甚至出现心血管系统和眼部等多系统受累。神经系统受累多发生在消化道症状和／或其他系统性症状之后，通常隐袭起病，缓慢进展，也有一部分患者会突然恶化。80%的中枢神经系统Whipple病伴有其他系统受累的表现，神经系统受累是Whipple病的晚期表现，中枢神经系统受累提示预后不良。神经系统Whipple病主要临床表现包括：核上性眼肌麻痹、意识障碍、认知功能障碍，或痴呆、精神症状、肌阵挛、癫痫发作、眼咀嚼肌节律性收缩（oculomasticatory myorhythmia, OMM）和眼面骨骼肌节律性收缩（oculofaxial-skeletal myorhythmia, OFSM）、肢体无力或瘫痪，小脑性共济失调，以及下丘脑受累表现和垂体功能低下表现。痴呆、核上性眼肌麻痹和肌阵挛是较常出现的症状，同时有这3个症状高度提示罹患Whipple病。眼咀嚼肌节律性收缩（OMM）和眼面骨骼肌节律性收缩（OFSM）被认为是中枢神经系统Whipple病的特征性表现，这两种运动障碍还常伴有核上性眼肌麻痹。核上性眼肌麻痹也是Whipple病较为特征性的表现，早期表现为眼球向上扫视速度的减慢，继之出现上视障碍，之后才出现下视障碍，而水平方向眼球运动最后受累。头颅 MRI 常表现为长 T_2 信号，可以有增强，多数无占位效应；病变多位于皮层和深部灰质，特别是颞叶前部或内侧、端脑的基底部分、下丘脑和乳头体、导水管周围灰质、丘脑，病变也可位于白质和灰白质交界；病灶可广泛，也可为多灶甚至孤立性。

如果怀疑 Whipple 病应行活检，活检取材部位可以是脑，也可以是小肠、关节等。Whipple 病在光学显微镜下有特征性的组织学表现，即胞浆内含有过碘酸 - 希夫（Periodic Acid Schiff, PAS）染色阳性的颗粒样"泡沫状"巨噬细胞。电镜下三层细胞壁样结构的杆状细菌为该病的特征性表现。近年来，在对 *Tropheryma whippleii* 的 16S rRNA 基因序列分析的基础上，已经确定了用于诊断 Whipple 病的 PCR 引物序列。如果从患者的标本中能成功地扩增出与 *Tropheryma whippleii* 16S rRNA 相同的基因序列，则 PCR 结果为阳性，提示患者患Whipple 病。神经系统 Whipple 病的诊断应当结合临床、组织学和细菌学结果。Louis 提出了中枢神经系统 Whipple 病的诊断指南。

1. 确诊中枢神经系统 Whipple 病的诊断标准

（1）必须具备以下三条中的一条

1）眼咀嚼肌节律性收缩（OMM）或眼面骨骼肌节律性收缩（OFSM）；

2）组织活检阳性；

3）PCR 分析阳性。

（2）如果组织学检查或 PCR 分析的标本来源不是中枢神经系统，则必须证明患者存在神经系统体征。如果组织学检查或 PCR 分析的标本来源于中枢神经系统，则不必证明患者存在神经系统体征（例如，无症状性中枢神经系统感染）。

2. 可能中枢神经系统 Whipple 病的诊断标准

（1）至少有下列 4 个全身症状之一，且不由其他已知病因引起

1）不明原因发热；

2）胃肠道症状（脂肪泻、慢性腹泻、腹胀或腹痛）；

3）慢性游走性关节痛或多关节痛；

4）难以解释的淋巴结肿大、盗汗或不适。

（2）至少有下列 4 个神经系统症状体征之一，且不由任何已知原因引起

1）核上性凝视麻痹；

2）节律性肌阵挛；

3）痴呆伴精神症状；

4）下丘脑症状。

本例患者有长期慢性腹泻和关节炎病史，神经系统病史长达 7 个月，急性起病，持续性进展，神经系统症状主要表现为癫痫及进行性痴呆，进行性颅内压增高，后期出现失聪和失明，影像学示病变最初位于双侧颞枕叶皮层和皮层下（左侧为著），病变持续进展，最后累及几乎所有脑叶，病变基本对称，有明显的皮层和皮层下出血。虽然没有出现文献中所报道的眼咀嚼肌节律性收缩（OMM）或眼面骨骼肌节律性收缩（OFSM）等神经系统 Whipple 病的特

异性表现，但脑组织活检发现了含 PAS 阳性物质的泡沫状巨噬细胞。该患者符合 Louis 关于中枢神经系统 Whipple 病的诊断标准，故结合其长期腹泻和关节炎病史、癫痫和进行性痴呆的临床表现，以及脑组织活检结果，考虑神经系统 Whipple 病诊断明确。

该患者的诊断过程比较曲折，最初曾被诊断为脑囊虫病、其他寄生虫感染、炎症、线粒体脑病甚至肿瘤。持续进展性病程、严重脑水肿和高颅压，支持肿瘤的诊断，但结合 PET 结果和立体定向脑活检结果，可以排除肿瘤。双侧基本对称以脑后部（颞枕叶）损害为主的皮层和皮层下病变，使得我们考虑到了线粒体脑病，但肌活检结果不支持该诊断；虽然霉菌和寄生虫的感染可能会引起上述表现，但多次血和脑脊液的病原学及其特异性抗体的检查基本排除了此类诊断；因此，在基本排除上述疾病之后，我们曾怀疑该患者为某种特殊感染，但并不清楚到底是什么感染，直至活检发现了含 PAS 阳性物质的泡沫状巨噬细胞，此时再结合长期慢性腹泻和关节炎的病史，才诊断了 Whipple 病。该例患者长期未得到正确诊断的原因，除了和 Whipple 病临床表现特异性不强常需要病理诊断外，还和该病发生率很低以及我们对该病的不认识有关。正是因为如此，慢性腹泻和关节炎的病史未得到足够的重视，立体定向活检时虽然发现了泡沫细胞，但未能诊断该病。

与文献中报道的神经系统 Whipple 病相比，该患者的临床和影像学也有许多特殊之处，主要有以下几方面：

（1）病变的范围和临床症状的严重程度　该患者最后累及了除左侧额叶和双侧顶叶前部外的几乎所有皮层，笔者在文献中尚未发现病变范围如此广的病例报道，这可能是由于国人对该病尚不认识，该患者早期未得到正确的诊断和治疗，致使疾病发展到了较为严重的阶段。正是由于病变广泛、水肿明显，才导致了严重的颅内压增高，而严重的颅内压增高则可能与患者的失聪、失明有关，在文献中 Whipple 病引起高颅压的报道并不多见。

（2）病变的部位　虽然病变广泛，但本例患者病变主要位于皮层及皮层下白质，并没有累及神经 Whipple 病最常累及的导水管周围灰质、下丘脑和乳头体等部位。

（3）病变的出血特性　该患者的影像学特点除了病变范围广外，还有皮层的出血，虽然既往文献中有 Whipple 病引起胃肠道出血的报道，但没有发现关于 Whipple 病能引起脑组织出血的报道。关于该例患者出现脑组织出血，我们的解释是：严重的 *tropheryma whippleii* 感染可能会破坏脑部的小血管而引起出血。

Whipple 病是可治性疾病，1952 年，Paulley 报道 Whipple 病患者用氯霉素治疗有效，开创了用抗生素治疗 Whipple 病的先河，此后四环素、青霉素、链霉素、复方新诺明及三代头孢菌素等药物先后被用于 Whipple 病的治疗，均报道有效。该患者经氯霉素和磺胺嘧啶等特异性治疗，病情逐渐稳定，这也从治疗反应上进一步证实了 Whipple 病的诊断。但可惜的是，由于诊断较晚，患者绝大部分大脑皮层已经出现不可逆的破坏，故最后出现去皮层状态。

总之，Whipple 病是一种罕见的多系统感染性疾病，该病可以累及神经系统，对于有慢性腹泻和关节炎病史以进行性痴呆和癫痫为主要表现的患者，在临床上应高度怀疑 Whipple 病，组织活检在光学显微镜下发现胞浆内含有 PAS 染色阳性的颗粒样"泡沫状"巨噬细胞、在电镜下发现三层细胞壁样结构的杆状细菌，或者从患者的标本中能成功地扩增出与 *tropheryma whippleii* 16S 核糖体相同的基因序列，就能够确定该病的诊断。Whipple 病累及神经系统预后不良，如得不到针对性治疗，患者多在 1 年内死亡。神经科医生应当增加对该病的认识，以便于早期诊断和治疗。

（武力勇　卫　华　王向波　李存江）

第十节　桥本脑病

一、典型病例

【病例 1】

患者女性，40 岁，燃机厂职员。主因睡眠增多 2 月余、记忆力减退 50 天入院。患者于 2 个月前出现头晕，恶心，间断非喷射性呕吐胃内容物，呕吐多发生于乘车后。患者同时出现睡眠增多，难以抑制，每日约睡 10 余小时，有疲乏无力感，未诊治。50 天前出现记忆力减退，不知道自己的名字和年龄，不认识家人，答非所问，不能与人正常交流。同时家人发现其走路慢、不稳；恶心、呕吐较前加重；病情进行性加重。当地医院检查头 CT 未发现异常；脑电图中度异常。哈医大第一附属医院行头 MRI、腰穿等检查后诊为"脱髓鞘性脑病"给予甲强龙（500 mg×5，120 mg×2），丙球（25 g×5）等药物。治疗约 10 天后，患者病情逐渐好转，睡眠正常，记忆力恢复。共住院 26 天，出院时病情明显好转，记忆力稍差，为进一步诊治来首都医科大学宣武医院，门诊以"脱髓鞘性脑病"收住院。患者自发病以来无发热，进食稍差，二便正常。既往史：2002 年发现"甲亢"，经放射碘治疗，2003 年发现"甲减"服用优甲乐治疗，监测甲状腺功能正常。 查体：BP 110/70 mmHg 神清语利，精神状态可，高级皮层功能大致正常。颅神经检查（－）。颈软，无抵抗。四肢肌力、肌张力正常。四肢腱反射活跃（+++），左侧 Hoffmann（+），双侧 Babinski（－）、Chaddock（－）。感觉正常。

凝血四项正常、风湿三项（－）、抗核抗体 （－）、弓形虫、风疹、单疱、巨细胞抗体（－）、抗心磷脂抗体（－）。ESR（2008-10-14，外院）：23mm/h（0~20）。甲状腺抗体：(2008-10-18 外院) TG-Ab 121.56 u/ml（正常值: 0~4.11），过氧化物酶抗体 144.5 u/ml（0~5.61）。TSH 9.37 u/ml（正常值：0.27~4.2），FT3 2.79 pg/ml（正常值：1.8~4.6）　FT4 1.53ng/dl（正常值：0.93~1.7）。腰穿（2008-10-14，外院）：压力不详，无色透明，常规、生化正常；墨汁染色 （－）；免疫球蛋：IgG 27.2mg/L（0~40），IgA 0.993 mg/L（0~20），IgM 0.29 mg/L（0~9）。腰穿（2008-11-27，本院）：压力 192 mmH$_2$O，无色透明，常规：细胞数 $4×10^6$/L，白细胞 $2×10^6$/L；生化：Pro 36 mg/dl，CL 119 mmol/L，GLU 47 mg/dl。

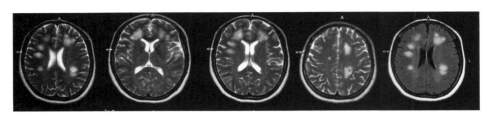

头 MRI 示双侧脑室旁多发片状长 T_1 长 T_2 信号，FLAIR 示双侧脑室旁多发片状高信号，增强可见斑片状强化

诊断桥本脑病。给予甲强龙冲击治疗，症状好转。

【病例 2】

患者女性，60 岁。主因反复头晕、睡眠增多 2 年余，行走不稳 2 年，反应迟钝半年余，于 2010 年 6 月 18 日收入首都医科大学宣武医院。2 年余前无明显诱因出现头晕，为全头部昏沉感，休息后可好转，此后反复出现上述症状，并伴有左手指尖麻木感，持续时间不等，当地医院诊断不明。同时出现睡眠增多，最多时一天睡 17~18 h，语速缓慢，有时感不能控制自己的行为，遂就诊于天水市第一医院，考虑"颈椎病（脊髓型）、脑脊髓病变"，予以营养神经、改善循环治疗（具体不详），上述症状均好转。2 年前头晕、睡眠增多症状再次加重，并出现行走不稳，走路前冲，于西京医院诊为"脑供血不足"，予以活血化瘀等治疗（具体不详），自觉症状好转，但仍有间断头晕、左手麻木、睡眠多，行走不稳及言语缓慢无明显改善。1 年前当地医院诊为"甲减"，予以优甲乐对症治疗，自觉行走不稳及精神状态较前好转。半年前家属发现其反应迟钝，近记忆力及计算力均明显减退。2 个月前停服优甲乐后症状明显加重，以前会做的事不能独立完成，不能叫出物体名字，生活不能自理，并偶有饮水呛咳，持续数日后逐渐好转。近 1 周劳累后反应迟钝稍有加重。自发病以来，无视物旋转、视物成双、听力下降，无肢体抽搐、意识丧失。精神差，饮食、睡眠可，大便每日 3~4 次，小便正常，体重无明显变化。既往史：10 余年前行阑尾炎手术，近 10 年出现脱发。否认高血压、糖尿病、冠心病史，否认输血史，否认药物过敏史。查体：神清，表情淡漠，反应迟钝，语速慢，构音清晰，慌张步态，查体欠合作，理解力、近记忆力、计算力下降，双侧瞳孔等大等圆，对光反射灵敏，听力下降，双侧面纹对称，伸舌居中，咽反射存在，右上肢肌力 5 级，余肢体肌力 5 级减，四肢肌张力增高，双侧腱反射活跃，双侧病理征（+），双侧深浅感觉正常，双侧指鼻、轮替试验欠稳准，跟膝胫试验不配合，Romberg 征（+）。头面部色素沉着，头发稀疏，双肺呼吸音清，心率 80 次 /min，律齐，腹软，无压痛，双下肢浮肿。

MMSE：21。甲状腺微粒体抗体：>1300 u/ml（0~60）。

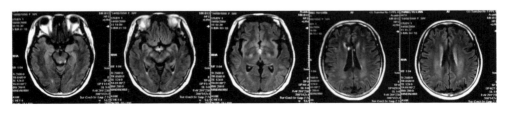

2009-8-14 头 MRI 示双侧基底节、脑室旁异常信号

诊断桥本脑病。给予甲强龙冲击治疗，症状好转。

二、综合分析

桥本脑病（Hashimoto's Encephalopathy, HE）又称为自身免疫性甲状腺炎相关的激素敏感性脑病（steroid-responsive encephalopathy associated with autoimmune thyroiditis, SREAT）、非血管炎性自身免疫性炎性脑膜脑炎（nonvasculitic autoimmune inflammatory meningoencephalitis, NAIM），在 1966 年由 Brain 首先描述，是一种比较少见的以血清甲状腺抗体（抗甲状腺过氧化物酶抗体和（或）抗甲状腺球蛋白抗体）水平增高、持续性或波动性神经和精神功能缺陷及对糖皮质激素治疗反应良好为特征的综合征，通常患者甲状腺功能正常或仅有轻度甲状腺功能减退。

（一）流行病学

Femcci 等经过调研，估计 HE 的发病率约为 2.1 / 100000。栗山总结了 2004 年为止全世界关于 HE 的报道，共 127 例，男 28 例、女 99 例，其中欧洲 85 例、美国 26 例、亚洲 10 例（日本 8 例）。最小为 8 岁，最大为 86 岁，男性平均年龄（37.0±15.4）岁，女性（45.0±20.8）岁。在年龄分布上男女皆有两个发病高峰期，10 岁及 50~60 岁。

（二）病理

尽管目前有关桥本脑病的患者报道不断增多，但相关的病理资料较少，且结果不一。Nolte 等在尸检中发现，患者脑干的静脉存在淋巴细胞浸润现象。Duffey 等发现患者脑实质内存在小动脉、小静脉的淋巴细胞浸润以及脑灰质、丘脑、基底节和海马处的弥漫性神经胶质增生。另有 2 例患者脑活体组织检查结果提示，存在小动、静脉壁淋巴细胞浸润和淋巴细胞性血管周围袖口状结构。Oide 等和 Striano 等报道的桥本脑病患者的尸检或活体组织检查结果则未发现组织学改变。

（三）病因及发病机制

HE 的病因和发病机制目前仍不清楚，现主要存在以下几种假说。①体液免疫假说：某些未知抗体与中枢神经系统和甲状腺组织共有的抗原发生自身免疫反应而致病；②自身免疫性血管炎假说：即自身免疫介导的血管炎引起微血管破坏，导致脑水肿或脑部血流低灌注；③促甲状腺激素释放激素（thyrotropin-releasing hormone，TRH）的毒性效应假说：脑内 TRH 浓度增加，继而引起 HE 脑病的临床特点，如明显的肌阵挛和共济失调。此外，也有人认为 HE 是急性播散性脑脊髓膜炎的复发形式，为伴血脑屏障受损的 T 细胞介导的淋巴细胞性血管病。

（四）临床表现

本病可急性或亚急性起病，以急性起病多见。临床表现并无特异性，可出现各种各样 CNS 受累的症状，可有昏迷、痴呆等高级神经功能受累的表现，亦可有偏瘫、失语等局灶性神经功能缺失，还可出现妄想、幻觉（幻视、幻听）等精神异常及震颤、舞蹈样动作等锥体外系症状；可表现为局部性／全面性发作、肌阵挛发作等病性发作，亦可表现为类似于急性脑血管事件的卒中样发作，还可表现为严重的偏头痛样的头痛。最近有人报道，HE 可与脱髓鞘性的周围神经病及神经源性肌萎缩等表现同时出现，但后两者与 HE 的关系尚未确定，需进一步观察。HE 极少有发热等全身症状。

总之，HE 在临床上可表现为两种形式：①以多发性卒中样发作为特征的血管炎型；②以痴呆、精神症状为特征的弥漫性进展型。上述两种形式均可出现痫性发作、肌阵挛、震颤及木僵；前者起病较急，而后者起病相对缓慢。

（五）辅助检查

1．甲状腺相关检查

HE 患者甲状腺功能多正常，也可表现为甲低，甚至甲亢。抗甲状腺抗体升高，以抗甲状腺过氧化物酶抗体（TPO-Ab）升高为主，抗甲状腺球蛋白抗体（TG-Ab）亦升高，但抗体高低与疾病的严重程度无相关性。HE 常表现为桥本甲状腺炎伴发的脑病，但也有报道 Graves 病伴发 HE，及 Graves 病经过放射性治疗后发生 HE。

2．影像学

多数 HE 患者可出现脑内 MRI 异常，MRI 表现为大脑深部白质非对称性点片状异常信号，同时病变为多发，主要累计海马、扣带回、胼胝体，无大脑皮层萎缩改变，其病理过程表现为细胞毒性水肿、胶质增生、坏死、囊变。

3．脑脊液

约 66% 的患者脑脊液蛋白升高，15% 淋巴细胞数目增多，27% 脑脊液中可检测到寡克隆带，亦有人报道在桥本脑病患者脑脊液中检测到 14-3-3 蛋白。Ferracci 等在 6 例桥本脑病患者脑脊液中检测到抗甲状腺抗体及循环免疫复合物，将来可能有助于桥本脑病的诊断。

4．脑电图

多为弥漫慢波，表现为 δ 或 θ 节律，有时出现三相波、癫痫波，脑电图异常常与临床症状相关，经治疗症状好转后，脑电图异常也随之改善。脑电图检查对于 HE 患者能反映出脑部受累的程度，能够判定患者病情是进展或好转，同时亦能除外其他原因所致的脑病，如 Creutzfeldt-Jakob 病（CJD）。

（六）诊断与鉴别诊断

该病尚无确切的诊断标准，一般认为当患者具有急性或亚急性神经系统受累的临床表现，血清抗甲状腺抗体水平显著增高，且已排除为感染性、代谢性、中毒性、血管性、肿瘤性以及副肿瘤性等病因所致时，即可诊断为 HE。如脑电图呈现弥漫性慢波，脑脊液蛋白增高，CT 及 MRI 无特异发现，以及对糖皮质激素的反应性良好，更加支持此诊断。

桥本脑病需与感染代谢因素、中毒、血管病变、肿瘤等所致的脑病相鉴别。当桥本脑病表现为脑卒中样发作时，需与中枢神经系统血管炎相鉴别；当表现为肌阵挛及认知功能障碍时，需与 Creutzfeldt-Jakob 病（CJD）相鉴别，同样，快速进展的 Alzheimer 病或怀疑为 CJD 时，同时也要考虑到桥本脑病的可能性，有人报道最初诊断为 CJD 的患者中有 53% 最终诊断为桥本脑病；当表现为缓慢进展的肢体活动障碍，肌力、肌张力改变时，需与运动神经元病相鉴别，同样，对于上运动神经元和（或）下运动神经元受损与认知功能障碍、精神行为异常并存时应高度怀疑本病；同时桥本脑病还应与原发性精神疾病、副肿瘤性边缘性脑炎等相鉴别。

（七）治疗

1.激素　绝大多数学者认为 HE 对激素较敏感，应用后可有显著效果。对于激素的用量尚无统一标准，有应用甲基泼尼松龙静脉点滴，起始量 500mg 或 100mg，也有直接应用甲基泼尼松龙口服。但也有学者对激素的效果提出质疑。Femcci 研究了 9 个 HE 患者。其中 4 个应用激素，2 个症状有改善，2 个无明显效果；其余 5 个未应用激素，其中 4 个自行缓解，1 个症状无改善。但由于观察例数较少，尚不能说明激素治疗有效与否，应进行更大样本的随机安慰剂对照试验来明确激素治疗效果。

2.血浆置换　Hussain 在对 1 例不能耐受激素副作用的 HE 患者尝试应用血浆置换后，患者的症状得到明显改善，同时还有几例应用血浆置换治疗 HE 的个案报道，但由于例数尚少，不足以说明血浆置换对于 HE 患者的疗效，还需进行更大范围的尝试。

桥本脑病是一种罕见的伴有抗甲状腺抗体增高、能够威胁生命、却可治疗、预后较好的一种疾病，绝大多数桥本脑病患者经治疗后病情完全好转，亦有自发缓解者，极少数患者死亡。复发缓解型患者预后较缓慢进展型好，少数的后一类型患者常发展成持久的不可逆的认识功能障碍，老年人预后相对较差。青少年桥本脑病患者即使早期就给予及时的诊断治疗，亦经常遗留轻度的后遗症。

（陈　海　许二赫）

第七章

少见脑血管病

第一节 脑动脉炎

一、典型病例

【病例】

患者女性，20 岁。因反复出现肢体麻木、行走不稳 1 年，于 2002 年 7 月收住院。患者于 1 年前没有任何原因出现行走不稳，行走时感到脚底没根，并逐渐加重；病程中没有头痛及发热。行头颅 MRI 检查显示双侧脑室周围、顶叶多发异常信号，周围有水肿区，没有明显占位效应，强化后呈环状及圆形强化。曾按脱鞘病给予甲基泼尼松龙治疗后病情明显好转，生活可自理。近 1 个月来没有明显诱因感到头痛，不伴恶心、呕吐；几天后再次出现进行性加重的肢体无力，行走困难，复查头颅 MRI 显示双侧病灶有所增加。神经系统检查：神志清楚，语言欠流利，双侧面纹基本对称，伸舌居中，四肢肌力Ⅳ，四肢腱反射亢进，双侧 Babinski 征阳性，指鼻、轮替、跟膝等共济运动困难，感觉系统正常。腰穿检查脑脊液压力、生化、常规均未见异常。否认其他病史。行立体定位活检证实为血管周围炎性浸润，有髓鞘脱失现象，诊断为非特异性脑动脉炎。

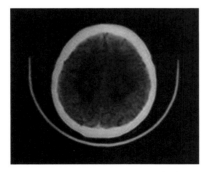

CT 显示：双顶叶多发稍低密度病灶，周围有水肿区，占位效应不明显

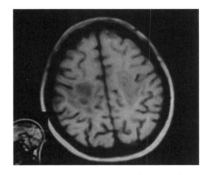

MRI 显示：T$_1$WI 双顶叶多发稍低信号病灶，周围有水肿区，占位效应不明显

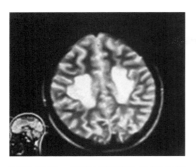

MRI 显示：T$_2$WI 双顶叶多发高信号病灶

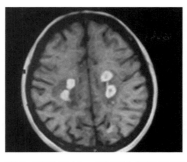

强化 MRI 显示：双顶叶病灶呈厚壁小圆形强化

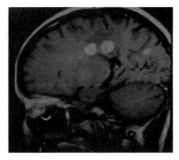

强化（矢状位）MRI 显示：顶叶、枕叶病灶呈小圆形强化

二、综合分析

脑动脉炎是一组颅内血管因各种原因所致的血管炎性改变，内皮增生、细胞浸润、管腔变窄等变化引起局部脑组织血液供应障碍及炎性反应，造成神经功能损害的疾病。

（一）病因

1. 细菌性脑动脉炎

（1）细菌性动脉炎（baclerial arteritis）　多见于儿童，继发于细菌性脑膜脑炎，最常见由流感嗜血杆菌引起。可因继发性的血管炎、凝血障碍、血管痉挛或几种原因并存，血管造影可见脑底部（也可见于外围血管）血管狭窄。

（2）结核性动脉炎（tuberculosis nrteritis）　继发于结核性脑炎，后者又可由胸部、生殖泌尿道或脑内原发病灶播散而来。近年来结核病的发病出现了引人注目的回升，这与现在结核病的治疗不规范，各种原因所致的免疫抑制，如器官移植、恶性肿瘤的抗肿瘤治疗及 AIDS 有关。结核性动脉炎系因结核性脑膜炎或邻近的结核瘤累及，故好发于脑底部的动脉，特别是颈内动脉床突上段和大脑中动脉水平段，以及外侧裂内的大脑中动脉。

2. 真菌性脑动脉炎　隐球菌病系一机遇致病菌感染，也是临床上最常见的累及中枢神经系统的真菌感染。

（1）球孢子菌病　由粗球孢子菌引起脑膜炎，继发动脉炎。男性发病率是女性的 5~7 倍。

（2）芽生菌病　系美国东南部特有的感染，可产生与球孢子菌病类似的脑膜炎，也以基底池最明显，且比球孢子菌更常见。

（3）组织胞浆菌病　本病累及中枢神经系统罕见；常见为基底池的脑膜炎。

（4）曲菌病　由烟曲菌致病，系一机遇致病菌。

（5）努卡菌病　罕见。

（6）念珠菌病　是由白色念珠菌所致的感染。

（7）毛霉菌病　系一机遇致病菌感染。

3. 病毒性动脉炎　可有一系列病毒累及中枢神经系统（CNS），以疱疹病毒最多见。

4.梅毒性动脉炎 分为脑膜血管性梅毒和梅毒性树胶肿。前者CT平扫可见多发低密度区，CT增强可见线状不均一强化，MRI可见脑膜强化。后者CT增强扫描可见中央为低密度区的环状强化，MRI上呈结节样或环状强化。

5.非特异性脑动脉炎

（1）结节性动脉周围炎 是累及中枢神经系统最常见的系统性坏死性血管炎。病理上小的和中等的肌性动脉受累，内弹力板坏死引起的微动脉瘤是本病的特征。

（2）系统性红斑狼疮性动脉炎 是一个由于免疫复合物和致病性抗体沉着所致的复杂的多系统性疾病。CT/MRI可见各种大小的脑梗死和脑萎缩。

（3）大动脉炎 是巨细胞动脉炎的一种形式。病理特征为动脉壁上的肉芽肿性浸润。血管造影是主要诊断方法，特征有动脉闭塞、动脉狭窄、管腔不规则、管腔膨胀或动脉瘤样扩张。

（4）颞叶动脉炎 是巨细胞动脉炎的一种形式，为全身性血管炎综合征。影像学无特异性。

（5）肉芽肿性动脉炎 又称肉芽肿性巨细胞动脉炎，与颞叶动脉炎在组织学上类似。为一个全身性系统性肉芽肿疾病，病因不明。MRI T_2WI 上可见多灶性白质高信号灶。

（6）Wegener肉芽肿 为一自身免疫或胶原血管性慢性全身性疾病，主要累及肺及肾脏，部分患者的颅神经及脑动脉受损。血管造影表现是非特异性的。CT和MRI在部分病例可见相应颅内的动脉炎改变。

（7）结节病 原因不明的全身性肉芽肿疾病，3%~9%有神经系统症状，病理表现为软脑膜炎和脑内肉芽肿。结合影像学有三种形式：①慢性脑底部软脑膜炎，下丘脑、垂体柄、视交叉等多处受累，增强的CT/MRI扫描可见相应部位软脑膜增强。②脑实质结节病，系肉芽肿性肿块，通常伴有广泛的蛛网膜炎和全脑实质的镜下肉芽肿。CT肉芽肿呈等密度或高密度，周围水肿轻微，增强扫描呈一致性强化。T_2WI 显示弥漫性高信号是其最常见表现，增强MRI显示肉芽肿均匀一致的强化。③对类固醇治疗，对细胞毒性药物治疗产生明显的应答，在CT和MRI上病变可显示明显变化，病灶周围水肿减少甚至消失，病灶强化显著减轻，而病灶的大小并无实际减少。

（8）Behcet病 为一种免疫相关性多系统性血管炎，临床上多表现为复发性口腔和生殖器溃疡伴眼炎（葡萄膜炎）、皮损和关节炎。10%~45%病例有中枢神经系统受累，有三种表现：①脑干综合征；②脑膜脑综合征；③器质性神经系统紊乱综合征。CT和MRI无特异性。

（9）药瘾 由于药物对血管壁的直接毒性损伤或对衡释剂中杂质的高敏感性引起。

（10）纤维肌发育不良 原因不明，累及颈内动脉和椎动脉。病理学上主要是受累血管的内膜和中膜增殖性病变，血管造影上呈典型的"串珠样改变"。

（11）放射性动脉炎 放疗后好发于儿童。

（二）病理改变

病理学特征为软脑膜炎性改变，脑膜增厚、充血，病变急性期细胞浸润；脑实质内多发性脑缺血及脑梗死改变；脑池裂、脑实质内可见多个肉芽组织肿，周围可见细胞浸润，髓鞘脱失；可引起继发性脑积水，脑萎缩。

（三）影像特点

CT/MRI 主要改变为多发性缺血、梗死及肉芽组织增生。结核性动脉炎的主要影像学改变为动脉血栓形成、狭窄和闭塞，以及由之引起的继发性改变。这些改变在血管造影、CT 和 MRI 上均为非特异性改变。在基底和 / 或外侧裂池内存在渗出液与炎性组织，于 CT 和 MRI T_1WI 平扫中与邻近的脑组织呈等密度 / 等信号；CT/MRI 检查中，受累的脑池出现强化。CT/MRI 平扫可于基底池与半球凸面的脑沟强化；有时可见环状强化及圆形均匀强化，为动脉炎所致的肉芽组织肿胀，还可见增殖的结节。作为基底池闭塞的结果可见到脑积水。

（四）临床表现

常表现为亚急性与慢性病程。部分患者急性起病、进行性加重、迅速死亡。感染性动脉炎患者多表现为亚急性过程，极少数患者为急性病程；非特异性动脉炎患者多表现为慢性过程，进行性加重。主要临床表现为：脑膜炎及局灶体征（颅神经麻痹、偏瘫、失语、共济失调等），部分患者腰穿显示颅内压力增高，白细胞增多，蛋白轻度上升。本病经及时用抗生素、免疫抑制剂、降低颅内压力等治疗预后较好，特殊病种可采用针对性治疗。

诊断思路：①临床表现 亚急性与慢性病程，可有脑膜炎症状和体征，颅内压力增高症状，颅神经麻痹、偏瘫、失语、共济失调等局灶体征。②腰穿显示颅内压力增高，白细胞增多，蛋白轻度上升。③ CT/MRI 主要改变为多发性缺血、梗死及肉芽组织增生。④用抗生素、免疫抑制剂、降低颅内压力等治疗预后较好。

（谢淑萍）

第二节　伴有皮层下梗死和白质脑病的

常染色体显性遗传性脑动脉病

一、典型病例

【病例】

患者女性，38 岁。因左侧肢体无力，记忆力下降 2 年，于 1999 年以"脑白质病变"收入首都医科大学宣武医院神经内科。患者 2 年前无明显诱因突然出现说话不清楚，右侧肢体无力，无头痛头晕，无发热。当地医院检查，语言欠流利，右侧面纹变浅，伸舌右偏，右侧肢体肌力Ⅳ级，四肢腱反射高，双侧 Babinski 阳性。按脑梗死给予血管扩张剂治疗 1 个月后症状有所好转，但仍感右侧肢体肌力没有恢复正常。近 1 年来患者精神紧张，经常出现失眠，脾气暴躁，有轻生念头，自觉记忆力减退。曾在北京某大医院行腓肠神经活检病理示轻型脱髓鞘改变。

既往史：体健，无高血压、糖尿病及高血脂史。

家族史：先证者父及 1 个弟 2 个姐姐均已死亡，详情见家属情况分析。先证者的 1 个姐姐目前没有任何临床表现，头颅 CT/ MRI 未见异常；先证者母亲健在。

查体：血压 120/80 mmHg，心率 70 次 /min，律整，未闻杂音，肝、脾及腹部等内科系统无明显阳性体征。神经系统检查：意识清楚，语言正常，远近记忆力在正常范围内，计算力略差，眼球运动正常，双瞳孔等大等圆，对光反射存在，没有眼球震颤，伸舌稍右偏，示齿右侧面纹稍浅，四肢肌力、肌张力正常，腱反射亢进，双侧踝震挛（+），双侧 Hoffmann 征及 Pussep 阳性，双 Babinski 阴性，感觉系统未见异常，指鼻、轮替、跟膝等共济运动均正常。

辅助检查：血、尿常规，生化及电解质等各项检验均正常。1997 年 3 月的头颅 CT 示多发性脑梗死、皮层下脑白质病变。1999 年 5 月头颅 MRI 报告为双侧半球、桥脑多发白质变性，基底节多发腔隙梗死。1999 年 4 月在首都医科大学宣武医院行腓肠肌及神经活检：显示小血管壁玻璃样变，EM 染色电镜下可见嗜锇颗粒沉积。患者及其姐姐基因检测显示 NOTCH3 基因的第 4 外显因子有突变。

病理：腓肠肌及神经活检 HE 染色光镜下发现小动脉呈玻璃样变，管壁增厚，管腔狭窄，平滑肌细胞核周围空晕形成，胞浆内空泡形成，没有见到淀粉样变性及动脉硬化改变。电镜 EM 染色显示皮下组织内小血管内皮细胞胞浆内及基底膜可见圆形及卵圆形嗜锇颗粒沉积。

影像：先证者的姐弟头颅 CT 均可见脑室周围多发的梗死灶及白质变性。先证者的头颅 CT 示多发性白质变性及脑梗死，MRI 清晰可见多发脑白质变性，病灶大小不一，均呈长 T_1 长 T_2 信号，病灶累及双侧半球、脑室周围及桥脑，双侧底节区可见多发性腔隙梗死灶，小脑未见病灶；脑血管核磁（MRA）显示颅内血管正常。

基因：将先证者及其姐姐的血清分离白细胞，提取基因组 DNA 进行基因扩增，用 PE 公司 Model377 型测序仪自动测序，显示 NOTCH3 基因第 4 外显子有错义突变（图 1）。

根据临床表现、影像学特点、病理活检等项资料，结合明确家族史确诊为伴有皮层下梗死和白质脑病的常染色体显性遗传性脑动脉病（CADASIL）。

先证者死亡亲属情况（按死亡顺序）如下：

I 1 男性，先证者之父，1968 年（42 岁）突发言语不清，肢体活动困难，按脑血管病治疗无效，病情进行性加重，呈去皮层状态，于同年死亡。

II 3 女性，先证者之姐，1986 年 6 月（29 岁）于骑车时出现右下肢无力麻木，1 周后出现右手活动不灵活，头颅 CT 检查示"多发性腔隙性脑梗死"。此后患者多次住院按脑梗死治疗无效，病情逐渐加重，出现强哭强笑，去皮层强直状态，1994 年（37 岁）死于褥疮继发性感染。病程 8 年。

II 9 男性，先证者之弟，1984 年 12 月（21 岁）突发言语不利，咀嚼无力，在当地诊为"脑干炎，延髓麻痹"，对症治疗病情稳定。1985 年 9 月出现声音嘶哑，构音障碍，吞咽困难，再次住院治疗后症状减轻出院。以上两次发病均没有肢体无力表现。1988 年 5 月出现左手活动不灵活，左下肢无力行走困难。入院检查：神志清楚，语言欠流利，示齿左侧面纹变浅，伸舌左偏，左侧肢体肌力III级，腱反射亢进，Babinski 征阳性。CT 报告"多发腔隙性脑梗死及脱髓鞘病变"。此后症状逐渐加重，呈去皮层强直状态，1995 年（32 岁）死于肺内感染。病程 11 年。

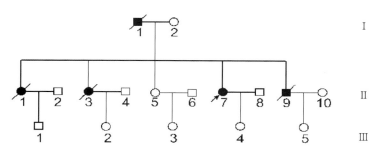

图 1　患者家系谱

II 1 女性，先证者之姐，在没有任何症状情况下因其弟妹有类似发病，于 1990 年（31 岁）行头颅 CT 检查，显示"双侧多发性腔隙性脑梗死，皮层下动脉硬化性脑病"，此后逐渐出现言语不清、吞咽困难及记忆力下降，双侧肢体无力等症状，病情进行性加重最后呈去皮层强直，1998 年 6 月（39 岁）死于呼吸道感染。尸检脑组织 HE 染色光镜下见：脑白质广泛髓鞘坏变，疏松淡染，少突胶质细胞增生，星形胶质细胞增生，小血管壁变厚，呈玻璃样变。病程 8 年。

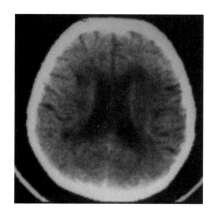

CT 显示：双侧脑室周围多发斑片状低密度病灶，
周围水肿区不明显，没有占位效应

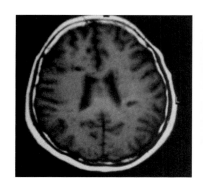
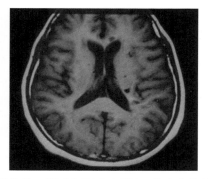

MRI 显示：T₁WI 双侧脑室周围多发片状低信号，周围水肿区不明显，没有占位效应

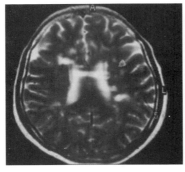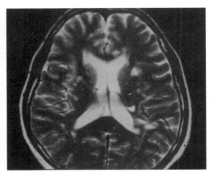

MRI 显示：T_2WI 双侧脑室周围多发片状高信号病灶

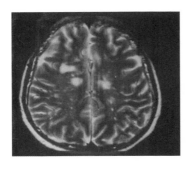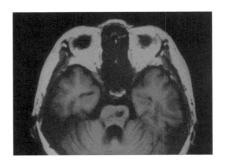

MRI 显示：T_2WI 双侧顶叶多发片状高信号病灶

MRI 显示：T_1WI 左桥脑小片状低信号病灶，周围水肿区不明显，没有占位效应

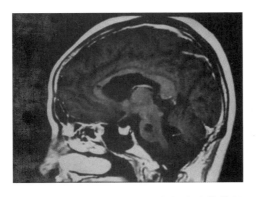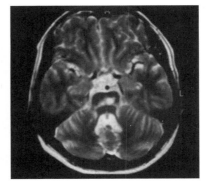

MRI（矢状位）显示：T_1WI 左桥脑小片状低信号病灶

MRI 显示：T_2WI 左桥脑小片状高信号病灶

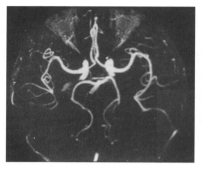 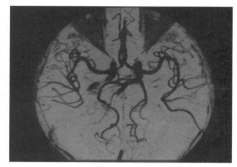

MRA 显示：正常

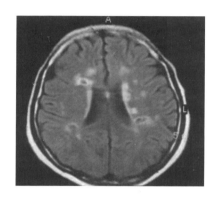

患者姐姐 MRI 显示：T_1WI 双侧
脑室周围多发混杂信号病灶

伴有皮层下梗死和白质脑病的常染色体显性遗传性脑动脉病（CADASIL） 1977 年由 Sourander 与 Walinder 描述，为一种家族遗传性的非动脉硬化性、非淀粉样变性脑血管病。患者中年起病，以反复缺血性脑卒中发作，进行性加重伴智力障碍为临床特征，作者将此病命名为"遗传性多梗死性痴呆"。同年，Stevens 等报道了类似的病例称之为"慢性家族性脑血管性脑病"。此后，不断有相关报道，直到 1993 年，Tournier-Lasserve 在 2 个法国家系分析中将此病的基因定位在第 19 号染色体短臂，并将此命名为"伴有皮层下梗死和白质脑病的常染色体显性遗传性脑动脉病（CADASIL）"。1996 年确定本病有基因缺陷，基因为 NOTCH 基因家族中的 NOTCH3 基因错义突变，90%CADASIL 患者有基因突变。1993 年 Tournier-Lasserve 首先报道将本病基因突变定位于 19 号染色体。同年 Sabadini 对一个意大利家系研究确定本病基因位于 19p13 . 1~19p13 . 2，1996 年进一步确定 CADASIL 缺陷基因为 NOTCH3 基因，其主要参与胚胎发育过程中的特异性细胞死亡程序。它包括 33 个外显子，编码 1 个含 2321 个氨基酸的跨膜蛋白，其细胞外结构域包含有 34 个 EGF 重复片段。基因的突变多发生在第 4 外显子，NOTCH3 基因第 4 外显子突变，为 CADASIL 诊断提供了新方法。

二、综合分析

（一）临床表现

中年起病，Dichgans 报道平均发病年龄为（46±5）岁，死亡平均年龄男性为（53±11）

岁，女性为（59±9）岁。青年期多有头痛或家族性偏头痛发作史，中年期出现反复发作缺血性脑卒中，轻者为一过性脑供血不足（TIA）发作，重者呈完全性脑卒中发作，呈阶梯式或逐步进展性加重，最后呈去皮层状态。Verin 等就 CADASIL 的自然病程提出了 3 个阶段：① 20~40 岁频发偏头痛样发作，CT MRI 显示有明确的白质变性；② 41~60 岁脑卒中样发作，有明确的神经功能受损症状，CT MRI 示底节区多发梗死病灶及半球白质片状病灶；③ >60 岁者近半数出现皮层下痴呆、假性延髓麻痹及去皮层状态。据几个大家系调查及复合性家族研究表明本病临床表现在家族内差别显著。

（二）影像学特点

早期出现双侧多发的白质内病灶，常位于双侧颞叶、顶叶、额叶皮层下及脑室周围及底节区，脑干常受累及，以桥脑最常见。早期为散在小斑片状，大小不一，后期进展融合成大片状，双侧对称。基底节区还可见多发梗死灶。Chabriat 等对脑干的 MRI 异常做了专题观察，在 68 例大脑半球异常的病例中，45% 出现脑干病灶（脑桥 100%，中脑 69%，延髓 35%），小脑常不受累。以上病灶 MRI 均表现为长 T_1、长 T_2 信号。部分没有临床症状而有本病家族史者也显示出多发性脑白质病灶。CADASIL 病灶以上分布特点提示半球深部白质、脑干为本病易受损区。本病的白质病灶与高血压病引起的皮层下缺血性改变很相似，仅以影像学而言很难区分。

（三）病理改变

与高血压所致的皮层下缺血性脱髓鞘性白质变性与白质疏松病灶相似，病灶主要位于额、颞、顶皮层下，脑室周围及底节、脑干，同时可见多发性梗死灶。额颞叶皮层可见缺血性神经元变性和胶质细胞增生，皮层有不同程度的萎缩，穿通小动脉（直径为 20~200μm）广泛病变，即非动脉硬化也非淀粉样变性，而是普通的内膜下纤维增生和透明膜变性，导致小动脉壁向心性增厚；动脉中层广泛嗜酸性粒细胞浸润和壁间水肿，常波及血管周围间隙，皮层灰质和皮层血管正常。

（四）超微结构显示

小动脉内膜基底层正常，中层明显增厚，沉积物中含胶原，弹性碎片，多家研究指出 CADASIL 患者存在颗粒性电子致密嗜锇颗粒物质（Granular electron dense osmiophilic material，GOM），GOM 可能为晶体蛋白免疫反应堆积。Sourander 等研究推测本病的血管病变可能是全身性的。Ruchoux 等 1994 年首次报道 CADASIL 患者皮肤和肌肉组织小动脉病变的病理变化，样本涉及了 1 个家系 6 例患者，5 例具有完整临床症状和 MRI 改变。对肌肉中 5~10μm 直径毛细血管和小动脉超微结构观察，可见基层增厚，颗粒性电子致密物质出现于平滑肌细胞近胞膜处。Schroöder 1995 年报道腓神经血管周围发现有颗粒电子致密物质，此改变与中枢神经系统内相似，但损害程度较轻。Kusaba 对 1 例女性 CADASIL 患者（合并肾脏损害）进行肾脏病理活检，发现了 GOM。以上资料表明脑外活检为本病提供了有效的生前诊断手段。超微结构中的 GOM 可确定本病，但阴性不能除外本病。

（五）诊断

国外诊断CADASIL的主要依据为：家族遗传方式起病；中年发病，缺血性脑卒中样病程，进行性加重，以智能减退、偏瘫为主要临床表现；部分患者有偏头痛史或家族偏头痛病史；CT/MRI显示广泛多发脑白质病变及脑梗死灶，基因学检测NOTCH3基因第4外显子突变支持诊断；皮肤或脑组织活检证实小动脉呈玻璃样变性，超微结构找到嗜锇颗粒可确定诊断。

根据以上资料我们提出CADASIL诊断标准：①有明确家族史，没有动脉硬化的危险因素（高血压、糖尿病、高血脂等）；部分患者有偏头痛史或家族偏头痛性史。②中年发病，主要临床表现为进行性加重脑卒中症状、不同程度的智能减退（包括记忆力减退、易急躁、控制能力差）。③CT/MRI显示广泛多发脑白质病变及脑梗死灶。④皮肤或脑组织活检证实在没有淀粉样变性和动脉硬化改变的情况下，小动脉呈玻璃样变性，管壁增厚，管腔变窄。超微结构找到嗜锇颗粒可确诊。⑤有条件情况下做基因检查，NOTCH3基因第4外显子有突变，支持诊断。

本家系为国内第1个CADASIL家系。其父42岁发病，脑卒中样病程，进行性加重，42岁死亡。先证者2个姐姐1个弟弟均以脑卒中发病，有不同程度的智力障碍，最后均呈去皮层状态死亡。先证者本人出现临床症状已有2年，以记忆力下降、脑卒中样发作为主要临床表现，目前病情尚平稳。姐弟4人发病年龄分别为21岁、29岁、31岁、37岁，发病年龄均为青年期，病情呈进行性加重，按脑血管病治疗效果不显著，姐弟4人中已经死亡3人，死亡年龄分别为32岁、37岁、39岁。家族中及病人均没有高血压、高血脂、糖尿病等动脉硬化危险因素。先证者的1个姐姐死后当地医院进行脑部尸体解剖，颅内小血管明显玻璃样变，管壁增厚，管腔变窄。因对本病不认识，因而未做有关CADASIL的特殊检查。姐弟4人CT结果均显示多发性病灶，其中1个姐姐在没有临床表现时做头颅CT检查发现双侧多发性腔隙梗死及脑白质变性。先证者本人的MRI可见多发性脑白质变性灶，累及两侧半球皮层下白质、脑室周围及桥脑白质，基底节区见多发腔隙梗死灶。小脑未见病灶。先证者腓肠肌及神经活检可见小动脉呈玻璃样变，血管壁增厚，管腔狭窄。电镜下见皮下组织内小血管的内皮细胞胞浆内及基底膜可见GOM沉积，为本病特征性病理改变。先证者及其一姐（未发病）的NOTCH3基因第4外显子有错异突变，是CADASIL诊断的有力证据，符合文献报道的CADASIL的诊断条件，为我国第1个CADASIL家系。

诊断思路：①有明确家族史，没有动脉硬化的危险因素；部分患者有偏头痛史或家族偏头痛病史。②中年发病，主要临床表现为进行性加重脑卒中症状、不同程度的智能减退。③CT/MRI显示广泛多发脑白质病变及脑梗死灶。④皮肤或脑组织活检证实在没有淀粉样变性和动脉硬化改变的情况下，小动脉呈玻璃样变性；超微结构找到嗜锇颗粒可确诊。⑤NOTCH3基因第4外显子有突变，支持诊断。

伴有皮层下梗死和白质病变的常染色体隐形遗传性脑动脉病（CARASIL）临床、影像、病理上有许多共同点，但CARASIL致病基因未确定，发病机制不清楚，临床表现多合并秃顶、骨骼系统退变及进行性痴呆，应与之鉴别。

（谢淑萍 张津 陈彪）

第三节　脑血管畸形

一、典型病例

【病例1】

患者女性，60岁。因阵发性头痛7年，近10天加重于1999年2月收入院。患者7年前突然出现头痛，伴有恶心、呕吐，约4h逐渐缓解。7年来患者经常阵发性头痛，每次发作3~5h缓解，曾服用各种药物没有明显效果。10天前患者又感到头痛剧烈，服药不缓解来院就诊。神经系统检查：神志清楚，语言流利，双侧瞳孔等大等圆，光反应存在，示齿双侧面纹对称，伸舌居中，四肢肌力、肌张力正常，腱反射对称，病理征阴性，感觉系统正常。行头颅CT检查显示颅内多发钙化灶及密度不均匀病灶，MRI显示脑室旁、胼胝体上方多发混杂信号病灶，有的病灶为混杂高信号，病灶中还夹杂陈旧出血含铁血黄素形成的黑环，诊断为多发海绵状血管瘤。

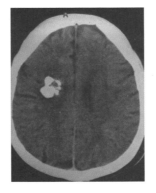

CT显示：右顶叶钙化团，中间有正常组织夹杂，
周围没有水肿区，没有占位效应

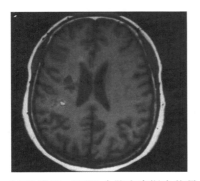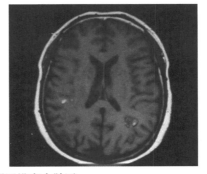

MRI显示：T₁WI右脑室旁混杂信号，周围没有水肿区

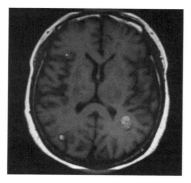

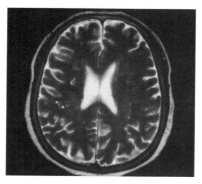

MRI 显示：T₁WI 左侧脑室枕角旁，右枕叶环形高信号，边为低信号

MRI 显示：T₂WI 双侧病灶均呈混杂信号

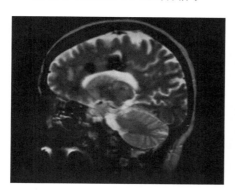

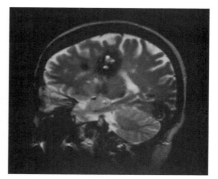

MRI（矢状位）显示：T₂WI 胼胝体上方病灶呈混杂信号，有极低信号区（钙化）

【病例 2】

患者女性，52 岁。因进行性加重头痛 3 个月于 1999 年 10 月收住院。患者于 3 个月前没有任何诱因出现头痛，时轻时重，没有发热，严重时伴呕吐。近半个月头痛加重，服用止痛药不缓解收住院。腰穿脑脊液压力、常规生化等检验均正常。既往曾有反复发作性头痛，有过癫痫发作，但发作次数不频繁，没有就诊。头颅 CT、MRI 显示右颞叶、枕叶片状病灶，周围有轻度水肿，占位效应不明显。神经系统检查：神志清楚，语言流利，双侧瞳孔等大等圆，光反应存在，示齿双侧面纹对称，伸舌居中，四肢肌力、肌张力正常，腱反射对称，病理征阴性，感觉系统正常。经神经外科颅内脑组织活检证实为脑动静脉畸形。

【病例 3】

患者女性，22 岁。5 个月前患者没有任何原因出现头晕、头痛，此种症状时轻时重，但不影响进食及工作；睡眠尚可。当地医院行头颅 CT 显示右顶枕叶交界区圆形稍高密度，周围没有水肿区，没有占位效应，病灶性质难以确定。患者于 2004 年 11 月到首都医科大学宣武医院就诊。神经系统检查：神志清楚，认知功能正常；双瞳孔等大等圆，光反应正常，眼球活动自如，面纹对称，伸舌居中；四肢肌力、腱反射、肌张力、各种感觉均正常。行头颅 MRI 显示右顶枕叶交界区可见类圆形异常信号，病灶边界清楚，T₁ 为等信号，T₂ 呈稍高信号、高信号周边伴有环状低信号，病灶周围没有水肿区，没有占位效应。印象：右顶枕叶交界区海绵状血管瘤。

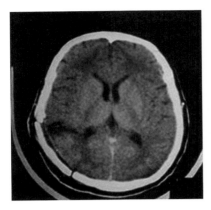

CT 显示：右颞、枕叶片状低密度病灶，周围有水肿区，没有占位效应

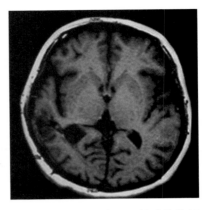

MRI 显示：T₁WI 右颞、枕叶片状低信号病灶，周围有水肿区，没有占位效应

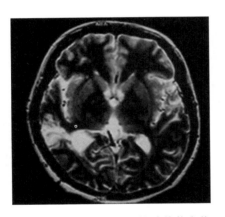

MRI 显示：T₂WI 右颞、枕叶片状高信号病灶

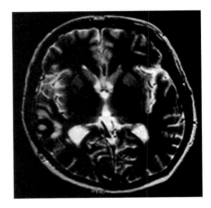

MRI 显示：T₂WI 右颞、枕叶片状不规则混杂信号病灶

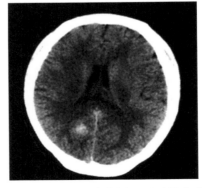

CT 显示右顶枕叶交界区圆形稍高密度，周围没有水肿区，没有占位效应

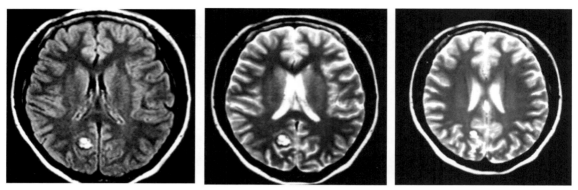

MRI 显示右顶枕叶交界区可见类圆形异常信号，病灶边界清楚，在 T_1 为短 T_1 信号，T_2 呈稍高信号，周边有低信号环，病灶周围没有水肿区，没有占位效应。

【病例 4】

患者男性，60 岁。发作性头痛头晕 2 年，不伴呕吐，每次发作多在激动或过度劳累后出现。神经系统检查正常；10 年前曾患蛛网膜下腔出血。行头颅 MRI 检查显示：

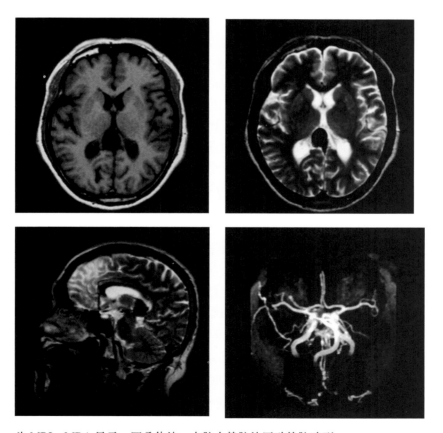

头 MRI、MRA 显示：四叠体池、大脑大静脉池区动静脉畸形

二、综合分析

脑内血管畸形是一种先天性血管发生上的异常，由胚胎期脑血管芽胚演化而成的一种畸形。有多种类型：海绵状血管瘤、脑动静脉瘤（脑动静脉畸形）、毛细血管扩张症、静脉性血管瘤。其中以动静脉畸形最常见，约占脑内血管畸形的 90%。本病常伴有其他发育畸形。

（一）动静脉畸形

动静脉畸形（arteriovenousangioma，AVM）又称脑血管瘤、血管性错构瘤、脑动静脉瘘等。病变部位脑动脉与静脉之间缺乏毛细血管，致使动脉与静脉直接相连，形成了动脉、静脉之间的短路，产生一系列脑血流动力学上的紊乱。90% 以上的脑动静脉畸形位于幕上，位于幕下者不到 10%。幕上的脑动静脉畸形多数涉及大脑皮层，深部结构（脑室旁、基底节区）受累者约占 10%~15%，胼胝体及其他结构受累占 4%~5%。病灶常局限在一侧。大脑皮层脑动静脉畸形以顶叶较常见，其次为颞叶、额叶，枕叶较少见。

脑动静脉畸形的形态、大小常有不同，可分五种类型。①多单元型：有多根动脉和静脉组成的血管团，其中含有多处动静脉瘘。②一单元型：只有 1 条供血动脉形成一处动静脉瘘，病灶比较小。③直线型：为最简单的血管畸形模式，有 1 根或多根动脉直接通入静脉或静脉窦，较少见，病人多为婴幼儿，常因反复出血而死亡。④复合型：由脑内及脑外动脉双重供血，回流静脉也可引向脑内和脑外。⑤静脉壁型：少见，纯由 1 根颅外动脉直接与颅内静脉窦相通，不与脑皮质静脉有任何联系。脑动静脉畸形的大小不等，小的肉眼看不到，需凭借放大镜或显微镜来寻找；大的可满布整个半球，甚至跨越中线，侵及对侧。病变周围的脑组织常有缺血、出血、血管扩张。脑白质内可有水肿，并有胶质增生形成假包膜。病变对侧的血管可为病灶侧提供代偿性供血，使动脉增粗，还可形成动脉瘤。

70% 脑动静脉畸形患者的 CT 可以发现病灶，显示病灶呈片状或点状等或高密度病灶，边界不清，其供血及引流血管可呈线状、迂曲条索状。病灶内可见钙化灶，增强后病灶明显强化，有时还可见引流静脉。病灶的占位效应不明显，有助于区别颅内肿瘤。MRI 可以直接显示脑动静脉畸形的供应动脉、引流静脉及其异常血管团。MRI 在 T_1 加权像上显示脑动静脉畸形病灶为蜂窝状（为无信号的血管断面像）或葡萄状混杂信号；在 T_2 加权像上显示为团状低信号区。在部分病灶可见粗大的引流静脉进入静脉的途径。MRA 可基本显示出脑动静脉畸形血管的全貌，在用 Gd-DTPA 增强扫描后更清晰。

显微镜下可见大小不等的血管团，管壁大多成熟，呈各种不同的切面。动脉的中层和弹力层较薄，与静脉难以区分。血管内膜有增生肥厚，可突向管腔内，阻塞血管。血管壁上常有动脉粥样硬化斑块及机化的血凝块。有的血管可扩张成囊状。夹杂于血管之间有变性的脑组织，数量多寡不等，有的因出血而黄染，有的因缺血而梗死。

1. 临床表现　患者常在 20~40 岁出现临床症状，男性患者多于女性。少数患者病灶较小，可没有任何临床症状，但多数患者都有不同程度的临床症状和体征。

（1）出血　颅内出血为常见的症状。蛛网膜下腔出血较常见，脑实质及硬膜下出血也可见到。在活动或情绪波动时突然发病，表现剧烈头痛、呕吐，严重者可有意识障碍。出现局灶体征或脑膜刺激征。可反复颅内出血，50% 的患者有 2 次出血，30% 有 3 次出血，20% 有

3 次以上出血，极少数有 10 次以上出血。

（2）缺血　主要由于"盗血"所致，病变处及其周围脑动脉长期处于扩张状态，管壁上的平滑肌装置失去舒缩反应，脑血管自动调节功能丧失，使大量血液存积在畸形血管内，造成其他脑内动脉相对缺血，短暂脑缺血、脑梗死均可发生，常出现神经功能缺损的局灶体征，短暂脑缺血患者常为一过性神经功能障碍。

（3）癫痫发作　见于较大的脑动静脉畸形病例，病灶影响到皮层功能。额、顶叶病灶患者癫痫发作比较常见。可有各类型发作，以全面性强直阵挛发作最常见。

（4）头痛　60% 以上的患者有长期反复头痛史，可能为畸形血管影响了血管的舒缩功能而致。一般情况下为中等程度钝痛，只有在出血时才有剧烈头痛。

（5）智力减退　脑动静脉畸形患者常伴有脑发育障碍，影响患者智能。另外，反复的脑出血及缺血以及癫痫发作，均可造成患者智力减退。

（6）颅内杂音　病人自己感到或听到颅内及头部有颤动及杂音，但旁人一般听不到。仅在畸形血管位于表浅部位或较大时用听诊器可听到血管杂音。压迫颈总动脉可使杂音消失。

（7）眼球突出　为较少的症状，常见于一侧，在颞叶前端的动静脉畸形有较大引流静脉导入海绵窦时，引起窦内静脉压增高影响眼静脉的回流所致。

2. 治疗　脑动静脉畸形的主要危害是出血和"盗血"，两者都可导致严重后果。手术切除畸形血管团可使血管自动调节功能恢复正常，脑供血得到改善，部分受损的神经功能可逐渐恢复，癫痫、头痛等症状减轻，并可阻止智能障碍继续恶化。但是不是所有的畸形血管病灶都能用手术方法根除，对一些较大的病灶很难实施手术，只能采用保守治疗方法。主要为服用药物控制癫痫和头痛症状，保护患者的智能。同时注意改善脑供血，防止动脉硬化加重出血及缺血的发生。必要时可考虑放射治疗，特别是高能量照射，阳离子或射线照射。目前疗效尚不肯定，正在观察中。

（二）海绵状血管瘤

极少见，不是真正的肿瘤，为特殊的先天性脑血管畸形，是隐匿性血管畸形中的一种常见类型，所谓"隐匿性血管畸形"在脑血管造影上也很难显示出异常血管，仅在病理学检查中发现畸形血管。

1. 病理　病理改变与脑动静脉畸形不同，在于没有扩张的动脉，也没有扩张的静脉之间的直接沟通，而是由不规则的、大小不等的血管腔隙所组成的一堆紧挨在一起的血管组织。在各血管腔之间只有少量的结缔组织，血管管腔大小不等，内壁为一层扁平的内皮细胞，腔内有凝固及半凝固血块，呈层状附着于腔壁上，并有不同程度机化、钙化，甚至骨化。随着病情的期龄不同，腔壁还呈不同程度的纤维化、玻璃样变和增厚。由于反复不断地小量出血，可使病变周围呈黄色、棕色。畸形血管组织虽然没有包膜，但却有包裹完整的分叶状囊肿，使之与周围分界清楚。呈单发或多发，常位于大脑半球皮层下，脑室旁、幕下也可见到病灶。呈团块状，直径为 1~5mm，混杂密度 / 信号，可见出血、血栓及钙化影像改变，病灶周围没有明显水肿及占位效应。病灶内没有粗大的供血动脉及引流静脉，但可见海绵状或蜂窝状血管腔而得名，其血管壁由胶原纤维组成，内衬有扁平内皮细胞。由于血管壁很薄，缺乏弹力纤维，极易破裂出血，病灶内及其周围常见陈旧出血及钙化灶，病灶内没有脑组织结构。海绵状血管瘤病灶较小，好发于幕上，以额、颞叶多见，常位于皮质下。幕下海绵状血管瘤常见于小脑及脑干（以桥脑居多）。颅底部也可见到病灶，以中颅凹海绵窦区多见，偶见于岩窦及窦汇。单发病灶者居多，多发病灶较少。家族型海绵状血管瘤病变可累及皮肤、视网膜等其他部位。

2. 影像学　　CT 显示病灶边界清楚，蜂窝状混杂密度，夹杂有出血、血栓及钙化改变，多呈高密度。病灶急性出血期可见血肿或蛛网膜下腔出血表现。MRI 显示海绵状血管瘤病变优于 CT，它能发现 CT 不能显示出的病灶，在 T_1WI 显示团块状以等或高信号为主的混杂信号，有新鲜出血时可见高信号，陈旧出血为含铁血黄素形成的黑环，钙化为低信号。T_2WI 显示团块状以高、低信号为主的混杂信号，新鲜出血时可见低信号，陈旧出血、钙化为更低信号。注射 Gd-DTPA 后病灶可出现强化。

3. 临床表现　　本病常有家族史，好发于 20~40 成年人，儿童少见。男、女两性发病率没有明显差异。临床症状隐袭，较为常见症状为头痛病史，反复发作，一般没有剧烈头痛，常不伴呕吐，由反复小量病灶出血所致；当有蛛网膜下腔出血时可出现剧烈头痛，伴呕吐。约 30% 患者有癫痫发作，各种类型发作均可见到，与病变所在部位有关。患者还可有局灶性神经功能损害的体征，如偏瘫、失语、智力障碍等。如病灶位于脑室壁上常引起脑积水。

4. 治疗　　一般情况下不需要特殊处理，主要针对头痛、癫痫、神经功能缺损给予针对性药物，在出血症状明显时需要借助外科手术切除病灶。对病灶大难以实施手术的患者应采取放射治疗等措施。

（三）毛细血管扩张症

为一堆扩张、变形、扭曲的微血管畸形团，有 1 根血管汇入邻近的静脉中。病变血管的壁很薄，只有一层内膜细胞，没有弹力纤维，也缺乏肌细胞层及纤维组织，管腔内充满红细胞。许多小静脉杂于其间，间质内常见到神经组织，内含有变性的神经元、神经胶质及髓鞘纤维。患者临床上常没有症状，只有在病变部位血管破裂出血时才被发现。表现有头痛、呕吐、不同程度神经功能损害症状，出血量多时可造成意识障碍。病灶常位于脑表面的软脑膜下及中线结构，基底节区、岛叶、脑干等处也可见到。CT、MRI 和血管造影一般仅见到出血情况，很少发现畸形血管。主要为对症治疗，很难实施手术切除病灶。

（四）静脉型血管畸形

很少见，绝大多数患者是在死后尸检中偶然发现，生前没有任何症状。畸形血管多数发生于脑表面软脑膜下的血管网上，也可位于半球深部、小脑、四叠体等处。为一组异常静脉所组成，其中有扩大的静脉，为脑内髓静脉，管壁由许多胶原纤维组成，管壁增后、硬化，甚至造成管腔闭塞。有的部分管腔扩张，有多支小静脉呈放射状导入其内。经常见到钙化病灶，为血管闭塞后逐渐机化后骨化所致。髓静脉的血最后导入脑表面静脉窦中。血管造影只有在静脉期见到扩大的静脉，病灶中没有动脉，因此没有"盗血"现象，可区别于动静脉畸形。

病灶没有占位效应可区别于胶质瘤。

临床表现：畸形血管壁较厚，一般难以破裂，多数患者没有相应的临床症状，仅在有较多量出血时，形成了血肿才出现相应症状。由于病灶多位于脑表面，患者可有癫痫发作表现。静脉型血管畸形在没有临床症状时不需要特殊处理，一旦出现症状时（如癫痫发作等）可对症治疗。如果病灶血管破裂出血则应手术切除病灶，但因手术难度较大，应慎重处理。

（五）大脑大静脉畸形

又称大脑大静脉瘤（aneurysm of vein of Galen），是一种较少见的动静脉畸形，病变为一支或多支正常动脉与 Galen 静脉相同，使该静脉呈继发性球形扩大，病变既不是真正的动脉瘤，也不是动静脉畸形，而是一团 A-V 瘘，扩大的 Galen 静脉压迫大脑导水管，引起阻塞性脑积水。本病的主要病理改变为动脉与静脉之间短路，使大脑大静脉极端扩张，静脉壁增厚，变硬呈灰白色，直径常超过 3cm 以上，主要供血来自一侧或双侧大脑后动脉极其分支。大脑中动脉，大脑后动脉也可参与供血，影响相应脑组织供血，可出现变性、软化及萎缩。由许多动脉短路，回流心脏血液增多，可导致充血性心力衰竭。

1. 临床表现　本病多见于婴幼儿、儿童期，但成年人也可见到。患者的发病年龄不同，症状也有所不同。婴儿患者常见症状为心力衰竭、心动过速、呼吸困难、发绀、肺水肿、肝肿大及周围性水肿。幼儿患者的常见症状为脑积水，头围增大、颅缝裂开，头部可闻及颅内杂音，并有抽搐发作。患儿还可伴有心脏扩大及心力衰竭。儿童期及成年人患者常见症状为癫痫发作，头痛，智力低下及智力减退；还可有蛛网膜下腔出血及脑实质出血，并出现相应的症状。主要治疗应针对心力衰竭、癫痫、头痛等症状。必要时可采取手术治疗。

2. 诊断思路

（1）主要临床表现　有卒中史（出血或缺血），发病年龄较早（多数在 40 岁以前）；经常头痛，可有癫痫发作史。

（2）影像　CT/MRI 可发现团块状、圆形、不规则病灶，有陈旧或新鲜出血或梗死病灶，还可见钙化；病灶周围没有明显水肿区；病灶可强化。血管造影可见畸形血管。

（谢淑萍　张　津）

第四节　脑静脉血栓形成

一、典型病例

【病例】

患者男性，21 岁。因左侧肢体无力、癫痫发作 3 天，于 1999 年 6 月收入院。患者于 3 天前没有任何诱因感到左侧肢体无力，1 天后癫痫发作 1 次，发作时有意识丧失，持续约数秒钟后发作停止，发作中有尿失禁，发作后对当时情况没有记忆。之后几天内又发作数次，发作情况同第一次。发作后患者的左侧肢体逐渐无力，并进行性加重，出现意识障碍，表现嗜睡。行头颅 CT 检查没有发现异常。腰穿脑脊液压力 300 mmH$_2$O，生化常规检验正常。患者没有高血压、糖尿病史。病情进行性加重，随行头颅 MRI 检查显示右侧额、顶叶见大片病灶，呈高低密度相间，病灶周围水肿，有占位效应，可疑血管畸形收住院。神经系统检查：患者呈嗜睡状态，双侧瞳孔等大、等圆，光反应存在；示齿时左侧面纹变浅，伸舌左偏，左侧上下肢肌力Ⅲ级，腱反射亢进，Babinski 征阳性，感觉系统正常。住院后因病情逐渐恶化，意识障碍加重，急请神经外科会诊后手术探查，术中见到右侧额、顶、颞叶内大片静脉血栓，组织软化水肿，手术中触及静脉血管如钢丝一样坚硬。病理证实为静脉系统血栓。术后患者病情好转出院。

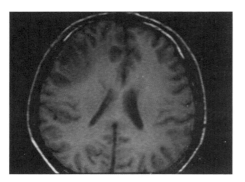 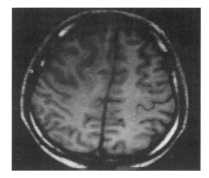

MRI 显示：T$_1$WI 右额顶叶片状低信号病灶，周围有水肿区，占位效应明显

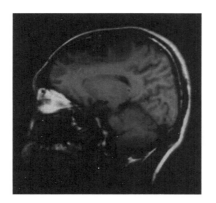 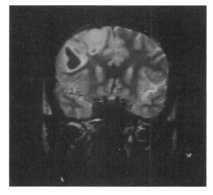

MRI（矢状位）显示：T$_1$WI 右额顶叶片状低信号病灶，周围有水肿区，占位效应明显

MRI（冠状位）显示：T$_2$WI 右额顶叶片状混杂信号病灶

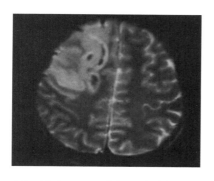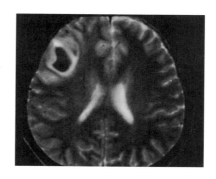

MRI 显示：T_2WI 右额顶叶片状混杂信号病灶

二、综合分析

脑静脉血栓形成为少见的缺血性脑血管病。此病约占脑血栓形成的 3%~5%。脑静脉血栓形成可单独累及皮质静脉（大脑内静脉，Galen 静脉）、硬脑膜静脉窦（dural venous sinus thrombosis，DVST，包括有矢状窦、直窦、横窦、海绵窦和乙状窦）或二者均受累。脑深部静脉血栓形成为一侧或双侧。任何年龄均可发病，但多见于儿童和青年。其病因可分为炎性和非炎性两种：炎性静脉窦血栓形成均继发于感染病灶，如颜面部化脓性病灶（中耳炎、乳突炎），海绵窦和乙状窦由于解剖学上的特点是炎性静脉窦血栓形成最常发生的部位；非炎性静脉窦血栓形成的危险因素包括：全身衰竭、脱水、慢性消耗性疾病、妊娠及产褥期、口服避孕药物、心脏病、高凝状态、Behcet 病等、血液病、脑损伤、类固醇治疗、脑穿通畸形等。部分 DVST 病人存在家族遗传性易栓症，其中主要为激活蛋白 C 抵抗或体内存在抗心磷脂抗体。25% 患者原因不明。

脑静脉血栓形成临床无特异性症状和体征。常有头痛、恶心、呕吐、视物模糊等颅内压增高症状，部分患者有癫痫发作，严重时出现意识障碍。查体可见视乳头水肿、局灶神经系统体征、腱反射亢进病理反射阳性、去大脑强直等。

影像学特点：常见的头颅 CT 改变包括如静脉性脑梗死、脑出血、脑水肿，同时可排除其他疾病，如脑脓肿、肿瘤及蛛网膜下腔出血（SAH）等。特征性改变为大脑镰和小脑镰增强、条索征（是指栓塞的静脉增强前所见）、δ 征（是指增强的头颅 CT 上硬脑膜窦内产生充盈缺损所致空三角征）等异常。在平扫 CT 上，梗塞硬脑膜的典型表现为均一的高密度，有静脉性梗塞表现为低密度，合并出血也成高密度表现。有文献报道出血率为 70%。小脑幕、大脑幕可强化，是由上矢状窦周围丰富的血管网内的侧支静脉充血所致。10%~20% 的病人 CT 可正常。在最初 5 天内，由于血栓产生脱氧血红蛋白，正常血管流空现象消失，MRI T_1WI 表现与脑组织信号相等，在 T_2WI 上呈低信号。5~15 天，由于产生正铁血红蛋白，血栓在 T_1WI 和 T_2WI 上呈高信号。此后，由于再通，血栓所在序列中呈现不均匀信号，且信号强度不断降低磁共振成像对 DVST 诊断的敏感性为 100%。Lafitte 等通过 MRI+MRA、数字剪影血管造影（DSA）对比观察 20 例脑静脉血栓形成病人，并 MRI 和 MRA 追踪观察，结果发现在发病后几小时至 26 天有 90% 患者的 MRI T_1 和 T_2 自旋回波成像示窦内高信号，这为正铁血红蛋白所致。

血管造影检查静脉窦部分完全透光，对侧皮质静脉呈螺旋状扩张，脑循环时间延长，闭塞的静脉窦或静脉反流。

经治疗 71% 的病人可完全康复，但仍有 10% 左右的死亡率，尤其是上矢状窦后 1/2、侧窦特别是右侧窦血栓形成，因影响血液回流和脑脊液吸收，往往致急性颅内压增高而危及病人生命。脑静脉血栓形成的治疗无统一的模式，可选择手术或药物治疗。主要药物治疗包括全身抗凝治疗、血管内机械碎栓和药物溶栓、溶栓加抗凝治疗、抗脑水肿、应用类固醇、抗癫痫治疗等。

抗凝是颅内静脉窦血栓形成的基础治疗方法，对所有患者（包括出血性梗塞）均安全。多使用低分子肝素皮下注射治疗。按体重给药，体重 50kg 以下，0.4u/12h；体重 50~70kg，0.6u/12h；体重 70kg 以上，0.8u/12h。

近年由于微导管技术的发展，血管内药物溶栓治疗脑静脉血栓形成已获得很大成功。临床显著改善率为 93%，早年多选用尿激酶（UK）或链激酶作为溶栓药物，今年部分学者推荐使用重组组织型纤溶酶原激活物（rt-PA）等药物。

诊断思路：①临床主要症状：急性起病，常有头痛、恶心、呕吐、视物模糊、等颅内压增高症状，严重时出现意识障碍。部分患者有癫痫发作，查体可见视乳头水肿、局灶神经系统体征、腱反射亢进病理反射阳性、去大脑强直等。②影像学特点：头颅 CT 及 MRI 显示静脉性脑梗死、脑出血、脑水肿。特征性改变为大脑镰和小脑镰增强、条索征（是指栓塞的静脉增强前所见）、δ 征（是指增强的头颅 CT 上硬脑膜窦内产生充盈缺损所致空三角征）等异常。

（谢淑萍）

第五节　颅内静脉窦血栓形成

一、典型病例

【病例】

患者男性，22 岁。因发作性意识丧失 8h，于 2004 年 1 月 16 日门诊以癫痫原因待查收入院。患者于凌晨 3 时玩电脑时出现癫痫发作（全面性强直 - 阵挛发作），发作时有意识丧失数分钟、双眼上翻、牙关紧闭、咬破舌头，伴有尿失禁。清醒之后对发作当时情况没有记忆。此后又数次发作，症状同前。无发热及肢体活动障碍。神经系统检查：神志清醒，语言流利，颅神经正常，四肢肌力、肌张力正常，腱反射强阳性，没有病理反射。头颅 CT 显示左额顶叶脑组织肿胀。初步诊断：症状性癫痫。3 日后病情加重，查体：BP 140/80mmHg，T 37.4℃，患者神志处于嗜睡状态，完全性运动性失语，四肢活动障碍，以左侧为重，左上肢远端肌力 II 级，近端 0 级。左下肢近端 I 级，远端肌力 III 级。右上、下肢肌力 III+ 级，四肢腱反射亢进，左 Babinski(+)，右 Babinski 可疑。双眼底视乳头水肿，腰穿压力超过 330mmH$_2$O。无发热及肺部痰鸣音。头颅 MRI 示：右侧额叶内可见斑片状异常信号，左侧额叶病灶区为高、低混杂信号，边缘模糊，局部脑沟变浅，脑室系统正常，T$_1$WI 上中 1/3 上矢状窦信号增强，余阴性。筛窦黏膜增厚。诊断：①上矢状窦静脉血栓形成；②症状性癫痫；③出血性脑梗死；④鼻窦炎。

该患者病情进展迅速，单一的尿激酶溶栓和止血治疗对患者的病情均不利。采用经静脉途径的机械性破栓后，闭塞的上矢状窦前中部管腔恢复通畅。术后辅以抗凝治疗，患者神志迅速恢复正常，眼底水肿消失，腰穿压力降致 180mmH$_2$O。术后严格抗凝，停用抗癫痫药物后未再出现癫痫发作。3 个 CT 随访，双额叶水肿消失。

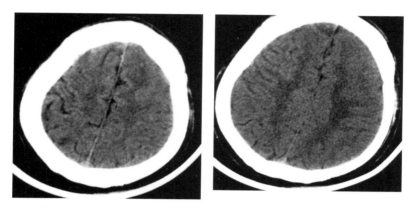

患者发作性意识丧失 8h 入院，头颅 CT 平扫显示左额、顶叶脑回增宽，脑沟变窄

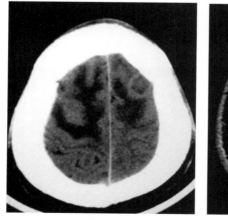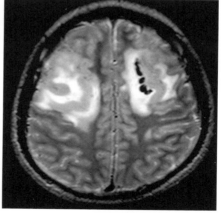

入院 3 天后患者病情恶化，头 CT 显示双额低密度；随后 MRI 显示双侧额叶脑组织肿胀，并短 T$_1$、T$_2$ 异常信号，提示出血性梗塞

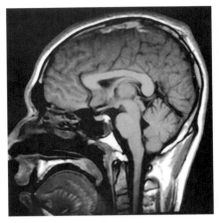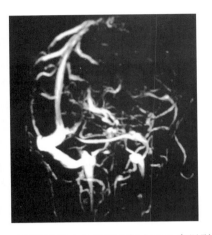

MRI 矢状位显示上矢状窦前、中部短 T_1
异常信号，及其引流区脑组织肿胀

MRV 显示上矢状窦前部主干及皮层引
流静脉不显影

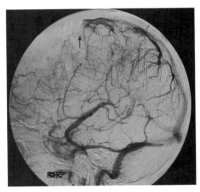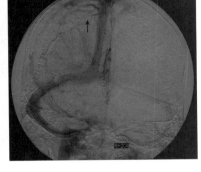

DSA 造影显示上矢状窦前部未显影（↑），引流区皮层静脉稀少，侧裂静脉扩张（↑）

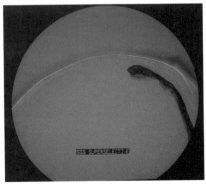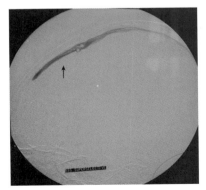

经静脉途径选择性插管，造影证实上
矢状窦中部管腔闭塞，提示血栓形成

采用塑形导丝进行机械性溶栓后造
影显示上矢状窦前、中部通畅，可
见移动的血栓影（↑）

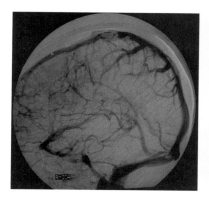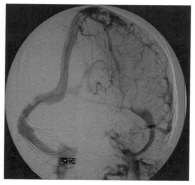

采用机械性溶栓后，上矢状窦前、中部管腔通畅

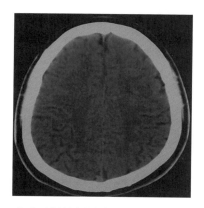

术后正规抗凝治疗 3 个月，CT 随
访显示双额脑组织水肿消失，脑
沟脑回形态恢复正常

二、综合分析

颅内静脉窦血栓形成是缺血性脑血管病的一种特殊类型，约占全部脑血栓形成的 3.5%。死亡率可达 10%~20%。尤其上矢状窦中 1/3 血栓形成后果最为严重。其致病诱因目前还不清楚，可能的机制是：①血管管壁的病变：炎症、外伤、过敏反应等均可造成血管壁的损伤；②血流缓慢：血压低、心脏疾患、全身衰竭等，均可导致血流缓慢；③血液成分的改变：包括血黏度的增加、血小板增多、真性红细胞增多等；④内分泌紊乱：如长期服用口服避孕药和类固醇激素等；⑤肿瘤压迫或静脉窦狭窄等。

（一）临床表现

静脉窦血栓形成的临床症状可以由于闭塞的位置不同而表现为多样化，主要有以下几方面：①进行性颅内压增高。②突然发病的神经系统局灶损害，类似动脉性卒中；有时伴有癫痫发作或以癫痫发作起病。③神经系统局灶损害，有或无癫痫发作和颅内压增高，病情常在数日内进展。④局灶性脑出血，一般是皮层静脉出血，出血位置位于皮层，症状类似于脑出血，但一般伴有颅内高压。⑤突然发病的头痛，类似蛛网膜下腔出血或短暂性脑缺血发作等。⑥由于颅内正常引流途径受阻，颅内静脉可通过眼静脉或板障静脉引流，在临床上可见到突眼或头面部静脉曲张等。

（二）影像学特点

CT 扫描是颅内静脉系统血栓形成的首选方法，可排除颅内其他非静脉窦闭塞病变。上矢状窦血栓形成，其特异的 CT 改变为增强扫描时，在上矢状窦区出现空三角征。横窦血栓形成增强 CT 扫描时，在横窦区可以见到高密度影。

颅内静脉窦血栓形成的 MRI 表现归纳为四种：① T_1 加权像脑肿胀或异常信号不伴有 T_2 加权像异常信号；②脑肿胀脑室大小正常伴 T_2 加权像异常信号；③脑肿胀脑室扩大伴 T_2 加权像异常信号；④ T_2 加权像异常信号伴脑出血或脑水肿。窦内信号随着时间的延长而不同，血栓形成初期，正常的血液流空消失，表现为 T_1 加权像等信号和 T_2 加权像低信号。发病 1~2 周，血栓内红细胞开始溶解，高铁血红蛋白增多，表现为 T_1、T_2 加权像均为高信号，以后如果血栓溶解，静脉窦重新开放。

DSA 能观察脑动静脉循环时间、皮层静脉不显影和静脉窦中断、脑组织显影浅淡和大量静脉侧支循环的建立，成为颅内静脉窦血栓形成诊断的"金标准"。DSA 表现为单个静脉窦或多个静脉窦完全闭塞，颅内正常循环引流受阻，正常循环时间明显延长，在毛细血管期表现为明显的滞留，由于颅内正常引流途径受阻，颅内静脉可以通过眼静脉或板障静脉等非正常引流途径引流。

（三）治疗

颅内静脉窦血栓形成是神经科难治性疾病之一。随着磁共振成像（magnetic resonance image, MRI）、磁共振静脉造影（MRV）和数字减影血管造影 (digital subtraction angiography, DSA) 等现代影像诊断设备的出现和神经放射学诊断水平的提高，使该病早期正确诊断成为可能。神经介入放射学技术的飞速发展，使静脉窦内接触性溶栓成为颅内静脉窦血栓形成的有效治疗手段，大大降低了该病的致残率和死亡率（抗凝和溶栓治疗有加重颅内出血并发症的可能，合并出血性脑梗死和外伤性颅内血肿的颅内静脉窦血栓形成为抗凝和溶栓治疗禁忌证）。研究表明，颅内静脉窦血栓形成的神经功能症状与病变累及深、浅静脉有关，临床治疗的目的恢复深浅静脉引流，而静脉窦血栓溶解是前提。因此，经静脉途径的静脉窦内接触性溶栓治疗成为科学、最有效的治疗手段。在静脉窦血栓溶解后的经动脉溶栓治疗成为溶栓深浅静脉血栓的有效方法。对于部分贻误就诊和病程长超过 2 周的患者，由于尿激酶对陈旧性血栓的溶栓速度缓慢、效果较差，需要配合采用机械性取栓和破栓的方法进行治疗。对于并发静脉窦狭窄的患者，必须对局限性血管狭窄进行成形治疗，去除血栓形成的病理基础。近年来首都医科大学宣武医院进行了近百例颅内静脉窦血栓治疗，创新性建立了多途径联合的颅内静脉窦血栓形成的血管内治疗方法，术后对因治疗和严格抗凝治疗 6 个月以上，无一例患者临床复发。

1. 静脉窦内接触性溶栓　静脉窦内接触性溶栓治疗是经股静脉或颈静脉穿刺，将微导管置于静脉窦血栓内直接泵入尿激酶溶解血栓的方法。

颅内静脉窦血栓形成后，发生一系列血流动力学改变，包括脑组织灌注压下降，动静脉循环时间延长，板障静脉、导静脉、头皮静脉扩张及颅内侧支循环的建立。经颈动脉顺行性灌注尿激酶后，溶栓药物多经侧支途径回流，而血栓局部溶栓药物浓度很低，溶栓效果差。接触性溶栓治疗将微导管置于血栓内，一方面，显著提高了血栓内溶栓药物浓度；另一方面，通过脉冲式尿激酶喷射，增加了血栓与尿激酶的接触面积，提高了静脉窦再通率。另外，血栓形成时间较长、溶栓速率较慢病人，可将微导管置于血栓远端，进行长时间缓慢持续溶栓治疗，增加静脉窦再通率。

经静脉接触性溶栓治疗的缺点包括：由于上矢状窦前部皮层引流静脉呈锐角汇入上矢状窦内，进行超选择接触性溶栓治疗的技术难度大。深部静脉血栓如大脑内静脉和基底静脉血栓形成病人，导管到位难度和血管壁损伤可能性均较大。另外，尽管经静脉接触性溶栓治疗降低尿激酶使用量，但对并发出血性脑梗死或外伤后颅内出血的病人来讲，经静脉接触性溶栓治疗仍有增加颅内出血并发症的危险。

与肝素抗凝治疗不同的是溶栓治疗很快能实现两个治疗目的：①延缓栓子进展；②恢复静脉血流。

2. 机械性破栓　机械性破栓利用微圈套器或塑形微导丝机械性破坏血栓，增加血栓与尿激酶接触面积，提高溶栓效率，增加静脉窦主干再通率，多用于血栓形成时间较长，尿激酶溶栓效果不显著或伴有颅内出血，严格限制尿激酶使用的病人。近年来发明的颅内血栓抽吸导管，采用高速旋转钻头破坏血栓，负压抽吸将血栓排除体外，进一步降低了尿激酶使用量。但术中操作应十分谨慎，有机械性破栓导致静脉窦破裂穿孔的报道。

3. 经动脉溶栓治疗　是根据静脉窦血栓形成的部位，将导管置于（一侧或双侧）颈内动脉和／或椎动脉内，持续缓慢泵入尿激酶，顺行性溶解皮层静脉和静脉窦内血栓。

颅内静脉窦血栓形成的临床症状，主要是窦内血栓形成累及皮层静脉所致。经静脉接触性溶栓和机械性破栓治疗能迅速溶解静脉窦血栓，但对皮层静脉和深静脉血栓的溶栓效果较差。通过经静脉途径溶栓治疗，使闭塞的静脉窦主干再通，为经动脉顺行性溶栓治疗提供条件。经动脉溶栓治疗的优点是，溶栓药物随着血液循环流经皮层静脉和深静脉，促进血栓溶解。随着皮层和深静脉血栓溶解，病人神经功能症状迅速得到改善。

经动脉溶栓治疗的技术要点：①溶解深静脉血栓形成，选择在相同造影条件下，实质期染色较淡一侧的颈内动脉置管溶栓。②溶解双侧皮层静脉血栓，先溶解皮层静脉血栓严重的一侧，然后进行另一侧溶栓治疗。③关于导管放置高度，为了最大限度减少尿激酶用量，降低出血并发症，采用选择性微导管技术，将微导管头端放置于血栓形成区的相应供血动脉主干内。如额叶为主的皮层静脉血栓，则放置到大脑前动脉；如顶叶为主的皮层静脉血栓形成，则放置于大脑中动脉内；如一侧半球广泛性皮层静脉血栓，则将导管放置于颈内动脉后交通动脉分叉处。④尿激酶灌注速率，由于静脉血栓形成时间较动脉血栓要长，原则上缓慢溶解血栓，以 2000 μ/min 泵入为宜。这样既降低了溶栓药物的剂量，又保证了溶栓效果。

4. 静脉窦内支架置入术　对由于局部炎症、外伤、手术及肿瘤侵犯和陈旧性血栓所致的静脉窦局限性狭窄患者，在静脉窦狭窄部位释放支架，恢复静脉窦管腔通畅。

对于外伤性、手术损伤或肿瘤累及所致局限性静脉窦狭窄和对尿激酶不敏感的局限性陈旧性血栓形成病人，支架辅助的静脉窦成形术能起到立竿见影的效果。静脉窦内支架置入术，关键点是术前必须证实颅内压升高是否是由于局限性静脉窦狭窄所致。在排除引起颅内压升高的其他原因后，考虑进行狭窄段支架置入成形术。颅内静脉窦狭窄成形术原则上选择球囊扩张支架。一方面，相同直径的球囊扩张支架较自膨胀支架柔软，易通过乙状窦与颈静脉交界处的颈内静脉皱褶和部分机化了的静脉窦腔；另一方面，目前临床上直径在 5mm 以下球囊扩张支架的扩张能力远超过自膨胀支架。由于静脉窦内血流缓慢，加上血栓后静脉窦壁内皮细胞损伤，支架置入后易发生支架内血栓形成，导致静脉窦再狭窄或闭塞，因此术后必须严格、长时间抗凝和抗血小板治疗。

5．多途径联合血管内治疗　颅内静脉窦血栓形成是脑血液循环的流出道闭塞导致的脑血液动力学障碍。主要病理生理改变包括脑组织静脉压升高，灌注压不足引起的脑缺血和颅内高压。特殊的静脉解剖结构和血液动力学改变、不同的血栓质地、不同病变范围、不同病因和不同并发症决定了单一的血管内治疗方法疗效有限。因此，视病人具体情况选择不同血管内治疗方法联合应用，提高治疗效果，缩短治疗时间，减少药物剂量，降低并发症。

经静脉途径血管内治疗对恢复静脉窦主干血流有效，但对皮层和深静脉血栓形成作用有限。从生理学角度分析，经颈动脉途径顺行性溶栓治疗对皮层和深静脉血栓形成治疗有效。但在静脉窦主干部分再通，形成有效的生理性血液循环之前，单纯经颈动脉灌注的溶栓药物后，静脉端血栓不能顺利到达病变的静脉窦，产生有效的溶栓治疗作用。而一旦闭塞的静脉窦部分再通，血栓的静脉窦内形成有效的循环通路，则溶栓药物便可能通过微循环到达静脉端血栓内，实现有效溶栓。因此，经静脉途径溶栓治疗是经颈动脉溶栓治疗的前提。

多途径联合血管内介入治疗，是难治性颅内静脉血栓形成和并发颅内出血的高危颅内静脉血栓形成患者安全、有效的治疗手段。

诊断思路：

1.临床症状轻重与血栓形成范围不成正比，而与血栓形成的速度积累及皮层静脉的范围密度相关。临床表现多样，70% 左右患者以间断或持续性头痛、视物模糊就诊。

2. CT 平扫早期征象为脑组织肿胀改变：脑回肿胀，脑沟变浅。

3. CT 增强检查，显示"S"征。

4. MRI 除显示脑肿胀间接征象外，可直接显示静脉窦内血栓异常信号影，矢状窦血栓在正中矢状位显示上矢状窦流空信号消失。

5. MRV，直接显示静脉窦主干闭塞，侧裂静脉和颈外静脉代偿性扩张。

6. DSA 为颅内静脉血栓诊断的金标准，显示动 - 静脉循环时间延长，静脉窦主干闭塞，正常皮层静脉显示稀少，软膜静脉扩张和板障静脉、导静脉及头皮静脉扩张的表现。

（吉训明　宿英英）

第六节　烟雾病

一、典型病例

【病例 1】

患者男性，56 岁。因左侧肢体无力加重 1 周于 2004 年 4 月收住院。患者于 2 年前在生气后出现左侧肢体无力，行头颅 CT 检查显示右侧颞叶脑梗死，经治疗病情平稳，生活可自理。近 1 周左侧肢体无力加重，不能行走，不伴有头痛呕吐。行头 MRI 检查显示：双侧额叶、右颞叶片状异常信号诊断为脑梗死，行头 MRA 检查显示：右侧大脑中动脉闭塞。住院后行全脑血管造影显示：右侧颈内动脉 C_1 段闭塞，右大脑前、中动脉未正常显影，代之以丛状异常血管影，右侧后交通开放，右大脑后动脉及分支显影，通过皮层支向右侧大脑中动脉供血区代偿供血。右颈外动脉造影各分支正常，没有明显向颅内代偿供血。左侧大脑前动脉未显影，由大脑中动脉通过皮层支代偿供血，诊断烟雾病。神经系统体检：神志清楚，语言欠流利，双侧瞳孔等大等圆，光反应正常；左侧面纹变浅，伸舌偏向左侧，左侧上下肢肌力Ⅵ级，腱反射高于右侧，病理征阳性，感觉系统正常。神经外科行右侧颞浅动脉 - 右侧大脑中动脉双吻合术，术后患者病情平稳出院。

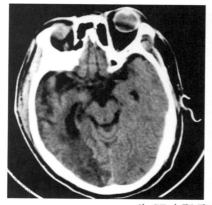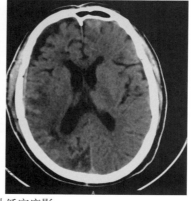

头 CT 右颞顶叶低密度影

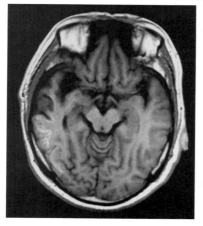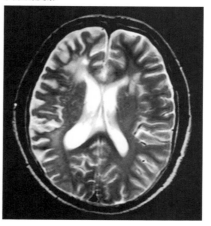

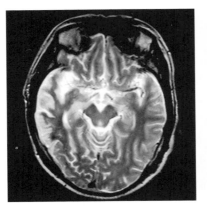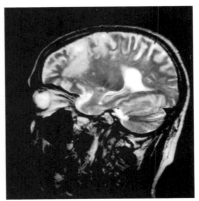

头 MRI 显示双侧额叶及左顶叶斑片状长 T_1、长 T_2 异常信号

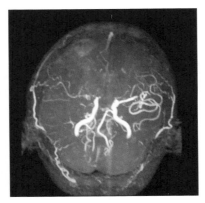

头 MRA 右大脑中动脉闭塞

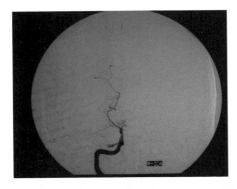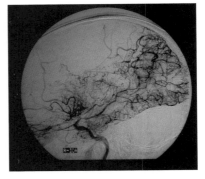

DSA 右大脑中动脉、前动脉显影不良，呈丛状异常血管影

【病例2】

患者男性，43岁。于2年前突然头痛、恶心、呕吐，左侧肢体无力，在当地医院行头颅CT检查显示右侧额叶脑出血，出血量约为40ml，经保守治疗病情好转。病后2个月行全脑血管造影（DSA）显示：大脑中动脉闭塞，右顶枕叶部分血管空白，血液由同侧大脑后动脉来的侧支循环供应，符合烟雾病表现，右侧额叶出血原因为局部血管扩张破裂所致。患者没有高血压、糖尿病、高血脂史，无血管病家族史，生活中有少量饮酒、吸烟史。近期经常出现头痛、头晕到首都医科大学宣武医院就诊。神经系统检查：神志清楚、语言流利，左侧面纹稍浅，四肢肌力正常，左侧肢体腱反射稍增高于右侧，病理征阴性，其他未发现异常，行头颅CT检查显示右侧额叶有软化灶及脑萎缩。

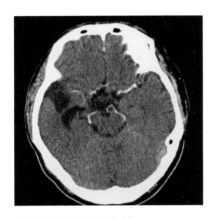
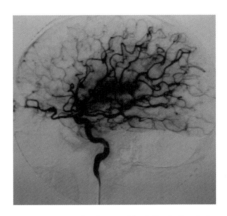

头CT右额颞叶软化灶　　　　　　DSA右大脑中动脉、前动脉分布区异常丛状血管团形成

二、综合分析

烟雾病（Moyamoya病）又称脑底异常血管网，是一组以颈动脉虹吸段和大脑中、前动脉起始部狭窄或闭塞，以及颅底出现异常的小血管网为特点的脑血管病，本病于1955年由日本清水和竹内首先描述，1966年铃木因异常的小血管网如烟雾状而命名为烟雾病。本病是目前危害儿童及青壮年最严重的一种脑血管疾病，应引起重视。

（一）病因

目前本病病因尚不十分清楚，多数学者认为与先天发育及后天多种因素有关。

（1）先天性　在临床诊治中经常遇到同家族中2~3名烟雾病患者；如工藤发现家族中母子或兄妹有相似病例，川村伸悟报告一对孪生女在10岁时同患本病，二人的血型及HLA类型相同，很可能是单卵双胎；因此考虑本病可能为先天因素所致的血管畸形。

（2）继发于某疾病　一些疾病常并发本病，目前已见诸报道的有钩端螺旋体脑动脉炎、结核性脑动脉炎、多发性神经纤维瘤病、颅咽管瘤、放射治疗和动脉硬化等，以上疾病可损害颅内血管，造成血管壁损害，使血管狭窄或经血流的冲击形成血管瘤破裂出血等情况，在疾病过程中代偿性生成异常血管网。

（3）免疫反应性脑动脉炎　一些免疫性疾病如风湿病、红斑狼疮等，常有烟雾病伴发；一些烟雾病患者病理改变示内膜明显增生，内膜及异常血管网血管壁上可见 IgG 沉着，炎症反应不明显，支持免疫反应所致。

（二）病理

1. Willis 动脉环主干血管　颈内动脉末段、大脑中、前动脉起始段动脉管腔狭窄甚至闭塞。内膜明显增生，由光镜和电镜均证实增生的细胞为平滑肌细胞，它们系中膜的平滑肌细胞穿过断裂的内弹力层长入内膜者；内弹力层高度迂曲、蛇行、断裂，部分增厚或分层；中膜萎缩变薄，弹力板外侧平滑肌明显减少，少数肌细胞散在于间质中；外膜有少许单核细胞浸润。这些病变在血管近心端较重，越走向远端越轻。

2. 异网血管　增生、扩张的深穿动脉，蜷曲蛇行，在脑底蛛网膜下腔相互交织成网状，尤以视交叉池、脚间池明显，并由此进入脑内。异常血管网血管有的管壁菲薄，管腔扩张；有的管壁增厚呈玻璃样变，致使管腔狭窄或闭塞，这些异常血管网血管有时分辨不清是动脉还是静脉。

3. 脑实质病变　由于 Willis 动脉环干血管狭窄、关闭，可引起脑缺血性改变或脑萎缩；由于异常血管网血管或由其形成的动脉瘤破裂可致蛛网膜下腔出血、脑室出血或脑出血。同时在侧脑室及第三脑室壁除可见多数异常血管网血管外，还可见不同时期的小软化灶，因此梗塞性出血也是引起原发性脑室出血的重要原因之一。

4. 合并动脉瘤

（1）囊状动脉瘤　多见于 Willis 动脉环的后部，即椎 - 基底动脉系统，尤其是基底动脉分叉处，与先天性动脉瘤多位于颈内动脉和前中动脉分叉处不同，其原因考虑是颈内动脉系统闭塞后，脑部血流主要由椎 - 基底动脉供应有关。

（2）假性动脉瘤　多起自异常血管网血管或侧支循环动脉上，可经过一段时间自行消失，或于脑血管重建术后消失。此型动脉瘤一般较小，直径数毫米，亦可破裂出血。

（三）临床特点

可分为缺血和出血两组。

（1）缺血组　多见于儿童及青少年，尤以 15 岁以下为多，以突然偏瘫，双侧交替反复发生为特征，并可出现 TIA、轻度肢体不自主运动、精神障碍、失语、球麻痹、癫痫发作、头痛、智力障碍甚至痴呆等。

（2）出血组　多见于青壮年，可出现蛛网膜下腔出血、原发性脑室或脑出血。Moyamoya 病是引起原发性脑室出血十分重要的原因，其发病机制为：①脑室壁发生梗塞性出血；②脑室壁的异网血管破裂；③粟粒性动脉瘤破裂。原发性脑室出血如出血量不太多时，临床上很像蛛网膜下腔出血，应注意鉴别。

（四）辅助检查

1. 脑血管造影　这是临床确定本病的主要依据。动态观察表明，病期不同脑血管造影的所见亦不同。Suzuki 将其分为 6 个不同时期：①颈内动脉狭窄期；②脑底异常血管网初发期；③异常血管网增重期；④异常血管网细微期；⑤异常血管网缩小期；⑥异常血管网消失期。一般造影可见以下几种改变：

（1）Willis 动脉环主干血管改变　颈内动脉虹吸部及（或）大脑前、中动脉起始段狭窄或不显影，一般是两侧同时发生。

（2）异常血管网　这是诊断本病必不可少的特征，大多位于脑基底节区，由大量细小血管组成，密集成团，如吸烟吐出的烟雾，烟雾病的名称即由此而来。

（3）其他侧支循环　脑内血管形成者，如大脑中动脉额顶升支（M_3）增粗可占 28%，并与大脑前动脉发生吻合；脑外血管形成者可分为两种：①颈外动脉通过眼动脉向颅内供血，23% 的眼动脉增粗与脑前动脉吻合，或在筛窦内与颌内动脉分支吻合；②顶部型：由脑膜中动脉和颞浅动脉构成的代偿性血管网。随着年龄增长，代偿性吻合支的数量常逐渐减少或缩小，因此儿童患者的病程常呈波动性进展，成人则较稳定。

2. CT/MRI　头部 CT/MRI 检查可见梗塞或出血性改变，梗塞常为多发，以额叶、颞叶、顶叶、枕叶、基底节区、丘脑等处多见，半数病人可同时伴有以额叶为主的脑萎缩。出血者可为蛛网膜下腔出血、原发性脑室出血、脑叶出血或底节出血，这与高血压脑出血部位多在底节处不同，出血的患者中还可同时伴有梗塞或额叶萎缩。增强扫描或 MRA 检查可发现 Willis 动脉环的主干血管不连续，大脑前中动脉粗细不等，梗塞或出血灶附近有不规则血管造影等。

（五）治疗及预后

本病多呈进行性发展，如不积极治疗预后不佳。颅内外血管吻合搭桥术（STA-MCA，脑膜中动脉 -MCA 吻合术等），脑 - 肌 - 血管联合术，颞浅动脉脑贴敷术，颅内 - 外动脉吻合加脑表 - 颞肌血管贴敷术等。手术效果良好。对颅内出血患者除内科治疗外，亦可行血肿清除术，对原发性脑室出血患者，必要时可行侧脑室引流＋腰穿放液治疗。脑梗死患者可用激素，血管扩张剂及神经细胞活化剂治疗。

（谢淑萍）

第八章

发育异常与颅内畸形

第一节　脊髓空洞症

一、典型病例

【病例】

患者男性，42 岁。因右侧肘关节处肿胀疼痛 2 个月就诊，患者于 2 个月前没有明显诱因发现右侧肘关节处肿胀，并感钝痛，但不影响上肢活动。在当地医院按关节炎治疗没有好转，也没有明显加重，为明确诊断到首都医科大学宣武医院就诊。神经系统检查：神志清楚，语言流利，颅神经正常，双侧上肢腱反射减退、右上肢肌力稍差于左侧，右侧颈$_3$—胸$_6$支配区痛、温觉稍减退，触觉存在，没有肌萎缩。双下肢腱反射、肌力均正常，病理反射阴性。右肘关节处明显肿胀，但关节活动不受限制，没有明显压痛。行脊髓 MRI 显示：颈$_2$—胸$_5$椎体水平局部增粗，髓内有纵行条状异常信号，T_1WI 为低信号，T_2WI 为高信号，异常信号边缘清晰。印象：颈$_2$—胸$_5$脊髓空洞；右肘关节像未见明显异常。诊断为脊髓空洞伴夏克关节。

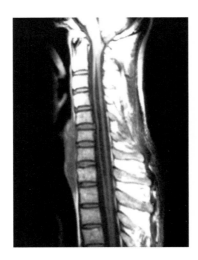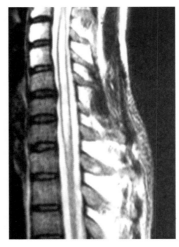

脊髓 MRI 显示：颈$_2$—胸$_5$椎体水平局部增粗，T_1WI 为低信号，T_2WI 为高信号，异常信号边缘清晰

354

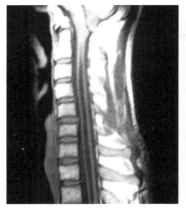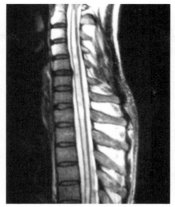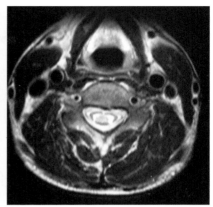

轴位脊髓 MRI 显示 T_2WI 为长 T_2 信号，空洞为短 T_2

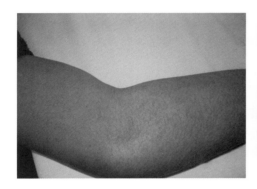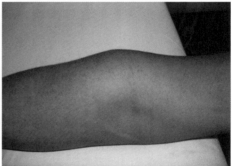

夏克关节右肘未见关节肿大、萎缩、畸形

二、综合分析

本病是一种慢性进行性退行性病变，病理特点是脊髓内胶质增生及空洞形成。临床主要症状是受损节段的分离性感觉障碍、下运动神经元障碍、长传导束功能障碍以及营养障碍。

（一）病因

病因尚未明确，目前认为脊髓空洞症不是一种病因所造成的一个独立疾病，而是多种致病因素造成的综合征。有以下几种学说：

（1）先天性发育异常　由于胚胎期神经管关闭不全所致，也有认为胚胎期菱脑后缘形成病理膜，使第四脑室及中央孔、侧孔闭锁，脑脊液不能经蛛网膜下腔顺利回收，造成脊髓中央管扩大，有的空洞可经延髓和第四脑室相通。亦有认为是脊髓中央管原发性先天性扩张和空洞互不相通，亦有认为因颅颈畸形、小脑扁桃体下疝引起第四脑室出口闭塞，致脑脊液流出困难，继发空洞及中央管扩张。支持这种观点的证据是脊髓空洞症时常伴发其他先天性异常，如颈肋、脊柱后侧突、脊柱裂、脑积水等。

（2）血液循环障碍学说　　延颈髓交界处下行血管的压迫可能对病程的发展起重要的作用。在脊髓中央管的背外侧（后角）存在一个血供相对薄弱的区域，而此处恰是脊髓空洞症多发的部位，一组156例脊髓空洞症病人手术研究发现在此部位的空洞占61.74%，手术中观察，约90%的小脑扁桃体下疝患者的延颈髓交界处的供血动脉，包括脊髓后动脉及阶段性的环状吻合多受到下疝的小脑扁桃体的压迫及增厚的蛛网膜的牵拉，严重者向脊髓发出的分支血管可呈现成角甚至闭塞，势必减少对脊髓局部尤其是脊髓中央管背外侧的血供。近来，研究者们利用激光多普勒流量技术检测脊髓空洞症患者脊髓的血流，发现血流量与空洞内压成反比，行空洞切开引流后均有明显改善，且改善程度与神经功能的恢复呈正相关。以上均说明循环障碍对脊髓空洞症的发生起着重要的作用。

（3）脑脊液动力因素　　多数学者认为空洞和第四脑室相通，当其出口闭塞时，脑室内压力呈搏动性升高，传导到脊髓中央管壁，当时间长久后，即可产生脊髓积水及空洞形成。

（4）脊髓周围间隙扩大　　第四脑室和脊髓不相通者，在脑脊液搏动性压力影响下，蛛网膜下腔的脑脊液可沿着脊髓血管周围间隙进入脊髓实质内形成空洞。

（5）某些疾病继发　　可因脊髓损伤、脊髓血管畸形、脊髓肿瘤囊性变、脊髓炎等，当组织溶解吸收后则可形成空洞。

（二）病理

脊髓外形可梭形膨大或萎缩变细；空洞壁内环形排列的胶质细胞及纤维组成，并呈退行性变，空洞内有无色或黄色液体，空洞周围可见到异常血管，管壁有透明样变性。空洞常位于颈段但可向延髓及胸髓延伸，少数可延伸到腰段。但也可有相互间不相通的多发性空洞形成；神经细胞及长束均可继发变性。通常空洞有中央管的背侧横向发展，早期可能局限于一侧后角的底部，以后累及脊髓后角的腹侧部分及前角的底部，最后扩展到该水平的极大部分，以至只剩下一层脊髓组织绕在空洞的周围。

（三）临床表现

通常发病年龄在20~40岁，男性多于女性，由于空洞的位置不同和累及结构不同，有些临床表现不一样，但是单侧或双侧的节段性分离性感觉障碍，也即痛觉消失而轻触觉、深感觉存在是本病的重要体征。病程可长达20~30年。早期症状及体征表现为受损部位可有自发性疼痛，首先影响单侧上肢，继而可有节段性感觉分离，进一步扩大到肩、胸、背部呈马褂型分布，如三叉神经脊髓束受累则面部痛温觉障碍呈葱皮样分布，先以外侧为著，后向鼻唇发展。运动前角细胞受累可有手部小肌群及前臂肌无力、萎缩、腱反射低下、束颤，可在病变水平以下有锥体束征；营养障碍；典型患者可有Charcot关节（因痛觉消失，引起关节磨损、萎缩、畸形；关节肿大，活动时可有摩擦音但无疼痛感。病变区皮肤可肿胀、组织增厚或局部溃疡形成；因颈交感神经受累，可致Horner征，延髓空洞症常损害一侧，有眼球震颤、眩晕、面部有核性（三叉神经）分离性感觉障碍、一侧声带和软腭麻痹、一侧舌肌萎缩和纤颤。

（四）辅助检查

MRI矢状位检查可对空间部位、范围、形态、长度及其合并的神经及骨性畸形等提供精确信息，可明确脊髓空洞症的交通性或非交通性。T_1加权像空洞为低信号，受侵节段脊髓变粗或正常，空洞可压迫脊髓呈薄纸状，T_2 加权像则囊肿呈高信号（长 T_2），交通性脊髓空洞内可有脑脊液流空现象，表现为高信号的空洞内有低信号区，脊髓有脂质增生、水肿或软化灶呈长 T_2 信号。

成年人发病，缓慢进展，有节段性感觉分离及上、下运动神经元损害表现，且合并自主神经及营养障碍，可考虑此病。

应与运动神经元病，胸廓出口综合征，脑干肿瘤，脊髓肿瘤等鉴别。

（五）治疗

脊髓空洞引流，将空洞内液引流到蛛网膜下腔或腹腔内，但如在第四脑室与脊髓空洞之间有大的交通时此法禁忌采用。

（郭冬梅　谢淑萍）

第二节　枕骨大孔区先天性畸形

一、典型病例

【病例】

患者男性，22 岁。右面部出汗多、行走困难 1 年；患者于 1 年前发现右侧面部出汗较左侧明显增多，并逐渐感到行走困难，7 个月前出现饮水呛咳，当地行头颅 CT 没有发现异常。到首都医科大学宣武医院就诊。神经系统体检：神志清楚，构音稍差；双侧瞳孔等大，光反应存在，眼球各方活动正常，可见双向水平及旋转眼震；面纹对称，伸舌居中，没有舌肌萎缩，咽反射减退，右侧面部可见许多汗珠，右侧肢体及躯干出汗较多，左侧及身体各部没有汗，右侧面部感觉过敏；双上肢肌力 V⁻级，双下肢肌力 IV级，四肢腱反射亢进，双侧 Babinski（＋），Pussep's（＋）；左侧肢体共济运动差，肢体、躯干没有感觉异常。行头颅 MRI 显示小脑扁桃体下疝，向前挤压脑干，诊断 Chiari 畸形。

二、综合分析

枕骨大孔区先天性畸形系指枕骨大孔区、上颈椎以及此区域的脑、脊髓先天性畸形。临床并不少见，包括：①颅底凹陷症，或称扁平颅底；②环椎枕化；③颈椎融合；④小脑扁桃体和延髓下疝（Arnold-Chiari 畸形），以上几种畸形常同时存在，亦可单独发生。

（一）颅底凹陷症

本病是畸形中最常见的，主要是以枕大孔为中心的颅底骨组织及环枢椎骨质发育畸形，颅底诸骨和上部颈椎向上移位，以致脑干下部、后组脑神经、颈部脊髓和神经根受压或受牵拉而出现症状。

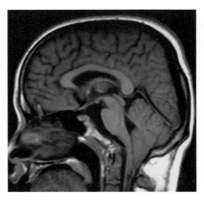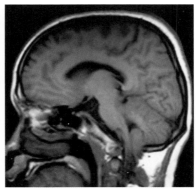

头颅 MRI 显示小脑扁桃体下疝，向前挤压脑干

1. 病因和病理

按发病原因可为先天原发性和后天继发性两种，以前者为常见，原发性与遗传因素有关；目前有家族性发病的报道。继发性则可与畸形性骨炎（paget）、佝偻病、骨软化病、成骨不全、类风湿性关节炎或甲状旁腺功能亢进等有关。本病在骨性变化的基础上，枕大孔区域筋膜、韧带、硬脑膜、蛛网膜，可随年龄的增大、头部活动增多、轻微头颅外伤等诱发增厚、粘连，可呈束带状而压迫或牵拉周围的神经组织，产生症状；有时椎动脉的血循环也受到影响；如脑脊液受阻，则可形成阻塞性脑积水，出现颅内压增高症，甚至小脑扁桃体疝而致死。

2. 临床表现

颅底凹陷症可以没有神经症状和其他表现，常伴有其他中枢神经系统的畸形，特别是小脑扁桃体疝和脊髓空洞症。客观检查中常可发现病人颈部短粗，头颈部偏斜、面部不对称、腭弓较高，高足弓、脊椎畸形。后发际低及转颈受限等。与颅低凹陷的程度并不一致，症状多起于成年后，20~40 岁多见，起病缓慢，呈进行性加重，尤其在头颅外伤和颈椎骨关节进行性退变时可促使症状加快。一般表现如下：

（1）颅神经症状中可有 12.6% 患者有单侧舌下神经麻痹、舌肌萎缩。后组颅神经麻痹常见有构音不清、吞咽障碍、声音嘶哑、咽反射消失。VII、VIII 对颅神经损害相当罕见。

（2）颈神经根症状　表现为枕顶部疼痛、上肢麻木、肌萎缩、腱反射减低或消失等，颈、肩甚至臂和手肌的萎缩出现率为 29%。

（3）小脑症状以眼震为多见，几乎半数以上患者有水平、垂直或旋转眼震，可有躯干性或肢体的小脑性共济失调的体征和症状。

（4）上脊髓压迫后可造成四肢瘫、双侧锥体束征阳性、感觉障碍等。严重的病例可伴有大小便障碍。

（5）颅内压增高症状　该病容易使脑脊液循环通路受阻，出现典型颅内压增高，提示病情危重，需预防枕大孔疝的发生，仅少数呈不典型的颅内压增高表现。

3. 辅助检查

（1）脑积液检查为非特异性的表现，蛋白质增多，细胞数正常或略多、脑脊液压力可增高。

（2）疑有颅颈交界区病变时，必须先摄颅颈交界区 X 线片和颅颈交界区 MRI。测量枢椎齿突位置，作为诊断依据。

1）腭枕线（chamberlain 线）　在颅骨侧位片上，从硬腭后缘至枕骨大孔后上缘的连线。正常人齿状突应低于此线，如超出此线 3mm 则可诊断为本病。

2）基底线（McGregor）　颅骨侧位片上，从硬部后缘至枕骨最低一点的连线。若齿状突超出此线 7mm，则可诊断为本病。

3）二腹肌线（fischgold 线）　取头侧位片，在乳突内侧根部的两侧二腹肌沟之间连线，若齿状突与此线距离超过 10mm 则为本病。另一种方法作两侧乳突尖之间的连线，齿状突可达此线或高出 1~2mm，超过此线的这些数字，则为本病。

颅颈交界区 CT 和 MRI，则可判定齿状突与枕大孔的距离，以及有无扁桃疝的并发等。其中 MRI 是诊断颅底凹陷最好的检查方法之一，尤其在矢状位上可清晰显示枕大孔、蝶鞍、枕骨斜坡、齿状突、硬腭等解剖结构，便于以这些结构为基线进行准确的测量，有助于对本病的诊断。可清楚显示本病的合并症及其他枕骨大孔区畸形。指导手术方案的设计。

4. 诊断与鉴别诊断

除了根据临床病状和体征之外，放射线检查是一个极重要的措施。MRI 检查对有无扁桃至下疝及脊髓空洞症提供诊断帮助。在鉴别诊断方面，应与肌萎缩侧索硬化、脊髓或延髓空洞症、颈椎病、枕大孔区肿瘤等鉴别。

5. 治疗

无症状者不必治疗。有颅内压增高，小脑、下脑干、脊髓受压症状，则应手术治疗。根据不同情况切除部分枕骨及扩大枕大孔或切除上部颈椎椎板，以缓解对脑神经或颈神经的压迫，并重建脑脊液循环的道路。

（二）环椎枕化

环椎枕化又称环枕融合，枕骨与环椎部分或完全融合，环椎成为枕骨的一部分，引起环椎旋转或倾斜，颈椎位置上升，枢椎齿状突亦随之上升。甚至不产生症状，环椎枕化常伴有颅底凹陷、颈椎融合。

（三）颈椎融合

本病也称颈短畸形或 Klippel- Feil 综合征，其特点为先天性颈椎数缺少或颈椎之间程度不同的融合，可致颈部脊髓或颈神经的某些症状，也有部分病人不出现神经症状。临床表现有颈部粗短，活动受限，头部重心向前移，患者头颅倾斜或旋转。可伴发脊髓空洞症、延髓空洞症，以及脑干、小脑和颈髓的种种症状和体征。有时可合并颈肋、脊椎裂、脊椎侧凸式先天性翼状肩胛等畸形。

本病诊断主要依赖于 X 线的检查。

小脑扁桃体下疝畸形 C′ 级：

本病也称 Arnold-Chiari 综合征，是一种先天畸形，特点是脑干和小脑向下移位，特别是延髓和小脑扁桃部向下疝入枕骨大孔及椎管内，第四脑室也向下延伸向椎管内移位。

病因不明，可能与下列因素有关：

（1）枕骨的发育异常。

（2）后颅窝容积较小，但脑干、小脑发育正常，故造成后颅窝容积和内容物的比例失调。

（3）胚胎 10 周左右的发育异常，脑室系统 - 蛛网膜下腔之间脑脊液动力学失去平衡。

1. 临床表现

常因小脑和延髓下疝的程度轻重而不同，在婴儿期就发现者多伴有先天性脑积水而在青年或成人期才逐渐出现症状者常先出现下肢无力、共济失调或眼球震颤等，延髓和上颈髓受压的表现有不同程度的偏瘫或四肢瘫，不同程度的偏身感觉障碍或四肢感觉障碍，受累肢体的腱反射亢进，有锥体束征，甚至严重时有大小便障碍。构音和吞咽障碍更明显。通常并不一定出现颅内压增高的症状或体征。在第四脑室受压造成脑脊液循环通路受阻时有头痛、呕吐、眼底视乳头水肿等颅内压增高表现。

2. 辅助检查

腰椎穿刺常显示椎管有完全或不完全梗阻，脑脊液生化，常规正常或蛋白略增高。X 线平片有时可发现低位横窦，特征性后颅窝较小，枕大孔扩大等。气脑造型技术已很少应用。MRI 后颅窝扫描可清楚显示其解剖结构，发现小脑扁桃体疝；并能直接观察脊髓空洞，特别适用。许多正常人的小脑扁桃体也低于枕大孔平面，研究表明，小脑扁桃体低于枕大孔 3mm 仍属正常范围，介于 3~5mm 为界限性异常，若低于 5mm 以上则为病理状态。

1819 年 Chiari 按严重程度将一组后脑畸形分为 3 型：

Ⅰ型 包括：①小脑扁桃体与小脑下部向下方移位，进入脊髓椎管；②延髓与第四脑室位置正常；③常合并脊髓空洞症。多见于青少年及成年期，出现后组颅神经及脊神经症状。

Ⅱ型 包括：①小脑下移进入椎管；②延期与第四脑室延长，向尾端移位；③几乎均伴有脊髓脊膜膨出。婴儿期发病，可见脑积水及其他各类颅脑畸形。如脑干、小脑发育异常等，分流治疗脑积水、通常能缓解脑干功能紊乱的大多数体征。

Ⅲ型 极为罕见，包括：①延髓、小脑、第四脑室向枕部移位；②高颈段脑脊膜膨出；③新生儿期发病。MRI 可见后脑疝入脑膜膨出中，有人还提出过第四型（Chiari 畸形）：小脑和脑干并不移入枕大孔，还在后颅窝中，只是小脑发育不良。

3. 诊断与鉴别诊断

具有上述后组颅神经、延髓、小脑、脑积水等颅颈交界处病损的症状或脊髓空洞症表现时，均应考虑本病。颅颈交界区 MRI 扫描对诊断具有重大意义，婴幼儿患者必须与脑积水、脑膜脑膨出等鉴别，成年患者应与后颅凹肿瘤、多发性硬化、脊髓空洞症及颅底凹陷症等鉴别。

4. 治疗

无症状或病情轻微者应密切观察病情变化，不考虑手术治疗。手术通常为枕大孔区减压术，枕骨部分切除以及颈$_{1-3}$椎板切除，以达到减压目的，解除对神经结构的压迫，重建脑脊液循环通路。

手术适应证：①延髓、上颈髓受压；②小脑和颅神经症状进行性加重；③脑脊液循环障碍、颅内压增高。

（郭冬梅 谢淑萍）

第三节 脊髓动 - 静脉畸形

一、典型病例

【病例 1】

患者男性，62 岁。因"进行性双下肢无力 1 年余"，于 2002-10-18 收入院。1 年前患者无明显诱因突然出现双下肢力弱，不能行走，约半小时后无力减轻，2~3h 后恢复正常，之后又发作 3~5 次。9 个月前出现右下肢麻木无力，8 个月前出现左下肢麻木无力，行走困难，症状逐渐加重，同时出现小便障碍，排尿困难。4 个月前站立困难，逐渐发展为双下肢不能活动；1 个半月前排尿困难留置导尿。病程中曾有短期发热。当地医院曾给予激素治疗没有明显效果，为进一步诊治收入院。既往体健。神经系统查体：颅神经正常，双下肢肌力 0 级，双下肢腱反射低，双侧病理征（-）。双下肢关节位置觉、音叉振动觉减退。胸 10 以下针刺觉减退，腹壁反射、提睾反射消失，余（-）。

胸椎 MRI（2002-10-24）：胸 7- 腰 2 椎体下缘水平髓内异常信号，考虑脱髓鞘可能性大。头 MRI（2002-10-24）：脑内未见明确病变，右上颌窦囊肿。肌电图（2002-10-29）：左腓肠肌可见纤颤正锐波，电压高，右胫前肌可见纤颤波，除右拇短展肌均为少量运动单位。所检运动神经传导速度中双胫神经、双腓神经近端及远端波幅均减低，传导速度均减慢。左胫神经、双腓神经远端潜伏期延长。所检感觉神经传导速度中左胫神经波幅减低，传导速度减慢。腰穿：脑脊液压力初压 250mmH$_2$O，终压 175mmH$_2$O，压颈欠通畅，上升下降缓慢。WBC 0×10^6/L，蛋白 196mg/dl，IgG：14.3mg/dl，IgA：2.44mg/dl，24h IgG 合成率下降。造影所见：于 T$_6$ 发出左根髓动脉，可见一支向上直行 T$_4$~T$_6$ 椎体之间位于中线，呈发卡样，于 T$_6$ 左侧可见静脉平期限硬，并向上走行血管迂曲像，于 T$_9$ 发于脊髓中央呈发卡样影像，于肋间动脉、腰动脉显影未见异常血管影像。印象：T$_6$ 水平硬脊膜动 - 静脉瘘。

手术肉眼所见：脊髓背侧 T$_{5-6}$ 水平迂曲，增粗发红的血管团，并有粗大引流静脉，一条增粗动脉穿通左侧硬脊膜。

【病例 2】

患者男性，20 岁。渐进性右下肢无力 3 年，并发现右下肢较左下肢变细，病情有进行性加重趋势，偶有小便困难。否认外伤史，近 3 年没有明确感染史，无发热。神经系统体检：神志清楚，语言流利，双侧瞳孔等大等圆，对光反应正常，双侧面纹对称，伸舌居中；双侧上肢肌力、腱反射、感觉均正常；双侧下肢肌力为 V$^-$，腱反射亢进，右侧明显，右侧 Babinski（+），Pussep's（+），左侧胸$_{12}$ 以下痛温觉轻度减退，关节位置觉正常。行胸腰髓

MRI 检查显示：胸腰椎序列正常，椎体及附件形态无异常。胸$_{10}$脊髓髓内可见团块状异常信号，位于脊髓周边 T_1WI、T_2WI 均为血管流空异常信号，脊髓受压变形；胸$_{7\sim12}$～腰$_{1\sim5}$脊髓及马尾周围有较丰富血管流空信号，呈迂曲状，腰$_2$椎体水平硬膜内右侧呈一束状低信号；静脉注入 Gd-DTPA 后见胸$_{10}$脊髓内团块状病变及腰$_2$髓内病变明显强化，并伴周围血管强化改变。印象：胸$_{7\sim12}$～腰$_{1\sim5}$椎体水平硬膜内血管畸形，血管畸形团主要位于脊髓周围，腰$_2$椎体水平局部血管扩张。脊髓血管造影：见下图。

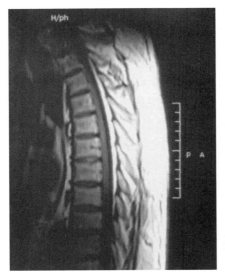

MRI 胸$_7$～腰$_2$椎体下缘水平髓内长 T_1 异常信号

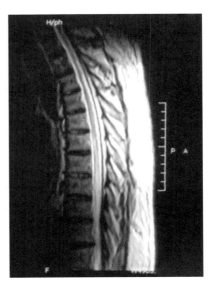

MRI 胸$_7$～腰$_2$椎体下缘水平髓内长 T_2 异常信号

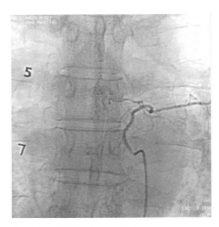

T_6水平硬脊膜动 - 静脉瘘

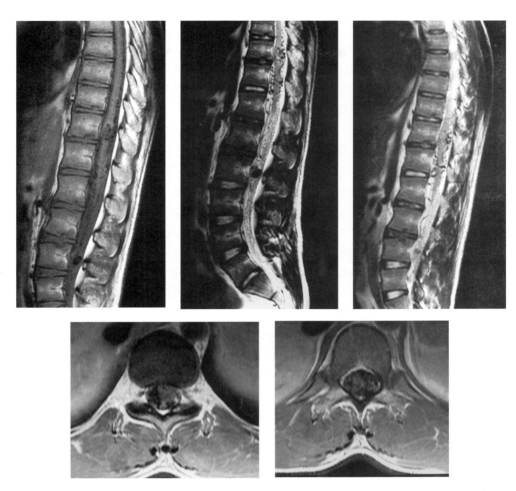

胸腰髓 MRI 检查显示：胸腰椎序列正常，椎体及附件形态无异常。胸$_{10}$脊髓髓内可见团块状异常信号，位于脊髓周边 T_1WI、T_2WI 均为血管流空异常信号，脊髓受压变形；胸$_{7～12}$～腰$_{1～5}$脊髓及马尾周围有较丰富血管流空信号，呈迂曲状，腰$_2$椎体水平硬膜内右侧呈一束状低信号；静脉注入 Gd-DTPA 后见胸$_{10}$脊髓内团块状病变及腰$_2$髓内病变明显强化，并伴周围血管强化改变

二、综合分析

脊髓血管畸形占脊髓病变的 3.1%~11.8%。男性多于女性，好发年龄 20~60 岁。常见临床表现有发作性肢体无力或进行性肢体无力，伴有腰痛、后背痛；感觉障碍；蛛网膜下腔出血或脊髓出血、括约肌功能障碍等。随着显微外科和神经放射学技术的发展，人们对脊髓血管畸形的认识越来越深刻。

（一）分类

目前尚无统一的分类方法，早期结合肉眼所见，有人将脊髓血管畸形分为静脉型和动 -

静脉型。静脉型为位于胸段的异常扩张的静脉团；动—静脉型则为位于颈段或腰段的毛细血管瘘。按病理上血管形态将其分为毛细血管扩张、静脉扩张（Varix）、静脉血管畸形、海绵状血管畸形和动静脉畸形。当然还存在有上述异常血管组成的混合类型。

随着选择性脊髓血管造影技术的开展，人们对脊髓血管畸形有了进一步的认识。根据脊髓血管造影的表现，将其分为四种类型：

（1）髓内动静脉畸形(spinal cord arteriovenous malformations) 早期将涉及椎管内硬膜软脊膜、蛛网膜下腔、脊髓的血管畸形，均归于此型；现仅指真正位于脊髓内的动静脉畸形。此类畸形常由脊髓前动脉和（或）脊髓后动脉供血，有一根或多根引流静脉。脊髓前动脉可直接终止于病灶，也可既参与病灶供血也参与正常的脊髓供血。此类畸形源于先天性血管发育异常，发病多见于青少年，临床上表现为进行性脊髓功能障碍，脊髓出血或蛛网膜下腔出血。

（2）脊膜内髓周动静脉瘘（perispinal arteriovenous fistulas） 病变位于脊髓表面，不侵犯脊髓实质。此类畸形也常由脊髓前动脉和（或）脊髓后动脉供血，向髓周静脉引流。此型先天性或后天性血管发育异常。根据供血动脉的大小和数目又可将此型分为3个亚型：

Ⅰ型：仅有单根供血动脉，病灶较小，引流静脉轻度扩张；

Ⅱ型：病灶中等大小，有1~2根增粗的供血动脉，瘘口处有一迂曲扩张的引流静脉；

Ⅲ型：巨大的动静脉瘘，有多根明显增粗的供血动脉和迂曲扩张的引流静脉。

（3）硬脊膜动静脉瘘（spinal dural arteriovenous fistulas） 是最常见的脊髓动静脉畸形，此型占文献报道的脊髓动静脉畸形系列的75%。与真正的动静脉畸形不同，这种血管畸形不是由异常的血管聚集而成的血管球，而是一直接的动静脉瘘，典型的动静脉瘘位于硬脊膜根鞘的上面，由根动脉和根静脉直接相通组成。根据静脉血流的方向，它又可分为3个亚型：

Ⅰ型：畸形血管向硬膜静脉或硬膜外静脉丛引流，血流方向正常；该病变常出现症状，并有自愈的可能；

Ⅱ型：同时经硬膜外静脉丛和髓外静脉倒流入蛛网膜下腔静脉；

Ⅲ型：由根动脉的硬膜支供血，通过蛛网膜静脉引流至冠状静脉丛。

（4）混合型血管畸形(combined vascular malformations) 又称幼稚型血管畸形，较少见。常发生于幼儿及青少年，两性发病无差异。常累及髓内、髓外、椎体及椎旁结构。

脊髓血管畸形的病因不明。有人认为硬脊膜动静脉畸形是在先天性血管异常或在先天性异常的基础上，由某种原因而诱发，如外伤或静脉血栓形成等。外伤可直接形成脊髓动静脉瘘或导致脊髓静脉形成血栓，再通后形成动静脉瘘。硬脊膜动静脉畸形因多在40岁后发病，且病变多位于胸腰段，提示其病因可能是硬膜外或硬膜损伤及血栓形成等后天因素造成的。

（二）脊髓血管畸形的病理

脊髓血管畸形常见于胸腰段，其次为中胸段，颈髓最少见，病变可累及硬脊膜外、硬脊膜下、髓内或同时累及髓内外。脊髓本身常常萎缩，在血管密集处这种改变最为明显。显微镜下，可见畸形血管扩张大，管腔大小不一，常见玻璃样变性或管腔内血栓形成及已机化、再通的血栓。管壁薄厚不一，主要表现为胶原纤维增生，管壁中弹力纤维减少，在这些区域常有广泛的脱髓鞘的部位取决于异常血管的部位。如有缺血性坏死，可导致弥漫性细胞脱失，神经元丧失。可见到囊状梗死灶，如有过出血，则可见到组织黄染及出血后的囊腔和（或）

血肿。

（三）病理生理机制

脊髓血管畸形的发病机制：①脊髓的血流通过畸形血管被大量分流，产生"盗血"现象，引起正常脊髓组织缺血，功能受损；②畸形血管破裂出血或血栓形成，引起急性脊髓功能障碍；③畸形血管团压迫脊髓产生慢性压迫症状；④由于存在动静脉短路，动脉血不经过毛细血管的缓冲作用直接进入静脉中，导致静脉压增高，病灶附近的脊髓静脉回流受阻，可引起脊髓慢性缺血，软化；⑤蛛网膜下腔出血引起脊髓蛛网膜炎可压迫脊髓产生相应的症状。

有人认为扩大的引流静脉造成对脊髓的压迫作用是微不足道的，因为脊髓造影时发现蛛网膜下腔被阻塞的现象并不多见，且切开椎板减压后症状改善并不明显。脊髓蛛网膜炎也不多见，因此也不是产生症状的主要原因。目前不少作者认为静脉压增高是产生脊髓病变的主要机制。髓内静脉高压，使得脊髓内血管扩张，甚至引起血管调节功能丧失。若髓内静脉压进一步增高，则可造成恶性循环。引起脊髓组织缺血或水肿。

（四）临床表现

脊髓血管畸形好发于年轻人，但发病年龄在20~60岁。多数患者表现为进行性加重的脊髓压迫症的症状。少数患者为急性起病，缓慢地进行性加重。但1/4的患者可突然发生胸背部根痛、腰穿为血性脑脊液的蛛网膜下腔出血的症状，其中部分伴有急性起病的脊髓症状。病损位于下胸段和上腰段脊髓背侧。少数在颈膨大前部。脊髓血管畸形最常见的初始症状为疼痛、感觉异常或感觉倒错，其发生率约占患者的60%以上。疼痛可以是根性的，也可是非根性的。疼痛的分布区域往往与病变的部位有关。疼痛与紧张、咳嗽或打喷嚏有关。大约1/3的患者早期表现为双下肢无力，10%的患者最初的症状为括约肌功能障碍，常表现为排尿不畅或尿潴留。仅5%的患者表现为急生蛛网膜下腔出血或脊髓出血。

大约2/3的患者早期表现为步态障碍。1/2的患者下肢同时有上、下运动神经元损害的表现，包括肌肉的萎缩、肌束颤动和腱反射的增高，1/3的患者可引出Babinski征。体检时发现约1/2的患者有感觉障碍并呈非根性分布；但通常有相当明显的脊髓后索和脊髓丘脑束节段性损害的表现。

脊髓血管畸形的出血主要为脊蛛网膜下腔出血，有时也有硬脊膜外腔出血、硬脊膜下腔出血和脊髓内出血。蛛网膜下腔出血或急性脊髓内出血表现为突然发生的腰背痛、截瘫、感觉障碍和括约肌功能障碍等，数天后有头痛。

（五）诊断

（1）对突发的截瘫或有反复发作的腰背部和（或）下肢疼痛、感觉异常、进行性下肢无力、括约肌功能障碍者应想到本病的可能。若在脊柱上闻及血管杂音，更应考虑本病的可能。可结合一些辅助检查予以确诊。

（2）脊柱的X线平片可无异常，部分患者椎体内有迂曲的血管沟或栅栏样改变，尚可见椎体骨疏松或破坏。

（3）腰穿检查发现仅20%的患者有正常的脑脊液，80%的患者常有蛋白质增高，平均

100~150mg/ml，淋巴细胞轻度增高（6~50/mm³），不足 10% 的患者有脑脊液黄变或有蛛网膜下腔出血。

（4）脊髓造影对诊断十分重要。至少 90% 的患者有脊髓造影异常，脊髓造影后仍需要进行血管造影以明确病灶的界限及其血液供应。

（5）CT 也可用来诊断脊髓血管畸形，但其诊断价值没有 MRI 高。

（6）MRI 检查对脊髓血管畸形有很高的诊断价值，是诊断脊髓血管畸形敏感的方法。尤其是位于髓内隐匿性血管畸形。

（7）脊髓血管造影是确诊脊髓血管畸形的主要手段。通过选择性脊髓血管造影技术将造影剂注入到相应的血管中。可显示病变的部位、范围，以及紊乱的、粗细不一的、扭曲的血管团，供血动脉和引流静脉，尚可清楚地显示脊髓外周动静瘘的瘘口，为其诊治提供最有价值的资料。隐匿性血管畸形脊髓血管造影不能显影。

（六）鉴别诊断

（1）在脊髓血管畸形发生破裂引起脊髓内血肿，产生急性横贯性脊髓损害时，需要与急性横贯性脊髓炎相鉴别　可行脊髓 MRI 或血管造影检查明确诊断。

（2）与其他原因所致的蛛网膜下腔出血相鉴别　脊髓血管畸形破裂出血后除表现为突发的背痛、颈痛、克尼格征阳性，数天后发生头痛，一般还有截瘫、括约肌功能障碍，可与颅内病变引起的蛛网膜下腔出血相鉴别。

（3）与脊髓造影表现和脊髓血管畸形相似的病变鉴别　脊蛛网膜炎多表现为造影剂范围内不规则的线状充盈缺损，但它们通常没有明显的葡萄状血管特征。蛛网膜新生物常表现为界限更为模糊的球形充盈缺损。血管性肿瘤不可能仅通过脊髓造影鉴别出来，尚需要行脊髓 MRI 平扫加增强、脊髓血管造影等检查才能鉴别，有时需要通过病理检查方能鉴别。

（七）治疗及预后

目前，脊髓血管畸形的治疗主要有手术切除和经导管栓塞治疗。

手术切除是脊髓血管畸形理想的治疗方法。但对脊髓内及巨大的血管畸形手术切除易造成脊髓功能严重的损伤，栓塞治疗可取得一定的疗效。对髓外型，尤其是髓外背侧型，既可采用手术治疗也可采用栓塞治疗。对某些病灶多，范围广的病例，一种治疗方法常不理想，可联合应用两种方法治疗。

脊髓血管畸形栓塞治疗的适应证：一般来说，对脊膜内脊髓外周动静脉瘘的治疗要根据不同的类型采取不同的治疗方法。Ⅰ型瘘供血动脉细长，引流静脉轻度扩张迂曲，血流较缓慢，栓塞较困难，宜采用手术治疗；Ⅱ型瘘栓塞时要保证脊髓前、后动脉，引流静脉的通畅，采用微弹簧圈栓塞治疗效果较好；栓塞治疗是Ⅲ型瘘的首选治疗方法。栓塞剂可选用球囊、微弹簧圈等。治疗硬脊膜动静瘘的目的是阻断静脉瘘，降低静脉压，建立正常的脊髓血运。可通过栓塞引流静脉起始段诱发瘘道内逆行血栓形成，保证正常的静脉回流。

统计资料表明，硬膜外动静脉畸形治疗后改善 100%、硬膜下腹侧动静脉畸形治疗后改善 80%、无变化 10%、恶化 10%；硬膜下背侧动静脉畸形治疗后 75% 改善、无变化 25%。

诊断思路：对突发的截瘫或有反复发作的腰背部或（和）下肢疼痛、感觉异常、进行性下肢无力、括约肌功能障碍者，应想到本病的可能。若在脊柱上闻及血管杂音，更应考虑本病的可能。脊髓血管造影是确诊本病的主要手段。

（王向波　谢淑萍）

第四节　Fahr 病（基底节钙化症）

一、典型病例

【病例】

患者男性，43 岁。因智力下降，右侧肢体不自主活动 6 年，不自主咀嚼、言语不清 7 个月，于 1998 年 10 月收入院。患者于 6 年前被家人发现记忆力下降，经常丢三落四；逐渐分析能力、自知能力等减退，同时出现右侧肢体不自主幅度大、快速多动，自己无法控制，紧张时加重，睡眠中消失。近 7 个月来患者出现不自主咀嚼，说话不清，并有加重趋势，病程中没有癫痫发作，门诊以多动原因待查收住院。行腰穿脑脊液压力正常，常规生化检验未见异常。1998 年头颅 CT 检查显示双侧尾状核、苍白球、丘脑大片状钙化灶。患者没有甲状腺功能低下及糖尿病、肾病史。住院后体检：消瘦，心、肺、肝、脾等各内脏检验及体检均没有发现明显异常。神经系统检查：神志清楚，语言欠流利，计算力、记忆力、自知力、定向力均减退。双侧瞳孔等大、等圆，光反应存在，示齿双侧面纹对称，伸舌居中，可见不自主咀嚼动作，四肢可见不自主多动，肢体肌张力减低，腱反射适中，病理反射阴性，血钙低（7.7 mg/dl），血磷正常（4.2 mg/dl），甲状旁腺素正常。患者没有家族史。根据患者以智能减退为主，伴锥体外系症状，颅内有多发大片对称性钙化，没有甲状旁腺功能低下情况，符合 Fahr 病诊断，诊断为为特发性基底节钙化症。

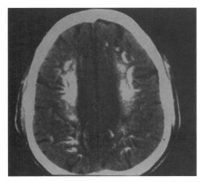

CT 显示：放射冠大片状钙化

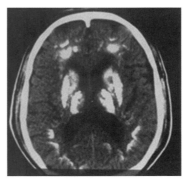

CT 显示：双底节区、脑室旁对称性大片状钙化，周围没有水肿区，没有占位效应

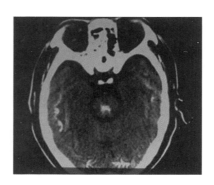

CT 显示：双颞枕叶、脑干对称性片状、条索状钙化，
周围没有水肿区，没有占位效应

二、综合分析

Fahr 于 1930 年报道了 1 例 55 岁男性患者。患者，有双侧基底节、齿状核、小脑皮层钙化，以后就用 Fahr 病命名，又称为基底节钙化症、锥体外系铁钙沉着症。为一组症状群，临床表现主要为进行性痴呆、锥体外系统症状和癫痫发作。以双侧基底节对称性钙质沉积为病理学特征。头 CT 双侧基底节对称性钙化是本病的重要诊断依据。

（一）分类

Fahr 病可分为两型，有家族史的称为家族性基底节钙化（familial calcification of basal ganglia，FCBG），没有家族史的称为特发性基底节钙化症（idiopathic basal ganglia calcification, IBGC）。据其典型的 CT 改变及相应的临床症状诊断并不困难。CT 提示本病需与下述几种疾病鉴别：①甲状旁腺功能低下（特发性、家族性及继发性）：主要临床表现为 80% 有手足搐搦，60% 有癫痫发作，25% 有精神异常，10% 有锥体束损害体征，10% 有颅内压增高。血钙降低，血磷升高，甲状旁腺素低于正常水平。头 CT 显示对称大片状钙化斑，分布区亦可与本病相似。需详细询问有关甲状旁腺疾病病史及相应的血生化检查进行鉴别。②生理性钙化，苍白球与尾状核可对称钙化。高龄者多见，且钙化灶较小，CT 值多不超过 100Hu 但多为非对称性，钙化不限于纹状体、苍白球及齿状核，也可以见到较广泛的大片钙化。

（二）脑内钙化病因

脑内钙化病因不明，有报道为脑内小血管周围的脑实质内及小血管壁内的非动脉硬化性钙盐（羟磷灰石）沉积，或含少量的铁。钙化部位主要为双侧基底节，小脑齿状核、内囊、放射冠及深部白质，偶可累及丘脑及丘脑下部。钙化主要病理改变是在小血管及其周围有以羟磷灰石形式的盐沉着。生化研究证实，酸性黏多糖先积聚在神经胶质细胞的核内及核周胞浆中，通过细胞膜扩散聚集成非钙化的圆形体，然后侵及小血管壁及其周围，不断凝聚融合，钙盐依此基础沉着。其发病机制可能有以下几种因素：

（1）钙代谢紊乱　低血钙时可引起神经细胞肿胀，神经生化过程紊乱，血管机能不全致通透性增高，血脑屏障发生变化，促成钙盐在小血管壁及周围沉积。

（2）血管因素 有证据表明钙化是继发于血管损伤后，且病理证实钙化早期均在小动脉和毛细血管周围，同时 Stern 等证实在甲状旁腺素缺乏时有血管机能的紊乱。动脉硬化、玻璃样变可促成钙盐沉着。

（3）碱性磷酸酶活性紊乱 此酶位于血管内皮，该酶水解有机磷酸酯，造成磷酸钙沉积，当组织损伤后，此酶大量释放而发生作用。

（4）脑缺血缺氧 底节对缺氧甚为敏感，缺氧时可见酸性黏多糖积聚并沉积在血管周围，是钙盐沉着的基础。此外，认为生理性特征、遗传种族因素、放疗、化疗诸因素相互影响均可致钙化。

（三）临床表现及治疗

Fahr 病的主要临床表现为进行性痴呆、锥体外系症状和癫痫发作。Fahr 病从儿童至 70 岁老人均可发病，早发型（20~40 岁），晚发型（40~60 岁）。前者以精神发育迟缓，精神分裂症样症状起病，后者有痴呆和精神症状，检查可见锥体系或锥体外系损害等表现。约 1/3 病例无临床症状，或仅表现多梦、头痛。病程很长，进行性发展。头颅平片可发现颅内双侧基底节和 / 或齿状核钙化，头部 CT 是诊断该病的重要依据。对本病的治疗首先应是控制其癫痫发作及精神异常，其次是早期应用健脑益智药物，或许可延缓本病的进展。

诊断思路 ①临床症状：多数患者有进行性痴呆、锥体外系统症状和癫痫发作；②头颅 CT 显示双侧基底节、齿状核、小脑皮层钙化；③病理：以双侧基底节对称性钙质沉积为病理学特征；④无假性或假假性甲状旁腺功能减退症的临床表现；⑤血清钙磷正常；⑥肾小管对甲状旁腺素反应功能正常；⑦无感染、中毒、代谢等原因。

（谢淑萍）

第五节　灰质异位症

一、典型病例

【病例 1】

患者女性，28 岁。癫痫发作 14 年，以全身强直 - 阵挛发作为主，偶有部分性发作，1~2 个月发作一次。曾服用多种抗癫痫药物控制不理想。头颅 MRI 显示左额叶近中线白质部位圆形、条索状异常信号，周围没有水肿区，没有占位效应，为灰质异位。神经系统检查：神志清楚，语言流利，反应能力、分析能力较差，近事记力减退，计算力尚可；可见齿龈增生，示齿双侧面纹对称，伸舌居中，四肢肌力、肌张力正常，双侧腱反射对称，病理反射阴性，感觉系统正常。患者及家属拒绝手术切除病灶，经调整抗癫痫药物及保护脑细胞治疗后发作频率稍有减少。

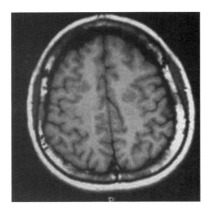

MRI 显示：T₁WI 左额叶近中线区圆形稍低信号。周围没有水肿区，没有占位效应

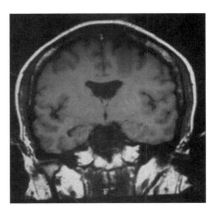

MRI（冠状位）显示：T₁WI 左额可见长条状稍低信号。周围没有水肿区，没有占位效应

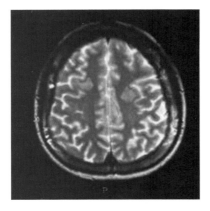

MRI 显示：T₂WI 左额叶近中线区圆形稍高信号

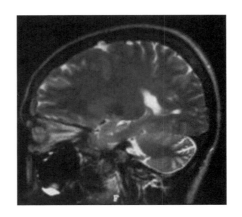

MRI（矢状位）显示：T₂WI 左额叶近中线区圆形稍高信号

【病例 2】

患者男性，40 岁。因癫痫发作 20 年，服用抗癫痫药物效果不明显，于 1998 年住院。患者于 20 年前开始有癫痫发作，以全身强直 - 阵挛发作为主，偶有部分性发作，2~3 个月发作 1 次。近 3 年发作次数增多，10~15 天发作 1 次，并记忆力逐渐下降，服用多种抗癫痫药物，发作仍控制不理想。行头颅 MRI 检查显示右侧额叶白质内片状异常信号，周围没有水肿区，没有占位效应，为灰质异位。神经系统检查：神志清楚，语言流利，近事记忆力减退，计算力尚可；可见齿龈增生，示齿双侧面纹对称，伸舌居中，四肢肌力、肌张力正常，双侧腱反射对称，病理反射阴性，感觉系统正常。经手术切除病灶后发作频率明显减少。

以上 2 例患者灰质异位症，是一种先天发育畸形，使部分灰质不能正常移行到脑部的表层，从而引起癫痫发作等症状。

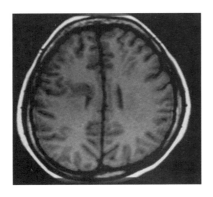

MRI 显示：T_1WI 右额叶近中线区小片状稍低信号。周围没有水肿，没有占位效应

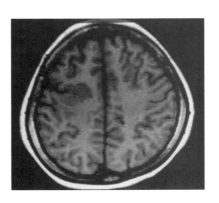

MRI 显示：T_1WI 右额叶片状稍低信号。周围没有水肿区，没有占位效应

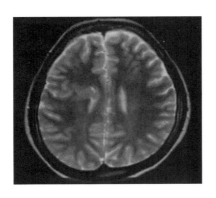

MRI 显示：T_2WI 右额叶近中线区小片状高信号病灶

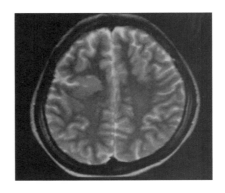

MRI 显示：T_2WI 右额叶片状高信号病灶

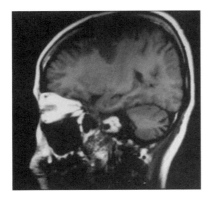

MRI（矢状位）显示：T_1WI 右额叶长条状低信号病灶

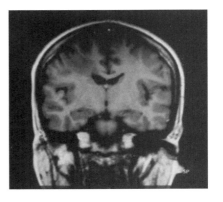

MRI（冠状位）显示：T_1WI 右额叶长条状低信号病灶

二、综合分析

（一）病因、病理和发病机制

1. 发病机理和病制

脑灰质异位症发生于胚胎第 2~5 个月。为胚胎发育的第三、四阶段，由于神经元的增殖、分化、移行过程出现异常所致。神经元从侧脑室壁上的胚生发组织中沿放射状排列的胶质纤维向外形成大脑皮层，如果途径中发生任何障碍就可发生灰质异位症。放射状胶质纤维的完整性是神经元完成移行的重要条件之一，该构架的损害可导致移行终止。有一种化学接触物质使移行细胞同放射状胶质纤维相互作用，促使移行细胞沿纤维向远侧移行，当这种趋化因子浓度降低时神经元就与胶质纤维分离（正常情况下这种分离发生于皮质中），趋化性过程失败，导致移行不能完成。

任何有害因素，如 X 线、中毒、感染、缺血、缺氧，均可导致神经元移行过程发生障碍及脑灰质异位症。理论上推测本畸形发生于神经增殖的晚期阶段，神经母细胞增殖分化后，从脑室周围区向大脑边缘的移行障碍所致。典型的异位灰质小岛位于脑室周围，可悬在室管膜上，并突入侧脑室。大块异位的灰质团块多位于脑白质内，可伴有深脑沟，或脑裂与之相连，若位于半卵圆孔中心，可压迫脑室使中线结构移位，产生"占位效应"，但是此种"占位效应"本质上是因发育畸形所致的脑结构异常，与肿瘤组织压迫正常脑组织产生的占位效应不同，通常其程度较轻。

2. 病因与分型

Jacob(1936 年) 把灰质异位症分为室管膜下（结节）型和板层型 (laminar form)。后者病灶位于皮层下或深部白质中，自 1988 年 Barkovich 等又报道了带状灰质异位症（又称双皮质综合征），分为室管膜下型、局灶型和弥漫型。该型在皮层下白质内形成一层灰质带，与皮质平行，该灰质带外有一层白质将其与皮质分开，内侧也有一层白质将其与脑室分开，整个皮层从软脑膜至管膜可分为皮质—白质—灰质带—白质 4 层。根据病变的范围可分为局灶型和弥漫型 2 种。这 2 种类型均可以有室管膜下和非室管膜下灰质异位症。

灰质异位症可由多种原因引起，其中包括遗传性、血管性、感染性和环境因素，后者又包括中毒、辐射、胎儿酒精综合征等。灰质异位症与无脑回畸形均属普通性神经元移行紊乱，无脑回畸形代表最为严重的类型，而灰质异位症临床表现比前者轻得多。

（二）临床表现

癫痫是主要临床表现，药物治疗不理想。一般认为畸形是癫痫发作的原发病灶。小灶性灰质异位除顽固性癫痫发作外，可无任何其他症状。大灶性灰质异位常有神情呆滞、癫痫发作，头痛及脑发育异常，可合并小头畸形、胼胝体发育不良、小脑发育不良、中脑导水管狭窄、心脏大血管及骨骼系统的畸形。仅就病灶而言不影响患者的智能，但是由于频繁的癫痫发作使脑细胞受损，患者的智力往往低于常人。有灰质异位的患者常同时伴随各种畸形（胼胝体发育不全、透明隔发育不全、枕大池蛛网膜囊肿等）。

（三）影像学诊断

1. CT

CT 显示异位的灰质与周围白质相比呈高密度，异位的灰质呈孤立性、类圆形、分叶状、柱状团块、脑回样病灶，伴随脑沟延伸至白质深处，病灶周围没有水肿区，没有占位效应，CT 平扫和增强扫描显示团块与大脑皮质的密度相同，少数病灶呈稍高密度，一般病灶周围无水肿及占位效应。异位灰质病灶较大时，可出现轻度占位效应，这时与分化较好的胶质瘤（尤其是 I 级星形细胞瘤与部分 II 级星形细胞瘤）难以区别，因这些肿瘤也可不强化。有些灰质异位症者 CT 扫描可无阳性发现。

2. MRI

病灶常多发，多见于顶部、脑室旁，额、颞、枕叶也可有病灶。MRI 显示 T_1WI 异位的灰质与周围白质相比呈低信号，T_2WI 异位的灰质与周围白质相比呈高信号。

MRI 能清楚分辨脑灰白质，无论异位的灰质病灶的大小如何，在所有脉冲序列的图像中，均与正常脑灰质的信号相同。MRI 显示小灶性异位的灰质块位于脑室周围，可环在室管膜上或突入脑室，也可位于半卵圆中心的白质内。异位的灰质块呈结节状，可单发或散在多发，位于一侧或两侧半球，不一定与正常脑灰质相连。灰质异位大团块往往与正常皮层的脑灰质相连，常有占位效应，例如压迫脑室等。注射 GD-DTPA 后行增强扫描，病灶均不强化。根据 MRI 显示的病灶部位，有人主张将灰质异位分为三型。

（1）**脑室周围型或称结节型** 病灶位于室管膜下区，以侧脑室的前后角好发，呈对称性分布。

（2）**板型** 异位的灰质病灶沿脑室向皮质方向分布，或呈桥形将室管膜与脑皮质灰质相连；

（3）**带型** 病灶呈弥漫性分布，位于侧脑室与皮质之间，可压迫脑室。

一般以板型较多见，结节型次之，带型少见。

3. 影像学检查的优缺点比较和优选检查路线

CT 普及、价廉，可作为本畸形的首选影像学检查方法，但是部分患者难以发现病灶，有时难以与原发脑胶质瘤相鉴别为缺点。

MRI 能清楚显示异位灰质团块，无论定位还是定性诊断均明显优于 CT，尤其鉴别有占位效应的异位灰质与肿瘤更可靠，为确定灰质异位症诊断的最佳影像学方法，有条件时可直接选择应用。

（四）治疗

本病可先试用抗癫痫药物，如效果不理想可手术切除异位的灰质。

（五）鉴别诊断

灰质异位常需与结节性硬化、脑内或室管膜下转移相区别，结节性硬化的室管膜下结节常伴有钙化，呈高密度，少数结节不钙化呈等密度，在平扫CT上不易发现，常因强化而发现，而灰质异位与周围白质相比呈高密度，没有强化可鉴别，室管膜下种植常有原发肿瘤的病史，种植灶有强化可予以区别，脑内转移结节常有周围水肿伴强化。

诊断思路：①临床表现：顽固性癫痫，智力低于正常人群；② CT 及 MRI 可见异位的灰质。

（谢淑萍）

第六节　脑室穿通畸形

一、典型病例

【病例】

患者男性，22 岁。足月顺产，2 岁会说、独立行走，智能稍低于正常人，但尚能完成简单工作，生活可自理。患者自 19 岁开始出现癫痫发作，以全身痉挛发作为主，偶有局限性发作。不正规地服用抗癫痫药物，一直控制不理想。神经系统检查：神清、语利，认知功能稍差；双瞳孔等大等圆，光反应正常，眼球活动自如，面纹对称，伸舌居中；四肢肌力、腱反射、肌张力、各种感觉均正常。头颅 CT 显示左侧额叶 4.4cm×5.1cm 囊状如脑脊液样低密度区，与扩大的左侧脑室相通；其旁边见一圆形直径为 1.8cm 似脑脊液低密度囊肿，诊为脑先天发育畸形（脑室穿通畸形）。

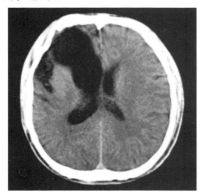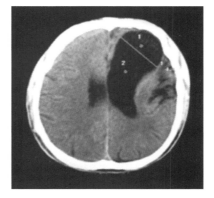

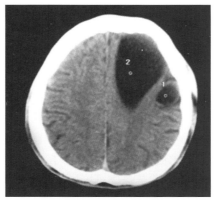

CT 显示左侧额叶囊状低密度区，与扩大的左侧脑室相通

二、综合分析

先天性脑室穿通畸形是在大脑半球内有空洞或囊肿常与脑室交通，可扩延至软脑膜，但不进入蛛网膜下腔的脑实质缺损畸形，往往与遗传胚胎期脑发育异常、母体营养障碍有关。有学者认为是胎儿期脑血管发育障碍或闭塞，使脑内囊肿与脑室或蛛网膜下腔相通，内衬室管膜。

本病以癫痫发作为主要症状，多存在不同程度的智能低下或精神障碍，以进行性易激惹、暴躁、好冲动等性格改变为主，严重者表情呆板、行动笨拙。头CT可见脑内边界清楚的脑脊液密度囊腔，无强化，并与脑室或蛛网膜下腔相通。

诊断依据：①智力发育不全，肢体运动或语言障碍，癫痫或伴有精神障碍。②脑室造影及CT扫描可见患侧大脑半球萎缩，脑室与囊腔相通等。③可排除由于产伤脑血管损伤而造成的囊腔不与脑室相通的假性脑穿通畸形。

本病使用抗癫痫及营养神经等药物治疗效果不佳时可手术治疗。对临床表现为局灶性癫痫，反复脑电图检查及术中皮层脑电图可确切定位，提示癫痫灶位于大脑皮层的可切除部位者，可行大脑皮层癫痫灶切除，对癫痫症状控制确实显著。对癫痫和偏瘫始于1岁之前，伴有明显的性格暴躁和智能减退者，加上CT提示患侧大脑除脑脊液样密度囊腔之外，腔皮层全部萎缩，可行大脑半球皮层切除术。

外伤性脑室穿通畸形，是在颅脑损伤后，破坏的脑组织及脑挫裂伤后的血液直接与硬脑膜接触，硬脑膜与破坏处脑表面粘连，尤其是行去骨瓣减压术后，因脑水肿、脑肿胀作用，脑组织向减压窗处膨出，当脑水肿消散后硬脑膜与脑表面粘连牵拉脑组织，当高脑室内压时，脑室向减压窗口处扩张，当脑室内压低时，脑表面因与硬脑膜或头皮下组织粘连失去弹性，粘连处脑组织逐渐变薄，久而久之形成穿通畸形。与脑表面粘连的硬脑膜及皮下组织称为瘢痕脑膜。高颅压和瘢痕脑膜是引起顽固性癫痫、智力低下及其他功能障碍的主要原因。

（马青峰　谢淑萍）

第九章

变性病和遗传代谢病

第一节 结节性硬化

一、病例典型

【病例1】

患儿男性，5 岁。足月顺产，1 岁开始走路，2 岁才会说话，智力低于同龄儿童。2 年前出现癫痫发作，为全面性强直 - 阵挛发作，发作时有意识丧失，双眼上翻，牙关禁闭，口吐白沫，咬破舌头，数秒钟后停止发作。发作时没有尿失禁，清醒后对当时情况没有记忆。此次发作后出现数次发作，多数为全面性强直 - 阵挛发作，偶有部分性发作，仅出现局部肢体及同侧面部抽动，不伴有意识丧失，每次发作数秒钟。曾经服用多种抗癫痫药物，以上发作仍不能控制而到首都医科大学宣武医院就诊。面部鼻两侧多发皮脂腺瘤。神经系统检查：神志清楚，语言不流利；可正确回答自己的名字及年龄，对复杂问题不能理解，对自己身体的各器官（鼻、眼、耳、手、脚等）不能分辨，其父母名字不知道等，智能情况低于同龄儿童。面部鼻两侧多发皮脂腺瘤，如小米粒大小，表面呈扁平状，突出皮肤表面，没有红肿及压痛。双侧瞳孔等大、等圆，光反应存在；四肢肌力、肌张力正常，腱反射适中，共济运动正常，病理反射阴性，感觉系统正常。行头部 CT 检查显示除脑室壁多发小点状钙化外脑室、脑实质等结构没有见到明显异常。诊断为结节性硬化。给予正规足量抗癫痫药物治疗，保护脑细胞等治疗后 6 个月后复诊，患儿癫痫发作得到控制，发作次数明显减少，智能有所提高，仍在治疗中。

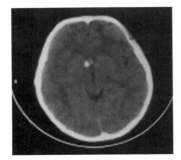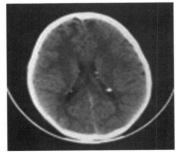

CT 显示：脑室壁上多发小钙化灶

【病例 2】

患者女性， 19 岁。有癫痫发作史 3 年，每次发作均为全面性强直 - 阵挛发作，发作时有意识丧失，伴尿失禁，数秒钟后停止发作。约数天发作 1 次，曾服用多种抗癫痫药物（药物种类及药量不详）仍不能阻止发作。近 1 年发作次数增加，记忆力下降而就诊。行腰穿脑脊液压力正常，常规、生化检验均未见异常。行头颅 MRI 检查显示左侧顶叶团块状异常信号病灶，病灶周围没有水肿区，没有占位效应。神经系统检查：神志清楚，语言流利，面部鼻两侧没有皮脂腺瘤。双侧瞳孔等大、等圆，光反应存在；四肢肌力、肌张力正常，腱反射适中，共济运动正常，病理反射阴性，感觉系统正常。诊断为结节性硬化。给予正规足量抗癫痫药物、保护脑细胞等治疗后 1 年复诊，患者癫痫发作得到控制，发作次数明显减少，记忆力有所提高，目前仍在治疗中。

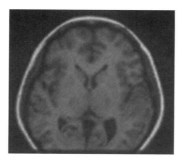

MRI 显示：T_1WI 左颞叶片状低信号，周围没有水肿区，没有占位效应

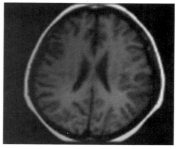

MRI 显示：T_1WI 左颞顶叶片状低信号，周围没有水肿区，没有占位效应

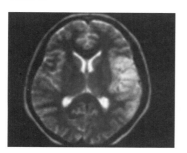

MRI 显示：T_2WI 左颞叶片状高信号

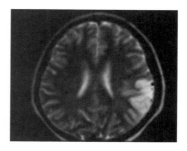

MRI 显示：T_2WI 左颞顶叶片状高信号

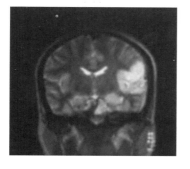

MRI（冠状位）显示：T_2WI 左颞顶叶片状高信号

【病例 3】

患儿女性，4 岁。足月顺产，1 岁开始会走路，会说话，智力与同龄儿童相当。3 年前出现癫痫发作，为全面性强直 - 阵挛发作。此后经常出现类似发作，其父母述曾服用过多种抗癫痫药物，癫痫发作仍控制不理想。神经系统检查：智力与同龄儿童没有明显差异，对自己的姓名、年龄、父母姓名及家庭住址均知道，可数数到 50，可进行简单（10 之内）计算，并能背诵简单的诗句。面部鼻两侧多发皮脂腺瘤。如小米粒大小，表面呈扁平状，突出皮肤表面，没有红肿及压痛。双侧瞳孔等大、等圆，光反应存在；四肢肌力、肌张力正常，腱反射适中，共济运动正常，病理反射阴性，感觉系统正常。头部 MRI 显示右侧额叶马蹄状、面包圈形异常信号，诊断为结节性硬化。

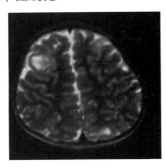

MRI 显示：T_2WI 右额叶圆形高信号病灶，中心有低信号区，似面包圈

二、综合分析

结节性硬化（tuberous sclerosis,TS）又称 Bourneville 病，是一种较少见的常染色体显性遗传性疾病，以癫痫发作、面部皮脂腺瘤和智能减退为临床典型三联征。极少数患者没有任何临床症状，仅 CT 有结节性硬化的特征。发病率为 3.3/10 万，患病率约 1/2 万 ~1/30 万，男：女约为（2~3）：1。

（一）病因、病理和发病机制

遗传可能是主要的病因，散发病例仅占少数。遗传方式以常染色体显性遗传为主。1987 年，Fryer 等报道结节性硬化患者的第 9 条染色体长臂异常，1995 年发现第 11 和 16 染色体异常。近年来分子生物学研究发现 4 个后选结节性硬化症基因，分别位于 9q34.1~q34.2、11q14~q23、12q22~q24.1、16p13。本病发病机制不详，基于错构瘤发生于不同器官，以及这些错构瘤的形态生物学特点，可以推测本病系结节性硬化基因突变导致基因产物——tuberin 失活而引起神经外胚层、中胚层和内胚层畸形发育。结节性硬化的分子病理机制尚未定论。目前认为结节性硬化基因突变类似于视网膜母细胞瘤和 I 型神经纤维瘤病，具有 Kundson 的"双重打击效应"，即结节性硬化基因有两种突变方式：一种为遗传性突变，来自亲代遗传；另一种为自发的体细胞突变，为后天获得的突变。拥有一种突变可为表现型正常或仅有皮肤症状。只有在两个等位基因均发生突变时，才会导致细胞生长和分化紊乱。

本病特征性脑部病理改变是位于皮层和室管膜内皮下的白色结节。结节由神经胶质细胞和各种奇特的异常神经细胞组成，这些神经细胞具有明显的囊泡状细胞核，部分细胞为多核性。结节除因占位效应产生症状外，可使大脑丧失正常神经原群的结构。大脑皮质的结节病灶位于额叶最多，枕叶次之，偶尔见于小脑皮层。

大体观察：受累的大脑脑回发亮、坚硬，呈白色。镜下观大脑皮层结节周围的神经元变小、变形、排列乱，可见致密类纤维性神经胶质增生。室管膜下结节最常见于侧脑室体部和枕角，其次为第三、四脑室，结节病灶常发生钙化。室管膜的结节向脑室内突出，使表面粗糙不平。脑室周围结节可以转变成室管膜下巨细胞形细胞瘤，发生率约 1.7%~10%，此肿瘤起源于结节的巨大星形细胞，多围绕室间孔生长，生长缓慢，常有钙化，属良性肿瘤。

结节性硬化可并发脑白质异常，主要表现为脑白质内有异位、簇状的类神经原巨细胞及肥大多核星形细胞，呈放射状分布，好发于额叶，内部可出现髓鞘缺失和分化良好的类纤维神经胶质增生。

结节性硬化还可有不同程度的脑萎缩，或发育不良的改变。室间孔阻塞时，可见一侧或双侧脑室扩大积水。

结节性硬化不仅限于脑组织，还可累及人体的其他器官，大多数为错构瘤。受累的脏器主要有心脏、肾脏、皮质腺和肺，病灶内可见异常增生性巨细胞，伴有心脏横纹肌瘤，多囊肾和肺纤维化等病变。

（二）临床表现

结节性硬化的临床表现主要为三联征：即皮肤皮脂腺瘤、智能减退、癫痫发作，还可见全身各器官并发肿瘤。皮脂腺瘤来自皮肤的神经组织，是一种斑痣，常呈肉红色或白色丘疹结节。多数患者在 4 岁以后才开始出现，随年龄增长逐渐增多，至青春期最明显。以鼻旁、面颊和颌部最多，左右对称，呈蝴蝶状。智力低下的程度可相差较大，部分患儿保持正常智力，部分在 3 岁以后逐渐出现语言发育和智能落后，至学龄期智力下降更显著。癫痫是结节性硬化的突出临床症状，一般在 4~6 个月龄时出现，并逐渐加重，常呈屈曲性痉挛发作，逐渐演变成局限性发作或大发作，抗癫痫药较难控制发作。

此外，患儿的躯干及四肢可出现色素脱失斑，多数出生时即有。20%~50% 患者的皮肤可见鲨鱼皮斑。患者视网膜、皮肤、肺、肾、骨和心脏均可出现肿瘤，心脏横纹肌瘤可引起心脏功能障碍。有些患者出现多种内分泌异常。

（三）影像学特点

1. CT 特点

结节性硬化的 CT 影像学最具特征性表现：其结节大小不等，多数为两侧对称性分布。表现有以下两类形式结节：①室管膜下结节：为室管膜下点状钙化或高密度灶，似小山丘蜡滴样突入脑室，使得脑室壁不光滑。病灶直径大小不一，1~8mm 不等。②皮层结节：皮层和皮层下区域内多发结节样病灶。有三种表现，脑回空心形病灶（病变脑回膨胀，呈皮层等密度或稍高密度，中心部位呈低密度，形状似面包圈）、"H"形病灶（病灶两侧呈皮层等密度或稍高密度，中间有一条上下的低密区，使病灶呈"H"形）、高密度团块病灶（整个病灶呈均匀高密度）。皮层结节以额叶最常见，直径约为 10~15mm。CT 平扫显示脑皮层结节呈低密度，少有钙化，增强扫描一般不强化；室管膜下结节易发生钙化，显示更清楚。内部可有低密度的坏死囊变部分及高密度钙化灶，增强扫描呈中等度强化或病变无强化，亦无占位表现。脑白质内异位细胞簇，室管膜下巨细胞形细胞瘤在 CT 影像上显示不清。

2.MRI 特点

皮层结节在 T_1 加权像上多呈等信号，少数为低信号，在 T_2 加权像上为高信号，一般不出现强化。由于结节位于大脑皮层，可使灰白分界不清。病变区脑皮层扩大，脑回增宽。室管膜下结节以 T_1 加权像显示较好，结节的钙化部分呈低信号，非钙化部分呈中等信号；在 T_2 加权像上，除钙化部分为低信号外，均呈高信号，非钙化部分的结节可出现强化。

MRI 能显示脑白质内异位细胞簇，在 T_2 加权像上，脑白质中有异常高信号，或脑白质内具有特征性，呈放射状排列的高信号带。

MRI 显示室管膜下巨细胞形细胞瘤除钙化部分为低信号外，T_1 加权像呈等信号或低信号，T_2 加权像呈明显高信号，同时能显示肿瘤周围水肿。

诊断思路：①以癫痫发作、面部皮脂腺瘤和智能减退为临床典型三联征，少数患者可不完全具备三个临床特点。② CT/MRI 显示大小不等结节状钙化或高密度病灶（脑回空心形病灶、"H"形病灶、高密度团快病灶），多数为呈两侧对称性分布。③ MRI 特点：皮层结节在 T_1 加权像上多呈等信号，少数为低信号，在 T_2 加权像上为高信号，一般不出现强化。

（谢淑萍）

第二节　神经纤维瘤病

一、典型病例

【病例】

患者女性，12 岁。2002 年 12 月就诊，患儿癫痫发作 12 年，智能低于同龄儿童。全身皮肤发黑，并有雀斑及多发片状牛奶咖啡斑，牛奶咖啡斑大小不一，最大为 10cm×12cm；全身还可见散在多个结节状隆起，呈粉红色、暗紫色，质地较软，为神经纤维瘤，大小各异，小可如针头，大至橘子。右踝关节肿胀，皮肤呈象皮病样改变。神经系统检查：神志清楚，语言流利，计算力差，自知力、定向力尚可；颅神经正常，四肢肌力、腱反射、肌张力均正常，没有引出病理反射，感觉系统正常。脑电图显示有尖波及棘慢波。头颅 MRI 显示双侧豆状核、丘脑、脑干、左侧顶叶多发结节状长 T_1 长 T_2 异常信号，病灶边界清楚，信号均匀，周围组织没有水肿，没有占位效应，符合神经纤维瘤改变。患者曾做皮下肿瘤活检证实为神经纤维瘤。患者其他内外科检查未见明确异常。

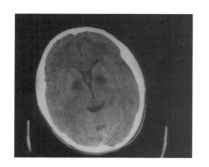

CT 双侧豆状核、丘脑多发低密度
结节状病灶

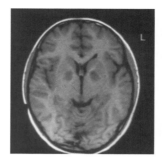
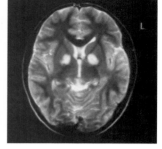

MRI 示双侧豆状核、丘脑、左侧顶叶多发结节状长 T_1 长 T_2
异常信号，病灶

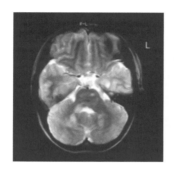
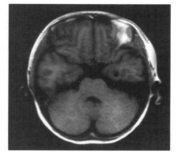

MRI 示脑干、左侧颞叶多发结节状长 T_1 长 T_2 异常信号

二、综合分析

神经纤维瘤病（neurofibromatosis，NF）是较少见的常染色体显性遗传病，是神经皮肤综合征中的一种疾病。其临床症状的描述最早由 Smith（1849 年）报道，1882 年 Ven Reeklinghausen 通过病理学研究，较详细地阐述了本病的组织特点及其与神经系统的关系，故本病又称为 Ven Reeklinghausen 病。年发病率 5/10 万，约 20%~50% 有家族史；多数患者病情发展缓慢，约有 3%~4% 恶变，40% 合并神经系统症状。主要临床特点为牛奶咖啡色的皮肤色素斑和周围神经或颅神经的多发神经纤维瘤，皮肤色素斑和神经纤维瘤可大小不一。

（一）分型

Ⅰ型，原名 Von Reeklinghausen 病；Ⅱ型，原名双侧听神经瘤。

（二）发病机制和病理

发病机制争论较多，有人认为是外胚层及中胚层异常，或是神经、骨骼、皮肤的一种先天性发育不良。其主要病理特征为外胚层结构的神经组织过度增生和神经纤维瘤形成，尚伴有中胚层结构的过度增生。多发的神经纤维瘤常分布于脊神经和颅神经。脊神经的肢体远端周围神经、脊神经根或马尾部位；颅神经以听神经、视神经、三叉神经多见。神经纤维瘤由梭形细胞排列组成，细胞核似栅栏状。肿瘤与神经鞘膜紧密连结，附有中胚层的神经束膜和膜的细胞。肿瘤大小不一致。皮肤色素斑为皮肤基底细胞层内黑色素沉积而致。本病常伴有其他神经系统肿瘤，还可伴有脑膜膨出、脊髓空洞症、脑积水及脊髓先天畸形的多种神经疾病。

（三）基因

遗传基因 NF1 位于第 17 对染色体，NF2 位于第 22 对染色体，因 NF2 基因作为一种肿瘤抑制基因，在神经鞘瘤、脑膜瘤、室管膜瘤等肿瘤的发生起重要作用，因而 NF2 患者易伴发神经鞘瘤、脑膜瘤、室管膜瘤。NF1 多伴发胶质瘤。

（四）临床表现

两型均可受累，男性多于女性。病程发展缓慢，多数患者除有皮肤色素斑外没有其他症状。根据病变累及范围大致可有以下症状群：

（1）皮肤色素沉着　几乎所有病人都有皮肤的浅棕色斑，因其颜色而被称为牛奶咖啡色斑。多数患者出生时即存在，有随年龄而增大、增多趋势，青春期和怀孕期间发展明显。咖啡色斑的边缘规则，大小、数目因人而异。好发于躯干不暴露部位。6 个以上直径 5mm 的色斑可考虑本病。腋窝或全身广泛的雀斑也是本病的皮肤特征之一。

（2）皮肤和皮下肿瘤　纤维瘤和纤维软瘤主要分布在躯干，固定或有蒂。呈粉红色、暗紫色，质地较软，可自针头至橘子大小，数目较多。丛状神经瘤系神经膜细胞和成纤维细胞的弥漫生长，常伴有皮肤和皮下组织的过度增生，引起颞、面、唇、舌、颈后的弥漫性肥大，称为神经瘤性象皮病。位于浅表皮神经的纤维瘤为可移动的珠样结节，可引起疼痛，偶有压痛，个别患者有沿神经干的疼痛和感觉异常。皮肤和皮下肿瘤也有随着年龄增长而进展的趋势。

（3）神经系统症状　约见于 30%~40% 的患者，以多发肿瘤为主，同时可伴胶质增生、血管增生及骨骼畸形等。可分为四种类型：

1）颅内肿瘤　以单侧或双侧听神经瘤最常见，三叉神经、视神经、舌咽神经、迷走神经、舌下神经、副神经纤维瘤也可见到；同时累及舌咽、迷走、副神经时表现为颈静脉孔综合征。另外，脑膜瘤、胶质瘤、室管膜瘤也可见到。半球、脑干、小脑均可见到。

2）椎管内肿瘤　可发生在椎管内任何水平面，以胸段最常见。以单发肿瘤常见，多发的也可见到，特别是生长在马尾神经根上。部分患者以椎管内肿瘤为首发症状。

3）周围神经肿瘤　为本病主要表现之一，可累及颈部、肢体、躯干的任何周围神经。肿瘤大小不一，常不引起患者注意，仅在长至较大时才引起注意。

4）其他症状　患者智能减退和癫痫发作较常见，可能与多发颅内肿瘤及先天脑发育异常有关。病变累及丘脑及间脑时患儿可出现性早熟。少数患者同时伴有脊髓空洞症。

（4）骨骼异常　约 30% 患者合并有脊柱侧凸、后凸或前凸，严重时可引起脊髓压迫，造成横贯性截瘫。脊膜膨出也较常见，胸段多见，颈、腰及骶段亦可见到。颅骨凹陷、颅骨缺损、头颅不对称、颅骨裂缝等其他部位的骨骼畸形可见到。

（5）内脏症状　常由胸腔、腹腔及盆腔的神经纤维瘤引起，纵隔内神经纤维瘤直接压迫食管和肺，引起进食困难、肺囊肿、肺纤维化。腹腔内神经纤维瘤可致肠梗阻及消化道出血。后腹膜神经纤维瘤可并发肾动脉内皮细胞增生和内膜纤维化而引起高血压。

（6）眼部损害　除泪囊外其他眼部和眶内都可被累及。发病率依次为眼睑、视神经、眼眶、视网膜、虹膜、角膜和睑球结膜。病变可导致青光眼、白内障、眼肌麻痹、眼球活动障碍等。

眼睑：上睑与颞部是好发部位，有孤立的软纤维瘤或丛状纤维瘤；肿瘤表面呈褐色咖啡斑，扪之柔软，内有许多条索样组织，触之有蠕虫感。软组织弥漫增生可使上睑变长并下垂，将眼珠部分或邻近部位遮住。

眼眶：眼眶内可扪及肿块，肿瘤使眼球突出、移位，可破坏骨质使眼眶及视神经管扩大，额窦骨破坏缺损也较常见。另外，由于眶壁缺损可产生脑膨出所致的搏动性眼突。

视神经：可有视神经胶质瘤或脑膜瘤所致的眼突、视力丧失；视交叉或视束上发生神经纤维瘤时，由于视神经受压而产生视神经萎缩。

视网膜：视网膜上发生纤维瘤，用眼底镜可见肿瘤为灰白色，并突出于表面呈结节状，病灶边界不清，周围可见不规则渗出性斑点；弥漫性视网膜结节可致视网膜剥脱。

虹膜：虹膜上可见粟粒状棕黄色圆形结节，为本病特征性表现之一。

（五）诊断标准

①牛奶咖啡斑，青春期前有≥6个直径5mm的斑块，青春期后≥6个直径15mm的斑块；②≥2个任何类型神经纤维瘤或1个丛状神经纤维瘤；③腹股沟或腋窝雀斑；④≥2个Lisech接结节（虹膜错构瘤）；⑤明确骨损害；⑥一级亲属有NF1。NF1患者应符合以上两项以上；NF2患者诊断应符合以下两者之一：①双侧听神经瘤（前庭神经鞘膜瘤）；②一侧听神经瘤伴以下两种病变：神经纤维瘤、神经鞘瘤（雪旺细胞瘤）、脑膜瘤、胶质瘤或玻璃体混浊。NF2为NF的中枢型，根据临床表现又可分为两型：Wishart型20（5）岁以前发病，症状重，常伴脊髓肿瘤。Gardner型20（5）岁以后发病，症状较轻，病灶常局限于颅内。

（六）治疗

对于较大且影响了人体器官功能时可手术切除肿瘤，但因肿瘤多为良性，不是长在关键部位，对机体没有功能性损害可不采取手术方法。主要根据临床表现对症治疗。

（谢淑萍）

第三节　肝豆状核变性

一、典型病例

【病例1】

患者男性，11岁。因精神症状、流涎、反应迟钝伴四肢抖动2个月就诊。2个月前患者出现精神症状，言语不清，流涎；对事物反应迟钝，活动中出现四肢抖动，进食困难，病情进行性加重。行头颅CT和MRI检查显示双侧底节区（豆状核、苍白球、丘脑）及脑干多发病灶，病灶周围没有明显水肿区，没有占位效应。眼科查K-F环（+）。神经系统检查：

神志清楚，语言不流利，流涎，四肢肌力Ⅲ级，肌张力增高，双侧下肢呈屈曲状，腱反射亢进，双侧Babinski（＋），感觉系统正常。血清铜氧化酶吸光度（Pro CER）21.1mg/dl（0~减15）。腹部B超显示肝硬化：肝回声粗糙不均，见多个1.0cm小结节，边界模糊。给予青霉胺等排铜治疗后3个月病情明显好转：语言流利，流涎消失，四肢肌力恢复至Ⅴ级，肌张力明显减低。可自行走路，生活自理，双侧Babinski（＋－）。血清铜氧化酶吸光度（Pro CER）12.1mg/dl，恢复至正常范围之内。诊断为肝豆状核变性。

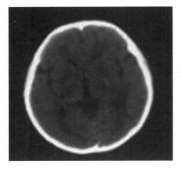
CT 显示：双底节区对称性多发片状低密度病灶，周围没有水肿区，没有占位效应

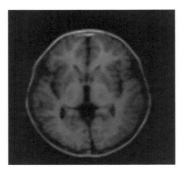
MRI 显示：T₁WI 双底节区豆状核、苍白球呈低信号。周围没有水肿区，没有占位效应

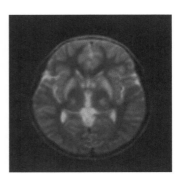
MRI 显示：T₂WI 双底节区豆状核、苍白球呈高信号

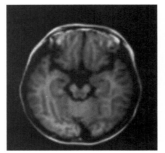
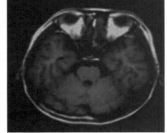
MRI 显示：T₁WI 脑干部位可见多发小片状低信号病灶。周围没有水肿区

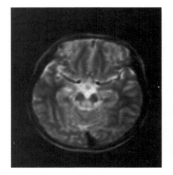
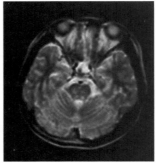
MRI 显示：T₂WI 脑干部位可见多发小片状高信号病灶

【病例 2】

患者男性，16 岁。因精神症状、反应迟钝、进食困难 1 个月，四肢抖动 7 天，于 2000 年 4 月收住院。患者 4 年前无明显诱因出现双小腿疼痛无力，因不影响行走未引起注意。2 年前感到快跑困难，1 个月前患者出现疑心、欣快、多语等精神症状，言语不清，对事物反应迟钝；并出现流涎，进食困难，一顿饭需 1h 才能吃完。7 天前四肢抖动伴无力，逐渐难以行动；行头颅 MRI 检查显示豆状核、苍白球及脑干呈异常信号，病灶周围没有明显水肿区，没有占位效应。神经系统检查：神志清楚，语言含混不清，流涎；四肢肌力Ⅲ级，肌张力增高，双侧下肢呈屈曲状，双足下垂，腱反射亢进，双侧 Babinski（＋）。眼科查 K-F 环（＋）。血清铜氧化酶吸光度（Pro CER）18.2mg/dl（正常 0~15）。腹部 B 超显示慢性肝病：肝回声粗糙不均，见多个 1.0cm 小结节，边界模糊。给予青霉胺等排铜治疗 8 个月后病情明显好转：语言流利，流涎消失，四肢肌力恢复至Ⅴ⁻级减，肌张力明显减低。可自行走路，生活自理，双侧 Babinski（±）。血清铜氧化酶吸光度（Pro CER）14.2mg/dl，恢复至正常范围之内。诊断为肝豆状核变性。

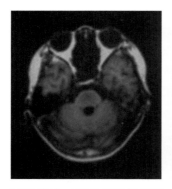 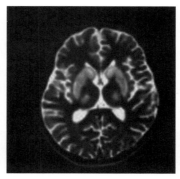 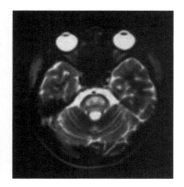

MRI 显示：T₁WI 脑干部位可见片状低信号病灶。周围没有水肿区，没有占位效应

MRI 显示：T₂WI 双底节区豆状核、苍白球呈高信号。周围没有水肿区，没有占位效应

MRI 显示：T₂WI 脑干部位可见片状高信号病灶

【病例 3】

患者女性，17 岁。于 2 年前没有任何诱因感到右手在做精细动作时抖动；1 年半前逐渐出现说话语速减慢，口角经常流涎，并感左手及双下肢行动笨拙，呈进行性加重，现已影响学习与日常生活；因诊断不清于 2004 年 4 月到首都医科大学宣武医院就诊。否认肝炎史及其他病史，父母均健在。头颅 MRI 检查显示：双侧底节区、脑干对称性片状异常信号，病灶周围没有水肿区，没有占位效应。神经系统体检：神志清楚，语言缓慢不流利，四肢肌张力增高，肢体有抖动，腱反射适中，肌力正常，病理反射阴性，感觉正常；请眼科查 K-F 环阳性，肝功正常，肝脾不大。诊为肝豆状核变性，经服用青霉胺等药物治疗 2 个月后病情有所好转。

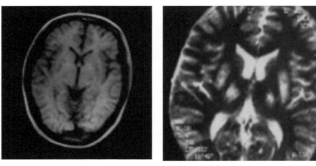

头颅 MRI 检查显示：双侧底节区、脑干对称性片状异常信号，病灶周围没有水肿区，没有占位效应

【病例 4】

患者男性， 30 岁。2 年前患者发现双手做精细动作困难，逐渐影响写字；以后周围人感到患者说话语速减慢，从而自己也有感觉，还经常发现口角流涎；1 年前双下肢也逐渐无力，以上情况进行性加重，影响学习与日常生活；就诊于当地医院诊断不清，于 2004 年 1 月到首都医科大学宣武医院就诊。10 年前肝炎史，治疗 3 个月后好转，否认其他病史，父母均健在。头颅 MRI 检查显示：双侧底节区、脑干对称性片状异常信号，病灶周围没有水肿区，没有占位效应。神经系统体检：神志清楚，语言缓慢不流利，四肢肌张力增高，腱反射适中，肌力正常，病理反射阴性，感觉正常；请眼科查 K-F 环阳性，肝功正常，肝脾不大。诊断为肝豆状核变性。经服用青霉胺等药物治疗 1 个月后病情有所好转，现仍继续服用药物。

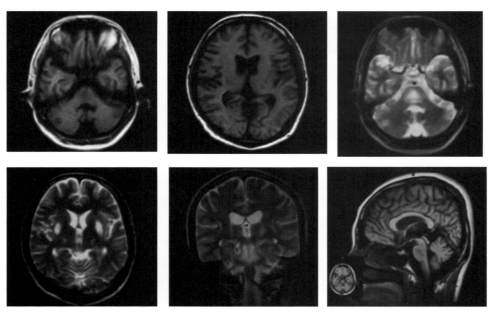

头颅 MRI 检查显示：双侧底节区、脑干对称性片状异常信号，病灶周围没有水肿区，没有占位效应

【病例5】

患者男性，21岁。1年前患者感到在书写时右手抖动，进行性加重，影响写字；于发病2个月后逐渐出现行走困难、语言不清、流涎、记忆力减退，严重影响学习。在当地行头颅MRI检查显示对称性豆状核、丘脑呈斑片状长 T_1、长 T_2 异常信号，病灶轮廓模糊，周围没有水肿区，没有占位效应，拟诊双侧豆状核、丘脑对称性病变，性质待定。因诊断困难于病后1年于2004年5月到首都医科大学宣武医院就诊。神经系统体检：神志清楚，语言欠流利，流涎，双侧瞳孔等大等圆，对光反应正常，眼球各方活动自如，可疑 K-F 环；双侧面纹对称，伸舌居中；可见躯干及肢体抖动，四肢肌张力增高，腱反射对称、适中，肌力正常，病理反射阴性，感觉系统正常；书写、解、系扣等精细动作均困难。裂隙灯下可见 K—F 环，血清铜蓝蛋白明显降低为 36.8mg/L（正常值 210~530 mg/L），腹部B超显示肝轻度肿大，生化检查肝功能正常，诊断为肝豆状核变性，经青霉胺等药物治疗后2个月复诊，患者语言、肌张力、精细动作等方面均有不同程度好转。

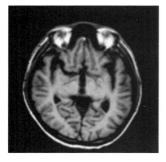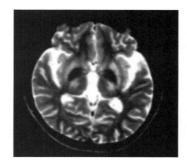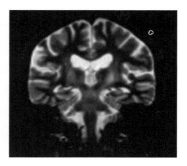

头颅MRI检查显示对称性豆状核、丘脑呈斑片状长 T_1、长 T_2 异常信号，病灶轮廓模糊，周围没有水肿区，没有占位效应

【病例6】

患者男性，28岁。主因"四肢不自主抖动6年伴言语不利2年余"，于2004年10月8日入院。患者6年前无明显诱因自觉双上肢不自主抖动，2个月后双下肢出现不自主抖动，无头痛及呕吐、无发热、无意识障碍、无肢体抽搐，4年前四肢不自主抖动加重，2年前病人言语不流利，行走困难，左右晃动，行头 CT 示双底节区对称，片状略低密度影，因诊断不清收住院。既往身体健康，家族无类似病史。查体：BP120/60mmHg，营养中等，发育正常，步入病房，查体合作，全身浅表淋巴结不肿大及黏膜无黄染，心肺（—），腹部（—），肝脾（—），双下肢不肿，四肢活动受限。神经系统查体：神志清楚，言语欠流利（语速慢），颅神经（—），颈无抵抗，智能正常，四肢肌力Ⅴ级，四肢肌张力略低，四肢静止性震颤（幅度较大），共济无法检查，四肢腱反射（+）未引出病理征。

辅助检查：K-F 环（+），血铜蓝蛋白 2.02 mg/ L（25~63）；血常规：白细胞 WBC 2.3×10^9/L；PLT 87×10^9/L；血生化：肝功正常；腹部B超：肝实质回声增粗，增强，门脉增宽，脾大，余正常。入院以后给予青霉胺治疗，肢体得到好转出院。确定诊断为肝豆状核变性。

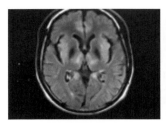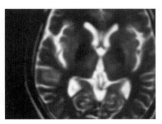

双侧底节区对称性长 T_1、短 T_2 片状异常信号，病灶周围没有水肿区，没有占位效应

二、综合分析

肝豆状核变性（hepatolenticular degeneration,HLD）又称 Wilson 病，是一种少见但可以治疗的常染色体隐性遗传铜代谢障碍性疾病。早期诊断有利于及时治疗，改善预后。

Grimm 等报道 41 例，其病变分布为豆状核 37%，丘脑仅为 5%。Starosta-Rubinstein 等报道 22 例，其病变分布：尾状核 46%，豆状核 41%，中脑 27%，桥脑 23%，丘脑 9%。Roh 等报道 25 例，其病变分布：丘脑 92%，脑干 84%，基底节 72%。

脑萎缩是本病较常见的脑部改变，Grimm 等用测量半球、脑桥、中脑的标准直径定量分析脑萎缩的程度，发现具有神经症状的 HLD 患者脑萎缩发生率为 68%，而在无症状的病人中仅为 6%。Roh 等报道一组 25 例，其脑萎缩发生率达 88%。Aisen 等和 Magalhaes 等认为脑部病变与神经系统表现有很好相关性。Starosta-Rubinstein 等对 31 例 HLD 脑部病变分布与神经体征间的相关性进行统计学分析，认为构音障碍、肌张力障碍、运动徐缓与壳核病变有很好的相关性。

（一）病因、生化及病理

正常人每日自饮食中摄取铜量 2~5mg，在血液中与白蛋白疏松结合成直接反应铜进入血循环、肝脏；其中大部分再由白蛋白，转与 α_2 球蛋白牢固结合形成铜蛋白，进入各个组织内，其进一步代谢情况目前尚不清楚。铜蛋白中了解最清楚的是铜蓝蛋白，具有氧化酶的活性，因呈深蓝色而得名。剩余的铜大部分由胆管排泄回至肠道再经大便排出，少部分由尿中排出。

肝豆状核变性患者铜代谢发生障碍，首先铜蓝蛋白在肝脏内合成明显减少，血清中直接反应铜含量明显增高，使大量的铜盐逐渐沉积在各组织内，引起肝、脑、肾等组织功能损害；角膜后缘弹力层内形成角膜色素环，称为 Kayser-Fleiseher 环，简称 K-F 环。其次胆道排铜发生异常，明显减少了粪便的排铜量，而增加了尿的排铜量。

（二）临床表现

（1）起病　晚发型：20~30 岁起病，病程进展缓慢，几年后才影响患者的行动。早发型：7~15 岁起病，病程进展迅速，数月后患儿就不能上学或独立行动。

（2）症状　常自一只手开始，为细小的震颤，逐渐变为粗大的颤动，随意运动时加重。随病情发展可出现头及其他肢体颤动，并进行性加重，影响行动。逐渐出现口、面部症状，流涎、语言不清、吞咽困难等。

（3）体征　表情呆板，强哭强笑，四肢肌张力增高，有扭转或舞蹈样动作。少数患者出现锥体束受损体征。一般没有感觉异常。

（4）精神症状　80%~90%患者有精神症状，早期表现智能减退，注意力不集中，学习成绩下降，呆板；晚期可发展为痴呆。

（5）角膜 K-F 环　为本病特征性改变，绝大多数患者都有角膜 K-F 环。

（6）肝脾　本病肝脾症状少见，少于 30% 的患者有肝硬化或肝炎史。

（7）骨骼　因患者有钙、磷代谢障碍，可有骨质疏松。易发生骨折。

（三）检验

尿铜量增高（正常值 7.6~39.4μg/d），血清铜量（正常值 89.2~136.6μg/100ml）和铜蓝蛋白量（正常值 24.2~36mg/100ml）降低，血清铜氧化酶活性（0.2~0.53 光密度）降低（因各医院的检验数值没有统一，仅供参考）。

（四）影像学表现

1. CT

绝大多数 WILSON 病伴有神经系统病变患者 CT 扫描显示有异常改变，仅不足 5% 的患者 CT 所见正常。脑变性区呈低密度，可累及基底节、丘脑和小脑齿状核。可在壳核中发现两侧对称性裂隙样低密度，同时有广泛的脑萎缩，累及范围包括豆状核、尾状核、大脑皮质、脑干和小脑。病变亦可局限在基底节、丘脑或内囊。增强扫描显示病灶强化。皮层下脑白质呈低密度改变，以额叶明显，两侧侧室扩大。CT 显示病变的部位和大小临床症状和体征之间的相关关系说法不一，有学者认为两者之间有相关性，而其他学者持否定观点。有报道经铜螯合物治疗后，影像学显示的脑萎缩和局灶性病变有显著吸收和改善。这是由于神经胶质增生或神经纤维网再生，导致神经组织体积增加，而非神经元再生所致。有个案报道肝移植后脑的 CT 表现有显著改善。多数学者认为 CT 表现不能判断患者的预后，也不能用于监测治疗的反应。仅有肝脏症状的患者，多数患者头颅 CT 检查显示正常；少数患者头颅 CT 检查显示仍然可发现脑内有 1 处或多处病灶。

2. MRI

MRI 应用以来，已成为本病有效的检查方法。应用高场强机器检查，由于铜在脑组织中沉积，导致病灶的磁敏感性增加，因没有骨伪迹的影响，对比分辨率高，尤其脑干的病变。对肝豆状核变性脑部病灶的显示优于 CT。肝豆状核变性的 MRI 脑部病变分布较集中于基底节、丘脑、脑干等部位，但分布的频率各家报道不一，使病灶在 T_2 加权像上呈低信号，多数发生于壳核，亦可位于尾状核和苍白核。齿状核和红核亦可见信号减低。用低场强 MRI 扫描仪检查，在 T_1 加权像显示豆核状、尾状核及丘脑、脑干和齿状核呈明显高信号。HLD 脑部 MRI 信号异常多呈长 T_1 和长 T_2，认为是局部神经组织变性水肿、髓鞘脱失、神经元坏死、裂隙囊腔形成和胶质增生所致。随病程延长，铜在脑组织中的聚集量逐渐增多，其顺磁性作用日趋明显，此时在 T_2WI 可出现低信号病灶，有时 T_2WI 可出现高低混杂信号影。主要发生在苍白球、壳核、黑质、红核等处。

绝大多数有神经系统体征和症状的 WILSON 患者，MRI 检查有异常表现，肝型不伴有神经系统症状和体征的患者，也有异常 MRI 表现。有人尝试研究患者神经系统症状和体征与 MRI 的病灶之间的相互关系，结果显示两者之间的关系并不确切。另外的研究表明：肌张力障碍与壳核有关，而构音障碍与壳核和尾状核的病变有关。

（五）治疗

低铜饮食。服用排铜药物：二巯基丙醇，D- 青霉胺，硫酸锌。

诊断思路：

（1）症状 常自一只手开始，为细小的震颤，逐渐变为粗大的颤动，随意运动时加重。随病情发展可出现头及其他肢体颤动，并进行性加重，影响行动。逐渐出现口、面部症状，流涎、语言不清、吞咽困难等。

（2）体征 表情呆板，强哭强笑，四肢肌张力增高，有扭转或舞蹈样动作。少数患者出现锥体束受损体征。一般没有感觉异常。

（3）精神症状 80%~90% 患者有精神症状，早期表现智能减退，注意力不集中，学习成绩下降，呆板；晚期可发展为痴呆。

（4）角膜 K-F 环 为本病特征性改变，绝大多数患者都有角膜 K-F 环。

（5）检验 尿铜量增高，血清铜量和铜蓝蛋白量降低，血清铜氧化酶活性降低。

（谢淑萍　韩崇玉）

第四节　球细胞脑白质营养不良

一、典型病例

【病例】

患者男性，11 岁。因右侧上下肢无力 9 个月，于 2000 年收住院。患者于 9 个月前开始感到右侧上下肢无力，轻度足下垂，行走有划圈表现，右上肢精细动作困难，数天后出现一次全面性强直 - 阵挛发作，此后出现多次类似发作，右侧上下肢无力逐渐加重。病后 2 个月患儿行动困难，并出现语言困难。家族史中无类似病人，神经系统查体：神志清楚，反应迟钝，语言缓慢不流利；计算力、记忆力、理解力、判断力减退；双眼右侧同向偏盲，双耳听力轻度减退，示齿时右侧面纹变浅，伸舌右偏，右侧上下肢肌力 IV 级，肌张力增高，右上肢屈曲，握力差，双侧腱反射活跃，双侧踝阵挛阳性，双侧 Babinski 征阳性。腹部 B 超显示有肝硬化；四肢肌电图神经感觉运动传导速度正常；头颅 CT：左顶枕区 3.6cm × 4cm×5.5cm 不规则低密度病灶，CT 值 23Hu。头颅 MRI：双侧侧脑室枕角、桥脑、中脑、多发斑片状长 T_1、长 T_2 和等 T_1 信号，以左侧为重。因诊断困难请神经外科会诊，行立体定向穿刺左顶叶深部脑组织活检，病理证实为脑白质形成不良，经髓鞘染色显示有髓鞘发育不良及脱失，脑组织内显示胶质细胞增生，血管周围有球细胞，PSA 染色显示细胞内 PSA 阳性物质，CD68 免疫组织标记阳性符合诊断球细胞脑白质营养不良。

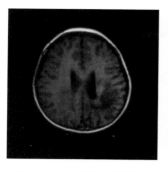
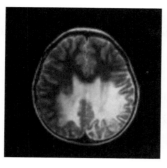
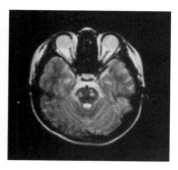

MRI 显示：T₁WI 双侧侧脑室枕角旁混杂信号，周围有水肿区，占位效应不明显

MRI 显示：T₂WI 双侧侧脑室枕角旁混杂信号，以高信号为主

MRI 显示：T₂WI 脑干多发小片状高信号病灶

二、综合分析

（一）病因

球细胞脑白质营养不良（globoid cell leukodystrophy），又称半乳糖脑苷脂累积病galactosy—lceramide lipidosis 或 Krabbe)，属于脑白质营养不良的范畴，是一种罕见的常染色体隐性遗传病。基因已克隆并定位于染色体 14q24.3—32.1。1916 年 Krabbe 首次对此病的临床和病理进行了描述。目前国外学者研究发现本病与半乳糖脑苷脂缺乏有关，发病率为 1/(1~20) 万。Krabbe 病是一种先天性溶酶体（脑半乳糖脑苷酯酶，galactocerebrosidase，GALC）缺乏病。正常情况下，这种酶存在于脑的灰白质内，该酶是一种疏水酶。由于这种酶的缺乏引起半乳糖神经胺和神经鞘氨醇半乳糖苷代谢产物的蓄积，造成神经髓鞘脱失和球细胞浸润。

（二）临床表现

本病从临床方面可分为两型，Ⅰ型和Ⅱ型。Ⅰ型为早发型，较常见，病情重，多在 3~6 月龄婴儿期发病，主要表现为反复发热、精神运动发育停止然后倒退；逐渐出现肢体肌张力增高，腱反射亢进，视神经萎缩，最后呈去脑强直，大约 1 年内死亡。Ⅱ型为晚发型，少见，多在 5~10 岁发病，主要表现为偏瘫，小脑性共济失调和皮层盲，晚期出现四肢瘫。病变多累及大脑小脑的灰白质，其病灶分布的部位很大程度上取决于病人的发病年龄及疾病的分型。Ⅰ型病变主要在小脑白质、深部灰质（小脑齿状核、基底部和丘脑）。Ⅱ型 100% 有锥体束和顶枕部白质受累，89% 胼胝体受累。本文所报道的 1 例患儿，进行性加重出现不对称的锥体束损害，智能下降和轻度的语言功能障碍，同向性偏盲，小脑性共济失调和视力下降。CT 和 MRI 上有多发白质和灰质的损害。特征的改变是血管周围有许多 20~50μm 的球细胞浸润（其内含有大量的 GALC），经脑部活检确诊为球细胞脑白质营养不良。

（三）影像学表现

1.CT

CT 平扫，早期可见两侧丘脑，尾状核和放射冠呈对称性高密度改变。随着病变进展，脑白质内出现低密度区，增强扫描显示病变无强化，亦无占位表现。晚期的 CT 表现与其他代谢性脑白质疾病的表现类似，呈弥漫性脑萎缩。

2.MRI

MRI 扫描显示病变呈 T_1 加权像低信号和 T_2 加权像高信号改变，主要位于脑白质，特别是在半卵圆中心和放射冠。丘脑在 T_1 加权像上呈低信号，小脑和脑干在 T_2 加权像上有散在斑片状高信号，胼胝体和内囊后肢亦可呈异常高信号。皮层下弓形纤维不受累。疾病的晚期有明显的脑萎缩。

（四）诊断及治疗

1.诊断思路

（1）主要表现 Ⅰ型为反复发热，精神运动发育停止然后倒退；逐渐出现肢体肌张力增高，腱反射亢进，视神经萎缩，最后呈去脑强直，大约 1 年内死亡。Ⅱ型为晚发型，少见，多在 5~10 岁发病，主要表现为偏瘫，小脑性共济失调和皮层盲，晚期出现四肢瘫。

（2）CT 显示 早期可见两侧丘脑、尾状核和放射冠呈对称性高密度改变。晚期的 CT 表现与其他代谢性脑白质疾病的表现类似，呈弥漫性脑萎缩。MRI 显示 T_1 加权像为低信号和 T_2 加权像高信号改变，主要位于脑白质，特别是在半卵圆中心和放射冠。皮层下弓形纤维不受累。疾病的晚期有明显的脑萎缩。

2.治疗 本病无特殊治疗方法。

（谢淑萍　赵筱玲）

第五节　线粒体肌病与线粒体脑肌病

一、典型病例

【病例】

患者男性，29 岁。因活动后感到四肢无力 20 年，加重 1 年于 2000 年 6 月住院。患者于 20 年前在走长路及跑步时易出现四肢无力，休息数分钟后好转。20 年来四肢无力感时轻时重，基本不影响生活和工作。近 1 年来逐渐感到肢体无力加重，开始不能跑步，逐渐行走也感无力，经常跌倒，近日不能行走。8 年前并出现记忆力减退，语言缓慢，反应迟钝。在当地行头颅 CT 检查显示双侧基底节区多发对称性片状高密度病灶，病灶周围没有水肿区。因病情加重诊断不清到首都医科大学宣武医院就诊，行头颅 MRI 检查显示双侧基底节区、右枕叶多发病灶，注入 Gd-DTPA 后病灶稍有强化。神经系统检查：神情，语言缓慢，记忆力、计算力均差，反应迟钝，视力减退（双侧眼底无异常），面纹对称，眼球活动正常；四肢肌力Ⅱ级，腱反射存在，病理征阴性；腰穿脑脊液压力正常，生化常规正常；肌电图显示有肌源性损害；乳酸丙酮酸运动试验阳性；做脑组织及肌肉组织活检，GT 染色可见破碎蓬毛样红纤维，诊断为线粒体脑肌病。

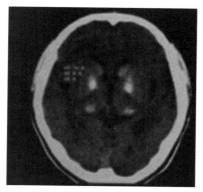

CT 显示：双底节区对称性多发片状
高密度病灶，周围没有水肿区，没
有占位效应

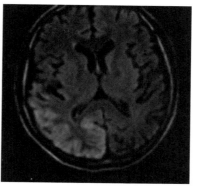

MRI 显示：T_1WI 双底节区、右枕叶
小片状稍低信号，周围没有水肿区，
没有占位效应

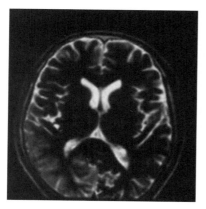

MRI 显示：T_2WI 双底节区、右枕叶
多发小片状高信号病灶

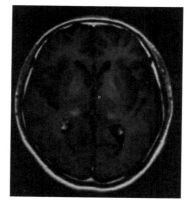

强化 MRI 显示：病灶呈斑片状轻度
强化

二、综合分析

线粒体肌病与线粒体脑肌病是由于线粒体形态、生化、功能异常而导致的一组神经肌肉疾病。线粒体是人体最重要的产生能量的细胞器，是细胞主要能量来源，其基本功能为氧化可利用的底物，通过呼吸链电子传递合成 ATP，它含有全套呼吸链酶体系、氧化磷酸化酶等。线粒体 DNA（mtDNA）是人体细胞唯一的一种核外 DNA，含有许多亚基及复合体，这些亚基在线粒体体内合成并与由核 DNA（nDNA）编码的核的相应部分装配。脑和肌肉组织内线粒体含量丰富，因此，线粒体的结构和功能异常往往导致呼吸链乃至整个能量代谢过程紊乱。临床上一大组多种综合征构成线粒体肌病和线粒体脑肌病。

（一）病因分类

1. 原发性线粒体肌病

由于遗传基因的缺陷，使线粒体内代谢中所必需的酶或载体缺失或活性降低，造成三羧酸循环和氧化磷酸化代谢障碍，从而发病。

2. 继发性线粒体肌病

由于缺血、缺氧、感染、中毒等原因使线粒体病变，而出现肌病。

（二）病理改变特点

1. 肌肉活检病理改变

早在 1960 年由 Engel 首先应用 MGT 染色发现肌膜下和肌纤维之间呈不规则红染颗粒状改变，称为碎边红纤维（Ragged Red Fibers，RRF），具有特征性定性的形态学改变。最近分子生物学研究表明 RRF 是 mtDNA 大量重排或线粒体 tRNA 基因点突变的相应产物。mtDNA 大量重排和 mtDNA 点突变均影响到线粒体蛋白合成。后天因素所致线粒体基因损伤，如药物、毒物（AZT、MPTP、3NPA）均可导致 RRF 出现。RRF 是影响线粒体内蛋白质合成的 mtDNA 受损伤的形态表现，但是并非所有线粒体疾病均为 RRF 阳性。电镜观察可见，在肌膜下线粒体异常增多；可见晶体状结构异常的线粒体包涵体，更具诊断意义。但并非所有线粒体病均为 RRF 阳性。

2. 脑部病理改变

①脑组织广泛受累，可伴有小头畸形和脑室扩大，胼胝体发育不良，橄榄核异位及基底节囊性损害。②以大脑皮层多灶性损害为主，以灶状坏死性病变为特征，同时累及皮层下白质，可见神经纤维稀疏、轴索髓鞘坏变，有的神经细胞病变以Ⅲ、Ⅳ、Ⅴ层为重，呈层性坏变。病变主要累及双侧半球后部皮层：多位于脑回顶部，累及半球后部颞顶枕叶，以 MELAS 为多见，其他部位病变轻微。病变部位可见神经细胞减少脱失，星形细胞增生和微小血管增多。病变周围星型胶质细胞增生，并且小血管异常增多，增生血管管腔大小不等，厚薄不均，颅内大血管未见异常。MELAS 临床表现的卒中样发作，可能就是这些远端的异常血管网的局部渗出出血或循环障碍所致，称线粒体性血管病，与动脉源性梗塞范围不同。另一个常见的病理学改变是铁质沉积，以基底节，尤其是苍白球，其次为丘脑、齿状核和间脑，也可以出现脑组织海绵状改变，并累及大脑皮层及脊髓后索和侧索。CNS 超微结构观察 MELAS 型血管内皮细胞及平滑肌细胞中有结构异常的线粒体，在软脑膜动脉壁及直径 250μm 小动脉壁中，也看见上述异常。③脑深部灰质核团对称性损害多见于 Leiph 病，病理可见基底节、丘脑、脑干和小脑顶核神经细胞减少脱失，星形细胞增生和微小血管增多，相应区可见神经纤维减少稀疏。此种苍白球、壳核、尾状核对称性病理损害构成 MRI 特征性表现。④海绵状脑病病理改变伴以神经纤维网区的神经纤维减少、稀疏，是脑能量代谢缺陷的组织病理反应。此种病理改变见于中央深部白质（半卵圆中心），多见于 KSS 病例。有时 Menke 病亦可见到白质病变。此外，脑内钙质沉积于底节、苍白球，以 MELAS 和 KSS 常见。

3. 基因定位 MELAS 型中，3243 突变占 MELAS 80%，而 3271 突变少于 10%，3291 突变占 1%，其他没测出约占 10%。

（三）线粒体脑肌病综合征临床特点

如前所述，由于肌肉和脑组织高度依赖氧化磷酸化等代谢，无论 nDNA 或 mtDNA 单独缺陷或二者均同时受累，临床出现症状往往是全身性的，只是由于各酶体系缺失受累程度不同而临床表现各有侧重。人为地划分为两大类，即线粒体肌病和线粒体脑肌病。

主要症状：①进行性肌病症状，以肢带或面肩为主，表现为轻度活动和劳动后肌肉疲劳和瘫痪，休息后可恢复，可伴有肌无力；见于儿童、成年早期。②颅神经和周围神经的损害：慢性进行性外眼肌麻痹、视网膜变性、感觉性神经性耳聋及周围神经病等症状。③血管性头痛和卒中样发作。④中枢神经系统病变：发育迟滞，癫痫发作，共济失调，智力减退或发育迟缓。⑤代谢异常：乳酸代谢异常。⑥线粒体肌病并发脂质代谢异常。⑦内脏病变：糖尿病，甲低，心脏病，白内障，胃肠道病变（假性肠梗阻）。

主要综合征：MELAS 综合征；MERRF 综合征；KSS 综合征；Pearson 综合征；Alpers 病 Leigh 综合征；Menke 病；LHON；NARP；Wolfram 综合征。不同部位损害的组合，称为综合征，仅就主要综合征的临床特点概述如下：

（1）MELAS　1984 年 Pavlakis 首先报道了 MELAS 综合征。作为一种独立的线粒体疾病让人们认识常见的特征：线粒体肌脑病、乳酸血症和复发的脑卒中样的发作，为较常见的线粒体脑肌病，多为母系遗传，10 岁前发育正常。10~40 岁起病，首发症状为运动不耐受、卒中样发作、偏轻瘫、失语、皮层盲或聋。并有肢体无力、抽搐或阵发性头痛、智能低下及乳酸血症，肌活检可见 RRF、异常线粒体和晶格样包涵体。脑电图显示为棘慢波综合，CT 可见 30%~70% 苍白球钙化，MRI 皮层有层状异常信号的特征所见。基因检测可见 3243 或 3271 核苷酸点突变。

（2）MERRF　表现肌阵挛癫痫发作，小脑共济失调，乳酸血症，少数有智能低下、痴呆，亦有神经性耳聋、矮小、弓形足等畸形。脑电图显示为棘慢波综合，肌活检可见 RRF、异常线粒体和包涵体。CT 和 MRI 可见小脑萎缩和大脑白质病变。基因检测可见 8344 或 8356 核苷酸点突变。

（3）KSS　视网膜色素变性，心脏传导阻滞和外眼肌麻痹。多在 20 岁前发病，其他症状可有头痛发作、肢体无力、矮小、智能低下，少数有内分泌功能低下、甲状旁腺功能低下、苍白球钙化。肌活检少数病人可见 RRF 和异常线粒体，CT 和 MRI 有的可见基底节钙化和白质病变。MRI 皮层和白质异常信号。基因检测特点为 mtDNA 缺失或大量重排。

（4）CPEO　各年龄均可发病，以儿童或成年早期发病为多。除外眼肌麻痹逐渐加重，少数可伴有肢体无力、消瘦或萎缩。肌活检可见 RRF、异常线粒体和包涵体。基因检测变异大，可见 mtDNA 缺失或大量重排。

（5）Leigh 病　即主要为复合体Ⅳ细胞色素氧化酶缺乏所致的亚急性坏死性脑脊髓病，多有母系遗传史，出生 2 个月至 3 岁发病，少数亦有少年发病。较常见的临床表现为喂养困难、共济失调、肌张力低及锥体束征。若脑干受累，可致眼肌麻痹、视力、听力减低。少数可有精神运动性癫痫发作，病理显示双侧对称性基底节和脑干灰质核团损害。影像学 MRI 显示特征性异常信号团。肌活检 RRF 和线粒体包涵体均少见。可见细胞色素 C 氧化酶缺乏。

（6）Alpers 病　家族性原发性进行性大脑灰质萎缩症。多在出生后几个月发病，少数亦有 8 岁以后发病，多有家族史。首发症状为癫痫发作，视力、听力减退及皮层盲和皮层聋，可见轻偏瘫、失语、智力低下——痴呆。病理特点：皮层灰质神经细胞变性脱失，小血管和星形细胞增生，呈层性坏变，MRI 可见特征性层状异常信号。肌活检少数可见 RRF 和异常线粒体。

（7）Menke 病　中枢神经进行性变性病。多在出生后几个月发病，3 岁死亡，亦有报道儿童晚期发病。临床表现：卷发、癫痫发作、共济失调、锥体外束或锥体束受累体征、智能低下、发育迟缓。病理特点：脑萎缩神经细胞脱失伴白质病变，小脑 Purkinje 细胞特征性改变为树突粗大、变长、分叉多。血铜含量减低，肠黏膜铜量升高。肌活检偶可见 RRF 和异常线粒体。

（8）Leber　遗传性视神经病 (LHON) 突发性双侧视力减低和丧失。其发病高峰年龄为 20~24 岁，最小 5 岁发病。多数患者双侧视力同时丧失。少数患者先单眼发病，数周或数月后另一只眼亦发病。为球后视神经损害而致失明、黄斑区水肿和视网膜小血管病。男性多见，至少有 85% 以上为青年男性，具有 X- 连锁因素。本病多以视神经损伤为主，较少伴有其他神经系统症状和体征，只少数报道伴有共济失调、腱反射亢进、病理征阳性、遗传性周围神经病（CMT）。CT、MRI 影像学检查和肌活检多无特征性所见。Wallace 于 1988 年经基因检测发现 mtDNA 核苷酸 (mt)11178 点突变，相继已有 11 个点突变被发现，并已证明与复合体 I、III 或 IV 相关。

（9）NARP 视网膜色素变性共济失调性周围神经病　Holt 于 1990 年报道了 3 代 4 个家族病例，其临床特点为视网膜色素变性，共济失调，发育迟滞痴呆，癫痫，四肢近端无力伴感觉性周围神经病等不同症状组合。多在 3 岁以前发病，有报道其母系遗传与 Leber 病并发，具有 MRI 显示特征性异常信号团，肌活检未见 RRF。基因检测 mtDNA 点突变累及基因的 6 个 mt H$^+$ — ATP 酶亚单位。

（10）其他　① Wolfram 综合征：糖尿病伴有神经性耳聋，基因检测 mtDNA 点突变与 MELAS 相同，为 nt3243。②线粒体周围神经病并发胃肠型脑病（MNGIE）：基因检测 mtDNA 缺失，儿童期发病，眼外肌麻痹，感觉运动性神经病，常有假性肠梗阻胃肠道症状。

（四）影像学和其他辅助检查

1. 电生理检查

肌电图为常用首选检查之一，临床有肌无力、肌萎缩等肌病表现时肌电图检查尤其重要。多数为肌源性改变，少数病例也可见神经源改变或两者兼有，偶见线粒体脑病病人肌电图正常。脑电图在伴有肌阵挛抽搐、癫痫样发作的线粒体脑病具有重要意义，脑电图显示棘慢波综合、尖波慢波综合。心电图检查对 KSS 具有重要诊断意义。

2. 血清乳酸检查

线粒体疾病血清乳酸值的升高也是重要诊断筛选指标。安静状态乳酸值若大于 1.8~2.0nm，即为异常。特别是运动后乳酸值升高更有意义。血清乳酸与丙酮酸的比值异常被认为是细胞内氧化还原代谢异常的指标，此比值小于 20 为正常。通常情况下脑脊液乳酸值低于血清值，病理状态下可升高，仅见于 MELAS 等脑组织损害明显疾病，其他类型线粒体疾病可见血清乳酸升高而脑脊液乳酸值无明显升高。血清乳酸运动试验方法：安静状态取血后，令病人作运动试验（可上楼梯运动 5min 或两级台阶上下运动 5min），取血测乳酸，与运动前乳酸值对比，升高 4.0nm 以上为异常。幼儿或瘫痪病人运动试验时亦可用葡萄糖刺激试验。具体方法为实验前取血测乳酸，口服葡萄糖 2g/kg 之后 90min，乳酸升高 2 倍以上为异常。

3. 影像特点

CT 及 MRI 的改变对线粒体脑肌病的临床诊断具有重要辅助作用。急性期：MELAS 综合征可见单侧或双侧皮层、皮层下的多发病灶，CT 为低密度病灶，MRI 为长 T_1 长 T_2 信号，两者均无增强（不强化）效应。病变范围并不按动脉供血区分布，多见两侧半球后部即颞、顶、枕叶皮层多发呈卒中样异常信号，其特点是不按解剖学血管支配分布，累及皮层和皮层下白质，可见皮层的层状异常信号，没有占位效应。Alpers 病亦常见到上述征象。Leigh 病的 CT 和 MRI 特征性所见为对称性双侧基底节、丘脑、脑干等灰质核团损伤的异常信号；而 KSS 综合征则见散在的既见于灰质又见于白质的异常信号。亚急性期：可合并有灰质局灶性出血灶。慢性期：皮层及小脑萎缩，第四脑室扩大。基底节钙化（铁沉积）是另一个影像学特征，在 MELAS 型 3243 突变中约占 54%，为对称性，进展性基底节钙化，最常见于苍白球；其次为丘脑、齿状核等。

（五）分子生物学进展和基因检测方法

随着近年遗传学和分子生物学的飞速发展，对线粒体脑肌病发病机制的探索取得了显著进展。首先 Anderson 等于 1987 年完成了 mtDNA 的全部序列分析，Holt 于 1988 年发现线粒体肌病的肌肉组织中 mtDNA 大片段缺失，缺陷区域位于 ATP 酶基因至 ND_3 基因区，长度 4977bp。同年 Wallace 报道了第一例 LHON 病人的 mtDNA 的点突变，DeVivo 等人总结发现 34 例 LHON 至少与 11mtDNA 点突变有关。Zeviani 报道了 mtDNA 缺陷与 KSS 的关系。Schon 于 1988 年发现 KSS 病人 mtDNA 缺失与 13 个碱基对的重复序列相连。

综上所述，分子生物学技术在线粒体脑肌病取得可喜进展，一些病例基因检测取得阳性结果，测出基因突变位点，但仍不能单一依靠基因检测分析作出诊断。因此，目前线粒体脑肌病诊断金标准仍然是病理检查、生化检测及基因检测结果与临床表现相结合的综合性诊断标准。

（六）治疗

在治疗方面由于线粒体基因包括 mtDNA 和 nDNA，已知 mtDNA 基因突变率较高，而 nDNA 基因突变尚有待进一步探明。目前的治疗仍只能根据已经发现的酶缺陷进行用药。

①辅酶 Q_{10} 可使血乳酸和丙酮酸水平降低，部分病人得到改善；②核黄素对累及脂质代谢的线粒体病人有较好疗效；③维生素 K_3 对影响复合体III的线粒体疾病有较好效果；④激素可减轻病人乳酸中毒的症状，对线粒体疾病并发脂质沉积病也有一定疗效；⑤二氯乙酸钠可使 MELAS 病人幻听、幻视等症状消失。以上治疗仅能减轻部分症状，不能根治疾病。

诊断思路：

（1）主要临床症状 首发症状多为运动不耐受，常感疲乏无力，劳累后加重；卒中样发作（可造成轻度偏瘫、失语、皮层盲或聋等）；有癫痫发作史，常表现肌阵挛癫痫发作；有阵发性头痛史，还可有智能低下，小脑共济失调，痴呆等多种症状；亦有神经性耳聋、视网膜色素变性、甲状旁腺功能低下、心脏传导阻滞和外眼肌麻痹等症状；矮小、弓形足等畸形。

（2）乳酸血症。

（3）肌活检可见 RRF、异常线粒体和晶格样包涵体。

（4）脑电图显示为棘慢波综合。

（5）30%~70% 的患者 CT 可见苍白球钙化，CT 和 MRI 皮层有层状卒中样异常密度／信号、脑萎缩等特征。

（谢淑萍）

线粒体神经胃肠型脑肌病

一、典型病例

【病例】

患者女性，28 岁。因进行性双耳听力下降 8 年，头晕、行走不稳、记忆力下降 7 个月，于 2010 年 10 月收入院。患者于 8 年前（20 岁）无明显诱因出现左耳持续性耳鸣，伴有听力呈缓慢渐进性下降。2 年前（26 岁）出现右耳听力下降，外院行针灸治疗效果不佳，至 4 个月前，双耳听力重度下降，不能正常言语交流。7 个月前出现头晕、走路不稳，并感记忆力逐渐下降，1 个月前于解放军总医院行头颅 MRI 检查示"双侧大脑半球、基底节区、丘脑、脑桥及左右小脑多发异常信号"，给予活血药物（具体不详）无效既往。患者自 16 岁起经常腹胀、腹泻，无恶心、呕吐，曾在多家医院诊治，效果不佳，2006 年就诊于北京协和医院，诊断为"神经性肠胃功能紊乱"；2010 年 5 月再次因"肠胃炎"于当地医院住院 20 天。2009 年 12 月腹部外伤史，否认家族中有类似病例。入院查体：消瘦体型（身高 164 cm，体重 39 kg），舟状腹，肝肋下 5cm，神清语明，查体合作；视网膜光学相干眼底断层扫描结果：双眼视网膜神经纤维层薄变，双瞳孔等大等圆，D=3 mm，光反射灵敏，双侧眼睑下垂，眼球各方向运动均受限，双耳听力严重下降，气导、骨导消失，余颅神经（−）。双上肢肌力 V⁻级，双下肢肌力 IV⁻级，四肢肌张力低，腱反射弱，双下肢远端浅感觉减退，闭目难立征，闭目不稳（+），双弓形足。

辅助检查：24h 尿 -17 羟类固醇 17-OH 9.13mg/24h(正常值 2~8)，皮质醇 COR 24.44 μg/dl（正常值 6.2~19.4）。乳酸 LAA 2.75mmol/L(正常值 0.3~2.4)，运动后乳酸 / 运动前乳酸 1.8，血沉 28mm/h，生化全项示总胆汁酸 26.0 μmol/ L，甘油三酯 2.67mmol/ L，HDL-C 0.81 mmol/ L，LDL-C 1.59mmol/ L。脑脊液：细胞总数 365，白细胞 0 个，糖 40mg/dl，氯 119mmol/ L，蛋白 100mg/dl，IgG 7.19mg/dl，IgA 0.74mg/dl，IgM 0.20 mg/dl，涂片阴性，TORCH（−），MBP 6.65 nmol/L，OB（−），24hIgG 合成率 39.5mg/24h，HuRiYo（−），细胞学（−）。头颅 MRI 平扫：幕上脑白质、基底节区、两侧丘脑、桥脑、第四脑室旁多发对称性异常信号。腹部超声：胃下垂，脾大。心脏彩超：可疑左室心肌致密化不全，左室假腱索。肌电图：广泛神经源性损害（运动＋感觉，髓鞘＋轴索）。肌肉活检：主要病理改变为 HE 染色中出现嗜碱的肌纤维，在 GT 中为典型和不典型的 RRF，在 NADH 和 SDH 中深染。基因检测：A3243G(MELAS)、A8344G(MERRF)、T8993G,T8993C(Leigh)、G11778A(Leber)、A1555G（耳聋）未见突变。白细胞中酶活性值：芳香硫酸酯酶 A 347.3nmol/17h/mg Pr(134.1~325.1)，半乳糖脑苷酯酶 69.2 nmol/17h/mgPr(19.0~68.2)，β- 半乳糖苷酶 191.6nmol/h/mg Pr (88~220)，氨基己糖苷酶 A 207.3nmol/h/mg Pr（99.1~240.5）。

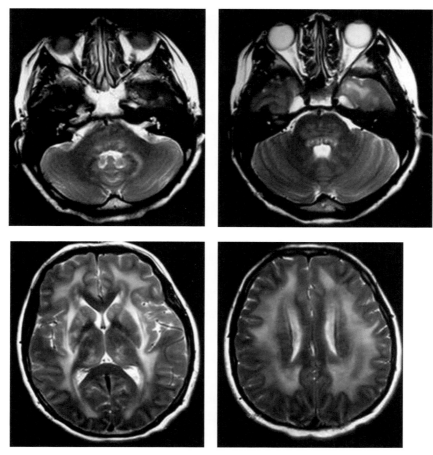

双侧大脑半球白质、双侧基底节区、丘脑、桥脑及第四脑室旁对称性异常信号

二、综合分析

线粒体神经胃肠型脑肌病（mitochondrial neurogastrointestinal encephalopathy disease，MNGIE）是一种特殊类型的线粒体肌病，又被称为"多发性神经病伴眼肌麻痹、白质脑病、假性肠梗阻（POLIP）"，"眼部及胃肠肌营养不良（OGIMD）"，"线粒体脑肌病伴多发周围神经病、眼肌麻痹和假性肠梗阻（MEPOP）"。MNGIE是最常见的缩写名称。至今国内尚无该综合征的病例报道。60%的患者发病年龄小于20岁，一般经神经肌肉活检及基因检测可明确诊断。

（一）病因

MNGIE是常染色体隐性遗传病，其致病基因位于染色体22q13.32TYMP（thymidine phosphorylase gene）基因，该基因共含10个外显子，其开放阅读框架自外显子2到10，长度超过4.3kb，编码482个氨基酸的脱氧胸腺嘧啶核苷磷酸化酶（thymidine phosphorylase，TP）。TP为同质二聚体，催化脱氧胸腺嘧啶核苷（dThd）及脱氧尿嘧啶核苷（dUrd）磷酸化生成胸腺嘧啶及尿嘧啶，TYMP 基因突变导致 TP 酶的活性基本丧失，出现胸腺嘧啶及尿嘧啶的不足以及所催化的底物 dThd 及 dUrd 的显著增加，可超过正常人及携带者的 100 倍以上。与核 DNA 不同的是，线粒体 DNA 在一生中不断复制，而且其合成主要靠 dThd 及 dUrd 的磷酸化的旁路补救途径而不是重新合成途径。在细胞静止期，MNGIE 患者细胞内堆积了大量的 dThd 及 dUrd，使得线粒体核苷库处于不平衡状态，而导致了 mtDNA 的复制紊乱，出现丢失、多片段缺失及点突变。而在细胞分裂期，核 DNA 合成 dThd 及 dUrd 的三磷酸根主要来源于小分子物质的重新合成，而不依赖于 TP 酶的活性，故核 DNA 的复制不受影响。所检 MNGIE 患者受累组织均是细胞静止期，有力的证实了这一点。

（二）临床表现

MNGIE 的临床表现复杂多样，起病年龄从婴儿到中年均可发病，多数病人在青少年或成年早期起病，58 岁以前死亡。首发症状为胃肠道症状占 45%~67%，眼外肌麻痹占 13%~26%，与胃肠道症状同时出现占 4%，周围神经病占 8%~13%。其他少见症状以恶病质起病占 4%~10%，听力障碍起病占 4%~10%。

（1）消化系统症状　　见于所有 MNGIE 的病人，主要临床特点为胃肠道动力障碍，原因为神经肌肉功能障碍，从喉到小肠均可受影响，最常见胃肠动力障碍是小肠动力下降及胃排空延迟，症状表现为恶心、腹胀、腹痛、腹泻、吞咽困难、胃食管反流。

（2）神经系统症状　　主要表现眼外肌麻痹、周围神经病、白质脑病及其他。① MNGIE 主要累及中枢神经系统以外部分，最常见进行性眼外肌麻痹，相对胃肠症状，神经系统改变比较轻微，上睑下垂和眼外肌麻痹可能并不成为患者的主诉。②周围神经病为感觉运动性周围神经病，一般不重，颅神经和脊神经根受累轻，脑干和脊髓神经元保持完整，周围神经活检可见到髓鞘脱失及轴索变性。③多数 MNGIE 患者头 MRI 示明显白质脑病。但也很轻微，不如痴呆和其它精神发育迟滞的患者明显。④其他：极少数病人可有精神发育迟滞、共济失调、眼内肌麻痹、面瘫，但未发现抽搐、卒中及视野缺损。

（3）其他系统症状　　100% 患者身体消瘦，相当一部分 MNGIE 病人表现恶病质，其他症状如贫血、早期感音性耳聋、身材矮小、自主神经紊乱（如直立性低血压）、膀胱功能障碍等。

（三）辅助检查

血液中乳酸升高，运动试验阳性；腰穿检查见蛋白升高常 >60mg/dl（正常 15~45 mg/dl）；腹部 B 超可见胃下垂、胃肠憩室、脂肪肝等；头颅 MRI 可见弥漫性白质损害；肌电图可见周围神经髓鞘脱失及轴索变性改变；心脏彩超可见心室肥大；血液中胸苷含量增加 >3umol/L，脱氧尿苷含量增加 >5 μmol/L；白细胞中胸苷磷酸化酶活性低于对照组的 10%；基因检测：胸苷磷酸化酶 (TP) 基因位点突变。

（四）诊断

目前的诊断标准常包括以下几项：①严重的胃肠运动障碍；②恶病质；③眼外肌麻痹；④周围神经损害（常为混合型）；⑤无症状的广泛脑白质病变，头颅 MRI 检查 T_2 及 FLAIR

相弥漫脑白质改变，有些可累计胼胝体。

特征性试验是证据：直接证据包括　①血液中 dThd > 3 μmol/L，dUrd > 5 μmol/L；②白细胞中 TP 酶活性低于对照组的 10%；③基因检测发现 TYMP 基因突变。间接证据包括①肌肉活检发现破碎红纤维及单个或多个氧化磷酸化酶复合体缺陷支持线粒体疾病；②任意组织中检测到后天获得性线粒体 mtDNA 突变；③任意组织中检测到与核 DNA 相关的 mtDNA 的耗竭；④一些提示代谢异常的指标如尿液中 dThd 及 dUrd 浓度升高；⑤尸检发现所有组织中核苷类物质增多。

本例患者为青年女性，有显著的胃肠道紊乱症状，合并感音性耳聋，眼外肌麻痹及周围神经病，头 MRI 发现弥漫白质脑病，运动试验及肌肉活检支持线粒体疾病诊断，患者症状典型，胸苷磷酸化酶基因检测发现第 4 外显子 cDNA620 位置 G → C 突变，导致 152 位谷氨酸转变为精氨酸，但患者父亲（未发病）却发现相同位点突变。

诊断思路：

（1）少年发病，消瘦、有长期消化道症状如腹痛、腹泻、腹胀等；

（2）神经系统逐渐出现眼外肌麻痹、耳聋、周围神经损害；

（3）头 MRI 显示明显白质脑病；

（4）肌肉活检示组织学线粒体肌病的表现；

（5）TP 酶活性下降，血液中胸苷及尿苷堆积，TP 基因突变。

（五）治疗

一般治疗建议避免极冷极热环境，避免过度的锻炼，避免服用影响线粒体功能的药物如丙戊酸盐、苯妥英钠、氯霉素、四环素及其他的抗精神病类药物。胃肠功能症状较重的患者早期注意吞咽功能的保护及防误吸。剧烈腹痛的患者可采取布比卡因内脏神经阻滞疗法，抑制痛觉传入纤维可有效缓解疼痛。此外，降低交感神经传出纤维的活性可促进胃肠的蠕动，减轻腹部症状。目前国际上研究较多的是酶替代疗法及基因疗法。携带活性 TP 酶的多聚酶复合物纳米粒，在体外试管内 37℃ 的环境下性质稳定，但尚未用于 MNGIE 患者。2006 年，Hirano 等曾尝试用异体基因干细胞移植，将携带 TP 酶的干细胞导入患者体内，却导致了移植物的强烈排斥反应及 dThd 及 dUrd 的极度紊乱。为了测试基因疗法的可行性，他们在转基因小鼠试验中获得成功。目前国际上一项共识已经形成，同意并规范了异体干细胞移植治疗 MNGIE 患者的方案。

目前本病预后较差，患者平均生存年龄 37.6 岁，相信在最近几年内，酶的替代疗法及基因疗法能有所突破，给患者的愈后带来曙光。

（许二赫）

线粒体脑肌病

一、典型病例

【病例】

患者男性，35岁。主因眼睑下垂、视物成双16年，伴发作性四肢强直、阵挛9年，于2009年8月5日收入院。患者于16年前无明显诱因逐渐出现左眼睑下垂，伴视物模糊、视物成双，无晨轻暮重，不伴身体其他部位肌肉无力。至当地医院就诊，给予新斯的明肌注，症状无明显改善，未予特殊治疗。12年前患者又逐渐出现右眼睑下垂，未予诊治。9年前患者于劳累后，夜间睡眠中出现发作性两眼上翻，呼之不应，四肢强直、阵挛，持续约1min后缓解。此后于6年前再次发作一次，并于3年前开始频繁发作。发作前多有劳累、情绪差等诱因，多于夜间熟睡时发作，表现为突然坐起，两眼发直，呼之不应，偶伴咬齿、咬唇等自动症，继之倒下，四肢强直、阵挛，无尿失禁，持续约1min缓解，发作频率为2~3次/周，2年前在当地医院就诊，脑电图示中度异常。给予妥泰125mg/d，发作频率减少至1次/周。患者近3年自觉较前易疲劳。既往史及家族史无特殊。查体：神清，高级认知功能正常。双眼睑下垂至瞳孔中央，双侧瞳孔等大等圆，D=3mm，光反射灵敏。双侧眼球内收、外展、上下视均部分受限，余颅神经无异常。四肢肌力、肌张力、共济运动均正常，四肢腱反射对称减低，病理反射（—）。深浅感觉正常。辅助检查：血乳酸：3.89mmol/L，乳酸丙酮酸运动试验：运动后/运动前乳酸=1.51；乙酰胆碱受体抗体：正常。肌电图及重复电刺激：未见明显异常。心电图、听力检查及视网膜造影均正常。智力检查：中等。头颅MRI：未见异常。单光子发射断层扫描（SPECT）：右顶叶局部皮层血流灌注略低，右侧颞极内侧皮层、右基底节血流灌注较对侧差。脑电图：各导联混有大量中幅3~7Hz慢波，以右侧导联为著。右侧导联频发散在正相、负相、双相棘波、棘慢波。蝶骨电极：右侧频发棘波，针锋相对。肌肉活检：可见较多破碎红纤维。诊断：线粒体脑肌病、慢性进行性眼外肌麻痹、症状性癫痫。

入院后给予维生素B_1、维生素B_6、维生素E、辅酶Q_{10}、左旋肉碱以及三磷酸腺苷、辅酶A等能量合剂治疗，眼外肌麻痹略有改善。患者癫痫发作为部分性发作继发全面性发作，因此加用卡马西平联合托吡酯治疗，癫痫发作明显改善。

二、综合分析

线粒体脑肌病是线粒体结构和功能异常引起能量代谢障碍所致的一组异质性疾病，包括慢性进行性眼外肌麻痹（chronic progressive external ophthalmoplegia ,CPEO）、Kearns-Sayre综合征、肌阵挛癫痫伴破碎红纤维(myoclonus epilepsy with regged red fiber ,MERRF)、线粒体脑肌病伴高乳酸血症和卒中样发作（mitochondrial encephalomyopat hy lactic acidosis and stroke—like episodes ,MELAS）、亚急性坏死性脑脊髓病(Leigh综合征)、Leber遗传性眼神经病等。线粒体为神经元提供大部分的ATP，并且参与维持细胞稳态，调节神经元的兴奋性和突触传递。当神经元细胞线粒体功能异常时可造成细胞电生理稳态破坏，神经细胞的兴奋性增加。因此癫痫发作是线粒体脑肌病的常见表现，但多见于有脑损害的MELAS和MERRF

亚型,很少见于 CPEO 亚型。CPEO 是一组以眼睑下垂和慢性进行性双侧眼球运动障碍为主要临床特征的线粒体疾病,这种选择性眼外肌受累的病理机制尚不完全清楚,可能与眼外肌含线粒体比较丰富以及其特殊的运动方式有关,肌肉病理改变发现大量破碎红纤维(ragged red fiber, RRF)可确诊本病。由于 CPEO 仅选择性损害眼外肌,对大脑皮质影响小,绝大部分 CPEO 的头颅 MRI 正常,因此 CPEO 合并癫痫的报道很少。国外仅有几例个案报道 CPEO 合并癫痫发作。本例患者头颅 MRI 虽正常,但 SPECT 显示右侧颞极及顶叶皮层血流灌注较差,与脑电图所示右侧导联慢波、棘波及右前颞棘波相对应,提示该患者可能存在局部大脑皮质线粒体功能异常。今后该患者是否会出现头颅 MRI 异常以及卒中样发作,尚有待随诊观察。

线粒体脑肌病常表现有癫痫发作,其发作类型可以是部分性发作,也可以是全面强直 - 阵挛发作、肌阵挛发作等全面性发作,应根据其发作类型选择合理的抗癫痫药物进行治疗。需要特别注意的是,丙戊酸可降低体内肉碱水平,有可能加重癫痫发作和线粒体脑肌病临床症状,因此应慎重应用。如需要应用丙戊酸,应在充分补充肉碱的基础上,谨慎应用。

(林 华)

第六节 神经系统变性疾病

一、典型病例

【病例 1】

患者女性,50 岁。行走不稳 2 年进行性加重,生活难以自理,当地医院行头颅 MRI 检查显示小脑萎缩。2003 年 11 月到首都医科大学宣武医院就诊,否家族史。神经系统查体:神志清楚,吟诗样语言,眼震(一),双瞳孔等大等圆,对光反应正常,双侧面纹对称,伸舌居中,闭目难立(Romberg)征阳性,指鼻不准、轮替缓慢、跟膝不能,四肢肌张力低,双侧肢体腱反射对称、适中,病理征(一)。诊断为小脑性共计失调。

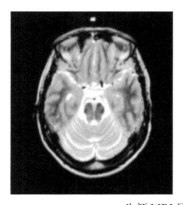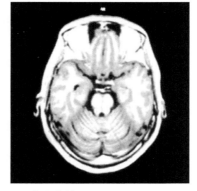

头颅 MRI 显示:小脑萎缩

【病例 2】

患者女性 38 岁，行走困难、语言不清 6 年，患者于 6 年前不明原因感行走不稳，并出现语速减慢，逐渐语言含混不清、饮水呛咳，以上情况进行性加重。其母亲有类似情况，已去世。行头颅 MRI 检查显示小脑、脑干萎缩。神经系统体检：神志清楚、语言流利，小脑语言，眼球震颤，咽反射消失，躯体及肢体可见颤动，指鼻、轮替、跟膝等共济运动均差，行走时步基增宽，呈蹒跚步态。四肢腱反射亢进，肌力 V⁻，双侧 Babinski（+）；Pussep's（+）；Hoffmann（+）；感觉系统正常。诊断为橄榄 - 桥 - 小脑萎缩。

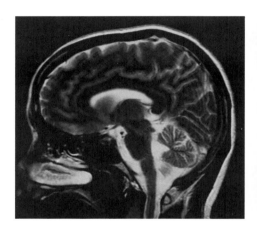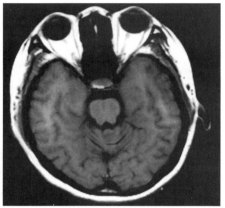

头颅 MRI 检查显示小脑、脑干萎缩

【病例 3】

患者男性，40 岁。行走困难 7 年，语言不清、饮水呛咳 4 年，患者于 7 年前逐渐感行走缓慢、不稳，3 年后出现语速减慢，逐渐语言含混不清、饮水呛咳，以上情况进行性加重。家族中其父及妹妹有类似疾病。于 2002 年到首都医科大学宣武医院就诊，行头颅 MRI 检查显示小脑、脑干萎缩。神经系统体检：神志清楚，小脑语言，咽反射减退，可见水平眼球震颤，躯体及肢体颤动明显，指鼻、轮替、跟膝等共济运动均差，行走时步基增宽，呈蹒跚步态。四肢腱反射亢进，四肢肌力Ⅵ，双侧 Babinski（+）；Pussep's（+）；Hoffmann（+）；感觉系统正常。诊断为橄榄 - 桥 - 小脑萎缩。随病情发展患者出现头晕，并进行性加重，平卧时减轻，站立时加重，行走更加困难；同时还出现阳痿及尿急，经常尿裤。1 年后到首都医科大学宣武医院复诊，检查发现以上情况明显加重，并有体位性低血压，平卧时血压为 140/85mmHg，心率 85 次 /min，坐位时血压为 120/75mmHg，心率 84 次 /min，占立时血压为 90/50mmHg，心率 86 次 /min；并发现患者出汗减少。诊断为多系统萎缩。

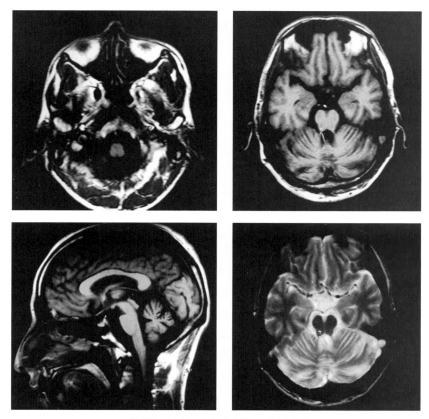

头颅 MRI 检查显示小脑、脑干萎缩

二、综合分析

（一）遗传性共济失调

遗传性共济失调指由遗传因素所致的以共济失调为突出表现的中枢系统疾病，遗传方式多以常染色体隐性或显性遗传，部分病例为散发。为一大类临床症状相似，遗传方式基本一致，病理改变以细胞萎缩、变性，神经纤维脱髓鞘、轴突变性为主的疾病。其病变部位主要累及脊髓后索、侧索、小脑、小脑脚、脑干橄榄核，丘脑、基底节区及大脑皮层等多种结构均可受累。颅神经、脊神经及交感神经也可不同程度受累。

本病病因及发病机制尚不清楚，一些类型可能与酶缺乏有关，如 Friedrech 共济失调患者与丙酮酸脱氢酶的活性减低有关；共济失调毛细血管扩张症似与免疫障碍有关；橄榄 - 桥 - 小脑萎缩可能与病毒感染有关。

分类：因病变范围广，临床表现形式差异很大，有多种分类方式，现以临床较实用、简便的分类进行分析。

（1）脊髓型　① Friedrech 共济失调；②遗传性痉挛性截瘫。

（2）脊髓小脑型　①遗传性痉挛性共济失调；②共济失调毛细血管扩张症。

（3）小脑型　①橄榄 - 桥 - 小脑萎缩；②肌阵挛性小脑协调障碍。

（4）周围神经型　①遗传性痉挛性共济失调型多发性神经炎；②腓骨肌萎缩性共济失调。

1. 脊髓型

（1）Friedrech 共济失调也称为少年型遗传性共济失调，多为常染色体隐性遗传。病变主要累及脊髓后索和侧索。神经纤维脱髓鞘及轴突变性，Clarke 柱细胞消失，胶质增生。其发病可能与丙酮酸脱氢酶的活性减低有关。

临床表现：多在 8~18 岁起病，没有性别差异。发病早期以行走不稳，身体摇晃为主，夜间加重。病情呈进行性加重趋势，逐渐行走困难。

神经系统体检：早期以深感觉障碍为主，表现闭目难立（Romberg）征阳性。中晚期出现锥体束及小脑受损体征，行走更困难，小脑语言、意向性震颤、眼震、肌张力减低或增高、腱反射消失或亢进、病理反射阳性。

弓形足、爪形趾、脊柱侧凸或后凸畸形为本病特征性改变。部分患者伴有心脏病变。

CT/MRI 可显示脊髓变细、萎缩，小脑、脑干萎缩。

（2）遗传性痉挛性截瘫属常染色体显性遗传，发病机制不清，病变主要累及以胸段为主的脊髓侧束，神经纤维脱髓鞘及轴突变性。脊髓小脑束、薄束、前角也可受累，基底节区、脑干、小脑、视神经等可受累。病理改变与 Friedrech 共济失调相似。

临床表现：多在 10 岁（儿童期）以内起病，慢性进行性双下肢无力，呈剪刀步态。神经系统体检：弓形足，双下肢腱反射亢进，肌张力增高，病理反射阳性。晚期可影响上肢，并出现深感觉障碍。

临床除有痉挛性截瘫表现外还可伴有锥体外系、智能障碍、发育不良以及皮肤、眼部等多种异常。CT/MRI 可显示脊髓变细、萎缩或正常。

2. 脊髓小脑型

（1）遗传性痉挛性共济失调又称遗传性小脑性共济失调，Marie 共济失调。属常染色体显性遗传，发病机制不清。主要损害部位为小脑，蒲肯野细胞萎缩、消失，神经纤维脱髓鞘，轴索变性；脊髓侧束可同时受累。病变可累及桥脑、延髓、视神经等结构。

临床表现：发病年龄多在 20~40 岁，起病隐袭，首发症状多为走路不稳、精细动作困难、肢体及躯干颤动、吟诗样语言或构音不清等。神经系统检查：小脑语言、眼球震颤、意向性震颤（躯干及肢体）、指鼻、轮替、跟膝等共济运动障碍；肢体腱反射亢进，肌张力增高，肌力下降，病理反射阳性。感觉系统一般不受影响。CT/MRI 可显示脑、脑干萎缩。

（2）共济失调毛细血管扩张症又称头 - 眼 - 皮肤毛细血管扩张症，本病病因不清，属常染色体隐性遗传。幼儿期起病，常以毛细血管扩张为早期表现，首先见于暴露的球结膜，随年龄增长可累及全部球结膜、眼睑、鼻梁、两颊、耳周、颈部、肢体等处。神经系统可累及小脑、基底节区、脊髓等结构，表现为小脑性共济失调、舞蹈样动作、手足徐动，青春期脊髓受累，肌力下降，腱反射亢进，病理反射阳性。感觉系统不受影响。本病还可伴有发育异常及易出现呼吸系统感染。

3. 小脑型

（1）橄榄 - 桥 - 小脑萎缩（olivopontocerebellar atrophy，OPCA）　又称 Menzel 小脑萎缩，属常染色体显性和隐性遗传，散发病例也不少见。本病病因不清，主要病变部位在桥脑橄榄核及基底核、小脑半球，病理改变以细胞变性、萎缩、消失，神经纤维髓鞘脱失为主。脊髓后索及脊髓小脑束也可受累。基底节区、大脑皮层、红核、黑质、锥体束可见受损。

临床表现：依遗传类型橄榄 - 桥 - 小脑萎缩可分为以下五类。

1）Menzel 型属常染色体显性。临床多见，为典型 OPCA。

2）Fickler-Winkler 型属常染色体隐性遗传。

3）Schut-Haymaker 型属常染色体显性。

4）Menzel 型伴有视网膜变性型属常染色体显性。

5）Menzel 型伴有痴呆、眼外肌麻痹、锥体外系受损体征型属常染色体隐性遗传。

主要临床症状及体征：发病年龄 20~70 岁，没有明显性别差异。初期症状以小脑症状为主，行走困难，步基增宽，步态蹒跚，动作笨拙，双手精细动作困难，意向性震颤，语言含混不清或吟诗样语言，饮水呛咳等；中期逐渐出现锥体束受损症状，使行动更加困难。神经系统体检：小脑语言，指鼻、轮替、跟膝等共济运动障碍，眼震。四肢腱反射亢进，肌力减退，病理反射阳性。除以上主要症状与体征外，尚可伴有视神经萎缩，视力障碍；上下视困难，痴呆，深感觉障碍，肌萎缩，括约肌障碍，软腭震颤等。部分患者有弓形足及脊柱畸形。CT/MRI 可显示小脑、桥脑萎缩。

（2）肌阵挛性小脑协调障碍　又称 Ramsay Hunt Ⅰ型综合征，属常染色体隐性遗传。病理改变为齿状核消失，结合壁神经纤维髓鞘脱失、轴索变性，红核小细胞变性，故也称为"齿状核红核萎缩"。

本病临床少见，没有明显性别差异，儿童及成人均可患病，以 7~21 岁人群患病较多。患者以肌阵挛起病，为突发短暂、不协调、无规律、局限于某组肌群或部分肌肉，常因体位改变、声音及光线刺激、情绪激动等因素诱发或加剧。随病情逐渐出现小脑性共济失调，表现意向性震颤，语言含混不清或吟诗样语言，饮水呛咳，步态蹒跚，动作笨拙，双手精细动作困难等。震颤一般出现较早，肢体重于躯干，上肢重于下肢，严重时出现扑翼样震颤。本病主要临床症状为肌阵挛及小脑型共济失调，少数患者伴有癫痫发作，智能减退。

治疗：氯硝安定、硝基安定等抗癫痫药物可缓解肌阵挛症状。

4. 周围神经型

本型包括极少见。

①遗传性痉挛性共济失调型多发神经炎；②腓骨肌萎缩性共济失调。

（二）多系统萎缩

多系统萎缩（multiple system atrophy, MSA）又被称为多系统变性，是以一组特征性的临床症状和体征为代表的神经系统疾病。

目前认为，MSA 是中枢神经系统一组散发的、进行性的主要累及自主神经、脑干、锥体外系和小脑的变性病，这些受损系统的临床表现重叠出现，为多系统萎缩的特异性特点；

常以 50~70 岁年龄组男性为好发，临床表现有自主神经功能衰竭、帕金森综合征和小脑性共济失调三组症状，它们可先后出现，有互相重叠和组合，在神经病理改变方面 3 个系统之间有受累程度的差异。

多系统萎缩当做一个独立疾病开始于 19 世纪。1900 年，Dejerine 等首先报道 2 例散发的表现为共济失调、构音障碍、运动不能、肌强直、腱反射亢进，慢性进行性加重的患者。1925 年 Bradbury 等报道 3 例体位性低血压的患者，目前认为体位性低血压是 MSA 的特征性症状。1960 年，Shy 等从原发性帕金森病中分离出一组独立的综合征，表现为体位性低血压、帕金森综合征和（或）小脑功能障碍，命名为 Shy-Drager 综合征。1969 年，Graham 等报道了 1 例表现为直立性低血压、阳痿、二便失禁和小脑性共济失调的患者，并主张用通用术语描述自主神经功能障碍伴有其他神经系统症状的患者，提出用"多系统萎缩"一词，避免使用当时用来描述神经元萎缩的特征相互重叠的其他任何术语。多系统萎缩以橄榄 - 桥 - 小脑萎缩（OPCA）、特发性直立性低血压（Shy-Drager）及黑质纹状体变性（SND）为代表病。

1. 病因及发病机制

MSA 病因不十分清楚，但从病理来看存在神经胶质细胞（特别是少突胶质细胞）胞质内包涵体及神经元包涵体，而其他中枢神经系统（CNS）变性病均无此结构，故考虑此包涵体是 MSA 主要病因。近年免疫组化研究，在 MSA 脑组织胶质细胞质包涵体中发现有 cyclin-dependent kinases 5(细胞周期依赖性激酶 5,cdk5) 和有丝分裂原活化蛋白激酶的免疫活性表达，在少突胶质细胞中，有强烈的微管相关蛋白 2 的表达。这提示胶质细胞质包涵体与微管细胞支架密切相关。再有 MSA 脑干、脊髓、小脑等部位均有 α - 共核蛋白（α -synuclein）表达，提示后者可能在 MSA 等一类 CNS 变性病的发病中起作用。

2. 神经病理学特征

（1）神经系统变性病常见的病理改变

1）神经元数量减少和体积变小　据统计正常成年脑组织中发育成熟的神经元约有 140 亿~200 亿个，正常老化的速率为平均每增加 10 岁海马神经元数量减少 10%；从 20~80 岁的过程中，视觉皮层细胞减少 48%；Meynert 基底神经核胆碱能神经元减少 65%；皮层 II 和IV 层的小神经元减少 50%，在锥体细胞减少 60%。神经系统变性病不仅神经元数量大量减少，存活的神经元体积也明显变小，与同年龄组正常老年脑组织比较，锥体细胞再减少 27%；黑质神经元再减少 40%~60%；额叶皮层神经元再减少 25%~60%。

2）神经元空泡变性　正常老化表现为神经元胞质内出现 3~5 μm 的球形空泡（颗粒空泡），变性病的空泡数量是正常老化的 2~100 倍, 胞质中脂褐素含量也明显增多。

3）神经间质内老年斑形成　在神经间质内出现 5~10 μm 的球形小体, 刚果红染色阳性，核心是由异常轴索包绕的淀粉样前体蛋白（β -APP）、变性的轴突、树突和线粒体组成，称为老年斑。神经系统变性病的老年斑的数量明显多于正常老化。

4）神经元纤维缠结　神经元微丝和微管相关蛋白 tau 发生异常的磷酸化，以双股螺旋细丝形成神经元纤维缠结。

5）异常包涵体　在神经元胞质内、胶质细胞内和神经间质中存在形态各异的包涵体，如帕金森病和老年性痴呆患者存在的 Lewy 小体、Pick 病存在的 Pick 小体、关岛帕金森 - 痴呆 - 肌萎缩侧索硬化综合征患者存在的 Hirano 小体、 MSA 患者存在的少突胶质细胞胞质内包涵体（gligodendroglial cytoplasmic inclusions,GCIs）等。

（2）与 MSA 症状相关的病理改变

1）黑质、纹状体和蓝斑病变　神经元丢失以黑质致密带外侧 1/3 为著；早期出现纹状体的神经元减少，以壳核的后背侧神经元最严重；苍白球广泛受累，蓝斑神经元减少；上述病理改变与特发性帕金森病完全一致。

2）桥核和小脑 Purkinje 细胞病变　临床以 OPCA 为突出症状，神经元丢失显著的部位有桥核、小脑 Purkinje 细胞和下橄榄核，其中桥臂受累比较明显，但是小脑颗粒细胞、齿状核和结合臂通常无明显改变。

3）自主神经病变　自主神经功能衰竭的病理改变主要位于脊髓的中间外侧细胞柱和迷走神经背核、病变同时累及交感和副交感系统。其他受累的细胞有脑干腹外侧网状结构中的单胺能神经元和弓状核细胞。脊髓骶 $_{2\sim3}$ 段腹侧前角细胞中的 Onuf 核系调控膀胱和直肠括约肌的自主神经中枢，也有明显损害。在下丘脑可见轻度的神经元丢失。

3. 临床表现

本病多在 50 岁左右起病，男性居多。隐匿起病，缓慢进展。以自主神经受累、小脑症状和帕金森症状为主要表现，此外，还有锥体束、脑干、脊髓前角细胞受累表现。

（1）自主神经功能障碍

1）原发性直立性低血压：体位变化或活动中可有头晕、视物模糊，亦可有晕厥、全身无力等症状。直立时收缩压 / 舒张压的显著降低可在 30/20mmHg 以上，且心率无显著改变。患者晕厥前无一般晕厥所常见的面色苍白、恶心、多汗等症状。原发性直立性低血压在以自主神经受累为主的 MSA 最明显，其次为以小脑症状为主的 MSA，以帕金森症状为主 MSA 不显著。

2）括约肌功能障碍及性功能障碍 最早可出现尿频、夜尿多，可能与加压素分泌紊乱有关。也可先有性欲减退或阳痿，以后尿频、尿潴留或尿失禁，可有便秘、腹泻等。Beck 等总结 62 例 MSA，100% 有小便障碍，男性中 96% 有阳痿，其中 37% 以阳痿起病，女性中 57% 有腹部压迫性尿失禁。

3）其他自主神经受累：出汗减少或无汗，皮温低，皮肤粗糙。皮肤划痕试验减弱或消失，血管收缩反应消失。少数有 Horner 征。

（2）小脑症状　可在上述症状之前后相隔 1 年至数年出现，可有眼震、意向性震颤、行走不稳、小脑语言等症状。

（3）帕金森样症状　四肢以强直为主，肌张力增高呈铅管或齿轮样，表情少，行动缓，但震颤常少见或轻。对美多巴常无明显反应。

（4）锥体束及其他躯体神经受累　部分患者腱反射活跃或亢进、锥体束征阳性，假性球麻痹，累及迷走背核出现声音嘶哑、吞咽困难或心脏骤停。可有肌肉萎缩，有的见束颤，少数有面肌颤搐等。

（5）精神与智能变化　常情绪低落、淡漠、焦虑，呈抑郁状态。但即使是疾病晚期，智能改变常不显著，少数可有轻度认知障碍。

（6）鼾声、喘鸣及睡眠呼吸暂停　如病变累及疑核可致单侧或双侧声带外展麻痹，因此，约 1/3 MSA 有异常鼾声、喘鸣及睡眠呼吸暂停，全声带麻痹可致气道梗阻。Williams 的 12 例典型 Shy-Drager 综合征中 8 例有严重声带麻痹和上述表现，4 例发展至呼吸衰竭，气管切开后方改善。睡眠呼吸暂停不一定在晚期才出现，应高度警惕，因其常可致命，应禁用镇静药。

4. 辅助检查

（1）头颅 CT 和 MRI　可见脑干、小脑萎缩，环池及第四脑室扩大。对 MSA 患者 MRI 分析认为以小脑症状为突出表现的多系统萎缩影像改变最显著，而其他症状为主的影像变化不著。小脑病变上部比下部明显，而脑桥基底部的下部病变比上部明显。小脑中脚和脑桥基底部因变性及脱髓鞘可见 T_1 低、T_2 高信号。部分患者壳核后侧部或苍白球背侧有 T_2 低信号，病理证实为铁过度沉积与神经细胞坏死。PET 发现多系统萎缩患者皮质及皮质下糖代谢异常，而原发帕金森病糖代谢率与正常对照无差别。

（2）多系统萎缩患者尿道括约肌或肛门括约肌 EMG 检查发现为神经源性受损（而原发帕金森病患者括约肌 EMG 均正常）。个别肢体可见前角细胞损害表现，神经传导速度减慢。

（3）直立实验　分别测量平卧位、坐位和直立位血压，站立 2~3 分内血压下降 30/20mmHg，心率无变化者为阳性。

（4）血液生化检查　血浆去甲肾上腺素含量测定、24h 尿儿茶酚胺含量测定均明显降低。

5. 特征与诊断

1999 年，美国密执根大学 Gilman 等提出多系统萎缩的 4 组临床特征和诊断标准如下：

临床特征：①自主神经功能障碍和（或）排尿功能障碍；②帕金森综合征；③小脑性共济失调；④皮质脊髓束功能障碍。

诊断标准：①可能多系统萎缩：第一个临床特征加上 2 个其他特征；②很可能多系统萎缩：第一个临床特征加上对多巴胺反应不佳的帕金森综合征或小脑性共济失调；③确定诊断多系统萎缩：神经病理检查见到广泛分布的少突胶质细胞胞质内包涵体（GCIs）伴有黑质纹状体和橄榄体桥脑小脑通路的变性改变。

6. 鉴别诊断

（1）帕金森病　伴有自主神经功能不全帕金森病的特点为严重的直立性低血压、餐后低血压、对去甲肾上腺素极敏感，为节后交感神经病变。多系统萎缩大约占帕金森综合征患者的 10%（Kontos 证实多系统萎缩是节前交感神经元变性），多系统萎缩虽有帕金森样症状，但以强直为主而少有震颤，且对多巴胺类制剂几乎无反应。

（2）直立性低血压　当人体处于直立体位时，由于调节与维持正常血压的神经或心血管系统功能障碍，无法使血压随体位发生相应的变化所出现的低血压状态。直立性低血压的发病率占总人口的 4%，老年患者的 33%。直立性低血压可分为神经源性和非神经源性两大类。非神经源性直立性低血压常见于药物反应（三环类抗抑郁药、各种抗高血压药、利尿药和氯丙嗪等镇静药），各种原因引起的贫血及血容量不足，老年人长期卧床后突然起立等。神经源性直立性低血压最常见的原因有多系统萎缩、糖尿病性自主神经病、吉兰-巴雷综合征、真性自主神经衰竭、家族性自主神经功能不全等。

（3）进行性核上性麻痹（progressive supranuclear palsy,PSP）　临床表现为站立或行走中身体突然向后倾倒，逐渐出现视物模糊、双眼垂直性注视麻痹、步态不稳、步距增宽、肢体震颤、言语含糊和吞咽困难，可合并认知功能障碍，部分患者认知功能保留。神经影像学检查提示，中脑顶盖部和四叠体区明显萎缩；神经病理检查可见神经元皱缩和丢失主要位于苍白球、丘脑底核、中脑导水管周围灰质和黑质，皮层可见与 Alzheimer 病相同的神经纤维缠结。

（4）皮层基底节变性（corticobasal degeneration,CBD）　该病好发年龄 60~80 岁，临床表现有不对称性的帕金森综合征、构音障碍和智能减退等，查体除认知功能障碍和帕金森综合征外，还可见失用、肌张力不全、肌阵挛、强握反射和异己（alien）手征，头颅 CT 和 MRI 提示为非对称性的皮层萎缩，病程 6~7 年。文献报道临床容易将 CBD 误诊为 Pick 病、Alzheimer 病和 PSP，本病与帕金森病的患病比例为 1：18。

7. 治疗

目前尚无特效治疗，但可以采取多种综合方法改善病情，起到治标目的。

（1）物理治疗　体位性低血压可使用弹力袜、穿紧身衣、倾斜台面练习等。可适当高盐饮食及多饮水增加血容量，少饮酒，少量多餐。教育患者：避免快速体位变动，避免久站不动，避免过暖的环境和导致呼吸困难的运动。合理的运动可使患者长时间获益。

（2）药物治疗　低血压治疗可试用 α- 受体激动剂盐酸米多君（管通），可给予 2mg，每日 3 次，可提高患者收缩压，改善因血容量不足引起的头晕及体位性低血压。氟氢化可的松通过提高有效血容量和增强外周血管对儿茶酚胺的敏感性，减轻低血压引起的症状，也可使用。但以上两药都有副作用，如平卧位高血压、糖尿病恶化、低血钾等。有人通过静脉中植入去甲肾上腺素泵治疗低血压，有一定疗效。

（3）治疗新观念　近来欧洲开始尝试神经保护方法。理论上移植纹状体是提高左旋多巴疗效的最有效方法，这种神经移植的方法仍在试验阶段。Iranzo 等利用在持续视听监视下多种睡眠波动描记法，证明了持续正压通气（CPAP）可使哮鸣减少，他们调节 CPAP 的压力使整个睡眠中的哮鸣、阻塞性呼吸暂停、血氧饱和度下降消失，防止呼吸道阻塞。多位学者建议随病情发展，哮喘和吞咽困难严重时应考虑接受气管切开术和胃部造瘘术，能延长患者寿命。

8. 预后

多系统萎缩患者在病程中因反复发生晕厥，可使头部和四肢发生多处外伤或骨折；病程进展过程中因帕金森综合征导致肢体活动受限，日常生活不能自理；疾病晚期随时可发生睡眠呼吸暂停，导致呼吸道阻塞，可突发中枢性呼吸、心跳骤停，累及生命。截止 1995 年国外文献共报道 300 例经神经病理学检查证实的多系统萎缩患者，其中 200 例的平均存活时间为 5~6 年，最长生存 7~10 年。

诊断思路：①部分患者有家族史；②进行性加重的神经系统症状及体征；③ MRI、CT 等影像学可显示脑部萎缩；④没有特异性治疗方法。

（郭冬梅　谢淑萍）

第七节　Kennedy 病

一、典型病例

【病例】

患者男性，58 岁。主因"四肢无力 17 年，加重伴行走不稳，饮水呛咳 3 年余"就诊。17 年前无明显诱因劳累后感觉四肢无力，腰部双腿为著，伴酸痛，行走数百米常需要休息，休息后上述症状自行好转，能坚持工作，此后症状渐进性加重，四肢无力频繁发作，休息时间延长，伴有口唇、颜面部不自主肉跳。15 年前，当地医院腰椎 CT 提示"腰椎间盘突出"，此后多次就医求治，没有明确诊断，给予口服营养神经和改善循环药物治疗及康复训练，病情未见好转，但能维持轻工作。3 年前出现行走不能，蹲起费力，平卧时翻身、坐立困难，饮水偶有呛咳，曾诊断为"运动神经元病"。无尿便障碍、无脚踩棉花感。2 年前行肌电图检查提示"神经源性损害"，给予甲钴胺、辅酶 Q_{10} 治疗，未见好转。1 年前发现乳房发育。

家族史：兄弟 3 人均有类似症状，大哥因煤气中毒已故，二哥因经济原因未就医。

查体：体温 36.5℃　脉搏 78 次 -min　呼吸 18 次 -min　血压 120~80mmHg，

双侧乳房发育。神经系统查体：神志清楚，语言流利，认知功能正常，双瞳孔等大同圆，光反应灵敏，眼球运动充分，眼震（-），面纹对称，伸舌居中，可见舌肌萎缩及纤颤，双上肢近端肌力 4⁻级，远端肌力 4 级，双下肢近端肌力 3 级，远端肌力 4⁻级。Gover's 征（+）；肌容积欠饱满；肌张力正常；四肢腱反射减弱；感觉对称存在，共济运动正常，病理反射未引出。

实验室检查：血、尿常规正常，血生化全项：肌酸激酶 (CK)289u/L，低密度脂蛋白 3.85(LDL-C)mmol/L，叶酸 2.46ng/ml，余项均正常；血免疫球蛋白、甲状腺功能正常范围；血性激素 6 项检查：雌激素（E_2）58.97pg/ml（正常值 11.6~41.2），睾酮（TSTO）1379.81ng/dl（正常值 241~827）其他激素水平正常。

脑脊液常规：细胞数正常；脑脊液生化检验：脑脊液葡萄糖 57.00 mg/dl，脑脊液氯化物 114mmol/dl，脑脊液蛋白 56mg/dl。

心电图：窦性心律，ST 段改变，不正常心电图。

肌电图：广泛神经源性损害，运动纤维 MCV 正常，感觉神经 SNAP 波幅降低，SCV 减慢。

基因检测结果：检测样本 AR 基因（CAG）拷贝数异常增多，约为 51 拷贝。

该结果支持脊髓延髓肌肉萎缩症（SBMA）临床诊断。

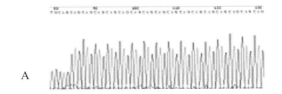

A

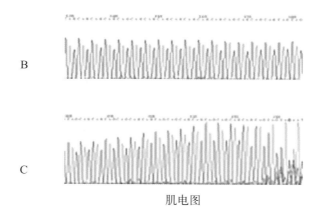

肌电图

二、综合分析

肯尼迪病 (Kennedy disease,KD) 又称脊髓延髓肌萎缩症 (SBMA),病变主要累及脊髓前角及延髓运动神经元和脊髓后根感觉神经节,是一种晚发的性连锁遗传病。携带致病基因的女性杂合子不出现临床症状,但可遗传给后代,导致后代中的男性有 50% 发病的概率。1968 年由美国医生 Kennedy 报道,1991 年 La Spada 等证实该病是由雄激素受体基因（AR）第一个外显子 CAG 重复扩增导致的动态突变病。健康人 CAG 重复数在 10~36,Kennedy 病患者达 40~62,>40 个即可确诊,KD 的诊断需依靠基因检测。近 10 年来国外对 Kennedy 病的研究有了重大突破,雄激素在疾病发展中的作用受到重视。由于尚未建立理想的 Kennedy 病的动物模型,其发病机制尚不明确,与 AR 蛋白中 CAG 重复扩增导致的毒性有关,对本病认识还需进一步深入。

1. 临床特点

①中年起病,病程冗长,进展缓慢,常在病程十几年时尚保持某种程度的工作能力和相对完好的生活自理能力;②患者几乎均为男性,有 X- 连锁隐性遗传特征;③症状多自下肢开始,近端受累突出,舌肌萎缩常见,无上运动神经元受累征象;④可有乳房女性化和睾丸萎缩等内分泌改变,但因起病年龄偏高,性欲减退或不育等并不常见;⑤可有感觉减退的症状或体征,神经传导速度检查可提示感觉受累;⑥血肌酸激酶轻度升高。

2. 鉴别诊断

（1）脊肌萎缩 (SMA) 为常染色体隐性遗传,常见症状为肢体及躯干肌无力或萎缩,肌张力降低,腱反射减弱或消失等;根据临床表现可分为 4 型,其中 Ⅰ ~ Ⅲ型在婴儿或儿童期发病,Ⅳ型为成年期发病,脊肌萎缩症 Ⅳ 型与 Kennedy 病两者在发病年龄、病程进展、临床表现、肌电图等方面极相似,前者女性也可发病,多呈常染色体隐性遗传,少有 X- 性连锁隐性遗传,无乳房女性化等内分泌改变和感觉受累的临床及亚临床证据。Kennedy 病多伴有延髓肌肉受累的症状体征,单靠临床难以区分时, 基因检测 CAG 重复数增加与否成为两者间鉴别的关键依据。

（2）肌萎缩侧索硬化 (ALS) ALS 表现为上下运动神经元同时受累,而 Kennedy 病只表现下运动神经元受累症状，且常对称发生；ALS 患者病程发展快，平均寿命为 5 年，最终因呼吸肌麻痹或并发呼吸道感染死亡。 ALS 常见的遗传方式为常染色体显性遗传，少数为常染色体隐性遗传，极少数为 X-连锁遗传。

（3）性连锁隐性遗传性肌营养不良（Becker muscular dystrophy，BMD）属于晚发型，多数患者在 4~19 岁发病，以缓慢进行性加重的对称性肌无力为特点，可见腓肠肌或三角肌肥大；常合并弓形足、心脏和智能的异常；伴有血清肌酸激酶增高，肌电图呈典型肌源性损害，以上特点易与 Kennedy 病鉴别。

（郭冬梅）

第十章

其 他

第一节　自发性低颅内压综合征

一、典型病例

【病例】

患者女性，26 岁。因头痛呕吐不能起床 5 天，于 1999 年 3 月收治入院。患者于 5 天前没有明显诱因感到头部胀痛，进行性加重，以至不能起床，起床后剧烈头痛，伴呕吐、全身大汗、心慌、无力等症状，平卧时头痛明显减轻。腰穿脑脊液压力为 50 mmH₂O，生化及常规检验均正常。神经系统检查：神志清楚，重病容，语言流利，双侧面纹对称，伸舌居中，四肢肌力、肌张力正常，腱反射对称适中，病理反射阴性，感觉系统正常。但是不能起床，起床后即出现剧烈头痛。当时检查头颅 CT 没有见到明确病变。行头 MRI 检查 T₁ 加权像未见明确异常，T₂ 加权像小脑可见片状稍为高信号，病灶周围没有水肿区。强化后显示脑膜、小脑幕明显强化。住院后给予低容量液体静脉点滴 10 天后患者临床症状明显好转，头痛减轻，能起床活动，20 天后头痛消失。诊断为自发性低颅压。

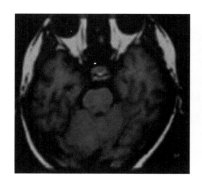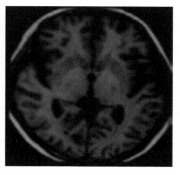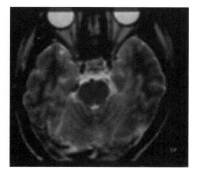

MRI 显示：T₁WI 未见明显异常　　　　　　　　　　MRI 显示：T₂WI 小脑片状稍高信号，周围没有水肿区，没有占位效应

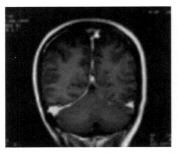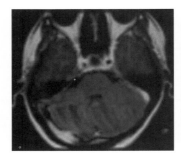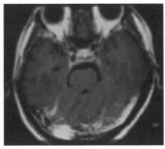

强化 MRI（冠状位）显示：脑膜小脑幕明显强化

强化 MRI 显示：脑膜、小脑幕明显强化

二、综合分析

自发性低颅内压综合征（spontaneous intracranial hypotension，SIH）是指原因不明、预后良好、颅压低于 70 mmH$_2$O 的一组少见综合征。临床以起立时剧烈头痛，呕吐及颈强直为主要表现，当平卧时症状很快缓解为其特征。

SIH 发生机制可能为：①下丘脑功能紊乱，脉络膜血管舒缩功能异常，CSF 生成减少；②矢状窦及蛛网膜颗粒吸收亢进；③潜在 CSF 漏。

（一）临床症状

SIH 的临床特征为起立性头痛（立位时不超过 15min 出现），文献报道发生频度为 100%，卧位时症状减轻或消失（卧位时不超过 30min）。此头痛或为逐渐加重，或为急性发作。常为全头痛，或局限于额部或枕部。其头痛发生机制为：当 CSF 量减少时，颅内压减低，患者处于立位时，脑组织向下方垂落，脑膜、脑表面痛觉感受器组织，尤其第 V、IX、X 颅神经及第 1~3 颈神经受牵引所致。此外，根据 Monro-Kellie 法则，CSF 量与颅内血流量呈相反性变化，故当 CSF 量减少时，颅内血管，特别是静脉出现扩张。除头痛外，可见恶心呕吐及颈强直等脑膜刺激征。文献报道尚有听力下降，或听觉过敏现象，可能由于 CSF 压力低下致内耳迷路压力减低，高频声音传导障碍，前庭蜗内半规管压力改变所致。23% 患者发生视力障碍、视物模糊，一过性黑蒙，周边视野缺损（鼻下 1/4，鼻上 1/4，颞上 1/4 象限盲），为视交叉受累或颅内部分视神经血管充血压迫所致。其他症状尚有泌乳、味觉异常、复视、第 III、IV、VI 颅神经麻痹及意识障碍。这些改变可能是由于垂体柄受压，中脑、桥脑底部伴向下方移位，小脑扁桃体向下方移位所致。上述症状与颅内压减低有关。文献报道初压为零者占 58%，0~70mmH$_2$O 者占 42%，血性 CSF 占 31%。

（二）影像学改变及发生机制

CT 扫描可见脑室缩小及脑膜强化，其他没有特异性改变。头颅 MRI 特征性改变，对本综合征的诊断提供了很大帮助，平扫及增强均显示硬脑膜、大脑镰、小脑幕弥漫性强化（矢状断面）。可见桥脑在斜坡处扁平且下移，视交叉偏位，小脑扁桃体下移，桥池变窄。硬膜下积液，硬膜下血肿。Mokri 等报道硬脑膜强化占 69%，桥脑扁平、桥池变窄及小脑扁桃体下疝占 62%。MRI 改变为可逆性，为血脑屏障改变所致。经治疗颅内压力恢复正常后 5 周至 6 个月，MRI 特征性改变可恢复正常。

诊断思路：

（1）临床症状 急性起病，以头痛为主要症状，平卧时减轻或消失，坐起或站立时头痛严重，可伴呕吐。

（2）体检 没有神经系统局灶体征。

（3）影像特点 头颅 MRI 特征性改变，平扫及增强均显示硬脑膜、大脑镰、小脑幕弥漫性强化；CT 扫描没有其他特异性改变。

（三）治疗

本病可 100% 痊愈。主要治疗为大量静脉补充低渗透压的液体，以生理盐水为主，每日 2000~2500ml，如颅内压过低适量加用渗透压更低的注射用水。还可服用咖啡因、烟酸、钙离子拮抗剂等药物治疗。一般经 1~2 周后头痛症状消失。临床经常见到继发性低颅压综合征，临床表现同 SIH，主要原因为：腹泻、用大量脱水药物、腰穿后等，治疗和预后基本同 SIH。

（谢淑萍）

第二节 可逆性脑后部白质综合征

一、典型病例

【病例】

患者男性，25 岁。主因头痛、头晕 16 h，失明 5 h 于 2007-9-22，0：30 来院急诊，于入院前 16h 觉头痛、头晕，恶心、呕吐、视物模糊，当地医院测血压 180/120mmHg，5h 前去厕所由蹲位站立时突然出现双目失明。

既往史：否认高血压、糖尿病、肾病病史。近 1 年经常感冒，体质较差。

查体：BP 180/100mmHg，神清，语利；双侧瞳孔直径 3mm，对光反射存在，双眼无光感，眼底可见双眼视乳头边界清，视网膜豹状纹，动脉管径不均匀，反光增强；颈部可疑抵抗，四肢肌力 V 级，双侧 Babinski 征阴性。

实验室检查：血常规 白细胞 9.8×10^9/L，中性 77%，红细胞 2.66×10^{12}/L，血红蛋白 82g/L，血小板 171×10^9/L。血生化 肌酐 507 μ mol/L，尿素氮 14.7mg/dl。尿常规 蛋白（＋＋＋），300mg/dl，潜血（＋＋），红细胞 50/HP。

腹部 B 超：双肾慢性病变。

腰穿：脑脊液压力 300mmH$_2$O，无色透明，细胞总数 6×10^6/L，白细胞 2×10^6/L，红细胞形态基本完整；糖 70mg/dl，氯化物 125mmol/L，蛋白 38mg/dl，免疫球蛋白正常；脑脊液涂片找菌（一）。

头 CT：右侧枕叶皮层低密度病灶。头 MRI（发病次日）：双侧颞枕叶异常信号，T_1WI 等到低信号，T_2WI、FLAIR 高信号，DWI 低信号，表观弥散系数（apparent diffusion coefficient，ADC）高信号（图 10-1A～D）。头颅 MRV 和 MRA 均正常。

诊疗过程：诊断为可逆性后部白质脑病综合征，慢性肾功能衰竭（尿毒症期），慢性肾小球肾炎，高血压病 III 级。予以降压（静点压宁定 150μg/min）和脱水降颅压（呋塞米 20mg iv q6h）等治疗，血压一般控制在 110~130/70~90mmHg，最高 150/90mmHg。患者于 9 月 24 日 7:30am 头痛减轻，视力基本完全恢复。于 9 月 25 日 11：00 收入肾内科病房，入院后当日晚上 19:30 患者去厕所排便时再次出现突然失明。当时查体：BP 150/80mmHg，双眼仅有光感，双侧瞳孔直径 4mm，对光反射敏感。予以静点压宁定降压和呋塞米 40mg iv q6h，次晨 7 点视力完全恢复。10 月 8 日复查头颅 MRI 示正常，病灶完全消失（图 1E）

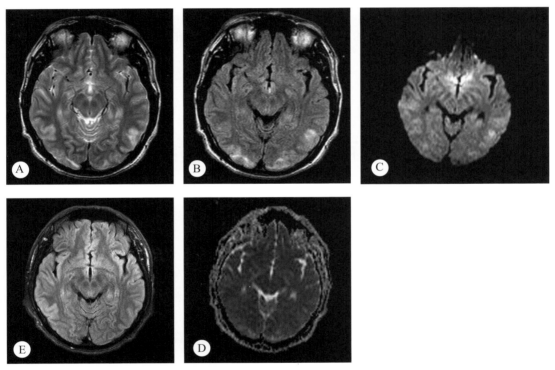

图 10-1　患者发病次日和 2 周后的头颅 MRI 表现

A. 头颅 MRI T_2WI 示双侧枕叶、左侧颞叶皮层和皮层下白质高信号
B. FLAIR 示上述区域高信号
C. DWI 示双侧枕叶稍低信号，左侧颞叶高信号
D. ADC 示双侧枕叶稍高信号

二、综合分析

可逆性脑后部白质病变综合征（reversible posterior leukoencephalopathy syndrome, RPLS）的概念最早于 1996 年由 Judy Hinchey 提出，多见于恶性高血压或妊娠子痫、严重肾脏疾病、

恶性肿瘤化疗，以及各种器官组织移植后接受免疫抑制治疗的患者。颅脑影像学检查显示病变主要累及大脑半球枕叶、顶颞叶后部的皮质下白质，以及小脑、脑干等部位，CT 显示为低密度，MRI 为长 T_1 长 T_2 信号。大多数患者的影像学病灶与临床表现相一致，为可逆性病变，故命名为可逆性脑后部白质病变综合征。

(一) 病因和发病机制

RPLS 病因复杂，患者多具有严重的基础疾病，包括恶性高血压或妊娠子痫、各类严重的肾脏疾病、恶性肿瘤化疗及器官组织移植后接受免疫抑制治疗的患者等；少见的病因还包括系统性红斑狼疮、白塞病、Wegener 肉芽肿等。

目前认为 RPLS 的发病机制主要为局部血管源性脑水肿，最常累及脑后部白质，病变严重时部分可以累及脑组织深部核团、额叶皮质以及皮质下白质，甚至脑干。多数学者认为，脑后部白质最易受累的原因是由于该部位由椎-基底动脉系统的后循环系统供血，与前循环颈内动脉系统相比，缺少丰富的交感神经支配，而交感神经可以在血压骤升时维持脑血管的张力，因此脑后部白质更容易出现血管渗透性增加、血管源性脑水肿。对使用化疗或免疫抑制药物（如环孢霉素、顺铂、干扰素、他克莫司等）的患者来说，本病的发生与上述药物的细胞毒性有关，这些药物可以直接损害血管内皮细胞而引起血脑屏障的通透性增加、导致脑水肿。与其他疾病不同的是，RPLS 血管通透性的改变是可逆性的过程，病因去除后可在数周内恢复正常。

(二) 临床表现

RPLS 患者均存在严重的基础疾病，多在原发疾病的基础上出现神经系统症状，急性或亚急性起病。早期多有头痛，并出现精神状态的改变和视力的异常，如偏盲、视觉忽略和皮质盲，偶有幻视；很多患者有癫痫发作，表现形式多样，但以全身强直阵挛发作最为常见，虽然短时间内可以频繁发作，但很少发展为癫痫持续状态。如果病变累及小脑、脑干或者基底节区，也会出现相应的临床症状。如果治疗及时得当，上述症状多能完全缓解或消失，因此，临床症状在一定程度上具有可逆性。但如果延误治疗或治疗不当，可能出现症状不可逆甚至加重。

本例患者主要表现为可逆性皮质盲，与文献报道类似，2008 年 Lee 等报道了 36 例 RPLS 患者，这是到目前为止关于 RPLS 的最大样本的病例报道，该组患者中共有 7 例患者出现皮层盲。

(三) 影像学表现

RPLS 的病变区域主要累及大脑半球后部的顶枕区，表现为皮质下白质为主的弥漫性对称性大片脑水肿，病灶还可累及小脑、双侧丘脑、内囊、脑干、额顶叶白质等。头颅 CT 显示为大片的脑水肿低密度区，可以对称或不对称分布，灰质一般不受累。经过正确的治疗，上述部位的异常信号大多可以在数周内恢复。

早期进行 MRI 检查（一定要包含 DWI 和 ADC）对于 RLPS 的诊断和鉴别诊断尤为重要。表观弥散系数（apparent diffusion coefficient，ADC）和 DWI 能有效区分 RLPS 引起的血管源性水肿和由于脑梗死或其他脑部疾病引起的细胞毒性水肿：RLPS 所致的血管源性水肿在 ADC 上表现为高信号，DWI 则表现为低信号或等信号；急性脑梗死细胞毒性水肿时 ADC 表现为低信号，而 DWI 表现为高信号。

该例患者的影像学有如下特征：第一，DWI 呈低信号或等信号，而 ADC 呈高信号，提示血管源性水肿，支持 RPLS 临床诊断；经治疗病灶完全消失，病灶具有可逆性，这与临床上皮层盲的可逆性相一致。第二，病灶位于枕叶皮层或皮层下白质，以灰质而非白质受累为主，这与传统的观念即 RPLS 主要累及白质不同，因此，Hinchey（2008 年）提出用可逆性后部脑病综合征（reversible posterior encephalopathy syndrome，RPES）来取代可逆性后部白质脑病综合征（RPLS）的概念。第三，MRA 和 MRV 正常，这有助于 RPLS 与脑梗死和静脉窦血栓相鉴别。

（四）诊断与鉴别诊断

正确的诊断不仅建立在对本病影像学特点的正确认识基础上，还要与患者的临床病史紧密结合。如条件许可，应尽量采用 MRI 检查，包括一些特殊序列如 DWI、ADC 等，有助于进一步的鉴别诊断。

诊断要素包括：①基础疾病的诱因；②神经系统临床症状体征； ③可逆性的良性病程；④特征性的影像学诊断改变； ⑤排除其他可能的疾病。

主要鉴别诊断疾病：①静脉窦血栓形成：病灶多累及双侧顶枕叶皮质、旁中央小叶，MRI 显示脑水肿、脑梗死或出血，MRA 提示颅内静脉的深浅静脉、静脉窦狭窄、充盈缺损、闭塞。②脑梗死：特别是后循环系统的梗死，如基底动脉尖综合征，头颅 MRI 的 DWI 和 ADC 有助于鉴别脑梗死和 RPLS。③病毒性脑炎：病毒性脑炎伴有发热的全身症状，病灶多累及大脑皮质额颞叶，癫痫的症状较为突出且顽固，脑电图、脑脊液实验室检查等多可提供阳性证据。④脱髓鞘脑病：这是白质病变最常见的一类疾病，如多发性硬化、急性播散性脑脊髓炎、进行性多灶性白质脑病等。对于典型影像学表现的脱髓鞘疾病鉴别并不困难，脱髓鞘脑病往往具有一些特征性的影像学表现，如颅内多发、对称、类圆形病灶。但对于部分表现并不典型的病例，鉴别诊断必须紧密结合临床病史、症状体征和脑脊液的实验室检查，如缺乏基础疾病病史、病程呈缓解复发或进行性加重、脑脊液寡克隆带阳性等。

（五）治疗及预后

早期诊断是治疗的关键，本病早期为可逆性的血管源性脑水肿过程，早期治疗预后良好。但延误治疗有可能造成神经细胞的进一步损害而不可逆的变性死亡，导致病情不可逆甚至加重。

治疗措施主要包括 ①原发病的治疗：原有严重基础疾病应针对性的积极治疗，使用细胞毒性药物的患者应立即停用或酌情减量细胞毒性药物；②积极控制高血压：强调迅速将血压降至正常水平以内，这一点与脑梗死早期需要维持一定水平的血压以保证脑的灌注压有所不同；③加强对症治疗：可适当使用脱水剂治疗以减轻血管源性脑水肿；如患者癫痫发作，应使用抗癫痫药物。

（武力勇）

第三节　糖尿病并发舞蹈症

一、典型病例

【病例】

患者女性，52岁。主因左侧肢体不自主舞动20余天于2009年2月收入院。患者于20余天前无明显诱因出现左侧肢体不自主、快速、无目的、无规律的舞蹈样动作，主要表现为以肩、肘、腕、髋、膝、踝大关节为轴的不自主扭动，并可见伸舌、咧嘴等动作。上述活动于自主活动时减轻，休息时加重，睡眠时消失。患者自发病以来无发热、头痛，无肢体无力、麻木，无意识障碍。既往史：糖尿病史10余年，平时服二甲双胍等药物治疗，血糖控制不详。

神经系统查体：神志清楚，语言流利，智能正常，额纹对称，伸舌居中，四肢肌张力正常，肌力Ⅴ级；左侧肢体大关节不自主、无规律舞动，上肢重于下肢，共济运动欠协调，双侧腱反射对称，未引出病理征。感觉正常。

辅助检查：头颅CT检查示右侧基底节区高密度影。头颅MRI：T_1WI右侧基底节区片状高信号，T_2WI呈等信号，无占位效应。尿常规示：潜血（+/－），尿酮体（－），尿蛋白（++，100mg/dl），尿糖+（250 mg/dl），白细胞（++）。空腹血糖14.3mmol/L，早餐后2h 18.8 mmol/L，午餐后2 h 17.9 mmol/L，晚餐后2h 12.3mmol/L。血常规、肝肾功能、电解质、血气分析、血氨、血沉、血清铜、铜蓝蛋白均正常。诊断：非酮症高血糖性舞蹈症。经胰岛素降糖治疗，及氟哌啶醇（2 mg，每日3次口服）对症治疗，空腹血糖控制在7~8mmol/L，患者舞蹈样动作逐渐消失减轻至消失。

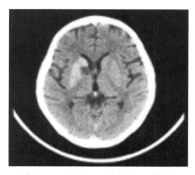

头颅CT示右侧豆状核和尾状核头部高密度影

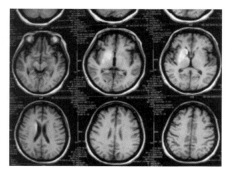

头颅MRI：T_1WI示豆状核和尾状核头部高信号

二、综合分析

糖尿病并发舞蹈症（hemichorea associated with diabetic hyperglycemia）是一种少见的临床综合征，多见于糖尿病控制不佳的高血糖患者，酮症及非酮症高血糖患者均可发病，但在非酮症高血糖患者中更多见。非酮症高血糖性舞蹈症（non-ketotic hyperglycemia chorea）最早由 Bedwell 于 1960 年报道。其发病率尚无报道，文献描述多见于亚洲人。由于此病的病灶往往局限于症状对侧的纹状体，也有学者将其称之为"糖尿病性纹状体病"，即 Diabetic Striatal Disease。

（一）临床特征

糖尿病并发舞蹈症主要见于老年患者，女性居多。常急性起病，表现为一侧或双侧肢体的快速、不规则、无规律、无目的、不自主的舞蹈样动作，严重时可表现为投掷动作，大多数患者为单侧症状，部分患者可伴有耸肩、挤眼、伸舌等头面部不自主运动。患者还可有其他局灶性神经系统体征，如锥体束征、短暂性肢体无力、面肌颤搐、舞蹈侧肢体肌张力下降等。个别患者可合并部分性或全身性癫痫发作。

另一重要的临床特点就是患者发病时血糖较高酮体多数为阴性，但也有酮体阳性的患者发病。临床症状随着血糖的控制而好转或消失，血糖控制不良时可复发。Oh 报道的 53 例患者平均血糖为 26.69 mmol/L(9.39~70.22 mmol/L)。研究发现舞蹈病的严重程度与血糖的高低有关，血糖越高，症状就越重，而与渗透压无关。

（二）发病机制

糖尿病相关的舞蹈症的发病机制尚未明确，目前提出的假说主要有 γ- 氨基丁酸减少，多巴胺能活性相对增高，及低灌注导致纹状体细胞的低代谢状态。因为糖尿病性舞蹈症多见于糖尿病非酮症高血糖患者，有学者认为此类患者细胞能量代谢以无氧代谢为主，三羧酸循环被抑制，脑细胞以 γ- 氨基丁酸 (GABA) 为能量来源，导致 GABA 被很快耗竭，基底节正常活动受到损害，临床上出现偏侧舞蹈症。但在糖尿病酮症患者，有足够的合成 GABA 的乙酰乙酸，同样出现了舞蹈症状，其发病机制还有待进一步研究。

雌激素可以降低黑质纹状体系统多巴胺的功能。而更年期妇女雌激素减少，导致多巴胺受体敏感度增高，多巴胺受体产生超敏现象，故本病多见于绝经后的老年女性。

（三）神经影像学特点

非酮症性高血糖合并偏侧舞蹈症的影像学检查具有特征性表现，患肢对侧纹状体，主要是尾状核头和壳核，发病初期 CT 表现为高密度，MRI 上 T_1WI 呈高信号，T_2WI 则呈低信号、等信号或稍高信号，边界清晰，无水肿及占位效应。CT 早期的高密度在短时间内可以消失，而 T_1WI 高信号则会存在较长时间。

长期以来人们对这种信号的形成有着很多认识。Oerlemans 和 Lai 等认为，这种 MRI 的信号变化可以用该部位的点状出血及随后的高铁血红蛋白形成和含铁血黄素的沉积来解释。然而，梯度回波像中病灶并未发现异常，这说明并不能用出血来解释病灶的形成。不仅如此，病变壳核的活体标本检查发现病变部位仅为轻度的星形胶质细胞增生和空泡形成，而没有铁或钙的沉积。Shan 等在病变的活体标本中发现了含有原浆性星形胶质细胞的脑胶质碎片，并认为 MRI 短 T_1 信号是由于肿胀的原浆性星形胶质细胞中蛋白水化层所致。Nagai 等认为，因为很多高血糖患者的周围神经都有髓鞘的损害，所以壳核中的高信号可能与损害的神经髓鞘有关。

磁共振研究还发现病灶在 DWI 像上呈高信号，在 ADC 像上呈低信号，这种现象可能是由于星形胶质细胞聚集、血液黏度高、神经元功能障碍及细胞毒性水肿引起。

磁共振波谱分析（MRS）发现病灶部位的 N-乙酰天冬氨酸 (NAA) / 肌酸 (Cr) 比值低于对侧，胆碱 (Cho) /Cr 比值高于对侧，且有乳酸峰出现。以上 3 种变化分别提示了神经元的丢失和损害、神经胶质的增生和局灶性的缺氧状态。另外，该病的单光子发射计算机体层摄影术 (SPECT) 研究发现病灶处血流灌注减低。正电子发射断层扫描 (PET) 研究证实病灶部位糖的代谢显著降低。这些研究从多种途径证实了病灶部位存在代谢障碍。

（四）病理表现

如上所述，该病的病理研究发现病变部位为轻度的星形胶质细胞增生和空泡形成，及含有原浆性星形胶质细胞的脑胶质碎片。最近的一项研究发现病变纹状体有斑片状坏死和水肿，病灶处小动脉各层均严重增厚，且管腔显著狭窄。小动脉壁玻璃样变，红细胞渗出，毛细血管增生，以及巨噬细胞、淋巴细胞浸润。上述病理改变与增生性糖尿病视网膜病变的病理改变相似。

（五）诊断

通常本病应具备以下特征：①急性或亚急性起病，有糖尿病史，年龄多大于 60 岁；②偏侧舞蹈样运动 (面部、颈部、上肢和下肢)；③偏侧舞蹈症同时伴有血糖明显升高，尿酮体常阴性；④ CT 检查示豆状核和 / 或尾状核高密度影，无水肿及占位效应；头颅 MRI 的 T_1WI 示豆状核和 / 或尾状核高信号，并且高信号是可逆的，随着临床症状好转逐渐消失；⑤血糖控制正常及对症治疗后偏侧舞蹈症可以缓解。

本病特别应注意与脑出血相鉴别。

（六）治疗

总体来说，该病预后良好。其病治疗关键是控制血糖，空腹血糖控制在 7.0mmol/L 左右时，舞蹈样症状可改善或消失；同时，可短期使用氟哌啶醇以及安定类药物等，以缓解舞蹈样症状。但是，该病影像学的改善通常晚于临床症状的改善。

（武力勇 徐 迪 张 倩 张 津）

第四节 急性自主神经功能失调

一、典型病例

【病例】

患者女性，26 岁。因四肢麻木、体位性晕厥、大小便异常 1 月余于 2008 年 12 月 19 日入院。患者于 1 个月前无明显诱因逐渐出现四肢麻木、疼痛，并且多次从卧位站起后出现晕倒、意识丧失，平卧后意识恢复。就诊于当地医院，考虑为"梅尼埃病"。住院期间出现低热，体温一般不超过 38℃，全身无汗。并出现尿失禁，便秘与腹泻交替出现。腰椎穿刺检查示：脑脊液外观无色透明，压力正常，白细胞 $2 \times 10^6/L$，蛋白 1.68g/L，糖、氯均正常。考虑为"脊髓炎"，给予丙种球蛋白、甲基泼尼松龙等治疗，病情无好转，为进一步诊治来首都医科大学宣武医院。患者既往体健，发病前 1 个月曾有"感冒"病史。查体：血压 卧位 120/70mmHg，坐位 70/35mmHg，心率 104 次/min。神清语利，高级皮层功能正常。左侧瞳孔直径 4mm，对光反射迟钝，右侧瞳孔直径 3.5mm，对光反射灵敏。眼动充分，无眼震及复视，余颅神经未见异常。四肢肌张力、肌力正常，共济运动正常。双上肢肱二头肌腱反射、肱三头肌腱反射、桡骨膜反射明显减弱，双下肢膝腱反射、跟腱反射未引出，双侧病理征阴性，Laseque 征阴性。深浅感觉正常，无手套、袜套样感觉减退，无感觉平面。全身皮肤干燥、无汗，眼干无泪，唾液分泌少。皮肤划痕症阳性。

患者入院后辅助检查：心电图示窦性心动过速。脑干听觉诱发电位（BAEP）未见异常。体感诱发电位（SLSEP）：刺激双侧正中神经未见异常。刺激双侧胫神经左侧 N_8 潜伏期延长，余未见异常。视觉诱发电位（VEP）患者不合作。肌电图及神经传导速度：所检肌肉多相波均增多，右拇短展肌、左小指展肌电压增高，重收缩呈巨大电位。右拇短展肌时限增宽。所检运动神经双侧腓神经、左侧胫神经传导速度稍慢，双侧腓神经波幅稍低。所检感觉神经：右胫神经、左腓肠神经未引出。所检 F 波、H 反射，右胫神经 F 波出现率低，H 反射未引出。脑脊液无色透明，压力 85 mmH$_2$O，蛋白 0.40 g/L，氯 115 mmol/L，糖 67 mg/dl，白细胞数 0，OB(+)，MBP 26.61nmol/L。

诊断：急性全自主神经功能不全。

患者入院后体温仍波动明显，无汗，物理降温有效。并出现唾液减少，进食需水送服，并出现吞咽困难，进食后恶心、呕吐。经再次丙种球蛋白冲击治疗，无明显好转，并逐渐出现腹胀，排气、排便减少，肠鸣音减弱，卧位腹平片示结肠明显充气、扩张等麻痹性肠梗阻的表现。并出现应激性消化道出血、低蛋白血症、肢体无力、呼吸肌无力、呼吸衰竭，予以机械通气辅助呼吸。经对症治疗病情无明显好转，患者自动出院。

二、综合分析

急性全自主神经功能不全 (acute pandysautonomia)，或称急性全自主神经病（acute panautomic neuropathy），由 Young 等于 1969 年首先报道，随着人们对该病的逐渐认识，近年来报道有所增多。急性全自主神经功能不全是以急性或亚急性起病，表现为周围交感神经和副交感神经节前、节后自主神经功能障碍，包括瞳孔、胃肠道、心血管、体温调节、膀胱和直肠、泪腺、涎腺以及性功能等器官，一部分伴有周围感觉神经功能异常，一般无明显的周围运动神经功能改变。约 40% 患者有脑脊液蛋白含量增高，而细胞数正常。

（一）临床特点

急性全自主神经功能不全多发生于中、青年，病初多有呼吸道或消化道感染症状，相继较快地出现广泛的自主神经功能障碍，有些主要表现为胆碱能系统病变，有些主要表现为肾上腺素能系统病变。临床表现为直立性低血压、位置性晕厥，而心率变化不明显（固定心率），即卧位时血压正常，坐位时出现头昏、乏力，收缩压、舒张压明显下降，而站立时血压降至零而导致晕厥；有瞳孔变化，常为双侧瞳孔散大，光反应明显减弱或消失；全身皮肤出汗减少，鼻、眼、口干燥伴鼻塞，由于无汗可出现体温增高，物理降温有效，药物降温疗效不佳；胃肠功能低下，可伴有恶心、呕吐，大便秘结或腹泻，甚至可出现麻痹性肠梗阻；阳痿大多较明显，有些有尿潴留等；约半数患者合并有四肢远端浅、深感觉障碍，腱反射减弱，极少数患者伴有四肢远端肌力下降。因部分患者仅有广泛的自主神经病变症状，故有"全自主神经病（pure pandysautonomia）"之称。Bjima 曾报道了 1 例急性全自主神经功能不全者伴有脑干症状，Fukuda 报道了 1 例合并有下丘脑功能异常，故本病可合并有中枢神经系统受累。

（二）病因和发病机制

急性全自主神经功能不全的发病机制目前还不甚清楚，由于其发病前常有发热、上呼吸道感染、腹泻病史，有的尚合并小细胞肺癌、重症肌无力、胸腺瘤、脑脊液蛋白升高等，因此一般认为其发病与病毒感染和免疫异常反应有关。Pavesi 等报道了 1 例急性全植物神经功能不全者，血和脑脊液中柯萨奇病毒抗体滴度增高，分别为 1：1024 和 1：128；亦有报道本病伴 Epstein-Barr 病毒（EBV）抗体滴度增高。因此目前大多数学者认为本病是一种与病毒感染有关的异常免疫反应，即抗微生物抗体与神经组织的交叉免疫反应。Vernino 等同时还推测，此病可能由于自主神经节中介导快速突触传导的烟碱样乙酰胆碱受体受累，而导致了交感和副交感神经功能障碍。

（三）病理表现

急性全植物神经功能不全病理改变主要在周围神经系统，直接影响周围的自主神经节或节后交感、副交感神经。Sekine 报道的腓肠神经活检，表现为有髓神经纤维正常，无髓神经密度下降，仅为正常对照的 60%，没有髓鞘病变、细胞浸润、淀粉沉着。我国李舜伟和郭玉璞教授报道的 5 例全植物神经功能不全患者，其中 3 例腓肠神经活检示有髓纤维减少、雪旺细胞萎缩，内含变性物质和髓鞘样结构，无髓纤维萎缩和减少，轴索结构紊乱，其中 1 例有神经束间小血管炎。故本病的主要病理改变为周围神经无髓纤维明显减少，其次是轴索变性和有髓纤维的缺失。

（四）实验室检查

急性全植物神经功能不全患者常有细胞免疫和体液免疫的异常，血液中 CD4 细胞增多，循环免疫复合物、抗核抗体增高，以及血和脑脊液中免疫球蛋白增高。

脑脊液检查压力正常，约半数患者蛋白轻度增高（0.5~2.4g/L），细胞数正常，可有抗体滴度的增高和其它免疫指标的异常。

肌电图检查，部分患者有感觉神经的传导速度减慢，少数伴远端肌肉的部分失神经损害，一般运动传导速度正常。诱发电位、头部 CT、头部 MRI 无异常发现。Yasuda 曾报道急性全植物神经功能不全伴周围感觉神经病患者，有脊髓 MR 的异常，主要在脊髓后柱的薄束部位 T_2 像显示高信号，认为是后根神经节病变，紧随着脊髓后柱受累。

一般的内分泌检查无异常发现，如血糖、肾上腺功能、甲状腺功能检查正常。有学者报道，患者卧位时血清儿茶酚胺正常，站立时没有反应性改变。Fukuda 等报道的 1 例患者有抗利尿激素分泌增多，提示了本病有内分泌 - 神经功能的异常。

（五）鉴别诊断

周围神经性植物神经损害一般可分为：家族性、获得性和特发性。家族性植物神经功能不全（Rilley-Day 综合征）主要发病在犹太家族或其他种族的小儿，属常染色体隐性遗传病，预后差，多数在儿童期死亡。获得性植物神经功能障碍可见于原发性淀粉样变性、糖尿病、慢性酒精中毒、脊髓痨、交感神经干切除或损伤等。原发性直立性低血压（Shy-Drager 综合征）是少见的原发性变性疾病，除有阳痿、尿便障碍、少汗等植物神经损害外，常伴有中枢神经其它系统的变性，表现为小脑性共济失调、锥体外系症状等，头颅 MRI 可发现大脑、小脑和脑干萎缩，病情缓慢进展，预后差。干燥综合征因眼、口、鼻黏膜干燥和全身少汗也易与本病混淆，但很少有"全"自主神经功能不全的表现，且血清中 SSA 和 SSB 抗体阳性具有较高的特异性，易于鉴别。

急性多发性脱髓鞘性神经根神经炎（吉兰 - 巴雷综合征，GBS）合并自主神经功能障碍相当多见，故有学者认为本病是 GBS 的变异亚型，原因：①两者病前均常有感染史；②常有相同的病程，约几周达高峰；③均有广泛的自主神经功能障碍；④有相同的免疫炎症机理，同时伴脑脊液细胞蛋白分离现象。但研究认为急性全植物神经功能不全的主要病理改变是周围神经无髓纤维的明显减少，其次是轴索变性和有髓纤维的缺失，无明显的髓鞘脱失，不同于格林 - 巴利综合征的周围神经局限的节段性髓鞘脱失。有些作者认为急性全自主神经功能不全是特发性的植物神经免疫性疾病，此系一种新的、独立的疾病。

（六）治疗及预后

目前，本病激素治疗多有效，主要利用激素抗炎、免疫抑制作用，又有较强的水盐代谢作用，能够改善体位性低血压。近年来，也有人血丙种球蛋白用于本病治疗的报道。

临床上，还可对症治疗。对于体位性低血压患者，将床头抬高 20~30cm，起床动作要慢，下地直立后进行全身肌肉活动，穿弹力裤和紧身衣裤，也有助于防止体位性低血压。严重低血压患者，可用麻黄素、左旋多巴来提高血压。排尿不畅可用碳酰胆碱皮下注射；少汗、口干可适量应用毛果芸香碱；发热患者可使用温水擦浴和酒精擦浴等物理降温。其他的治疗如补充各种维生素、纠正水、电解质紊乱，适当活动，加强营养及护理也是必不可少的。若并发呼吸肌麻痹，应及早气管切开。

该病一般预后良好，经积极的治疗后多数患者在数月或一两年后逐渐好转，少数患者预后不良。

（武力勇　徐　迪　张　倩　张　津）

参考文献

1　杨继宗，潘桂花．强迫症与疑病症．上海：上海科学技术出版社，2002．

2　吴文源，季建林．综合医院精神卫生．上海：上海科学技术文献出版社，2001．

3　蔡焯基．抑郁症——基础与临床（第二版）．北京：科学出版社，2001．

4　张建平，彭超英．神经科药物手册．北京：科学技术文献出版社，2001．

5　陈清棠．临床神经病学．北京：北京科学技术出版社，2000．

6　冯志颖．精神疾病诊疗常规．天津：天津科学技术出版社，2004．

7　胡　杰，江澄川，吴浩强．胶质母细胞瘤分子遗传学研究进展．国外医学·神经病学神经外科分册，2000，27(6)：312-315．

8　Lafitte F, Morel-Precetti S, Martin-Duvermeuil N, et al. Multiple glioblastomas：CT and MR features. Eur Radiol, 2001,11：131-136.

9　Gamburg ES, Regine WF, Patchell RA, et al. Reoperation in the treatment of recurrent intracrantation on survival in patients with glioblastoma multiforme[J].Int J Radiat Oncol Phys, 2000, 48(5)：1359.

10　Yoshida J, Kajita Y, Wakabayash T, et al.Long-termfollowup results of 175 patients with malignant glima：Importance of radical tumor resection and postoperative adjvan therapy with interferon ACNU and radiation. Acta Neurochirugica, 1994, 127：55.

11　卢德宏，徐庆中．1458例颅内蝶鞍部肿瘤的病理学分析．中华肿瘤杂志，1988，10（2）：205．

12　阚志生，罗世祺．颅内生殖细胞瘤．中华神经外科杂志，1997，12（2）：66．

13　Losa F, Garciadel MJ, Germa JR. Primary germ cell tumors of the central nervous system. Neurologia, 1997, 12 (5)：249.

14　林　燕，高培毅．小儿基底节及丘脑肿瘤的MRI 诊断 [J].中华放射学杂志，1999，33（8）：515 - 519．

15　Moon WK, Chang KH, Han MH, et al. Intracranial germinomas：correlation of imaging findings with tumor response to radiation therapy[J]. AJR Am J Roentgenol, 1999, 172 (3)：713-716.

16　Hoffmann HJ, O tsubo H, Hendrick EB, et al. Intrcranial germ-cell tumors in children. J neurosurg, 1991, 74：545.

17　Kim DJ, Yoon PH, Ryu YH, et al. MRI of germinomas arising from the basal ganglia and thalamus [J]. Neuroradiology, 1998, 40(8)：507-511.

18　Fujimaki T, Matsutani M, Funada N, et al. CT and MRI features of intracranial germ cell tumers[J]. J Neurooncol, 1994, 19(3)：217-226.

19　Takakura K. Intracranial germ cell tumors[J]. Clin Neuro Surg, 1985, 32(2)：429-444.

20　Harold JH, Hirosni O, Brnce EH. Intracranial germ-cell tumors in children. J Neurosurg, 1991, 74：545.

21　Mark TJ, Rebecca G, Fred H. Intracranial germ cell tumors：Nature history and pathogenesis. J Neurosurg, 1985, 63：155.

22　Sano K. Pathogenesis of intracranial germ cell tumors reconsidered, J Neurosurg. 1999, 90：258.

23　林志雄，张鹏飞，吴　翊，等．星形细胞瘤生物学行为特征及机理探讨．微侵袭神经外科杂志，

1997, 2（1）：44-45.

24 薛庆澄．神经外科学．天津：天津科学技术出版社，1990，306.

25 杨秀军．颅内黑色素瘤的 CT 和 MRI 特征．中华放射学杂志，1995，29（1）：45-47.

26 王　锐，王忠诚，罗　麟．颅内黑色素瘤 25 例临床分析．中华神经外科杂志，1987，3（2）：84-86.

27 尚京伟，高培毅，戴建平，等．颅内黑色素瘤的影像诊断．中国医学影像学杂志，1999，7：（1）：11-13.

28 Plate KH, Berier G, Weich HA, et al. Vascualr endothelial growth factor is potential tumour angiogenesis factor in human gliomas in vivo. Nature, 1992, 359：845-848.

29 Roy S, Sarkar C. Ultrastructural study of micro-blood vessels in human brain tumors and peritumoral tissue. J Neurooncol, 1989, 7：283-292.

30 Abe T, Black PM, Qjemann RG, et al. Cerebral edema in intracranial meningiomas：evidence for local and diffuse patterns and factors associated with its occurrence. Surg Neurol, 1994, 42：471-475.

31 Johnson PC, Hunt SJ, Drayer BP. Human cerebral gliomas：Correlation of postmortem MR imaging and neuropathologic findings. Radiology, 1989, 170：211-213.

32 Pyhtinen J, Paakko E. A difficult diagnosis of gliomatosis cerebri. Neuroradiology, 1996, 38（50）：444-448.

33 Isiklar I, Leeds NE, Fuller GN, et al. Intracranial metastatic melanoma：correlation between MR imaging characteristics and melanin content. Am J Roentgenol, 1995, 165(6)：1503-1506.

34 Reider Groswasser I, Merimsky O, Karminsky N, et al. Computed tomography features of cerebral spread of malignant melanoma. Am J Clin Oncol, 1996, 19(1)：49.

35 徐兵河，顾大中．中枢神经系统恶性淋巴瘤．北京：北京医科大学、中国协和医科大学联合出版社，1997，346-354.

36 杨　峻，袁　葛．原发性颅内恶性淋巴瘤 40 例．中华外科杂志，1996，34：102-103.

37 Ferreri AJM, Reni M, Villa E. Primary certral nervous system lymphoma in immunocompetent patients. Cancer Treat Rev, 1995, 21：415.

38 Latendre L, Banks PM, Reese DF. Primary lymphoma of the central nervous system. Cancer, 1982, 49：939.

39 De Angelis LM, Seiferheld W, Schold SC, et al. Combind modality treatment of primary certral nervous system lymphoma RTOG 93-10. PROC ASCO, 1999, 18：535.

40 Shibamoto Y, Tsutsui K, Dodo Y, et al. Improved survival rate in primary intracranial lymphoma treated by high dose radiation and systemic Vincristine-Doxorubicin-Cyclophosphamide-Prednisolone chemotherapy Cancer, 1990, 65：1907.

41 Deminer T, Dail DH, Aboulafia DM. Four varied cases of intravascular lymphomatosis and a literature review. Cancer, 1994, 73：1738-1745.

42 Stroup RM, Sheibani K, Moncada A, et al. Angiotropic(intravascular)large cell lymphoma. A clinicopathologic study of seven caseswith unique clinical presentations. Cancer, 1990, 66：1781-1788.

43 DiGiuseppe JA, Hartmann DP, Freter C, et al. Molecular detection of bone marrow involvement in intravascular lymphomatosis. Mod Pathol, 1997, 10：33-37.

44 （美）刘易斯（LEWIS PR）；高旭光等主译．MERRITT'S 神经病学．沈阳：辽宁科学技术出版社，2002.

45 陈清棠，等．临床神经病学．北京：北京科学技术出版社，2004，4．

46 方松华，胡建斌，章士正，等．大脑胶质瘤病的MRI诊断．中华放射学杂志，1999，33：227-229．

47 Jennings MT, Frenchman M, Shehab T, et al. Gliomatosis cerebri presenting as intractable epilepsy during early childhood. J Child Neurol, 1995, 10：1, 37-45.

48 Kim Dg, Yang HJ, Park IA, et al. Gliomatosis cerebri：clinical, features, treatment, and prognosis. Acta Neurochir(Wein), 1998, 140：755-762.

49 Shin YM, Chang KH, Han MH, et al. Gliomatosis cerebri：comparison of MR and CT features, AJR, 1993, 161：859-862.

50 Ng HK. Diffuse gliomatosis of the central nervous system with histologicae features of microgliomatosis. Clin Neuropathol, 1988, 7：266-270.

51 Ross IB, Robitaille Y, Villemure JG, et al. Diagnosis and mangement of gliomatosis cerebri recent trends.Surg Neurol, 1991, 36：431-440.

52 Kandler RH, Smith CM, Droome JC, et al. Gliomatosis cerebri：a clinical, radiological and pathological report of four case. Br J Neurosurg, 1991, 5：187-193.

53 Jallo JI, Palumbo SJ, Buchheit WA. Cerebral Angle lipoma：case report. Neurosurgery, 1994, 34(5)：912-914.

54 Baeesa SS, Higgins MJ, Ventureyra ECG. Dorsal brain stem lipomas：case report. Neusosurgey, 1996, 38(5)：1031-1035.

55 徐文坚，张云亭，刘松龄，等．颅内脂肪瘤的CT和MRI诊断．医学影像学杂志，2001，11（4）：218-220．

56 胡 杰，江澄川．颅内脂肪瘤的诊断和治疗．中国临床神经科学，1998，6（4）：225．

57 杨朋范，卢亦成，梁玉敏，等．颅内脂肪瘤的诊断与治疗．中国神经精神疾病杂志，2000，26（3）：161．

58 张立群，王默力．成人脊髓全长髓内及颅内脂肪瘤1例及文献复习．临床医学，1996，16（9）：39-40．

59 Ohta Y, Nariai T, Ishii K, et al. Meningio-angiomatosis in a patient with focal epilepsy：value of PET in diagnoses and preoperative planning of surgery. Acta Neurochir (Wien), 2003, 145(7)：587-591.

60 Blumenthal D, Berho M, Bloomfield S, et al. Childhood meningioma associated with meningio-angiomatosis. Case report. J Neurosurg, 1993, 78(2)：287-289.

61 Aizpuru RN, Quencer RM, Norenberg M, et al. M eningio-angiomatosis：clinical, radiologic, and histopathologic correlation. Radiology, 1991, 179：819-821.

62 Vaquero J, Zurita M, Coca S, et al. Cerebral Angiofibroma：Case Report. Neurosurgery, 2000, 46(3)：748-751.

63 张福林，汪 寅，陈 宏，等．脑膜血管瘤病临床病理观察．临床与实验病理学杂志，2001，17（5）：382-384．

64 Mut M, Soylemezoglu F, Firat MM, et al. Intraparenchymal meningioma originating from underlying meningioangiomatosis. J Neurosurg, 2000, 92：706-710.

65 Halper J, Scheithauer BW, Okazaki H, et al. Meningio-angiomatosis：a report of six cases with special reference to the occurrence of neurofibrillary tangles. J Neuropathol Exp Neurol. 1986, 45(4)：426-446.

66 苏长海，扬 磊，杨富才．神经皮肤综合征．西安：天则出版社，1998，34-36．

67 宰春和．遗传性神经肌肉疾病．北京：北京科学技术出版社，1993，102-104．

68 武力勇，王向波，贾建平，等．脑膜黑色素瘤病五例临床、脑脊液及影像学特征．中华神经科杂志，2007，40(12)：818-821．

69 武力勇，王锁斌，赵利杰，等．疑难病例评析：第130例胸痛-头痛-失明失聪-神经根痛-多发肌肉内软组织肿块．中华医学杂志，2007，87(8)：2077-2080．

70 袁治，史平，丁永忠，等．神经系统黑色素瘤7例临床分析．兰州大学学报（医学版），2006，32(3)：87-89．

71 粟秀初，魏东．脑膜转移性黑色素瘤四例．中国现代神经疾病杂志，2008，(85)：485-486．

72 Bittencourt FV, Marghoob AA, Kopf AW, et al. Large congenital melanocytic nevi and the risk for development of malignant melanoma and neurocutaneous melanocytosis. Pediatrics, 2000,106:736-741.

73 Zaal LH, Mooi WJ, Klip H, et al. Risk of malignant transformation of congenital melanocytic nevi: a retrospective nationwide study from the Netherlands. Plast Reconstr Surg, 2005, 116: 1902-1909.

74 Hale EK, Stein J, Ben-Porat L, et al. Association of melanoma and neurocutaneous melanocytosis with large congenital melanocytic naevi-results from the NYU LCMN registry. Br J Dermatol, 2005, 152: 512-517.

75 Amer MH, A1-Sarraf M, Baker LH, et al. Malignant melanoma and central nervous system metastases-incidence, diagnosis, treatment and survival. Cancer, 1978, 42: 660-668.

76 Inci S, Bozkurt G, Gulsen S, et al. Rare cause of subarachnoid hemorrhage: spinal meningeal carcinomatosis. Case report. J Neurosurg Spine, 2005, 2: 79-82.

77 Gupta AK, Kaushal SS, Pal LS. Metastatic melanoma presenting as a case of subarachanoid haemorrhage. J Assoc Physicians India, 1996, 44: 139-140.

78 Thompson JF, Uren RF. Lymphatic mapping in management of patients with primary cutaneous melanoma. Lancet Oncol, 2005, 6: 877-885.

79 Dupuis F, Sigal R, Margulis A, et al. Cerebral magnetic resonance imaging (MRI) in the diagnosis of leptomeningeal carcinomatosis in melanoma patients. Ann Dermatol Venereol, 2000, 127: 29-32.

80 Freilich RJ, Krol G, DeAngelis LM. Neuroimaging and cerebrospinal fluid cytology in the diagnosis of leptomeningeal metastasis. Ann Neurol, 1995, 38:51-57.

81 Soussain C, Hoang-Xuan K. Primary central nervous system lymphoma: an update. Curr Opin Oncol, 2009, 21: 550-558.

82 Terae S, Ogata A. Nonenhancing primary central nervous system lymphoma. Neuroradiology 1996, 38: 34-37.

83 Utsuki S, Oka H, Miyazaki T, et al. Primary central nervous system large B-cell lymphoma with prolific, mixed T-cell and macrophage infiltrates, mimicking multiple sclerosis. Brain Tumor Pathol 2010, 27: 59-63.

84 Zhang D, Hu LB, Henning TD, et al. MRI findings of primary CNS lymphoma in 26 immunocompetent patients. Korean J Radiol 2010, 11: 269-277.

85 Leigh D. Subacute necrotizing encephalomyelopathy in an infant. J Neurol Neurosurg Psychiatry, 1951,14:216-221.

86 王朝霞，杨艳玲，张月华，等．Leigh综合征的线粒体DNA突变分析．中华神经科杂志，2003，36：28-31．

87 Behrman RE, Kliegman RM,Jenson HB, et.al. Nelson Textbook of Pediatrics, 16thed. Philadelphia: WB Saunders, 2000, 1847−1848.

88 De Lonlay−De beney P, von Kleist−Retzow JC,Hertz−Pannier L, et al. Cerebral white matter disease in children may be caused by mitochondrial respiratory chain deficiency.J Pediatr, 2000, 136: 209−214.

89 Topcu M, Saatci I, Apak RA, et al. Leigh syndrome in a 3−year−old boy with unusual brain MR imaging and pathologic findings. Am J Neuroradiol, 2000, 21: 224−227.

90 Makino M, Horai S, Goto Y, et al. Mitochondrial DNA mutations in Leigh syndrome and their phylogenetic implications. J Hum Genet, 2000,45:69−75.

91 Uziel G,Moroni I, Lamantea E, et al. Mitochondrial disease associated with the T8993G mutation of the mitochondrial ATPase 6gene: aclinical,biochemical,and molecular study in six families. J Neurol Neurosurg Psychiatry,1997,63:16−22.

92 White SL, Shanske S, Biros I, et al. Two cases of prenatal analysis for the pathogenic T to G substitution at nucleotide 8993 in mitochondrial DNA . Prenat Diagn, 1999, 19: 1165−1168.

93 Leonard JP, Waldburger KE, Goldman SJ. Prebention of experimental autoimmune encephalomyelitis by antibodies against interleukin 12. J Exp Med, 1995, 181: 381−386.

94 Pashenkov M, Mustafa M, Kivisakk P, et al. Leveles of interleukin−15−expressing blood mononuclear cells are elevanted in multiple sclerosis. Scand J Immunol, 1999, 50: 302−308.

95 Brosnan C, Raine C. Mechanisms of immune injury in multiple sclerosis. Brain Pathol, 1996, 6: 243−257.

96 Xiao BG, Link H. Immune regulation within the central nervous system. J Neurol Sci 1998, 157: 1−12.

97 Liedtke W, Cannella B, Mazzaccaro RJ, et al. Effective treatment of models of multiple sclerosis by matrix metalloproteinase inhibitors.Ann Neurol, 1998, 44: 35−46.

98 Poser CM, Paty DW, Scheinberg L, et al. New diagnostic criteria for multiple sclerosis: Guidelines for research protocols. Ann Neurol 1983, 3: 227−231.

99 Baranzini SE, Elfstrom C, Chang SY, et al. Transcriptional analysis of multiple sclerosis brain lesions reveals a complex pattern of cytokine expression. J Immunol, 2000, 165(11): 6576−6582.

100 Shaw CE, Dunbar PR, Macaulay HA, et al. Measurement of immune markers in the serum and cerebrospinal fluid of multiple sclerosis patients during clinical remission. J Neurol, 1995, 242(2): 53−58.

101 Noseworthy JH, Lucchinetti C, Rodriguez M. Multiple sclerosis. N Engl J med, 2000, 28 (13) : 938−952.

102 Fridman D. Multiple sclerosis simulating a mass lesion. J Neuroophthalmol, 2000, 20 (3) : 147−153.

103 Michell AW, Burn DJ, Reading PJ. Central pontine myelinolysis temporally related to hypophosphataemia. J Neurol Neurosurg Psychiatry, 2003, 74 (6): 820.

104 Ashrafian H, Davey P. A review of the causes of central pontine myelinolysis: yet

another apoptotic illness? Eur J Neurol, 2001, 8(2):103-109.

105 DeLuca GC, Nagy Z, Esiri MM, et al. Evidence for a role for apoptosis in central pontine myelinolysis. Acta Neuropathol, 2002, 103(6):590-598.

106 Miller RF, Harrison MG, Hall-Craggs MA, et al. Central pontine myelinolysis in AIDS. Acta Neuropathol, 1998, 96:537-540.

107 Bernsen HJ, Prick MJ. Improvement of central pontine myelinolysis as demonstrated by repeated magnetic resonance imaging in a patient without evidence of hyponatremia. Acta Neurol, 1999, 9(3):189-193.

108 Bahr M, Sommer N, Petersen D, et al. Central pontine myelinolysis associated with low potassium levels in alcoholism. J Neurol, 1990, 237(4):275-276.

109 Miller GM, Baker HL, Okazaki H, et al. Central pontine myelinolysis and its imitators: MR findings. Radiology, 1988, 168(3):795-802.

110 孙斌. 脑桥中央髓鞘溶解症的病因与诊治. 华中医学杂志, 2000, 24(4):190-191.

111 Lin SH, Chau T, Wu CC, et al. Osmotic demyelination syndrome after correction of chronic hyponatremia with normal saline. Am J Med Sci, 2002, 323(5):59-62.

112 Mochizuki H, Masaki T, Miyakawa T, et al. Benign type of central pontine myelinolysis in alcoholism—clinical, neuroradiological and electrophysiological findings. J Neurol, 2003, 250(9):1077-1083.

113 Kleinschmidt-DeMasters BK, Norenberg MD. Rapid correction of hyponatremia causes demyelination: relation to central pontine myelinolysis. Science, 1981, 211: 1068-1070.

114 Verbalis JG, Gullans SR. Rapid correction of hyponatremia produces differential effects on brain osmolyte and electrolyte reaccumulation in rats. Brain Res, 1993, 606: 19-27.

115 Grafton ST, Bahls FH, Bell KR. Acquired focal dystonia following recovery from central pontine myelinolysis [Letter]. J Neurol Neurosurg Psychiatry, 1988, 51:1354-1355.

116 Morlan L, Rodriguez E, Gonzalez J, et al. Central pontine myelinolysis following correction of hyponatremia: MRI diagnosis. Eur Neurol, 1990, 30:149-152.

117 吴恩惠. 头颅CT诊断学. 北京: 人民卫生出版社, 1990.

118 隋帮森, 陈雁冰. 神经系统核磁共振诊断学. 北京: 宇航出版社, 1990.

119 谢淑萍, 孟家眉. 脑囊虫病治疗前后的CT变化. 北京医学, 1988, 4:215.

120 王军民, 刘亚茹, 王香云, 等. 结核瘤的诊治体会并文献复习. 实用内科杂志, 1999, 10(9): 619-620.

121 林凯江. 颅内结核瘤诊治的有关问题探讨. 第三军医大学学报, 1996, 18(1):81.

122 汪春明, 陈家禄, 黎辉, 等. 235例颅内转移性肿瘤的临床病理与预后. 卒中与神经疾病杂志, 1999, 6(2):103-105.

123 张福林, 汪无极, 张骏, 等. 脑转移性肿瘤的原发灶来源探讨. 临床神经病学, 1995, 3(3): 137-142.

124 Pearson RD, Guerrant RL. Praziquantel: a major advance in antihmintic therapy. Ann intern Med 1983, 34:1137-1139.

125 Leopold G, Ungethum W, Groll E, et al. Clinical pharmacology in normal volunteers of praziquantel, a new drug against schistosomes and cestodes. Eur J Clin

Phamacol 1978, 14：281.

126 Buhring K, Diekmann H, Muller H, et al.Metabolism of praziquantel in man. Eur J Drug Metab Pharmacokinet, 1978, 3：179−190.

127 Bittencourt PRM, Gracia CM, Gorz AM, et al.High−dose praziquantel for neuro− cysticercosis：serum and CSF concertrations.Acta Neurol scand, 1990, 82：28−33.

128 Esocbedo F, Penagos P, Rodriguez L, et al.Albendazole therapy for neurocysticercosis. Arch intern Med 1987, 47：734−738.

129 Krabbe K, Gideon P, Wagn P, et al. MR diffusion imaging of human intracranial tumours. Neuroradiology, 1997, 39：483−489.

130 Brigtte D, Tadeuz S, Guus K, et al. Use of diffusion weighted MR imaging in differential diagnosis between intracerebral necrotic tumors and cerebral abscess. AJNR, 1999, 20：1252−1257.

131 Ebisu T, Tanaka C, Umeda M, et al. Discrimination of brain abscess from necrotic or cystic tumors by diffusion weighted echo planar imaging. Magn Reson Imaging, 1996, 14：113−116.

132 崔君兆 . 弓形虫病研究九十年 . 实用寄生虫病杂志, 2000, 8 (2) ：75−78.

133 游东生, 沈继龙 . 弓形虫分子水平研究进展 . 中国寄生虫病防治杂志, 2001, 14 (2) ： 157−158.

134 Cohen W, Koslow M. An unusual CT presentation of cerebral toxoplasmosis. J Comput−Assist−Tomogr, 1985,9 (4) ：384−386.

135 Zee CS, Segall HD, Rogers C, et al. MR imaging of cerebral toxoplasmo− sis：correlation of computed tomography and pathology. J Comput−Assist−To− mogr,1985,9：797−799.

136 王者晋, 孙兰芳, 张尚谦 . 以癫痫为首发症状的脑内小脓肿（附 51 例报告）. 中风与神经 疾病杂志, 1997, 14：346−348.

137 薛庆澄 . 神经外科学 . 天津：天津科学技术出版社, 1990, 404.

138 Haimes AB, Zimmerman RD, Morgelios, et al. Mrimaging of brain abscess. AJR, 1989, 152：1073−1085.

139 Britt RH, Enzaman DR, Yeager AS. Neuropathalogy and computerized tomographic findings in experimental brain abscess. J neurosurg, 1981, 55：590−603.

140 Brigtte D, Tadeuz S, Guus K, et al.Use of diffusion−weighted MR imaging in dif− ferential diagnosis between intracerebral necrotic tumors and cerebral abscess. AJNR, 1999, 20：1252−1257.

141 Akman−Demir G, Serdaroglu P, Tasci B. Clinical patients of neurological in volve− ment in Bechet's disease：evaluation of 200 patients.Brain 1999, 122：2171−2182.

142 郭冬梅, 宋旸, 贾茜, 等 .3 例神经梅毒的临床特征分析 . 脑与神经疾病杂志, 2006,14(4)：253−255.

143 韩国柱, 蒋明军, 张保心 . 神经梅毒的诊断和治疗 . 中华皮肤科杂志 ,2000,33(3)：205− 206.

144 Golden MR,Marra CM, Holmes KK et a1. Update on syphilis：resurgence of oldproblem. JAMA,2003, 290(11)：1510−1514.

145 Musher DM. Neurosyphilis：diagnosis and response to treatment. Clin Infect Dis, 2008, 47(7)：900−902.

146 Lair L, Naidech AM. Modem neuropsychiatric presentation of neurosyphilis,

Neurology, 2004, 63(7): 1331−1333.

147 Brinar VV, Habek M. Dementia and white−matter demyelination in young patientwith neurosyphilis. Lancet, 2006, 368(9554): 2258.

148 Castro R Pfieto ES, da Luz Martins Pemira F. Nonttcponemal testsin the diagnosis of neurosyphilis: an evaluation of the Venereal Disease Research Laboratory(VDRL) and the Rapid Plasma Reagin(RPR)tests. J Clin Lab Anal, 2008, 22(4): 257−261.

149 Suzer T, Demirkan N, Tahta K, et al. Whipple's disease confined to the central nervous system: case report and review of the literature. Scand J Infect Dis, 1999, 31:411−414.

150 Akar Z, Tanriover N, Tuzgen S, et al. Intracerebral Whipple disease: unusual location and bone destruction. Case report. J Neurosurg, 2002, 97:988−991.

151 Fenollar F, Raoult D. Whipple's disease. Clin Diagn Lab Immunol, 2001, 8:1−8.

152 Yogi T, Hokama A , Kinjo F, et al. Whipple's disease: the first Japanese case diagnosed by electron microscopy and polymerase chain reaction. Intern Med, 2004, 43:566−570.

153 王年吉，朱人敏，张太和．Whipple 病一例报告．中华消化杂志，1982, 2:26−28.

154 孔祥建，吴锡琛，祝其凯．Whipple 病 1 例报告．内镜，1993, 1:176−177.

155 张 静，张 颖，董国凤，等．Whipple 病——附 1 例报告．临床消化病杂志，1997,9:183−184.

156 王丽萍，王 轶，魏佳熙，等．Whipple 病的关节炎症状二例．中华风湿病学杂志,2003,7:590.

157 Gerard A, Sarrot−Reynauld F, Liozon E, et al. Neurologic presentation of Whipple disease: report of 12 cases and review of the literature. Medicine, 2002, 81:443−457.

158 Louis ED, Lynch T, Kaufmann P, et al. Diagnostic guidelins in central nervous system Whipple's disease. Ann Neurol, 1996, 40: 561−568.

159 Himmelmann B, Brandner S, Jung HH, et al. Severe hypothermia in a patient with cerebral relapse of Whipple's disease. Infection, 2004, 32:119−121.

160 Brandle M, Ammann P, Spinas GA, et al. Relapsing Whipple's disease presenting with hypopituitarism. Clin Endocrinol(Oxf), 1999, 50:399−403.

161 Matthews BR, Jones LK, Saad DA, et al. Cerebellar ataxia and central nervous system Whipple disease. Arch Neurol, 2005, 62:618−620.

162 Durand DV, Lecomte C, Cathebras P, et al. Whipple disease − Clinical review of 52cases. Medicine, 1997, 76: 170−184.

163 Heller LA, Paulson GW, Darov RB, et al. Whipple's disease mimicking progressive supranuclear palsy: the diagnostic value of eye movement recording. J Neurol Neurosurg Psychiatry, 1999, 66:532−535.

164 Kremer S, Besson G, Bonaz B, et al. Diffuse lesions in the CNS revealed by MR imaging in a case of Whipple disease. Am J Neuroradiol, 2001, 22:493−495.

165 Wroe SJ, Pires M, Harding B, et al. Whipple's disease confined to the CNS presenting with multiple intracerebral mass lesions. Journal of Neurology Neurosurgery and Psychiatry, 1991, 54:922−989.

166 Feldman M, Price G. Intestinal bleeding in patients with Whipple's disease. Gastroenterology, 1989, 96:1207−1209.

167 Singer R. Diagnosis and treatment of Whipple's disease. Drugs, 1998, 55:699−704.

168 Castillo P, Woodruff B, Caselli R, et al. Steroid-responsive encephalopathy associated with autoimmune thyroiditis. Arch Neurol, 2006, 63(2): 197-202.

169 Watemberg N, Greenstein D, Levine A. Encephalopathy associated with Hashimoto thyroiditis: pediatric perspective. J Child Neurol, 2006, 21(1): 1-5.

170 Femcci F, Bertiato G, Moretto G. Hashimoto's encephalopathy: epidemiologic data and pathogenetic considerations. J Neurol Sci, 2004, 217(2): 165-168.

171 陈谅. 桥本脑病. 日本医学, 2006, 27(7): 329-331.

172 Nohe KW, Unbehann A, Sieke TH, et al. Hashimoto encephalopathy: a brainstem vascuditis? Neurology, 2000, 54: 769-770.

173 Duffey P, Yee S, Reid IN, et al. Hashimoto's encephalopathy: postmorterm findings after fatal statuss epilepticus. Neurology, 2003, 61: 1124-1126.

174 Shibata N, YamameloY, Sunami N, et al. Isolated angiitis of the CNS associated with Hashimoto's disease. Rinsho Shinkeigaku. 1992, 32: 191-198.

175 Chong JY, Rowland LP, Utiger RD. Hashimoto encephalopathy: syndrome or myth? Arch Neurol, 2003, 60: 164-171.

176 Oide T, Tokuda T, Yazaki M, et al. Anti-neurenal autoantibody in Hashimoto's encephalopathy: neuropathological, immunohistochemical, and biochemical analysis of two patients. J Neurol Sci, 2004, 217: 7-12.

177 Striano P, Pngliuca M, Andrcone V, et al. Unfavourable outcome of Hashimoto encephalopathy due to status epilepticus.One autopsy case. J Neurol, 2006, 253: 248-249.

178 侯晓军. 颞动脉炎与脑卒中. 国外医学·脑血管疾病分册, 1996, 4(4): 218-220.

179 刘莎. 细胞介导的血管炎症: 肉芽肿性血管炎. 美国医学会杂志·中文版, 1988, (4): 213-215.

180 Wynne PJ, Younger SY, Khandji A, et al.Radiographic features of central nervous system vasculitis. Neurologic Clinics,1997,15:779.

181 Gerber O, Roque C, Coyle PK. Vasculitis owing to infection. Neurologic clinics,1997,15:903.

182 Calabress LH, Duna GF, Lie JT. Vasculitis in the central nervous system. Arthritis Rheum, 1997,40:1189-1201.

183 Panda KM, Santosh V,Yasha TC. Primary angiitis of CNS: neuropathologicall study of three autopsied cases with brief review of literature. Neurol India,2000,48:154-194.

184 Scolding NJ, Jayne DR,Zajicek JP,et al.Cerebral vasculitis-recognition,diagnosis and management. QJM,1997,90:61-73.

185 Joutel A, Vahedi K, Corpechot C, et al. Strong clustering stereotyped nature of NOTCH mutation in CADASIL patients. Lancet. 1997, 350: 1511-1515.

186 Verin M, Rolland Y, Landgraf F, et al.New phenotype of CADASIL with migraine as prominent clinical feature. J Neurol neurosurg psychiat, 1995, 59: 579-584.

187 Chabriat H, Bousser MG, Pappata S, et al. Cerebrai autosamal dominant arteyiopathy with subcartical infarcts and leukoencephalopathy: Apositron emission tomography study in two affcted family members. Stroke, 1995, 26: 1729-1730.

188 Ebke M, Dichgans M, Bergmam M, et al.CADASIL: skin biopsy allows diagnosis in early stages. Acta Neurol Scand, 1997, 95: 351-357.

189 Ruchoux MM, Chabriat H, Bousser MG, et al.Presence of CADASIL ultrastructural arterial lesions in muscle and skin vessels. Stroke Letter, 1994, 25：2291-2293.

190 Boudrimont M, Dubas F, Joutel A, Tournier-Lasserve E, et al. Autosomal dominant leukoencephalopathy and subcortical ischemic stroke a clinicopathological study. Stroke, 1993, 24：122-125.

191 Lechner-scott J, Engelter S, Stech A, et al.A patient with CADASIL confirmed by sural nerve biopsy.J Neurol Neuyosugerge psychiatr, 1996, 60 (2)：235-236.

192 Kusaba T, Hatta T, Kimura T, et al. Renul involvemenl in cerebral autosomal dominanl artcriopathy with subcortical infarcts and Leukoencephalohthy (CARASIL). Clin Nephrol, 2007, 67：182-187.

193 凌 峰. 介入神经放射学. 北京：北京出版社，1991.

194 贺晓生，章 翔，易声禹. 脑动静脉畸形与出血有关的危险因素. 国外医学·神经病学·神经外科分册，1996, 23：63-65.

195 Miyasaka Y, Yada K, Ohwada T.Analysis of venous drainage system as a factor in hemorrhage from arteriovenous malfalmations. J Neurosurg, 1992, 76：239.

196 Kondziolka D, Lunford LD, Kestle JRW. The natural history of cerebral cavernous malfalmations. J Neurosurg,1995, 83:820-824.

197 余 军，常 义. 成人脑深静脉系统血栓形成.国外医学·神经病学.神经外科分册，1993, 20：74.

198 高勇安，曾幼鲁，丁铭臣，等. 原发性脑静脉（窦）血栓形成的 CT 和 MRI 诊断. 临床放射学杂志，1994, 6：327.

199 谭铭勋，魏岗之，王新德.急性缺血性脑卒中患者处理建议.中华老年医学杂志，1998, 17(5)：262-264.

200 李保民， 张 纪，黄 旭，等.多发性脑静脉窦血栓的诊断和血管内治疗.中华医学杂志，1998, 76：48.

201 Horowitz M, Purdy P, Unwin H, et al. Treatment of dural sinus thrombosis using selective catheterization and urokinase. Ann Neurol, 1995, 38：58.

202 Barnwell SL, Higashide RT, Halbach VV, et al. Direct endovascular thrombolytic therapy for dural sinus thrombosis.Neurosurgery, 1991, 28：135.

203 Biousse V, Ameri A, Bousser MG. Isolated intracranial hypertention as the only sign of cerebral venous thrombosis. Neurology, 1999, 53(7)：1531-1542.

204 Grond M,Sstenzel C, Schmulling S, et al. Early intravenous thrombolysis with recombinant tissue-type plasminogen activator in vertebrobasilar ischemic stroke. Arch neurol, 1998, 55：466-469.

205 吉训明，凌 峰，缪中荣，等.颅内静脉窦血栓介入治疗.中国脑血管病杂志，2003, 1(3)：121-123.

206 高勇安，马 欣.脑静脉血栓现代诊断与治疗.北京：中国医药科技出版社，2000.

207 李家泰.临床药理学（第二版）.北京：人民卫生出版社，1998.

208 宿英英，车林海，李坤成，等. 重症脑静脉窦血栓的溶栓治疗.中国危重病急救医学，1999, 11(9)：568.

209 Manzione J, Newman GC, Shapiro A, et al. Diffusion and perfusion weighted MR imaging of dural sinus thrombosis. Am J Neuroradiol, 2000,21:68-73.

210 Wasay M, Bakshi R, Suleman K, et al. Superior sagital sinus thrombosis due to lithium：local thrombolysis treatment. Neurology, 2000,54:532-533.

211 Chow K, Gobin P, Saver J, et al. Endovascular treatment of dural sinus thrombosis with rheolytic thrombectomy and intra-arterial thrombolysis. Stroke, 2000, 32: 1420-1425.

212 Bousser MG. Cerebral venous thrombosis: nothing, heparin, or local thrombolysis? Stroke. 1999, 30: 481-483.

213 Bruijin SF, Stam J. Randomized, Placebo-controlled trial of anticoagulant treatment with low-molecular wight heparin for cerebral sinus thrombsis. Stroke. 1999, 30: 484-488.

214 Frey JL, Muro GJ, McDougall CG, et al. Cerebral venous thrombosis: Combined intrathrombus rtPA and intravenous heparin. Stroke, 1999, 30: 489-494.

215 饶明俐, 刘 群, 张海基, 等. Moyamoya 病引起原发性脑室出血的病理与临床研究. 中华神经精神科杂志, 1991, 5: 292-294.

216 李之邦, 汪海关, 刘策刚, 等. 儿童烟雾病血供重建的长期随访研究. 中华神经外科杂志, 1997, 6: 381-384.

217 栗世方, 周茂德, 贾德泽, 等. Chiari 畸形并脊髓空洞症的发病机制及外科治疗. 中国神经精神疾病杂志, 2003, 29(1): 68-69.

218 Young WF, Tuma R, Ogmdy T. Intrmopermtive mesearment of spinal cord blood flow in syringomyelia. Clin Neurol Neurosurg, 2000, 102(3): 119.

219 马振宇, 赵雅度. 颅底凹陷48例临床分析. 中华神经外科杂志, 1989, 5: 263.

220 隋帮森. 神经系统磁共振诊断学. 北京: 宇航出版社, 1990, 90-91.

221 Oldield EH. Muraszkok, Shawker TH, et al. Pathophysidogy of syningomyelia associated with Chiari I malformation of the celebellar tonsils, J Neurosurg, 1994, 80(1): 3-15.

222 Milborat M, Chou MW, Tninidid EM, et al. Chiari I malformation redefind: clinical and radiographic findings for 364 symptomatic patients J Neurosurgery, 1999, 449(50): 1005-1017.

223 赵振伟, 凌 峰, 戴琳孙, 等. 硬脊膜动静脉瘘的影像学特点及治疗. 中华放射学杂志, 1996, 30: 603-606.

224 邓 钢, 黄祥龙, 沈天真, 等. 脊髓血管畸形的诊断及血管内治疗的进展. 上海医学, 1998, 21: 57-59.

225 Brunereau L, Gobin YP, Medeer JF, et al. Intracranial dural arteriovenous fistulas with spinal venous drainage: relation between clinical presentation and angiographic findings. AJNR, 1996, 17: 1549-1554.

226 李宪章, 等. Fahr 综合征 6 例报告. 中风与神经疾病杂志, 1989, 6: 26.

227 王国相, 桂德超, 张雪哲. 家族性 Fahr 病. 中国神经精神科杂志, 1991, 24(3): 162.

228 蒋雨平, 秦芝久, 印美韵. 特发性两侧对称性大脑基底节钙化. 中国神经精神科杂志, 1983, 9(2): 95.

229 Kazis AD. Contribution of scan to the diagnosis of Fahr Syndrome. Acta Neurol Scand 1985, 71: 206.

230 Tratner RT. Idiopathic basalganglia calcifcation and organic nood-disorder. AN J psychiatry 1988, 143: 350.

231 高培毅, 戴建平, 林 燕, 等. 脑神经元移行异常的 C T 诊断. 中华放射学杂志, 1989, 23: 2.

232 刘梅丽, 崔世民, 于 薇, 等. 脑灰质异位的 M R 诊断. 中华放射学杂志, 1997, 31: 573-574.

233 Smith AS, Weinstein MA, Quencer RM, et al. Association of heterotopic gray motter with scizures：MR image Radiology, 1988, 168：195－198.

234 Barkovich AJ, Gressens P, Evrard P. Formation maturation and disorders of brain neocortex, AJNR, 1992, 13：423－426.

235 Palmini A, Andermann F, Aicardi J, et al.Diffuse cortical dysplasia or the "double cortex" syndrome：The clinical and epileptic spectrum in patients. Neurology,1991,41:1656－1659.

236 Truwit CL, Barkovich AJ. Disorders of brain development.In：Atlas Swed. Magnetic resonance imaging of the brain and spine.2nd ed Philadelphia：Lippincott－Raven Publishers,1996,234－238.

237 吕传真. 结节硬化症. 见：史玉泉主编. 实用神经病学（第 2 版）. 上海：上海科学技术出版社,1994,852－854.

238 Press GA.Developmental disorders.In：Edelman RR,Hessslink JR,Zlatkin MB.Cinical magnetic resonanceimaging.Philadelphia：W.B.Saunders Company,1996,513－516.

239 Shepherd CW,Houser OW,Gomez MR.MRI findings in tuberous sclerosis complex and correlation with seizure development and mental impairment.AJNR,1995,16:149－155.

240 Rroach ES,Williams DP, Laster DW. Magnetic resonance imaging in tuberous sclerosis. Arch Neurol, 1987, 44：301－303.

241 Seri S, Cerquiglini A, Cusmai R. tuberous sclerosis：relationship between topogrophic mapping of EEGg, VEPs and MRI findings. Neurophasial Clin, 1991, 21：161－172.

242 刘焯霖，梁秀玲. 神经遗传病学. 北京：人民卫生出版社, 1989, 167.

243 Mautner VF, Lindernau M, Baser ME.Skin adnomalities in neurofibromation Arch Dermatol, 1997, 133：1539－1543.

244 Rouleau GA, Merel P, Lutchman M, et al.Alteration in a new gene encoding a putative membrane－organizing protein cause neurofibromation type 2. Nture, 1993, 363(6429)：515－521.

245 陈芷若，赵翕平，张贞浏，等. 肝豆状核变性的早期诊断和防治 92 例临床分析. 中华神经精神科杂志, 1985, 18(4)：226－228.

246 高元桂，蔡幼铨，蔡祖龙. 磁共振成像诊断学. 北京：人民军医出版社,1992,236.

247 孙 波，戴建平. Wilson 病脑 MRI 表现. 中华放射学杂志, 1995, 8：519－521.

248 徐评议，梁秀玲，刘焯霖. 肝豆状核变性基因诊断的研究. 当代医师, 1996, 1(2)：3－5.

249 王丽娟，梁秀玲，徐评议. 中国人群 AFM084c 基因多态性及 Wilson 病基因诊断价值的研究. 临床神经病学杂志, 1999, 12(5)：274－277.

250 Magalhase ACA, Caramelli P, Menezes JR,et al. Wilson's disease：MRI with clinical correlation. Neuroradiology, 1994, 36：97－99.

251 Poh JK, Lee TG, Wie BA, et al. Initial and follow up brain MRI findings and correlation with the clinical course in Wilson's disease. Neurology, 1994, 44：1064－1067.

252 Gibbs K, Walshe JM. Live copper concentration in Wilson's disease：Effect of treatment with anti－copper agents. J Gastroenterol Hepatol, 1990, 5：420－424.

253 Cuthbert JA. Wilson's disease. Update of a systemic disorder with protean manifestation. Gastrointestinal Disorders and systemic disease, 1998, 27：655－678.

254 Mmenkes JH. Text book of child neurology Williams and Wilkins, 1995, 195-197.

255 Bernardi B, Fonda E, Franzon E, et al. MRI and CT in Krabbe's disease: casereport.Neuroradiology, 1994, 36: 477-479.

256 Satoh JI, Tokumoto H, et al. Adult onset Krabbe's disease with homnzygous T1853C mutation in galactocerebrosidasa gene. Neurology,1997, 491392-491399.

257 Baron Rbruhl K, stouter P, et al. Clinical and neuroadiological findings in classic infantile and late-onst globoid-cell leukodystrophy (Krabbe, s disease).AM J Med Genet, 1996, 3: 209-217.

258 Krivit W, Shapiro EG, Peters C,et al. Hematopoietic stem cell transplantation in globoid cell leukodystrophy . N engl J Med,1998, 338: 1119-1126.

259 Lose DJ, et al. Globoib cell leukodystrophy: distinguishing early-onset from late-onset diseasa using a brain MR imaging scoring method. AM J Neuroadiol,1999,20:316-323.

260 Percy AK, Odezin GT, Knowles PD, et al. Globoid cell leukodystrophy: comparison of neuropathology with magnetic resonance imaging. Acta Neuropathol, 1994, 8826-8832.

261 唐胜南, 李 燕, 伍期专. 最小运动量试验对筛选线粒体肌病的意义. 中国试验临床免疫学杂志, 1999, 11(5): 27.

262 郭玉璞. 线粒体肌病. 中华神经科杂志, 1997, 30 (5) : 301.

263 陈清棠, 吴丽娟, 伍期专, 等. 原发性线粒体肌病与脑肌病 (附 53 例报告). 中国神经疾病杂志, 1994, 20(1): 16.

264 Chen RS, Huang CC, Lee CC,et al. Overlapping syndrome of MERRF and MELAS: molecular and neuroradiologyical studies. Acta Neurol Scand, 1993, 87(6): 494.

265 Jackson MJ, Schaefer JA, et al. Presentation and clinical investigation of mitochondrial respiratory chain disease: a study of 51 patients. Brain, 1995, 118(2): 339.

266 Nissenkorn A, Zeharia A, Lev D, et al. Neurologic presentation of mitochondrial disorders. J Child Neurol, 2000, 15: 44.

267 Clark JM, Marks MP, Adalsteinsson E,et al. MELAS:Clinical and pathologic correlations with MRI, xenon/CT,and MR spectroscopy. Neurology, 1996, 46(1): 223.

268 Bedlack RS, Vu T, Hammans S, et al. MNGIE neuropathy: five cases mimicking chronic inflammatory demyelinating polyneuropathy. Muscle Nerve, 2004, 29:364-368.

269 Marti R, Nishigaki Y, Hirano M. Elevated plasma deoxyuridine in patients with thymidine phosphorylase deficiency. Biochem Biophys Res Commun, 2003, 303: 14-18.

270 Martí R, Verschuuren JJ, Buchman A,et al. Late-onset MNGIE due to partial loss of thymidine phosphorylase activity. Ann Neurol, 2005, 58: 649-652.

271 Song S, Wheeler LJ, Mathews CK. Deoxyribonucleotide pool imbalance stimulates deletions in HeLa cell mitochondrial DNA. J Biol Chem, 2003, 278: 43893-43896.

272 Spelbrink JN, Li FY, Tiranti V,et al. Human mitochondrial DNA deletions associated with mutations in the gene encoding Twinkle, a phage T7 gene 4-like protein localized in mitochondria. Nat Genet, 2001, 28: 223-231.

273 Spinazzola A, Marti R, Nishino I, et al. Altered thymidine metabolism due to defects of thymidine phosphorylase. J Biol Chem, 2002, 277: 4128—4133.

274 Szigeti K, Wong LJ, Perng CL, et al. MNGIE with lack of skeletal muscle involvement and a novel TP splice site mutation. J Med Genet, 2004, 41: 125—129.

275 Teitelbaum JE, Berde CB, Nurko S, et al. Diagnosis and management of MNGIE syndrome in children: case report and review of the literature. J Pediatr Gastroenterol Nutr, 2002, 35: 377—383.

276 Valentino ML, Martí R, Tadesse S, et al. Thymidine and deoxyuridine accumulate in tissues of patients with mitochondrial neurogastrointestinal encephalomyopathy (MNGIE). FEBS Lett, 2007, 581: 3410—3414.

277 Van Goethem G, Dermaut B, Lofgren A, et al. Mutation of POLG is associated with progressive external ophthalmoplegia characterized by mtDNA deletions. Nat Genet, 2001, 28: 211—212.

278 Vissing J, Ravn K, Danielsen ER, et al. Multiple mtDNA deletions with features of MNGIE. Neurology, 2002, 59: 926—929.

279 Yavuz H, Ozel A, Christensen M, et al. Treatment of mitochondrial neurogas-trointestinal encephalomyopathy with dialysis. Arch Neurol, 2007, 64: 435—438.

280 Zimmer V, Feiden W, Becker G, et al. Absence of the interstitial cell of Cajal network in mitochondrial neurogastrointestinal encephalomyopathy. Neurogastroenterol Motil, 2009, 21: 627—631.

281 Canafogl L, Franceschetti S, Antozzi C, et al. Epileptic Phenotypes associated with Mitochondrial Disorders. Neurology (S0028 — 3878), 2001, 56: 1340—1346.

282 Tiranti V, Carrara F, Confalonieri P, et al. A novel mutation (8342G → A) in the mitochondrial tRNA(Lys) gene associated with progressive external ophthalmoplegia and myoclonus. Neuromuscul Disord, 1999, 9: 66—71.

283 Hansrote S, Croul S, Selak M, et al. External ophthalmoplegia with severe progressive multiorgan involvement associated with the mtDNA A3243G mutation. J Neurol Sci, 2002, 197: 63—67.

284 Lin CM, Thajeb P. Valproic acid aggravates epilepsy due to MELAS in a patient with an A3243G mutation of mitochondrial DNA. Metab Brain Dis, 2007, 22: 105—109.

285 Gilman S, Low DA, Quinn N, et al. Consensus statement on the diagnosi of multiple system atrophy. J Neurol Sci, 1999, 63: 4—5.

286 Swam L, Dupont J. Multiple system atrophy. Physical Therapy, 1999, 79(5): 488—494.

287 Schrag A, Ben—Shlomo Y, Quinn NP. Prevalence of progressive supranuclear palsy and multiple system atrophy: a cross—sectional study. Lancet, 1999, 354(9192): 17771—17775.

288 Polymeropoulos MH, Lavedan C, Leroy E, et al. Mutation in the α —synuclein gene identified in families with Parkinson, s disease. Science, 1997, 276: 2045—2046.

289 Gai WP, Power JH, Blumbergs PC, et al. Alpha— synuclein immunoisolation of glial inclusions from multiple system atrophy brain tissue reveals multiprotein components. J Neurochem, 1999, 73: 2093—2100.

290 Sakakibara R. Urinary Dysfunction and Orthostatic hypotension in multiple system

atrophy：which is the more common and earlier manifestation. J Neurol Neurosurg Psychiatry, 2000, 68：65−69.

291 La Spada AR, W ilson EM, Lubahn DB, et al Androgen receptorgene mutations in X−linked spinal and bulbar muscular atrophy. Nature, 1991, 352(6330)：77−79.

292 Beitel LK, Scanlon T, Gottlieb B,et al. Progress in spinalbulbar muscular atrophy research：insights into neuronal dysfunction caused by the polyglutamine−expanded androgen receptor. Neurotox Res, 2005, 7：219−230.

293 Walcott JL, Merry DE. Ligand promotes intranuclear inclusions in a novel cell model of spinal and bulbar muscular atrophy. Biol Chem, 2002, 277：50855−50859.

294 鲁 明，樊东升，李小英，等．基因确诊的肯尼迪病两例临床与分子生物学特点．中华神经科杂志，2007，40：232−236.

295 赵 玫，丁素菊，张社卿，等．Kennedy 病的国内研究系统性回顾．上海医学，2009，32：131−132.

296 鲁 明，张 俊，郑菊阳，等．12 例肯尼迪病患者肌电图和神经电图特点．中国神经免疫学与神经病学杂志，2008，15：187−189.

297 周卫东，贾建平，等．自发性低颅压综合征 8 例临床分析．中国实用内科杂志，2002，22（2）：106−107.

298 Rando TA,Fishman RA.Spontaneousin intracranial hypotension：report two cases and review of the literature. Neurology, 1992, 42(3)：481−487.

299 Renowden SA, Gregory R, Hyman N, et al. Spontaneousin intracranial hypotension. J Nneurol Neuoosurg Psychiatry, 1995, 59(5)：511−515.

300 Moayrei NN, Nenson JW, et al. Spinal dural enchancement on magnetic resonance imaging associated with Spontaneousin intracranial hypotension：report of three cases and review of the literature.Neurosurg 1998, 88(5)：912−918.

301 Hinchey J, Chaves C, Appignani B, et al. A reversible posterior leukoence−phalopathy syndrome. N Engl J Med, 1996, 334：494−500.

302 Lee VH, Wijdicks EF, Manno EM, Rabinstein AA. Clinical spectrum of reversible posterior leukoencephalopathy syndrome. Arch Neurol, 2008, 65：205−210.

303 Doelken M, Lanz S, Rennert J, et al. Differentiation of cytotoxic and vasogenic edema in a patient with reversible posterior leukoencephalopathy syndrome using diffusionweighted MRI. Diagn Interv Radiol, 2007, 13：125−128.

304 Ay H, Buonanno FS, Schaefer PW, et al. Posterior leukoencephalopathy without severe hypertension：utility of diffusion−weighted MRI. Neurology, 1998, 51：1369−1376.

305 Chou MC, Lai PH, Yeh LR, et al. Posterior reversible encephalopathy syndrome：magnetic resonance imaging and diffusion−weighted imaging in 12 cases. Kaohsiung J Med Sci, 2004, 20：381−388.

306 Hinchey JA. Reversible posterior leukoencephalopathy syndrome：what have we learned in the last 10 years? Arch Neurol 2008, 65：175−176.

307 刘永宏，周 东，何 俐，等．糖尿病性偏侧舞蹈症 3 例临床分析．中国实用内科杂志，2007，13(27)：1057−1060.

308 曹丽丽，迟兆富．非酮症高血糖性舞蹈病．中国临床神经科学，2007，5(15)：545−547.

309 Yoshinori Abe1, Teiji Yamamoto, Tomoko Soeda, et al. Diabetic Striatal Disease：Clinical Presentation, Neuroimaging, and Pathology. Inter Med, 2009, 48：1135−

1141.

310 Kon Chu, Dong-Wha Kang, Dong-Eog Kim, et al. Diffusion-Weighted and Gradient Echo Magnetic Resonance Findings of Hemichorea-Hemiballismus Associated With Diabetic Hyperglycemia: A Hyperviscosity Syndrome? Arch Neurol, 2002, 3(59): 448-452.

311 Juei Jueng L, Ming-Key C.Hemiballism-hemichorea and non-ketotic hyperglycemia. J Neurol Neurosurg Psychia, 1994, 57: 748-750.

312 Ohara S, Nakagawa S, Tabata K, et al. Hemiballism with hyperglycemia and striatal MRI hyperintensity: an autopsy report. Mov Dis ord, 2001, 16: 521-525.

313 Shan DE, Ho DM, Chang C, et al. Hemichorea-hemiballism: an explanation for MR signal changes. AJNR Am J Neuroradiol, 1998, 19: 863-870.

314 Nagai C, Kato T, Katagiri T, et al. Hyperintense putamen on T1weighted MR images in a case of chorea with hyperglycemia. Am J Neuroradiol, 1995, 16: 1243-1246.

315 Lai PH, Tien RD, Chang MH, et al. Chorea-ballismus with nonketotic hyperglycemia in primary diabetesmellitus. Am J Neuroradiol, 1996, 17: 1057-1064.

316 Oerlemans WG, Moll LC. Non-ketotic hyperglycemia in a young woman, presenting as hemiballism hemichorea. Acta Neurol Scand, 1999, 100: 411-414.

317 Steven Verninos, Phillip A, Robert D, et al. Autoantibodies to ganglionic acetylcholine receptors in autoimmune autonomic neuropathies. N Engl J Med, 2000, 343 (12): 847-855.

318 Yokota T, Hayashi M, Hirashima F, et al. Dysautonomia with acute sensory motor neuropathy. A new classification of acute autonomic neuropathy. Arch Neurol, 1994, 51(10): 1022-1031.

319 Feldman EL, Bromberg MB, Blaivas M, et al. Acute pandysautonomic neuropathy. Neurology, 1991, 41(5): 746-748.

320 丁美萍. 急性全植物神经功能不全. 中国神经免疫学和神经病学杂志, 1998, 5(1): 61-64.

321 李舜伟, 郭玉璞. 全植物神经功能不全（5例临床和病理报告）. 脑与神经疾病杂志, 1994, 2(4): 193-195.

322 毛善英, 包颖颖, 丁美萍. 2例急性自主神经病患者临床分析. 浙江医学, 2002, 24(8): 485-486.

323 Besnard M, FaureC, Fromont-Hankard G, et al. Intestinal pseudo-obstruction and acute pandysautonomia associated with epstein-barr virus infection. The Am J Gastroenter, 2004, 95(1): 280-284.

324 中华医学会编著. 中国癫痫治疗指南. 北京: 人民卫生出版社, 2007, 41-59.